クリニカル作業療法シリーズ

身体領域の作業療法 第2版

プログラム立案のポイント

大嶋伸雄 編集

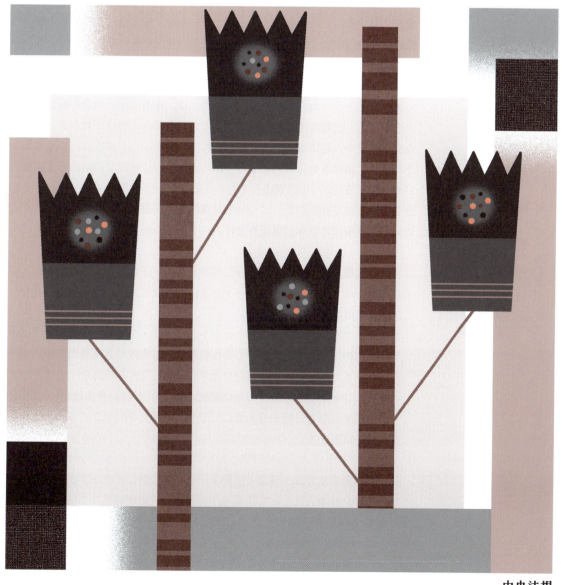

中央法規

第2版序文

　『身体障害領域の作業療法』の初版が刊行された2010年4月から，早くも6年の歳月が過ぎようとしている。今回，全面改訂された本書を『身体領域の作業療法 第2版』として皆様方にご供覧できることを大変喜ばしく，また光栄に思っている。前回，「トップダウンとボトムアップ」という視点から，作業療法の「真の役割」とは"身体と心"へのアプローチにある，という前例のない試みでテキスト製作を行ったが，おかげさまで，それなりのご支持と評価をいただき，ここに第2版を再び登場させることができた。しかしながら，その間，作業療法を取り巻く周辺環境は大きく変化し，社会的な作業療法に対するニーズもさらに高まりつつあるが，残念なことに身体領域の作業療法そのものは，相も変わらず一進一退の状況が続いているかのようにみえる。

　今回，本書は，具体的な作業療法手段を詳細にかつ自信をもって説明できるテキストとなった。これまでのテキストは，作業療法の理念や概念，活動のとらえ方，活動に期待される効果，といった部分に力点が置かれ，具体的な介入手段や方略にはほとんど触れられていなかった。本書は，クライエントにいかに活動させる（してもらう）のか，いかに病院での活動を生活動作に結びつけるのか（生活適応してもらうのか），いかにクライエントの心を動かし行動変容させるのか，について具体的かつ詳細に説明されている。そのための作業療法の基本的構成概念は，以下の3つからなる。

A. 作業療法はどの領域であってもクライエントの「こころとからだ」の両面をみて，同時にアプローチできる専門職である（身体では心理を，精神では身体を）。
B. トップダウン・アプローチとボトムアップ・アプローチによる本当の意味での「クライエント中心の作業療法」を実践できる専門職である。
C. クライエントが現実の自分の思考に気づく（思考の認知），そして，クライエントが現実の自分の身体機能に気づく（運動・身体認知）。この2つの現実的思考と認知を基盤に「できる活動」を向上させるための作業療法を実践する。

　従来の作業療法では，理論と活動という手段の間にギャップが存在した。その理由は，日本人にとって作業療法の理論と活動が即座に生活へ結びつくような文化が存在しないか，あるいは醸成されていなかったと推測している。そのためわが国の作業療法にとって，このギャップを埋めるための作業を早急に行う必要があった。そこで本書では，身体領域・作業療法の一方の柱で

ある「心理」に着目して，クライエントがスムーズに活動の意味を理解できる手段を整えた。その結果，たとえ障害をもっていても，より良い作業的存在として生活や人生の質をクライエントが自ら高めていけるような方法を位置づけられた，と自負している。

そうした実践を提供するために身体領域では，従来の身体面へのアプローチや活動の他に多くの心理療法技術を取り入れている。その代表が「作業療法カウンセリング」である。クライエントのこころをとらえて，行動変容を起こすまでクライエントと向き合い，一緒に課題・問題に取り組む作業療法士は，半分は心理の専門職である。そうした作業療法本来の本分を忘れ，表象的な運動療法や活動のみを行っても，実際的な効果はなかなか得られないことに気づく時だと考える。重要なのは「〇〇ができた」ことではなく，「〇〇が自分で行えるようになった」ことである。そのためには行動変容が不可欠であり，行動変容には心理的アプローチが必須となる。

ただし，本書において読者の誤解を招かないよう，あらかじめお断りしておくが，作業療法本来の方法であるこうしたアプローチは，未だ開発段階にある。第Ⅰ部の理論や方法論と第Ⅱ部の各論における実践との親和性は，今後に期待していただきたい。また，それは，本書の読者諸氏による今後の臨床実践の蓄積が，本書のステップアップに直接結びついてくることを期待したい。

この大いなる作業療法変革のムーブメントへ，作業療法士である読者諸氏にはぜひ参加してもらいたい。それは作業療法士のためだけではない，とりもなおさず，それはクライエントにとって生活の質，人生の質という問題に直結するのである。

最後に，本書の製作にあたりましてご協力いただいた執筆者の皆様，現代日本の作業療法を背負って立つ精鋭の皆様，ならびに中央法規出版の星野氏に深く感謝申し上げる。

大嶋伸雄

編集・執筆者一覧

[編集]

大嶋 伸雄 （首都大学東京大学院人間健康科学研究科作業療法科学域教授）

[執筆者（執筆順）]

大嶋 伸雄 （前掲）

本間 武蔵 （東京都立神経病院リハビリテーション科）

濱口 豊太 （埼玉県立大学保健医療福祉学部作業療法学科教授）

髙島 千敬 （広島都市学園大学健康科学部リハビリテーション学科講師）

宮本 礼子 （首都大学東京大学院人間健康科学研究科作業療法科学域准教授）

石橋 裕 （首都大学東京大学院人間健康科学研究科作業療法科学域准教授）

小林 法一 （首都大学東京大学院人間健康科学研究科作業療法科学域教授）

奥田 真由美 （岡山県精神科医療センター）

中本 久之 （帝京平成大学健康メディカル学部作業療法学科助教）

小林 隆司 （首都大学東京大学院人間健康科学研究科作業療法科学域教授）

稲熊 成憲 （JCHO東京新宿メディカルセンターリハビリテーション室副作業療法士長）

下岡 隆之 （帝京平成大学健康メディカル学部作業療法学科講師）

小原 朋晃 （介護老人保健施設浮間舟渡園）

鈴木 孝治 （藤田保健衛生大学大学院保健学研究科リハビリテーション学領域教授）

老川 良輔 （専門学校麻生リハビリテーション大学校）

岩尾 武宜 （関東労災病院中央リハビリテーション部主任作業療法士）

齋藤 慶一郎 （文京学院大学保健医療技術学部作業療法学科教授）

佐藤 亨 （健和会柳原リハビリテーション病院リハビリテーション部）

生須 義久 （群馬県立心臓血管センター）

田尻 寿子 （静岡県立静岡がんセンター）

（所属・肩書きは執筆当時）

もくじ

第 2 版序文

第 I 部
身体領域の作業療法——基礎編

A ボトムアップ/トップダウン・アプローチによる作業療法フレームワーク …… 2

1. 身体領域作業療法の構成概念 …… 大嶋伸雄 2
- （1）作業療法における作業と活動の概念 …… 2
- （2）作業療法の目的 …… 6
- （3）作業療法の専門性と一般性 …… 7
- （4）身体領域の定義 …… 10

2. クリニカル・リーズニングによる作業療法アプローチの思考法 …… 本間武蔵 12
- （1）診断的推論 …… 12
- （2）手続き的推論と物語的推論 …… 17
- （3）現実的推論 …… 19

3. ボトムアップ・アプローチとトップダウン・アプローチ …… 大嶋伸雄 22
- （1）2つのアプローチの概念と目的 …… 22
- （2）臨床における用いられ方 …… 26
- （3）治療・介入・援助の区分 …… 28
- （4）クロッシング・アプローチ（交差介入） …… 30
- （5）病院と生活期をつなぐアプローチ …… 34

4. 一般的患者心理とアプローチの基本 …… 大嶋伸雄 36
- （1）「治る」と「できる動作・活動」の2つの概念 …… 36
- （2）患者心理における認知の構造 …… 39
- （3）2つの認知目標とクロッシング・アプローチ …… 42
- （4）クライエントの主体性を育むアプローチ …… 44

B ボトムアップ/トップダウン・アプローチによる包括評価 …… 48

1. 作業療法評価の概要 …… 大嶋伸雄 48

（1）作業療法における評価の流れ ……………………………………… 48
　　　（2）評価尺度の選び方と使い方 …………………………………………… 53
　2．評価結果の包括的なまとめ方：
　　　問題点・利点の抽出から目標設定まで ……………………………大嶋伸雄 57
　　　（1）クライエントにおける問題点と利点のとらえ方 …………………… 57
　　　（2）ボトムアップ/トップダウン・アプローチの評価結果 …………… 61
　　　（3）短期目標・長期目標の設定 …………………………………………… 62
　3．ボトムアップ・アプローチによる作業療法評価 ………………………… 64
　　　（1）身体機能評価 ………………………………………濱口豊太・髙島千敬 64
　　　（2）高次脳機能評価 …………………………………………………宮本礼子 90
　4．トップダウン・アプローチによる作業療法評価 ……………大嶋伸雄 108
　　　（1）認知行動療法の基本モデルによるクライエントの理解 ………… 108
　　　（2）作業療法カウンセリングと面接による評価 ……………………… 109
　　　（3）クライエントによる思考の自己評価（セルフモニタリング）…… 110
　　　（4）思考（認知）スキーマの評価 ……………………………………… 111
　　　（5）運動・身体（認知）スキーマの評価 ……………………………… 113
　5．作業療法の専門的評価 ………………………………………………石橋　裕 115

C　ボトムアップ/トップダウン・アプローチ 理解のための基礎知識 …… 119

　1．作業療法理論 ……………………………………………………………… 119
　　　（1）人間作業モデル（MOHO）…………………………………小林法一 119
　　　（2）川モデル ……………………………………………………奥田真由美 127
　　　（3）作業科学 ……………………………………………………中本久之 132
　　　（4）ICF …………………………………………………………中本久之 134
　2．介入過程 …………………………………………………………………… 139
　　　（1）生活行為向上マネジメント ………………………………小林隆司 139
　　　（2）OBPとOTIPM ……………………………………………石橋　裕 141
　　　（3）AMPS ………………………………………………………石橋　裕 143
　　　（4）カナダ作業遂行測定（COPM）…………………………石橋　裕 145

D　ボトムアップ・アプローチ に必要な理論と技能 …… 148

1. 治療技法と理論 ……………………………………………………148
（1）ファシリテーションテクニック ………………………石橋　裕 148
（2）関節運動学に基づく徒手療法 …………………………大嶋伸雄 155
（3）筋骨格系と運動機能障害の診方・考え方 ……………大嶋伸雄 160
（4）CI療法・TMS治療・ボツリヌス治療 …………………稲熊成憲 166

2. 高次脳機能障害への認知作業療法アプローチ ………宮本礼子 172

E　トップダウン・アプローチに必要な理論と技法 ……………………182

1. トップダウン・アプローチによる介入の対象と方法 …大嶋伸雄 182
（1）対象となるクライエント ……………………………………………182
（2）トップダウン・アプローチによる
　　心理的介入のフレームワーク ………………………………………186
（3）傾聴 ……………………………………………………………………187
（4）ナラティブ・セラピー ………………………………………………188

2. クライエントの行動変容を促す作業療法アプローチ
　　……………………………………………………………大嶋伸雄 190
（1）行動変容を促すアプローチ …………………………………………190
（2）作業療法カウンセリング ……………………………………………192
（3）行動的技法と認知的技法 ……………………………………………196
（4）作業療法によるセッションとホームワーク ………………………204

F　クロッシング・アプローチの理論と技法 ……………………………207

1. 身体と心理を総合的にとらえる作業療法 ……………大嶋伸雄 207
（1）脳卒中患者：クロッシング・アプローチ方法 ……………………207
（2）クロッシング・アプローチにおける認知的技法と
　　行動的技法の投入順（例） …………………………………………212

2. 患者教育論 ……………………………………………下岡隆之 213
（1）なぜ「患者教育」が必要か …………………………………………213
（2）教育とは ………………………………………………………………214
（3）他の専門職種における「患者教育」の定義 ………………………214
（4）作業療法における患者教育 …………………………………………215

3．作業療法マネジメント ……………………………………………………大嶋伸雄 218
　（1）チーム・マネジメントと職域マネジメント …………………………………218
　（2）家族・患者マネジメント ………………………………………………………222
　（3）ジェノグラムおよびエコマップの使い方 ……………………………………224

第Ⅱ部 対象疾患・障害と作業療法の展開

1．脳血管疾患 ………………………………………………………中本久之・小原朋晃 228
　（1）脳血管疾患の基礎知識 …………………………………………………………228
　（2）脳血管疾患の臨床評価：
　　　ボトムアップ/トップダウン・アプローチ ……………………………………233
　（3）脳血管疾患：ボトムアップ・アプローチ ……………………………………242
　（4）脳血管疾患：トップダウン・アプローチ ……………………………………247
　（5）脳血管疾患の作業療法：クロッシング・アプローチ ………………………250
　（6）病期によるアプローチ分類 ……………………………………………………254

2．頭部外傷 …………………………………………………………………鈴木孝治 257
　（1）頭部外傷の基礎知識 ……………………………………………………………257
　（2）頭部外傷の臨床評価：
　　　ボトムアップ/トップダウン・アプローチ ……………………………………262
　（3）頭部外傷：ボトムアップ・アプローチ ………………………………………276
　（4）頭部外傷：トップダウン・アプローチ ………………………………………277
　（5）頭部外傷の作業療法：クロッシング・アプローチ …………………………280
　（6）病期によるアプローチ分類 ……………………………………………………282

3．脊髄損傷 ………………………………………………………岩尾武宜・老川良輔 285
　（1）脊髄損傷の基礎知識 ……………………………………………………………285
　（2）脊髄損傷の臨床評価：
　　　ボトムアップ/トップダウン・アプローチ ……………………………………289
　（3）脊髄損傷：トップダウン・アプローチ ………………………………………296
　（4）脊髄損傷：ボトムアップ・アプローチ ………………………………………300
　（5）脊髄損傷の作業療法：クロッシング・アプローチ …………………………311
　（6）病期によるアプローチ分類 ……………………………………………………314

4．末梢神経損傷（手外科） ………………………………………………齋藤慶一郎 320
　（1）末梢神経損傷（手外科）の基礎知識 …………………………………………320

（2）末梢神経損傷（手外科）の臨床評価 …………………324
　　（3）末梢神経損傷（手外科）：
　　　　ボトムアップ・アプローチによる評価 …………334
　　（4）末梢神経損傷（手外科）：
　　　　トップダウン・アプローチによる評価 …………337
　　（5）末梢神経損傷（手外科）の作業療法：
　　　　クロッシング・アプローチ ………………………342
　　（6）病期によるアプローチ分類 ……………………………345
　　（7）末梢神経損傷（手外科）：クロッシング・アプローチ介入 ………354

5. 整形外科疾患：肩関節，股関節，膝関節障害　　稲熊成憲 361
　　（1）整形外科疾患の基礎知識 …………………………………361
　　（2）整形外科疾患の臨床評価 …………………………………373
　　（3）整形外科疾患：ボトムアップ・アプローチ ……………375
　　（4）整形外科疾患：トップダウン・アプローチ ……………380
　　（5）整形外科疾患の作業療法：クロッシング・アプローチ ……380

6. 関節リウマチ　　佐藤 亨 385
　　（1）関節リウマチの基礎知識 …………………………………385
　　（2）関節リウマチの臨床評価：
　　　　ボトムアップ/トップダウン・アプローチ ……389
　　（3）関節リウマチ：ボトムアップ・アプローチ ……………392
　　（4）関節リウマチ：トップダウン・アプローチ ……………402
　　（5）関節リウマチの作業療法：クロッシング・アプローチ ……405
　　（6）病期によるアプローチ分類 ……………………………408

7. 中枢神経・筋疾患　　本間武蔵 411
　　（1）中枢神経・筋疾患の基礎知識 ……………………………411
　　（2）中枢神経・筋疾患の臨床評価 ……………………………413
　　（3）中枢神経・筋疾患：ボトムアップ・アプローチ ………421
　　（4）中枢神経・筋疾患：トップダウン・アプローチ ………432
　　（5）中枢神経・筋疾患の作業療法：クロッシング・アプローチ ……436
　　（6）病期によるアプローチ分類 ……………………………443

8. 呼吸器疾患　　髙島千敬 453
　　（1）呼吸器疾患の基礎知識 ……………………………………454
　　（2）呼吸器疾患の臨床評価：
　　　　ボトムアップ/トップダウン・アプローチ ……456
　　（3）呼吸器疾患：ボトムアップ・アプローチ ………………468

（4）呼吸器疾患：トップダウン・アプローチ ················ 470
　　　（5）呼吸器疾患の作業療法：クロッシング・アプローチ ······· 478
　　　（6）病期によるアプローチ分類 ···························· 480

9. 循環器疾患 　　　　　　　　　　　　　　　　　　　生須義久 484
　　　（1）循環器疾患の基礎知識 ································ 484
　　　（2）循環器疾患の臨床評価：
　　　　　　ボトムアップ/トップダウン・アプローチ ················ 487
　　　（3）循環器疾患：ボトムアップ・アプローチ ················ 496
　　　（4）循環器疾患：トップダウン・アプローチ ················ 499
　　　（5）循環器疾患の作業療法：クロッシング・アプローチ ······· 500

10. 生活習慣病 　　　　　　　　　　　　　　　　生須義久・大嶋伸雄 504
　　　（1）生活習慣病の基礎知識 ································ 505
　　　（2）生活習慣病の臨床評価：
　　　　　　ボトムアップ/トップダウン・アプローチ ················ 510
　　　（3）生活習慣病：ボトムアップ・アプローチ ················ 515
　　　（4）生活習慣病：トップダウン・アプローチ ················ 521
　　　（5）生活習慣病の作業療法：クロッシング・アプローチ ······· 524

11. がん疾患・終末期の作業療法 　　　　　　　　　　　田尻寿子 526
　　　（1）がん疾患の基礎知識 ·································· 527
　　　（2）がん疾患の臨床評価：
　　　　　　ボトムアップ/トップダウン・アプローチ ················ 531
　　　（3）がん疾患：ボトムアップ・アプローチ ·················· 534
　　　（4）がん疾患：トップダウン・アプローチ ·················· 535
　　　（5）がん疾患の作業療法：クロッシング・アプローチ ········· 537
　　　（6）病期によるアプローチ分類 ···························· 540
　　　（7）終末期の作業療法 ··································· 542

さくいん／545

第 I 部

身体領域の
作業療法
―基礎編―

A ボトムアップ/トップダウン・アプローチによる作業療法フレームワーク

1. 身体領域作業療法の構成概念

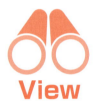

- 対象者の身体機能だけでなく，心理的側面をきちんと理解し，対象者の急性期から退院後までを網羅した時間軸の考え方を身につける必要がある。
- 身体領域の作業療法では，従来の活動を中心とした身体機能面へのアプローチのほか「作業療法カウンセリング」などの心理的介入技術が重要である。

（1）作業療法における作業と活動の概念

①occupationと作業

　作業療法の「作業」の語源となる英語の"occupation"は「従事すること，活動，仕事，時間の過ごし方，（趣味などを）おこなう事，つとめ，職業，生業，占有，（地位を）占める，在任期間，居住，占領，他」（『リーダーズ英和辞典』より）を意味する。また，日本語の"職業"には「人間が生計維持手段として行うとともに，自己の能力に応じて，かつ自己実現をはかる目的で行う，社会的に有益な継続的活動をいう。家族という統一体のなかで自給自足の生活が行われている場合には，その家族内における各人の継続的な活動は，厳密には職業というよりは，むしろ生業というべきである」（『ブリタニカ国際大百科事典』より）の意味がある。

　その結果"occupation"は，日本語の"作業"からは想像もできないほど多くの創造的かつ深い意味をもたらす用語であることが理解できるが，これらを総合的に考察すると「作業」とは一人ひとりの「日常生活」に該当し，相応に深い意味をもつことになる。以上から「作業＋療法」の概念は，他の専門職あるいは一般のクライエント（患者，対象者）にとって理解しにくい内容が多く含まれていることがわかる。そのため，作業療法士（OT）は，この意味を簡潔に作業療法の目的とともに，わかりやすく説明する必要がある。

②作業と活動について

　作業療法の根源的な核をなす「作業」の意味は幅広く，その概念については比較的現実的なものから，普遍的で抽象化されたものまで存在する。

　一方で，「活動」という用語についてはすでに一般化されていて，体験的に理解しやすい。つまり，[運動→動作（複数の運動の集合体）→活動（複数の動作の集合体）]の流れのなかで，複数の単関節運動が集まって動作となり，複数の動作の集合体が活動となる，という物理的概念である★1。

　例をあげると，「運動：上下肢，体幹の個々の運動」が集まって，「投球動作」や「打撃動作」などになり，それらの動作が集積されて「野球」という活動が成立する。それでは，活動の集合体である「作業」は個人にとってどういう意味をもつことになるのか。

　以下は，「作業」の定義に関する例文からの抜粋である¹⁾。

　a．文化的個人的に意味を持つ活動の一群で，文化の語彙に名づけられ，人間が行うこと（Clark, et al, 1991）
　b．活動や課題や役割をしっかり行うこと全般をさす言葉（Christiansen, 1991）
　c．物理（身体）的および社会的世界で，活動したり行ったりすること（Kielhofner, 1995）
　d．日常での活動や課題の集まりで，名づけられ，組織化され，個人と文化によって価値と意味が与えられるもの（カナダ作業療法士協会, 1997）
　e．日常を通して人がしっかり行う活動で，時間を充足し，人生に意味を与えるもの（アメリカ作業療法協会, 1997）
　f．人が自分の文化で意味がある行うことのすべて（WFOT, 2002）

　興味深いことにWFOT（世界作業療法士連盟）の定義は非常に簡素なものとなっている。これは「作業」という存在そのものが意味する遂行文脈において，社会的，文化的側面の影響の強さを表していることから，詳細な定義づけが困難であることを示している。つまり，国，地域，民族，社会制度，価値観などが多種多様に存在している現在，それぞれの地域において「さまざまな作業（日常の生活）」が存在することをあらわしている。よって，「作業」を扱う作業療法は，一個の固定された概念ではなく，全体の共通性は残しつつ多様な地域ごとの「作業（日常の生活）」を活かす療法である。

　わが国の「作業」で比較的よく用いられている「作業遂行概念図」[図1]と「カナダ作業遂行モデル」[図2]を示す。ここでの作業には，「セルフケア」「しごと・生産活動」「遊び・余暇活動」の3つの活動グループが含まれる。つまり，「作業」とは「日常の生活」に相当し，そのなかには多くの活動（グループ）が含まれることになる。

　一方で，わが国の社会的・文化的特性を考えると，ある一定以上の年代の男性では，「しごと・生産活動」と「遊び・余暇活動」の境界が曖昧であったり，極端に作業バランス★2が偏っていたりする場合がある。また，日本の集団主義的な国民性や独自の文化を考慮した場合，日本独自の「作業遂行概念」の必要性が生じていることから，今後，将来に向けた学術的な検討が期待さ

> **One Point**
>
> **★1　作業と活動の分類**
> 本書では，「活動」は動作の集団であり，「動作」は運動で構成されたもの，と定義づけする。一方，「作業」は作業活動などと混同されがちであるが，本来の作業療法にふさわしい「生活」を基盤としたあらゆる価値観，環境を含む総体としてとらえる。つまり，単純に表現すると「作業」は複数のさまざまな活動が集まった概念であると考える。よって，「作業活動」は「活動」に分類し，「作業」とは別の概念として考えている。

> **One Point**
>
> **★2　作業バランス²⁾**
> 作業を単純に何らかの基準によって分類するもので，ある意味づけをした作業が作業全体に占める割合とする。「作業バランス自己診断」は，対象者の一般的な1日の過ごし方を「義務・願望・価値・楽しみ」の視点から見直すことで，QOLの向上に役立つツールである。診断の結果は視覚化されるため，対象者自身が生活を客観視しやすいことが利点である。

れる。

　以上をまとめると，作業（日常の生活）には「文化的，個人的に意味をも

[図1] 作業遂行概念図（アメリカ作業療法協会）

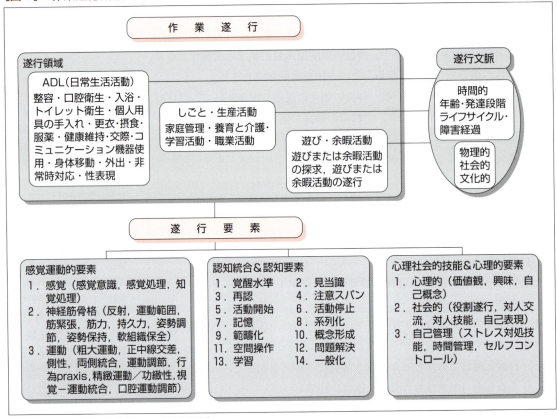

（図のアイデアはPasch & Evans, 1974に準拠）

[図2] COPM（カナダ作業療法士協会）による作業遂行モデル
（An Occupational Therapy Perspective）

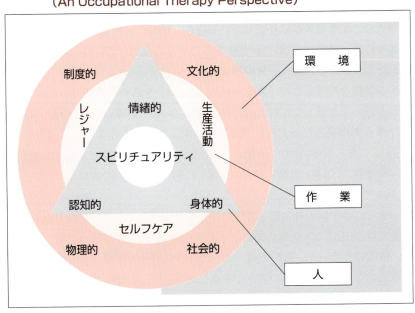

つ活動（グループ）があり，時間を充足する活動のすべて」が必ず含まれることになり，さらに「人生における役割と生きがいをもたらす活動」が必要になってくる★3。

③作業遂行の連続性と作業発達

作業（日常の生活）は常に連続しており，作業遂行においても生ある限り常に連綿とつながっている。この概念を作業発達という。[図3-1]は，一人の人間のライフサイクルにおける作業の質と量を，作業の面の大きさを比喩として表した図である。誕生から徐々に作業（生活）は拡大していき，壮年期のピークを過ぎた頃から，体力や知的・認知面の低下とともに作業が徐々に縮小していく概念を示している。

ところが，人生の中途で予期せぬ事故や病気で障害を負った場合，作業発達に不連続性が生じ，混乱する[図3-2]。OTは，そんな状態のクライエントと向き合い，作業（生活）に含まれる各活動の可能性を導き出し，再び元の生活，あるいはクライエントが望む生活の再構築を援助する[図3-3]。

> **One Point**
>
> ★3　作業の前提
> もちろん，この「作業」の形態のなかには，いわゆる反社会的な意味での活動が存在する場合もあるが，そうした有害で反社会的な，倫理上好ましからざるものはここに含まれないことが前提となる（ただし，反社会という認識では，国別・地域別の制度・社会・文化などによる概念も影響してくる）。

[図3-1]　作業発達（面の大きさで作業の量と質を表した概念図）

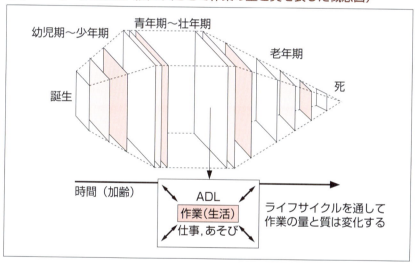

[図3-2]　作業発達における疾病・障害の影響

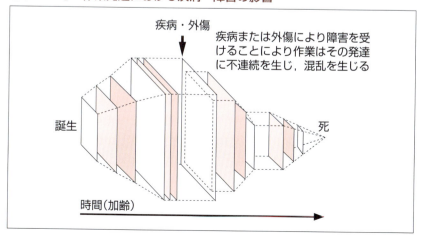

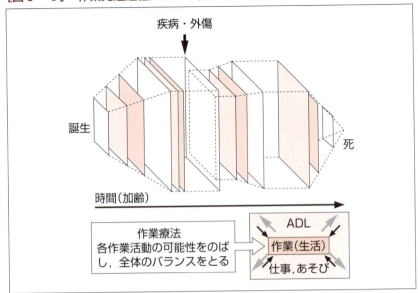

[図3-3] 作業発達過程における作業療法の役割

ただし，ここでは必ずしも障害の改善や回復を意味しない。使える機能と代償性，そして自助具や福祉機器の利用による環境面の整備，さらに何よりもクライエント自身による生活再建への意欲と能力を引き出すことが作業療法には求められている。

(2) 作業療法の目的

鎌倉[3]によれば，「作業療法とは，人がよりよい作業的存在となることができるように助け導くしごとのことである。各人が身体と心と脳を使ってその人にふさわしい作業を営むことができるように助け導くしごとのことである」と述べている。ここでいう「よりよい作業的存在」とは，個人的または社会的，あるいは両方の意味ある作業を自ら行い，継続的にその作業の遂行に満足できる状態を意味する。ここでは，OTによる価値観ではなく，あくまでクライエント自身が主体的に選択して，それを行うことができる活動を「意味ある作業」と定義できる。つまりOTは，クライエントを支援して，ある選択をさせるのが仕事なのではない。選択し実行できるようなクライエントに仕向けることが本来の使命であり専門的な役割となる。

以上を簡略化していい換えると，身体領域における作業療法の目的とは「自分のことは自分で行えるクライエント（患者）をつくる」ことにある。この意味は，クライエントが自分自身を客観的に理解しながら，主体的に行う活動を自分で選択し，自ら行うことができるクライエント（患者）になってもらう，という意味である★4。

そのため，OTはクライエントの身体機能，活動，作業遂行能力や，作業療法カウンセリングなどによる心理的評価を十分に行い，クライエントとい

One Point

★4 「クライエント（患者）をつくる（創る）」の意味

これは，決してOTが主導権をとって，クライエントをしつける，などという意味ではない。クライエント本人が気づけない，自分の力を気づかせてやり，たとえ障害をもっていても自分の力で生きていける，そうしたスキルと自信をもたせるという意味である。OTは相手の心理を促通するが，絶対にでしゃばってはいけない。そういう専門職なのである。

う一人の人間の概念化（全体像）（49頁［図1］参照）のための評価の統合化を行う。そして，クライエント自身と密接に協同しながら，クライエントの能力をレベルアップするために，さまざまな働きかけを行わなければならない。

(3) 作業療法の専門性と一般性

- **専門性**：特定の領域における高度な知識と経験を意味する。場合により，ある権威を意味する面と，職務遂行に必要とされる職能を意味する面がある。
- **一般性**：すべてのものに通じる普遍的な性質を意味する。広い範囲に当てはめることのできる性質で，専門性の幅を広げるとき，多角的なものの見方・考え方を可能にする。とくに作業療法では，複雑な状況の分析力と対応力を身につけるとき，その基盤となる能力を意味する場合がある。

①作業療法の専門性について

簡単な例であるが，もしここに動かない（動けない）患者がいたら，理学療法士（PT）はどう思考するか。また，OTはどう考えるのか，ここに両者の専門性の違いが現れる［図4］。

まず，PTは手足の麻痺や筋力低下，神経障害などを最初に疑う。四肢や体幹などの末梢から中枢に向かう。これに対して，OTは患者の思考や認知，意欲を考えるべきである。つまり中枢から末梢の評価と援助に向かっていく。

さらに簡略化して両者の専門性を一言でいえば，PTは集中的に短期間で介入する「治療」が主な業務といえる。そしてOTは「自分のことは自分で行う自助患者（self help patient）」になってもらうことがもっとも重要な業

［図4］ OTとPTの専門性の違い

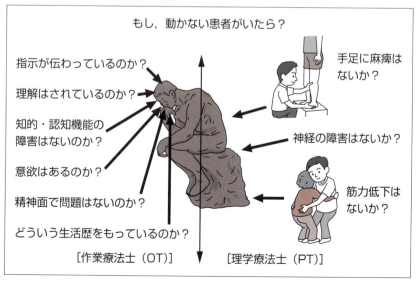

[図5] PTとOTの位置づけ

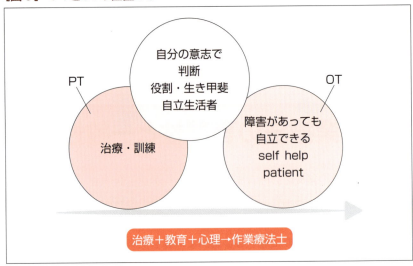

[図6] OTは心理職としての比重が大きい

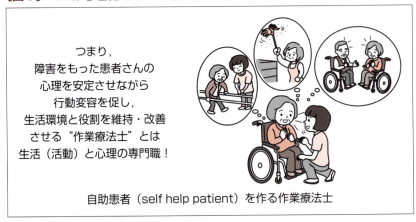

[図7] PTとOTの専門技術（ICFのカテゴリから）

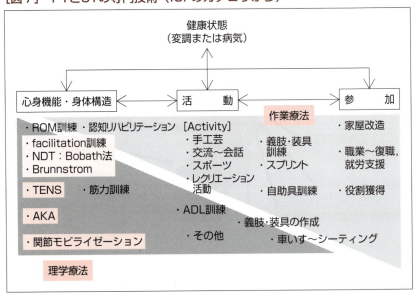

務となる[図5]。「クライエント（患者）の心理的安定を考慮しながら，相手の行動変容を促し，作業（生活）場面における役割と機能を維持・改善させる仕事が作業療法である」と定義される。OTとはそのすべての場面において「心理職」としての比重がかなり大きい専門職なのである[図6]★5。

[図7]は，ICF（国際生活機能分類）の図を用いた，一般病院におけるPTとOTが用いる援助技術の一覧である。身体機能に関わる部分ではやはりPTの専門的役割が多く，一方，OTの専門性としてはADLなどの活動から退院後の生活に関わる部分が多く，さらにPTよりも長い期間クライエントの生活に関わることがわかる。つまり，短期間の介入で「治す理学療法」と，比較的生活部分に長く関わりながら対象者の行動変容を促して「自助患者を創りあげる作業療法」の違いがこれで理解できる。

②作業療法の一般性について

クライエント（対象者）の生活と心理に関わるOTは，単純に医療の領域のみで活躍する専門職ではない。OTは病気や障害をもつクライエントに対して，改善できる部分の機能向上を目指す部分（ボトムアップ）と，「作業（生活）」★6の「できる概念」を理解してもらいつつ，障害とつき合いながら，より満足の高い作業的存在となるように行動変容を促していく（トップダウン）。そのため，OTは常にクライエントの身体と精神の両面における相互性を考慮しながら，ボトムアップとトップダウンによる並行介入を行っていく。

以上の作業療法の専門性に基づく主要な業務と並行して，人間の生活と健康に関わる「作業（生活）」のすべてを扱うOTには，予防的作業療法という役割もある[図8]。人間の生活におけるさまざまな障害やその素になる因子，とくに社会生活の人的交流基盤を支える役割感，所属する集団への帰属意

One Point

★5 作業療法士（OT）＝[1／2 理学療法士（PT）]＋[1／2 臨床心理士]？

PTは治療を主体とした「治す」専門職であり，OTは障害をもったクライエントとやや長いおつき合いをしながら，作業活動により相手の行動変容を担う専門職である。だから，OTには作業療法理論が必要となってくる。一方のPTにはそれに相当する理論などはなく，代わりに治療の理論が多い。両者は全く異なる職種である。つまりOTとは「心」と「身体」をみる唯一の専門職なのである。

One Point

★6 意外と一般性を苦手にしているOT

地域ケア関連の研修会で聞くことがあるが，多職種が集まるケース会議や研修会で，一部のOTたちはケースの突っ込んだ議論をあまり得意としないらしい。その原因は，どうやら「作業」という言葉にあるらしい。つまり議論が深まると他の専門職が入れない「作業」に逃げてしまうという。これでは一般性が身につかない。もし，「作業」を語るのであれば，他の専門職によくわかるように工夫し，根拠を示して理解させなければならない。

[図8] 予防的作業療法の概念

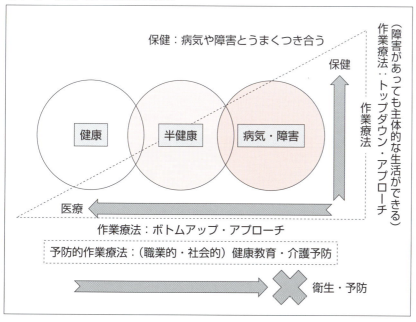

識，職業と個人生活における活動の割合を示す作業バランス，自宅・職場の環境アセスメントなどを評価し，個人的因子により予測されるさまざまな病気の予防や介護予防，または作業遂行上のバランス障害によるうつ病などの予防のための健康教育（health education）を活動の面から推進していく。

こうしてOTには病院や施設以外での一般的な役割を遂行するために，以下の一般性に基づく専門能力と技術が求められている。

●態度

「作業（生活）」の専門職として，社会生活全般に関する豊富な知識，とくに社会的・文化的な面や，海外との比較による歴史，民俗学的素養を身につける前向きな態度が必要となる。最終的には人々に「健康問題の専門家」として適切なアドバイスを行ったり，コンサルタント的な関わりを行うことになる。そうした知識と技術を伝えていくためのプライドと自負心も必要となる。

●コミュニケーション・スキル

単純に対象者と会話を交わすレベルではなく，OTとして相手の思考や能力を引き出すカウンセリング技術を習得する必要がある。さらに，集団による訓練やグループにおいては，参加者全体の円滑な会話を促したり，場作りとしてよい雰囲気を醸成するマネジメント能力も必要となる。

●チームワーク／多職種連携チーム

専門の異なる専門職グループをマネジメントする手段としては，参加者全員がマネジャーと同じ目線で全体の動きを理解し，そのなかにおける自己の役割を理解することが重要である。OTは職種として常に他の専門性を理解しやすいポジションにいる。つまり，職種として全体の行動と戦略をマネジメントするための必要条件を兼ね備えていることから，対象者に対するケアや働きかけの本質を率先して理解し，その内容を他の職種へわかりやすく伝えていく必要がある。

●リーダーシップ

病院・施設における介入場面よりも，地域や行政の職場において求められる場合が多い。リーダーシップとは，上意下達で指示を与えることではなく，参加者全体が主体的に動きやすくするための環境調整や段取りなどが主な役割となる。個々の参加者（専門職であれ，クライエントであれ）の個々の能力と役割を示し，それぞれが十分な能力を発揮するように調整し，援助する仕事である。リーダーシップとは，「OTとしての専門性を基盤とした」一般性による経験能力をいかんなく発揮できる最高のしくみでもある。

(4) 身体領域の定義

作業療法の基本は，対象となるクライエントの「こころとからだ」を包括的，かつ統合的にみることである。しかし現実問題として，人は精神に不調をきたせば「精神科」を受診し，精神領域の作業療法を処方される場合もあ

る★7。また，脳卒中などで身体障害をきたせば，身体領域の作業療法を処方される。しかしながら本来，OTは当初の疾患にかかわらず，その双方の専門性において，クライエントの「こころとからだ」を扱わなければならない。

その理由として，もし「こころ」に不調をきたせば，同時に身体に影響がくるし，「からだ」に障害が起きても同時に「こころ」にダメージを負ってしまう。別々の専門職が「こころとからだ」を別個にみるのではなく，同時に関与できるのが作業療法の利点であり，また存在意義でもある。

一方で，人間は生涯発達する生物である。発達期，少年・青年期，壮年期，老年期，ターミナル期へと順次移行し，最後に死を迎える。人間の作業（生活）の連続性と，個々の生活環境との相互作用を理論的に捉えて，複数の活動で構成された人間の作業（生活）を理解することができる作業療法である。作業遂行の視点から人間を支える作業療法において，対象者の障害の有無はとくに関係なく，よりよい人生を生きるために行う援助の専門性こそが重要になってくる。

作業療法は，OTが勤務する施設・病院別の診療報酬上の概念から［表1］の5つの領域に分類され，さらに障害者総合支援法・福祉法関連で，その他に分類されてきた。

［表1］の①～⑤は，疾患や障害を負ってから後療法として行うリハビリテーションの位置づけによる作業療法の分類であり，本書ではこれに加えて，以下の機能をもつ。

①身体的・認知的な健康行動（生活習慣病・認知症予防）を育成する予防的作業療法
②メンタルヘルス
③生活スタイル再構築の援助
④いきがい・人生の価値の創造
⑤社会的交流の促進
⑥仕事（職業）を健康と科学の視点からとらえたコンサルタント

本書における「身体領域」とは，「①身体障害領域」に，上記6つを加えた概念である。特徴としては，「身体障害領域」から，本来の作業療法が扱うべき「こころとからだ」に対象範囲を拡大し，身体と心理の相互作用の視点をもって，疾患や障害をもつクライエントの援助にあたる点にある。

たとえ疾患や障害をもっていても，心理と生活環境の安定を促進し，限りある人生に「生きがい」と「満足感」を提供できる作業療法の核がそこにある。

（大嶋伸雄）

> **One Point**
> ★7　身体領域と精神領域
> 身体領域と精神領域の共通点は，「自分の考え方（思考）に気づくこと」と「自分の身体に気づくこと」であり，「身体＝運動・身体認知」と考えれば全く同じということになる。この2つを扱うOTは分野に関係なく対象者の「気づき」を促す必要があるという意味にもなる。

［表1］　作業療法の分類

［施設・病院別］
①身体障害領域
②発達障害領域
③精神障害領域
④高齢期障害領域
⑤地域作業療法

［障害者総合支援法・福祉法関連など別］
①職業リハビリテーション事業
②更生訓練施設・福祉作業所・授産施設
③その他（刑務所など）

文献

1) 吉川ひろみ：作業療法における「作業」の変遷．OTジャーナル39：1160-1166, 2005.
2) Christiansen CH：作業バランスに関する三つの見解．Zemke R, Clark F 編，佐藤剛監訳，作業科学——作業的存在としての人間の研究．pp473-493, 三輪書店, 1999.
3) 鎌倉矩子：作業療法の世界——作業を知りたい・考えたい人のために，第2版．三輪書店, 2004.

A ボトムアップ/トップダウン・アプローチによる作業療法フレームワーク

2. クリニカル・リーズニングによる作業療法アプローチの思考法

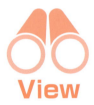

- 日常的に当たり前だと思っている現象に仮説を立て実験によって検証し，臨床に役立てる。
- 目に見える現象を対象者のなかの筋道のなかでとらえ，意味づけることもアプローチの1つである。
- OT自身の個人的な要素・経験もアプローチのなかに有効に活かすことができる。

　クリニカル・リーズニングとは，作業療法士（OT）が対象者をユニークな個人としてとらえ，その人に特有な問題の解決を図るためにどう働きかけるかを考える際の意思決定を行う過程とされている。それは学校で学ぶ知識・技術である理論的推論の基礎の上に成り立つものとされ，①診断的推論，②手続き的推論，③現実的推論，④物語的推論の4つがクリニカル・リーズニングであるとされている[1]。

(1) 診断的推論

[図1] 診断的推論の流れ

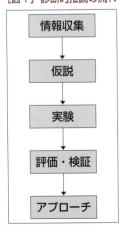

　これは，患者一人ひとりについて情報を集め，仮説を立て，評価治療の結果から仮説を検証していくというものである。

　本来，診断的推論（diagnostic reasoning）というのは，特定の患者がかかえる特定の事柄について仮説検証していくものだが，ここでは，わかりやすく身近な例をあげて，運動学の観点からどの患者についてもみられる姿勢や立位，歩行のなかで仮説を立て，理論的推論の確認も含め診断的推論を検証する。

　診断的推論の流れを図示すると[図1]のようになる。本項では，日常目にする患者（人）の姿勢や歩行の様子を情報源とし，そこから足の振り出しや重心等について仮説を立て，実験を通じて得られた結果を検証し，アプローチに活かそうと試みた。

■──運動学的視点からの診断的推論①：足の振り出しと荷重

　人は歩行に際し片足を床から離して歩く。しかし歩行の際「足を振り出すにはその足にかかる荷重をゼロにしないと振り出せない」[★1]が，このことはあまり知られていない。

　またこれとは別に，現実の歩行には採用していないが，質的に違う歩行が可能であることも知られていない。

　日常の臨床で「立って歩く」という場面は多い。この「最初の一歩」は，疾患により患者によりさまざまな様子をみせる。パーキンソン病でみられる「すくみ足」，片麻痺で麻痺側下肢が振り出せない等，一生懸命足を出そうとしているのに，なかなか振り出せないことはよくある。このとき，「両方の足に何が起きているのだろうか？」と想像してみる。すると，振り出し機能がないのか，振り出し機能はあるが振り出そうとしている足に体重がかかって床から離して振り出せないのではないか，という仮説も立てられる。また，これとは別に足を床につけたまま移動してみることはできないのかと考えられる。

　これらのことを解明するため，次の2つの実験をして検証する。

●運動学実験1：振り出しには荷重ゼロが必要

以下の実験を行った。

①立位の姿勢で左右両方の足の下にそれぞれ1台ずつ体重計を置く［図2］。
②左右の体重計の合計が体重になることを確認する。
③片方の足に全体重を移し，もう一方の足の体重計値がゼロにならない限りその足は振り出せないことを確認する。

[図2]　運動学実験1

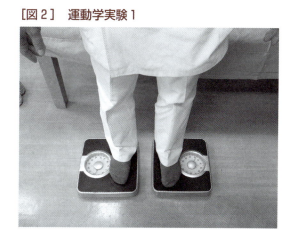

　この実験から，体重が完全に片方の足にかからないともう一方の足は振り出すことはできないということがわかる。いい換えれば人の正常歩行は，左右の足への重心移動ができて初めて成立するのである。この左右への重心移動は，平均5.8±2.0cmの幅で自動運動化されている[2)]。これより両足の左右の開き幅は6cm程度であることも推測できる。

　しかし，実際の歩行は多種多様であり，この重心移動での振り出しではなく，別の足の出し方はないか考えてみる必要がある。以下の実験で，これとは別の歩行が可能であることを確認する。

●運動学実験2：人類が採用しなかった歩行「すり足歩行」［図3］

①両足の下に体重計を置き，両方に荷重をかける。
②両足に荷重をかけたままで離床しないで両足をずらせるかどうかを確認する。

　この実験で人は正常歩行の他に両足に荷重をかけたままの「すり足歩行」で移動が可能なことがわかった。このとき重心線は，両足の足底を除いた支

> **One Point**
>
> ★1　重力の影響
> 人は重力の影響を受けて生活している。四肢の「重さ」という理解だけでなく，全て鉛直方向に重力という力が働くものとして理解し，現象を見ることがポイントである。

持面の中だけを移動する。人はこのすり足歩行を実際の歩行には採用しなかった。

しかしよく観察すると「回れ右」などの方向転換時にはすり足を使っている。また力士は土俵上では「すり足歩行」が基本である。高齢者では実験1と実験2の混合型の歩行もみられる。小児の発達段階で最初の一歩の直前に，期間的にはわずかであっても「すり足歩行」の時期が存在するのではないかとも推察できる。疾患によって障害を受けた人は「すり足歩行」を導入している人もいる。

その一例をあげる。ある片麻痺の患者で，麻痺側下肢の振り出し機能が足りず，踵は上がっているが爪先だけが床に引っかかって振り出せない人がいる。その靴を，ある理学療法士（PT）は後ろから力を添えて前方に滑らしている。また，さらに進んだPTは爪先にフェルトを貼り，摩擦係数を下げることで靴を自力で滑らして患足の「すり足歩行」を可能にし，これを片麻痺歩行訓練の過程で取り入れている。

この2つの実験を通して，最初の一歩が振り出せない患者をみて痙性・筋強剛の抑制という作業療法アプローチだけでなく，実験的事実に基づいた推論で，自動化された左右の重心移動より幅のある重心移動訓練や「すり足歩行」による新たなアプローチが考えられることがわかる。

■──運動学的視点からの診断的推論②：支持面についての変形と変換

ここで改めて，正常歩行を支持面と重心線との関係で見直すと，両足立ちのときには，重心線は［図4］のAのどこかにあり，片足立ちのときにはBのどこかにあることがわかる。歩行で一歩振り出すとき，例えば右足を踏み出すには，AからBに重心線が移ることで右足は離床が可能になる。そして，振り出した右足が着床し新たな両足立ちの支持面をつくり，その後，重心線はそのなかに移動する。今度は左足が離床するために，右足がつくる新しい片足立ち支持面に重心線は移動する。

正常歩行は，［①両足支持面→②片足支持面→③両足支持面］の繰り返しで成立している。重心線はこれに伴い支持面内を移動する。このように支持面

[図3] すり足歩行

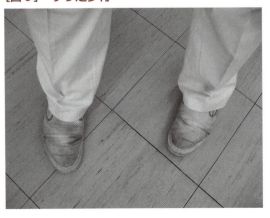

[図4] 重心線（上から見た図）

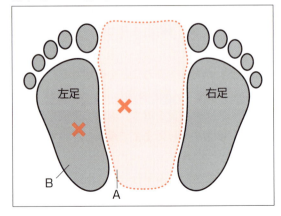

の変換★2 を伴う移動を，ここでは「支持面の変換移動」と呼ぶことにする。

実験2で行った「すり足歩行」は，同一の両足立ち支持面の変形★3 で移動し重心線はこの支持面内を移動する。ここではこれを「支持面の変形移動」と呼ぶことにする。

この考え方で，移動と姿勢について，具体的に理解するうえで支持面の変形，変換と重心線の移動でとらえ直す。以下に例をあげる。

●バランス反応・早足歩行・走行・突進

上記の「支持面の変換移動」で，新たな支持面ができてから，そこに重心線を移動する変換移動を正常歩行を例にして説明した。

これとは別に，次の支持面ができる前に支持面の外に重心線を出し，瞬間的にバランスを崩した後，新たな支持面をつくり，そこに移動する方法もある。外力が働きバランスを崩したときの「バランス反応」はこれにあたる。この他に，「早足歩行」「走行」にもこの方法は使われる。

しかしこの方法ではスピードは上がるが，重心線が支持面の外に出る相があるのでバランスは悪い。さらに支持面がないのに重心線移動だけが先行したり，支持面の内側に重心線を納められなかったりすると「突進」になる。

●寝返りやいざり

体の部分が着床したままの移動であり，新しく次の支持面をつくるわけではなく支持面の変形による移動なので「支持面の変形移動」に属する。

●臥位

支持面が広く重心も低いので安定している。この姿勢で睡眠をとるが，睡眠中は臥位で無意識に寝返りなどの体動があっても，広い支持面は変換されることなく変形のみで安定している。

●四つ這い移動

乳児が歩行期前に獲得する「ハイハイ」は，手足を床に着けたまま，手足をずらす「支持面の変形移動」であり，その次に高度な「変換移動」を獲得していく。

この変換移動を説明すると，1支点を床から離すためには，残りの3支点での支持面に重心を置き，全体重を支えること［図5②］で，その1支点が支持から解放され，1支点を前に振り出すことが可能となる。そして床に着いた1支点と別の2支点とで新たな支持面をつくり体重を受け（支持面の変換），他の支点にかかる荷重をなくすことで，今度はその支点を前に振り出すことを可能とする（［図5］では新しくできた支持面で変形移動の相が入っている）。

四つ這いで，同時に2支点だけで支持面がつくれるときは，他の2点を同時に動かして移動することが可能となる。

●椅座位からの立ち上がり

まず重心線をいす座面にある支持面から，上体前屈により，両足の支持面内に移動する。この支持面の変換なしでは立ち上がれない。このことは立ち上がりの際に用いられるコツとして紹介されることが多い。

●四つ這い位から立位へ

まず四つ這い位から両膝間の支持面に重心線を移動し，荷重がゼロになっ

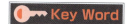

★2 支持面の変換

新しい支持面をつくり，支持面から支持面へ重心を移すこと。

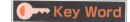

★3 支持面の変形

1つの支持面を維持しながら，そのなかで重心を移動させること。

[図5] 四つ這い移動

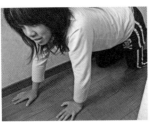
①支持面は両手両膝の4支点

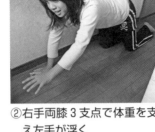
②右手両膝3支点で体重を支え左手が浮く

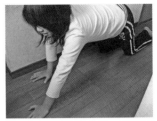
③前方に左手をつき，両手両膝で新しい支持面ができる

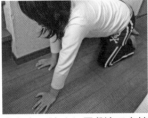
④左右の膝すり足(膝)で支持面が変形し前方に移動する

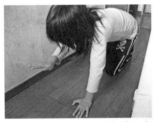
⑤左手両膝3支点で体重を支え右手が浮く

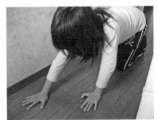
⑥さらに前方に右手がつき新しい支持面ができる

た両手を支持面から離し，両膝立ち支持面に変換する。次に一方の片膝の支持面に重心線を移動し，支持から自由になった足の足底をつき直し，新たな片膝立ち支持面に変換する。片膝立ちで立てていない足の爪先を接地したまま膝を浮かせ，爪先だけの狭い支点に変形し他の足底とでつくる支持面に変形する。

さらにその支持面で両膝を伸展して，重心を抗重力方向に移動させ立位になる。

支持面の変換と変形，そして重心線の移動という視点をもつことで，臨床で見かける患者のさまざまな姿勢や移動動作について，より安定した方法，効率的で楽な方法をトップダウン・アプローチで見つけることが可能になるといえる。

支持面の変形・変換，重心線の移動の確認のためにその例として3つの問題をあげる。その解答を［表1］にあげる。

- **問1**：①両膝をついての四つ這い→②両膝を浮かしての高這い→③両手を離して立位の方法もあるが，これを支持面と重心線の移動で説明してみてください。
- **問2**：片麻痺の杖歩行を「振り出し歩行」の視点で論じてください。そのあと「すり足歩行」の視点で論じてみてください。
- **問3**：2種類のバランス反応を支持面と重心線で論じてください。

[表1] 解答

問1	③の直前までは両手両足の4点で囲まれた同一支持面の変形で，重心線が手前に移動し，両足の間に重心が移りきると，両手にかかる荷重がゼロになり，床から両手を離すことが可能となる。
問2	右片麻痺を例に考えると，両足と左手に持った杖でできる支持面のなかで，重心線を左足と杖の側に移動することで，右足にかかる荷重が減り，ゼロになった時点で右足は離床でき，前に振り出せる。このときの左足と杖で囲まれた面が支持面となり，この支持面のなかを重心は前方に移動する。振り出した右足が前方に着床すると，右足，左足，杖で囲まれた新しい支持面ができ，その支持面のなかでさらに重心線が杖と右足の間に移動し，左足の荷重がゼロになった時点で左足が離床し振り出しが可能となる。このときできる支持面は右足と杖で囲まれた面であり，左足が前方に着床すると，左足と杖で新しい支持面をつくり，再び右足の荷重をゼロにして振り出しを可能にする。この繰り返しが片麻痺の振り出し歩行である。 　すり足歩行では，上記振り出し歩行での荷重ゼロの相がなく，荷重がかかったまま足をずらし，両足と杖でつくる支持面の変形を繰り返して移動する。 　なお，患側と杖で全体重を支えられないと，振り出しは不可能であり，その場合は，長短下肢装具を使い，杖と装具で全荷重を受け，健側を振り出せる（すり出せる）ようにする。
問3	バランス反応を「支持面」と「重心線」との関係で具象的に定義すると次のようになる。 ①重心線を支持面内にとどめようとする反応 ②支持面の外に出た重心線を，新たな支持面をつくりその内に納めようとする反応 　①，②は転倒しないための姿勢を維持する役割を果たしている。②はそれだけでなく「バランスを崩し新たなバランスを得る」という，いい換えれば「支持面の変換」での走行や片足ケンケン等の移動で重要な役割を果たしている。

(2) 手続き的推論と物語的推論

　まず，対象者の問題の概要を把握し，治療すべき問題点と治療の優先順位を決定してから問題解決方法を組み立てるプロセスが「手続き的推論（procedural reasoning）」とされる［図6］。

　また，疾病や障害の与える心理的影響や立ち直りの過程，生活への適応の方法など対象者が語る物語を通じて問題を把握し，評価治療の方策を決定するプロセスを「物語的推論（narrative reasoning）」とされている［図7］。

　実際の臨床で筆者の経験を振り返ると，今介入してほしいことというのは，これまでの経過の延長線上にあり，これら2つの推論は切り離せるものではない。

　OTは患者の存在を，「これまで」「今」「これから」で理解する。そのうえで，「本人の希望」を最大限に活かした作業療法を組み立てる。

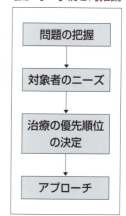

［図6］　手続き的推論

問題の把握 → 対象者のニーズ → 治療の優先順位の決定 → アプローチ

■――例：トイレ動作における移乗を例にした**手続き的推論と物語的推論**

　あるパーキンソン病の患者の希望を聞いたところ，「トイレは自分で行き続けたい」と訴えた。そこで，「これまで」のことを伺うと，入院前は，時間はかかるものの，なんとか自分で起き上がり，立って体の向きを変えられていたとのことだった。

　ところが，「今」は病状の進行により，さらに時間がかかるようになり，時

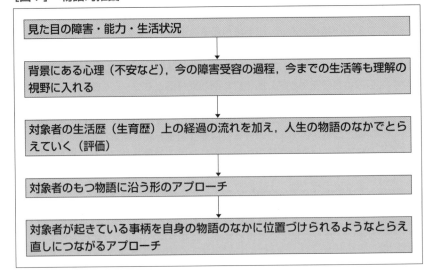

[図7] 物語的推論

見た目の障害・能力・生活状況

↓

背景にある心理（不安など），今の障害受容の過程，今までの生活等も理解の視野に入れる

↓

対象者の生活歴（生育歴）上の経過の流れを加え，人生の物語のなかでとらえていく（評価）

↓

対象者のもつ物語に沿う形のアプローチ

↓

対象者が起きている事柄を自身の物語のなかに位置づけられるようなとらえ直しにつながるアプローチ

には間に合わないことまで起きるようになった。家族は，おむつにし，トイレに行かなくてもよいようにすることが安心だと考えたが，本人は「トイレぐらいはどうしても人の世話になりたくない」と自立方向を望んだ。

そこでOTは物語的推論の視点から，一見，「見てくれ」や「威厳」からのこだわりのように見える点を，面接によって掘り下げた。すると，「自分には，男の意地，頑固親父としてのスタイルが染みついている」と「大和魂」に価値を感じるとのことであった。さらに，職歴を尋ねると，税理士の仕事を堅実にやり，その後，スポーツ用品店店員に転職したが，そこでも会計や経理などのきっちりした仕事を任され，責任感ある仕事一筋だったとのことがわかった。さらに，ほんの3年間だが，最初に就いた仕事は警視庁の一般職であったこと，本当は刑事になりたかったこと，実は自分の父親は警視庁の刑事で，幼少の頃は「おまわりさんの息子」ということで厳しく育てられたこと，自分の人生は父親の影響がとても大きいと思うことなどが語られた。

そこで介入として，まず何よりも「トイレの失敗をなくすこと」にとりかかり，その原因を正確に探るための評価を行った。すると，トイレに行くための移動に必要な起き上がりや，車いすの走行は問題なかったが，起き上がってからベッドの外に足を出すこと，車いすへの移乗，トイレでの便器への移乗が困難なことがわかった。

さらによく観察すると，足を出す，移乗時の体の向きを変えるときの体幹の回旋が特に困難であること，しかも車いすがベッドに対して斜め角度に置いてあり，トイレでも便器正面に車いすをつけていて，180°近く体を回して移乗していたことがわかった。

ここで，「これから」を考えると，病気としては体幹の回旋はこの先も困難であると予測され，今のままの状況で本人が改善をあきらめたり，家族が失敗しない安心を優先させると，ベッド上で用を足す，尿瓶かおむつでの排泄であり，すなわち全介助ということになる。患者が幼少の頃から培われた厳しい男としての生き方からくる「トイレが自分でできなくなったらおしまい

だ」という本人の思いとはかけ離れた今後になってしまう。

そこで、作業療法の介入としては、以下のようにした。

①起き上がる前に手すりを使って側臥位になり、そこで膝を曲げて足先をベッドの外に出して、かかとをベッドの縁にひっかけ、側臥位から上体を起こすこと。

②移乗のとき、車いすをベッドと平行につけたり、トイレでも便器と直角の位置に車いすをつけ、体の回旋角度をできるだけ小さく（ほぼ90°に）すること。

すると、起き上がりも移乗も自立し、再びトイレでの排泄が自立となった。

この例では、どうしてもトイレぐらいは自分でという、本人の価値観をとりかかりとして最優先で介入し、動作と配置の工夫をしたことが効を奏したといえる。

本人は再びトイレができると、明るくなった。後日談によれば、試験的に導入した夜間の尿瓶は、その瓶の取り扱いで失敗し尿をこぼしてしまうことが多く、トイレでの排泄は無理だからとベッド上排泄に移行することがかえって困難な状況をつくった可能性も考えられ、本人のしたい形での排泄の継続支援が結果的に他の困難に陥らなくてすんだともいえる。また、一方で、尿瓶やおむつなども受け入れていかなければならないだろう、体の不自由さが増せば仕方ないことだ、と頑ななこだわりがとれていく自分も感じるようになったとのことである。

本人の物語的な背景も考慮し、目の前の希望を叶える形でアプローチを開始したことが、結果的に、今後の自分も受け入れることにまでつながった事例である。

(3) 現実的推論

現実的推論（pragmatic reasoning）とは、セラピスト自身の個人的状況と働く場の条件によって、対象者に対して何ができるのかを決定するプロセスをいう［図8］。ここでは、筆者の「経験年数を重ねる」ということと「他の分野を経験する」という個人的な条件が、アプローチにどのように生かせたかということについて整理してみる。

■──従来の評価の取捨選択と新たに評価の追加による新たなアプローチ

筆者は実習生のときは、関節可動域テスト（ROMT）や徒手筋力テスト（MMT）を「実習だから」という理由で、患者に協力してもらい、とにかく全身の関節について調べるのが当たり前という感覚があった。就職して正式な担当者となると、部分よりも全身を知っておくことがよいと判断し、実習よりも一人の患者に長くかかわるために自然と評価が増えていった。

ある程度経験を重ねていくうちに、明らかにわかり切っていることや、無

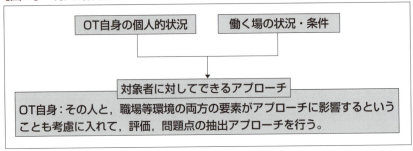

[図8] 現実的推論

OT自身：その人と，職場等環境の両方の要素がアプローチに影響するということも考慮に入れて，評価，問題点の抽出アプローチを行う。

用な評価は患者にとって負担が大きいからと，必要な評価だけを取捨選択して行うようになった。アプローチもトップダウン方式が主体となり，自分の仕事にも自分の考えで主体的に取り組めるようになった。

しかし，時には全く想定範囲外のようなことが起き，後から考えると必要だと明らかにわかる要素にどうして気がつかなかったのかと悩むことを何回か経験することがあった。その後，自分の取り組み姿勢の自己点検という形で改めて，その患者の全般評価をし，評価の価値に気がつき，再びボトムアップ・アプローチの必要性を認識し，必要な評価を新たに評価に追加し，新たなアプローチを組み立てるようになった。

このような経過を経た後は，同じ評価でも，例えばSTEFなどの簡単な上肢機能検査からでも，検査場面全体を評価の対象としてとらえられるようになり，より多くの情報を得ることで新たなアプローチを考えられるように

Column
他職種の視点でとらえ直す

自分の他分野での経験をアプローチに活かすことと同じくらい有用なこととして，他職種とのカンファレンスがあります。総合実施計画書作成のためのカンファレンスでも気づかされることが多いのですが，機械的に流れるカンファレンスではなく，アプローチに対する迷いなどが発生したとき，個別の事例について個人的に相談すること，このことがその患者について新しい気づきや違ったアプローチの方法を考え出すきっかけになることが多くあります。

その職種が，その患者について多くかかわっている領域，例えば，ケースワーカーが年金や制度の利用面から生活面をとらえていることなど，についてその視点をアプローチに活かすことはもちろんですが，ときには，職種というより，その「人」としてのかかわりから気づかされることがあります。臨床心理士が作成した心理報告書から知的機能や心理的傾向について知ることはアプローチに有用ですが，実際に会って話を聞くと，心理検査の際に患者が涙を流したことや，患者の心理室での様子など，報告書にない部分で参考になることが多くあります。さらに，臨床心理士やケースワーカーなど多職種の方々と話をしていると，その職種のもつ見方や考え方だけでなく，その「人としての印象」などさまざまな要素が自分に多くの気づきを与えてくれるのです。ゆったりとした人柄ややさしいまなざし，落ち着いた声の質などが，自分のOTとしての取り組み方にも大いに参考になることが多いものです。筆者の場合は反省することの方がはるかに多いのですが…。

なった。

■── 他分野でのボトムアップ・アプローチの経験が
　トップダウン・アプローチへの布石

　身体障害の他，発達障害，精神障害など複数分野での経験を，今の分野での視点に活かそうとすると今までになかった視点となり，その視点の多くはトップダウン・アプローチに活かせる。筆者は，統合失調症の慢性期の作業療法と，精神障害者の就労支援の経験の後に，身体障害で神経筋疾患の難病に対する作業療法にかかわっている。

　精神科慢性期作業療法で得られた日常生活の繰り返しの大切さは，就労支援で就労の可能性を高めるためには就労訓練場面の背景にある基本的な生活でのコンディションを大切にすることを見つけるきっかけになった。精神障害者の就労支援で就労という形での社会参加が生活の質を大幅に高めたという経験が，身体障害分野での難病による限られた生活のなかでも，自分の役割をもって過ごすことがいかにその人の生活の質を高めるかということを考えるきっかけになった。

　どれも，前分野，前々分野ではボトムアップ・アプローチとして支援の基礎であったことが，次の分野では新しい視点となり特にトップダウン・アプローチとして患者への介入の際の切り口として有効に機能している。

　さらに，他分野を超え「異業種」の経験や人的な交流から得られる視点がトップダウン・アプローチの元になることがある。OT自身が，養成校に入る前の学歴や職歴が今のOTとしての仕事のなかで，新しい視点や自分なりの取り組みの姿勢の基礎になっていることは珍しくない。例えば筆者は，2年間のホームセンターの店員と大学病院救急外来での看護助手の経験がある。手すりや用具などの工夫をするときはさまざまな「すでにホームセンターで売っているもので使えそうな部品」の応用が容易であった。また救急外来での経験から，他の科で使う診療材料や用具も視野に入れてものをつくることが可能となった。単にものづくりだけでなく，リハビリテーションにたどり着いた患者を目にしたとき，その人が発症して救急に運び込まれたときの様子が想像できることが，その人の理解にどれほど役に立ったかわからない。

　加えて，異業種の知人と交流があると，OTとしての工夫の限界を大いに広げてくれることがある。難病患者のスイッチをつくる際，電気の専門家や工学部の教授などに力を借りると，長く課題だったような装置がいとも簡単にできてしまうことがある。OTは，その分，スイッチの操作性や有効性に集中でき，新たなアプローチが生まれやすくなるといえる。

（本間武蔵）

文献

1）岩﨑テル子：身体機能作業療法学の基礎．岩﨑テル子編，標準作業療法学　専門分野　身体機能作業療法学．p16，医学書院，2005．
2）中村隆一・斎藤　宏・長崎　浩：基礎運動学．第6版．医歯薬出版，2003．

A ボトムアップ/トップダウン・アプローチによる作業療法フレームワーク

3. ボトムアップ・アプローチとトップダウン・アプローチ

View

- 基本的にボトムアップ・アプローチとトップダウン・アプローチはほぼ同時進行で実施される。
- ボトムアップ・アプローチは機能の改善を前提とするため,「すべてを評価し,すべてに介入する」ことが基本となる。
- トップダウン・アプローチとはクライエントによる主体的な生活を目標とし,OTはクライエントの能力を引き出す役割をもつ。
- 作業療法の基本は,ボトムアップとトップダウンによる評価と介入のクロッシング・アプローチにあるが,軸足は常にトップダウン・アプローチにある。
- 病院・施設における作業療法では,クライエントへの退院前のトップダウン・アプローチからそのまま生活行為向上マネジメント（MTDLP）へスムーズに移行させることをイメージする。

(1) 2つのアプローチの概念と目的

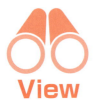

Key Word

★1 ボトムアップ・アプローチの定義
医学的アプローチによる「治療」を基盤に,すべての問題点に介入して回復を目指す仕組みの概念。主に急性期で有効とされている。

①ボトムアップ・アプローチについて

「ボトムアップ・アプローチ（Bottom-up approach）」[★1]による作業療法の定義についてはさまざまな意見があるが,本書においては［ICIDHにおける「機能障害（impairments）」やICFにおける「心身機能・身体構造（body functions and structures）」］の要素的機能から評価・治療を開始して,［ICIDHにおける「能力低下（disabilities）」やICFにおける「活動（activities）」］［ICIDHにおける「社会的不利（handicaps）」やICFにおける「参加（participation）」］への適応を順次に図るための「積み上げ式」アプローチと定義する［図1］。

● 理論的な根拠

作業療法のクライエント（対象者）にボトムアップ・アプローチを行う場合,「心身機能・身体構造（運動,知覚などの遂行要素）」を作業遂行の基礎としている。それらの機能回復が順調に進むことで,クライエントの「活動

[図1] すべての問題点に介入するボトムアップ・アプローチのイメージ

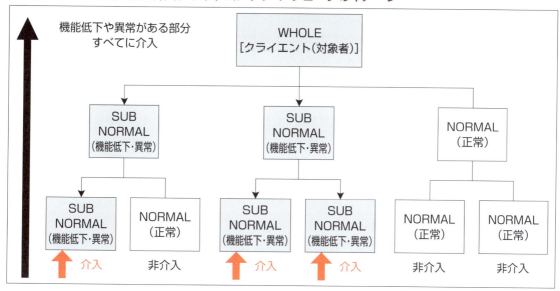

と「参加」における制限・制約も解除され、課題達成に必要な技能と習慣も元通りに回復させることを前提にプログラムが立案され、そのうえで短期・長期の訓練目標が設定されているようにみえる。

したがって、実際の障害については、機能回復がそれ以上望めない段階、あるいはそうした予後予測★2が立てられた段階を見越した訓練と対処方法（代償的手段、補助機器の導入など）が早期から考慮されるべきである。

● 長所と短所

● 長所

ボトムアップ・アプローチの長所は、ICIDH（国際障害分類）で示すところの「機能障害」レベルが改善することにより、上位の階層構造にあたる「能力低下」「社会的不利」のすべての機能が回復または改善することである。そのため、回復を前提とした予後予測がしっかりとできて、それらの訓練期間における長期のフォローが必要のない場合、OTとしてトップダウンも進めやすくなり、機能障害の神経筋や骨関節疾患などの治療・訓練に集中した治療を行うことが可能となる。同時にクライエントとは、退院後の生活に向けた具体的な調整を行うことも可能になる。

また、ボトムアップ・アプローチでは、OTが「機能障害」レベルから検査、評価を開始して、「能力低下」「社会的不利」までクライエントのすべての問題点と遂行能力を把握し、すべてに介入することを前提としているので、クライエントに対して担当OTが現在実施しようとしているアプローチの内容と位置づけを説明しやすい。つまり、現在の作業療法教育において、初学者としてのOT自身が作業療法を学習する最初のパターンであり、理学療法に近い手段なので理解が得られやすい。

● 短所

一方の短所であるが、まず、すべての問題点に介入するということは、担当するOT、クライエントともに大きな負担を抱えることになる。臨床の実

One Point

★2 予後予測

ボトムアップによる評価を進めながら、クライエント（対象者）の予後から生活を予測することは初学者には困難な作業である。しかし、クライエントがそれまでにどういった生活を営んできたのかを考えることで、現在とのギャップをどう埋めていくべきか推考することは可能である。検査結果は予後を考えるための手段であり、それによって生成されるいくつかの問題点は、やがて大きな課題を生み出す。OTとして、その関係性を学ぶことから臨床がスタートすることになる。

Key Word

★3 基底還元論

「相互依存性（障害の階層構造が順番につながっている）」と関連する用語でもある。つまり、何か活動を遂行するためには基本となる機能障害が治癒しなければ何もできないという呪縛をいう。

Key Word

★4 運命論

基底還元論を絶対的なものとみなし、他の代償手段や代替手段による活動遂行までの意欲を失う原因にもなる。

Key Word

★5 トップダウン・アプローチの定義

生活を基盤にした現象学的アプローチの概念で、障害を有する維持期に有効とされる。個人の価値観や優先する事柄から解決していく仕組み。主体的に生きる個人を援助する概念である。

One Point

★6 トップダウン・アプローチの意味と意義

「クライエント自身が自分自身の能力を現実的に把握し、できる活動を選択して実行できるための援助」がトップダウン・アプローチの意味と意義になる。患者役割をめばえさせない急性期では、患者は自身の身体状況を理解していない。この状況で患者に対し片麻痺特有の身体活動を強いることは、無意識的に標準化された片麻痺患者をつくり出してしまう。病前の自然な動きを考えながら、麻痺の促通、ADLの再獲得をすすめる。

際として、ある問題点や課題に対して訓練を行い、十分な機能回復が得られなくなると、その段階でトップダウン・アプローチへ切り替えることになるが、最初から回復困難が予測されて切り替える場合と、治療・訓練を重ねてから切り替えを判断するのとでは大きな違いが生じる。後者ではクライエントの負担感や挫折感が大きく、時間的な損失も生じやすい。また、基本的に現在の医療保険制度における限られた期間内にすべての問題点に介入することは事実上困難である。もしそれを実施しようとする場合には、機能訓練において優先すべき順序（または順位）を設ける必要がある。

また、機能障害レベルでの訓練を重点的に実施した結果、クライエントの回復への期待を必要以上に増加させ、もし回復できない場合、ICIDHでいうところの「基底還元論」★3や「運命論」★4にクライエントを陥らせてしまう可能性が高い。

作業療法の本来の役割とは、急性期の病院でとくに陥りやすい、そういったステレオタイプの価値観（例：治らなければ、もはや私の身体は価値がない）とスキーマ（中核信念）を転換させ、期間内にできるだけクライエントの「できる活動」を増やすための対応力を強化することである。

②トップダウン・アプローチについて

疾患や受傷レベルでの障害がある程度治癒可能で、受傷前の生活レベルまで回復することが可能な状態では、「心身機能・身体構造」の要素を中心とするボトムアップ・アプローチが有効であることを先に述べた。

しかし、障害が重度で完全な治癒が見込めない場合、または機能障害の改善（代償も含む）や機能維持のために長期の援助が必要となる場合では、トップダウン・アプローチ（Top-down approach）の概念★5による対処方法が有効となる。

つまり、急性期から回復期でもっとも優先されるのは日常生活における「活動制限」への対処と、クライエントにおける「参加制限」への対処、つまり社会的役割の維持・再獲得のためのポジションから「心身機能・身体構造」レベルへと「掘り下げる方式」であり、これらの臨床における一定の病期による対象のとらえ方は、作業療法によるクライエントの生活期を視野に入れた包括的アプローチの一環でもある。

「クライエント中心の作業療法」とは、トップダウン・アプローチを主体にした「個人の主体性を引き出し、自己判断できるクライエントに仕立て上げる」という概念であり、領域を問わずにOTが常に基盤とするべき考え方である。OTは、決してクライエント自身が判断し決断すべき目的活動などを勝手に決めてはならない。その選択を思考させ、決断させるようにする★6。

●理論的な根拠

トップダウン・アプローチの作業療法は、ICIDHにおける機能障害から、活動制限が起き、やがて参加制約となる「相互依存性」とは異なり、ICFの「相対的独立性」を基盤的な根拠とする。相対的独立性とは、機能障害があっても活動制限を克服することで、「日常における生活スタイル」を再構築することが可能になるという考え方である。

[図2] 問題点を絞り込んで介入するトップダウン・アプローチのイメージ

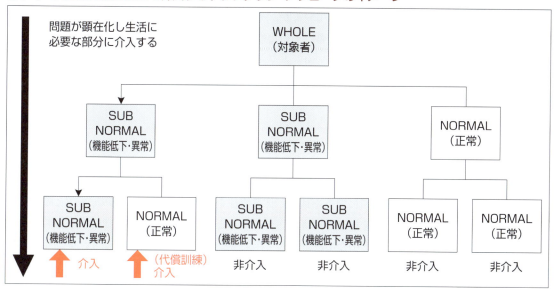

　例えば，脳卒中によって片麻痺となり，障害が残存したとしても「利き手交換」や「自助具の使用」によって，職場復帰ができた事例などが典型である。身体領域では，そうした「治療」と「できる活動」を並行して進めることが基本になる。作業療法理論の1つである人間作業モデル（MOHO）では，これらを「作業の日常的パターンへの組織化」としている。

　従来の作業遂行理論でもこれらの理論的根拠が説明されており，とくに精神科領域の作業療法は，明確な形でトップダウン・アプローチが実践されている。つまり，作業療法における多くの理論はトップダウン・アプローチを主体に構成されており，OTは実際の症例に対するアプローチのなかで，ボトムアップ・アプローチと有機的に融合し，行きつ戻りつしながら徐々にトップダウン・アプローチへ移行する相互連続性（本書ではクロッシング・アプローチ[★7]と呼ぶ）により，確実な実践効果が得られるよう模索していくべきである。

● 長所と短所
● 長所

　長所は先述したように，クライエントの将来を見すえた社会的役割の回復，生活行為上の障害に対する対処と改善方法について解決するために適しており，その過程においてクライエント自身の意識や価値観の変化，行動変容などが期待できる。

　ただし，病院・施設において，OTが単独でトップダウン・アプローチを用い，クライエントのすべてをマネジメントすることはできない。「治療」と「できる活動」の並行アプローチは他の専門職の理解のうえで成り立つ方法である。クライエントに「治療は治療，でもできることは増やしたい」という意識の変化があっても，周囲の専門職が治療にこだわれば[★8]，そのクライエントの変化は元に戻り，「麻痺が治らなければ自分の身体は価値がない」と考えるようになってしまう。

One Point

★7 クロッシング・アプローチ

ボトムアップ・アプローチとトップダウン・アプローチの交差する介入である。本書では，入院から退院までの病気を単純なグラデーションで説明しているが，実際には，行ったり戻ったりを繰り返す場合が多い。クライエント（対象者）の回復の状態やスキーマに対する"気づき"の程度など身体，心理的要因が多く存在するからである。

One Point

★8 治療に固執するOTの態度がクライエントを"うつ"にする

治療しか考えられないOTは責任をとって，クライエント（対象者）の障害を全部治すほかない。「麻痺が治らなければ自分の身体は価値がない」と考えるクライエントには，明らかに「できる」活動と自己効力感が不足している。退院後なにもしないクライエントをつくってしまう責任は大きい。

したがって，トップダウン・アプローチでは，クライエントの同意と意欲を根拠に推進していくが，そういった状態を意図的に生じさせる行動変容が必要になってくる。そのために作業療法カウンセリングを行い，認知的技法・行動的技法を用いる。カウンセリングを通じて，両者の信頼関係が順調に構築されれば，クライエントはOTの示す可能性と選択肢を活用し，有意義で満足度の高い活動による改善効果が期待できる。

● 短所

短所は，ICFの方向性でいう「参加・活動」レベルの生活期を見すえたアプローチであるため，急性期の臨床現場では介入効果を発揮するまでに若干の時差が生じてしまうことである。とくに当初，訓練対象者は機能障害の回復を念頭に期待を込めて作業療法を受ける場合が多いので，OTと順調な協力関係を構築し，「治療」と「できる活動」を受容できるまで多少の時間を要する。そのため，急性期で作業療法の初期の段階では，まず，クライエントの覚醒レベルの向上と自己の身体知覚に対する「意識づけ」を中心にしたアプローチを行う。

一方で，初期の段階における自身の身体への「気づき」だけでは自己効力感の低下を招きやすい。そこでは「気づき」を与えながら，同時に「やればできる感」である自己効力感を維持する必要がある。このとき過度に「気づき」を与えてしまい，自己効力感が低下した状態は，クライエントを「うつ状態」に陥らせてしまう危険性もあることを十分に留意する。

(2) 臨床における用いられ方

① 臨床におけるボトムアップ・アプローチの用いられ方

ボトムアップという考え方は臨床において，評価〜検査の基本である関節可動域テスト（range of motion test：ROMT）や感覚検査，徒手筋力テスト（manual muscle testing：MMT），知的機能検査，高次脳機能検査など，すべてのスクリーニングを経て，抽出された問題点に対して，原則的にすべてアプローチする方法である（23頁［図1］参照）。

つまり，ボトムアップではすべての遂行機能が元通りに回復することを目標，あるいは「前提」にしており，「受傷した部位や疾患が回復しない場合，その後どういった影響がクライエントの生活にもたらされるのか」といった外的要素や生活環境要因への配慮は次の段階へ後回しにして，内在的な遂行要素である身体機能や認知機能，精神機能に着目して「治療・訓練」を優先的に実施する方法である。

● ボトムアップ・アプローチから得られる予後予測能力

新人OTあるいはOT学生が作業療法を学ぶ現在の教育課程においては，必ずこの「積み上げ式」のアプローチを経験する。実際，トップダウン・アプローチの基盤となる情報は，さまざまな疾患や障害に対するボトムアップ・アプローチの経験と経過を振り返る技能によって成立することが多い。そう

[図3] 対象理解のために経験知を活用した症例のグルーピングとマッチング

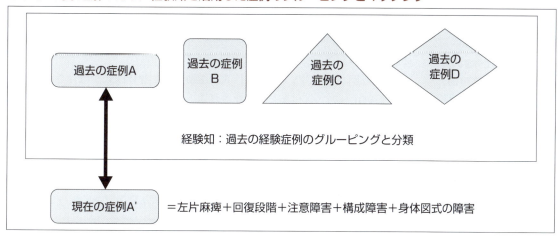

いったプロセスを数多く体験することで，新人OTあるいはOT学生の経験知が徐々に増加し，思考のプロセスが徐々にトップダウンへ進化していく[★9]。

鍵となる経験知はOT自身の暗黙知として，クライエントの予後予測を可能にする技能修得へ貢献する。

つまり，急性期・回復期の作業療法部門でOTが処方箋を受けて新規患者を担当する時に，クライエントの疾患や障害の程度，年齢，生活歴，知的レベル，理解力，注意力，性格，コミュニケーション能力，思考のクセ，運動機能などから総合的に判断し，OT自身が以前に体験した症例（個人レベルでの記憶・データベース）との「マッチング」を行い，おおよその「予後予測」と将来必要となる能力，課題などを論理的に判断する。これらは常に「経験知」からもたらされることが多い。

多くの場合，アプローチの方向性は，グルーピングとマッチング[図3]により，より効果的で有効な訓練，活動から選択される。しかし，クライエントの病期（急性期か維持期か）や神経心理的に問題のある状況（例：麻痺側上下肢の回復段階が低いレベルで病識や認知に課題がある場合）などさまざまな条件を考慮して，介入初期であっても必ずトップダウン・アプローチを導入することが必要である。その理由として，トップダウン・アプローチによるクライエント自身の自己評価が，その後のクライエント自身の予後予測に大きく影響する場合があるからである。自分の身体知覚や身体図式が低下しているクライエントは，ADLの改善に支障をきたし，さらに麻痺側への執着心が強ければ強いほど，代償訓練などの「できる活動」にも支障をきたす場合が多い。ここでとくに必要なのは，ICFでいう左から右へのアプローチと右から左へのアプローチを同時並行で行うことで，本書ではこれを「クロッシング・アプローチ」と称している。

②臨床における**トップダウン・アプローチ**の用いられ方

心身機能や身体構造の疾患と障害がクライエントの日常生活活動（activity of daily living：ADL）に影響を与えるが，治療を主体とするボトムアップ・アプローチと異なり，トップダウン・アプローチでは，クライエ

> **One Point**
>
> ★9　積み上げ式はなんのため？
>
> もちろん，治療の経験知を積んでトップダウン・アプローチに活かすためである。そのまま，「治す」作業療法に励んでもかまわないが，それだけでは作業療法ではない。OTは「1／2心理職」であることを忘れないようにしよう。

One Point

★10 運動・身体（認知）

本書では仮にトップダウン・アプローチとして分類する。この項目は，本来であれば，ボトムアップ・アプローチにも配置できる。しかし，従来のリハビリテーション全般における「共通の問題点」の概念をボトムアップ・アプローチに置くために，本書での混乱を避ける意味で「運動・身体（認知）の自己評価」をトップダウン・アプローチで説明する。

ントの「気づき」が中心となる。これは自分の身体の状態を示す運動知覚，身体知覚，身体図式がどうなっているのか，そして，その結果もたらされる意識として自分は現在，何ができて何ができていないか，といった「運動・身体（認知）」への「気づき」を意味する★10。

身体機能レベルでの「気づき」は，運動感覚と身体図式が統合されるとそのままADLへの「気づき」へ汎化される。そして最終的には，退院後の「できる活動」やクライエント自身が行ってみたい活動にまで連なる，重要な認知となる。もしこの認知を対象者自身が順調に知覚し，それが訓練で活かされれば，比較的早い段階から自立した生活が可能となる。

ただし，この「気づき」は現在の現実と向き合う作業であることから，気分が落ち込んだり，うつ状態を引き起こす可能性も少なくない。よって，この「気づき」を仕組む場合には，必ず自己効力感を高めるアプローチが不可欠である。「気づき」と「自己効力感」は常にセットで提供する。

(3) 治療・介入・援助の区分

治療・介入・援助にあたってはボトムアップ/トップダウン・アプローチを同時に行う。

①機械論的アプローチと現象学的アプローチ

[表1] はボトムアップ・アプローチとして用いられる「機械論的アプローチ」と，トップダウン・アプローチにおいてよく用いられる「現象学的アプローチ」を対比させたものである。

機械論的アプローチは，基本的に医学に基づく急性期の機能改善に適していることがよく理解できる。

それに対して，現象学的アプローチはクライエント個人の生活や価値観といったものが重要になることから，OTとして効果的援助を行うために幅広い教養などを含めた経験と高度な作業療法カウンセリングの技術などが必要となる。

[表1] 作業療法のアプローチ分類（機械論的，現象学的）

	機械論的アプローチ ボトムアップ・アプローチ に適する	現象学的アプローチ トップダウン・アプローチ に適する
基本的スタンス	医学的 因果論・基底還元論 客観性・再現性重視	社会科学的 物語的展開・意味づけ 主観的・文脈重視
目的	問題解決	経験生成
方法	基準を置いて比較する	経験の解釈・代償
比重を置く時期	急性期	維持期

②治療・介入・援助の枠組み

OTが能動的にクライエントへ働きかけるボトムアップ・アプローチでは，物理的な「治療」「介入」といった手段が前面に出やすいが，クライエントへの心理的「介入」や「援助」はトップダウン・アプローチの概念であり，かつボトムアップ・アプローチでも使われる技術である。

基本的に，クライエントのもつ力を引き出すためには，クライエント本人の誤った思考（認知）を修正し，自分の身体に気づく能力を身につけさせる必要がある。これは「治療」ではなく，「促通」に近い援助の枠組みであり，かつクライエントはあまり意識しなくても結果が残せる効果的な介入でもある。

③手段的活動と目的的活動の違い [表2]

OTが「勧めたい（やらせたい）活動」とクライエント本人が選択する「意味ある活動」とは異なる。とくに目的的活動を選択し，前向きに行うのはクライエント本人であり，OTがさりげなく促すことはあっても，どう行うか，いつ行うのかは基本的にクライエント本人が決断するべきである。

そのため活動を用いる際には，OTはクライエントに「今，自分でできること」「少しやればできること」に気づきを促す必要がある。一方的にOTから与えられた活動は「やらされた感」をもたらす。それよりも，「やればできる感」→「自己効力感」を育む工夫が重要なのである。

そのために，OTが「手段的活動」を用いる際に以下の内容についてクライエントに説明し，同意を得る義務がある。

①何のために何を行うのか……例：手指の関節の動きと可動域を維持し，巧緻性をあげるために籐細工を行う。
②どれくらいかかるのか……例：約2週間でこの程度の籠が完成する。
③やった後でどうなるのか……例：指の動きが改善され，箸やペンが使いやすくなる。

＊手段的活動については，35頁Column参照。

[表2] 作業療法における「手段としての活動」と「目的としての活動」の違い

	手段としての活動（作業）	目的としての活動（作業）
目的性 (purposefulness)	能力や潜在能力を組織化する。	能力や潜在能力を活動・役割へ組織化する。行動（人の態度・日常・人生）を組織化する。
意味性 (meaningfulness)	治療的に活動を行うこと（療法室で治療として活動を行うこと）に動機を与える。	実際の行動（活動・生活役割を行うこと）に動機を与える。
効果 (effect)	治療的に提示した課題が達成できることを要求する。活動は能力や潜在能力を改善する。	目的としての活動（作業）は，適応的・教育的な側面を含み，生活上の役割を含む活動や課題（行動）を改善する。

（鎌倉矩子：作業療法の世界．三輪書店，2004．より作成）

(4) クロッシング・アプローチ（交差介入）

①クロッシング・アプローチの概要

［図4］のAは，従来のボトムアップ・アプローチ主体の作業療法の流れである。身体機能重視の機能訓練が主であったが，回復の結果にすべてを依存しているため機能的な偏りが大きく，そこで作業療法の成果を十分にあげることが難しかった。

［図4］のBの「新しいクロッシング・アプローチの流れ」では，そうした偏重と非効率をなくし，身体と心理を診る本来の作業療法の視点から全体が構成されている。その特徴は，クライエント（患者）の主体性を引き出すトップダウンの視点を入れて，一方的なOT（専門職）側からの介入を改めた点にある。すべての評価では，「何々ができない」「低下」という一方的なマイナス評価ではなく，その問題点をクライエントが当事者としてどうとらえているのか，という二層構造の評価になっている。

その理由は，もしクライエント（患者）がある課題を自身の現実として認識していなければ，一方的に作業療法訓練を実施しても期待されるような効果は上がらないという前提に立っているからである。クライエント（患者）が当事者として，自分の課題を認識できたときからOTとの本当の協同訓練が始まる[11]。

アプローチでは，初期にボトムアップ・アプローチによる治療から始めて，プラトーレベルの予測に基づいて，思考（認知）スキーマ，運動・身体（認知）スキーマの改善を図りつつ，「できる」動作や活動を増やしていく。ここ

> **One Point**
>
> ★11 クライエントに自分自身のこととして認識させる
>
> 自分の身体は自分でコントロールすることがリハビリテーションの前提である。「現在の自分の手足の状況はこうなっている，どうすればうまく課題が遂行できるか，自分でよく考えてみよう」という当事者意識をもたせるために，OTはクライエントの思考を促通する。

［図4］ 従来のボトムアップ・アプローチと新しいクロッシング・アプローチの流れ

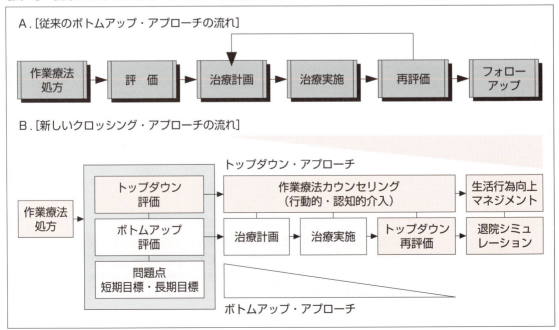

でも指導ではなく，クライエント（患者）に自己決定と思考を繰り返させながら，自宅での生活をイメージしてもらい，さらにそのシミュレーションを実際に行っていく。そこでは新しい身体をいかに効果的に使い，目的となる活動を行うか，OTとの協同という前提で進めていく。それらの過程はすべてが偶発的にそうなる訳ではなく，クライエント（患者）の意思を尊重し，クライエント（患者）が失いかけた生活上の価値観を作業療法カウンセリングでOTが引き出し，前向きな思考を促通する必要がある。

以下，脳卒中患者の症例を例に，入院から退院までのボトムアップ・アプローチとトップダウン・アプローチの交差方法，つまりクロッシング・アプローチの流れについて経時的に説明する。

②入院時の作業療法　[図5]

初期の作業療法評価として，基本的にボトムアップ・アプローチによる身体機能評価★12と，トップダウン・アプローチによる心理的評価を同時に進める。とくに身体機能評価では，検査の結果に対し「クライエントがどう感じているか？」を1つひとつ確認しながら進めていく。例えば，上肢の関節可動域テストを行った際に，制限があった場合，クライエントはそれを「どう感じるのか？」が重要である。その延長線上で，運動・身体（認知）や身体図式でもクライエントの感じ方が重要な評価項目になる★13。

一方，作業療法面接や会話，家族からの聞き取り調査などから，クライエントがどういった思考のもち主か，どういった性格の人物か，それまでの生活歴，職業，作業遂行に関するあらゆる情報を得ることで，総合的な評価と症例の概念化に結びつく。

作業療法介入は評価と並行して進めていく。身体機能面では，身体耐久性や覚醒レベルの向上を目的にしたプログラムで，主にボトムアップ・アプローチによる機能訓練から開始して，麻痺側の機能向上を目指し，手段的活動を駆使する。

同時に，トップダウン・アプローチとして週に1～2回の作業療法カウンセリングを行い思考の認知を把握し，また生活歴の聴取ではナラティブ・ア

One Point
★12　ボトムアップ・アプローチによる身体機能評価

ボトムアップ・アプローチにおいては，教科書的な評価と治療効果がすべてではない。自己の失われた感覚や知覚，運動能力をきちんと理解して，補う方法を自ら考える。

One Point
★13　クライエントによる自己評価の位置づけ

評価である限りボトムアップかトップダウンに分類されるべきであるが，この自己評価は「運動・身体（認知）」の改善にも必須であり，かつその後の「できる活動」を選択する際の「思考（認知）」にも関与する。よって，最初はボトムアップに配置されるが，最終的にはトップダウンに分類される。

[図5]　入院時の作業療法

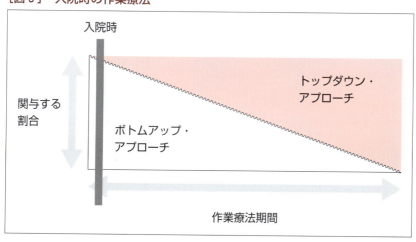

プローチを用いて，信頼関係の形成に努める。まず傾聴から始めて，会話が順調に引き出せるようになった頃から，徐々にテーマを決めて話し合う。テーマは，予後が見通せない場合には，「治療」ではなく現在の機能でも「できる活動」に焦点を当てて，意図的に退院後の生活について話題提起する。

③入院から約1カ月後 [図6]

この時期は機能的な予後について予測される時期にあたる。もし，麻痺が軽度ではなく，ある程度，障害が残存すると予測される場合には，目的を「治療」から徐々に「できる活動」へシフトしていく。OTはクライエントの運動・身体（認知）スキーマや思考（認知）スキーマをとらえて，ADLの自己評価を実施する。同時に身体機能に対する痙性抑制姿位の意味や意義，全身の関節可動域の維持についても教育を始める。訓練時間の半分はそうしたトップダウン・アプローチへ移行していく時期である。

④入院から約2カ月後 [図7]

この時期には，手段的活動★14から徐々にクライエント自身が決める目的的

> **One Point**
>
> ★14 手段的活動をどう用いるか
>
> 手段的活動は病院・施設内での手工芸を中心にさまざまな活用方法がある。OTが選択しクライエントにすすめる活動である限り，巧緻性や運動機能の改善，認知系機能との統合効果を狙っている。もう1つの効果は，「新しい身体」をもつクライエントが手段的活動で自信をもったり，自己効力感を養うことである。

[図6] 入院から約1カ月後の作業療法

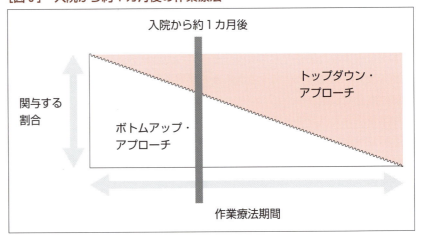

[図7] 入院から約2カ月後の作業療法

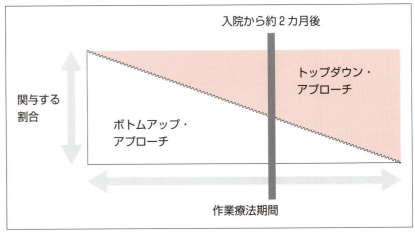

活動へシフトする準備を始める。OTは作業療法カウンセリングとホームワークを増やし，訓練時間以外の時間も有効に使う。カウンセリングは少なくとも週1回，30分以上が望ましい。心理的技法である行動的技法や認知的技法を使い，徐々に思考（認知）スキーマを消去させ，現実の身体能力に気づいてもらう。クライエントによるADLの自己評価は，OTによる客観評価とほぼ一致していることが望ましい。徐々に退院に向けて現実的な話し合いが可能となってくる時期となる[★15]。

⑤退院前 ［図8］

この時期には，思考（認知）スキーマならびに運動・身体（認知）スキーマはほぼ解決していることが望ましい。OTはクライエントと協調しながら退院後の目的活動と日常生活について具体的に習熟度を上げていく。退院後の生活イメージを把握させるために，実際に外泊したり，自宅の写真を見て活動や生活をイメージし，どういった動作手順で行うのか，クライエント自身に考えてもらう。もし，その提案が間違っていたり，明確でなかった場合には，実際に病院施設内でシミュレーションを実施しながら，その問題点と対処方法についてクライエントから提案してもらい（実際はOTが思考を促通してよい），その後，繰り返し実施する。以上は，すべて作業療法カウンセリングと絡めて実施する。

この時期にはほぼすべてのボトムアップ・アプローチは終了し，トップダウン・アプローチのみとなっている。繰り返すが，すべての行為はOTによる指導でなく，クライエント自身による主体的な考えで行う。ここで多すぎる指導を行えば，クライエントの意欲と自己効力感の低下を招く場合がある。

One Point

★15 気づけるクライエント
疾患にかかわらず知的に良好で，かつ心理的に安定し自分の能力に気づけるクライエントほどADLの回復が良好である。

[図8] 退院前の作業療法

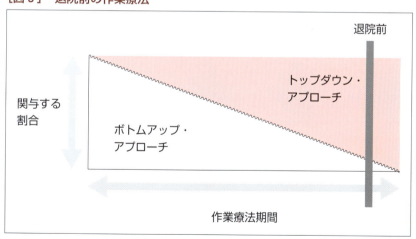

(5) 病院と生活期をつなぐアプローチ

■──クライエント（患者）の障害受容課題と生活行為向上マネジメント（MTDLP）

　治療を主体とした，ボトムアップ・アプローチから生活行為向上マネジメント（MTDLP）につなげるには数々の困難を伴う。なぜなら，ボトムアップ・アプローチはクライエント（患者）に対し，「治療」を提示している関係上，「治療」から，いきなり「できる活動」のMTDLPへの移行はクライエント（患者）に価値観の大幅な変更を要求してしまうからである。「治る」期待感から，いきなり「できる活動」への移行を行うのではなく，「今，自分は何ができて，何ができない」というトップダウンの思考から「できる活動」とMTDLPにつなげる方が自然の流れとしてスムーズにいくだろう［図9］。

　一方で，クライエント（患者）の「回復への期待」は，ボトムアップの「治療」によって治る自分をイメージすることから，将来的にはクライエント（患者）の「障害受容」の課題とつながる。この課題はボトムアップ・アプローチの延長線上に存在するため，理学療法や治療の結果，残存してしまう障害への最終的な受容はクライエント（患者）自身へ委ねられることになる。

　ここで，ボトムアップ・アプローチを行うOTは，クライエント（患者）に「できる活動」の支援を行いたいために，早期に障害の受容を促すかのような態度をとってはならない。むしろ，クライエント（患者）の主体性を発揮させるトップダウン・アプローチへ早期に移行して，「できる活動」を増やすべきである。そうすることで，その先にあるMTDLPへスムーズに移行で

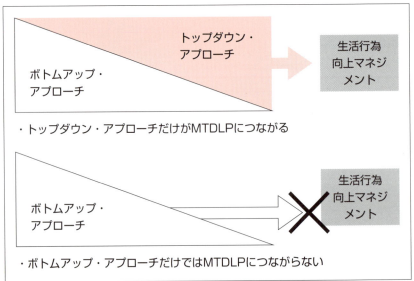

［図9］　ボトムアップ・アプローチから生活行為向上マネジメント（MTDLP）への移行

きる。MTDLPの準備段階は，すでに入院中の回復期リハビリテーションから始まっているのであり，MTDLPの成否は病院にかかっているのかもしれない。

（大嶋伸雄）

Column
手段的活動を用いる際の難易度の目安

OTが用いる手段的活動は，基本的に科学的でなければならない。図は病院・施設の作業療法部門で手段的作業活動の難易度を段階的に示したものである。縦ラインが「運動機能（巧緻性も含まれる）」のレベルをあらわす。横ラインは「認知機能」のレベルをあらわし，より手順や工程が複雑なものを右に示す。こうした図は2次元であるが，さらに奥行きをもたせた3次元でも使用できる。例えば「折り紙」でも，表層はより簡単で深層にいけばいくほど難易度が上がる，というしくみである。各病院・施設の作業療法部門ごとに作成し，手段的活動を用いるための根拠とすることが望ましい。

[図] 手段的活動（作業）における難易度の目安

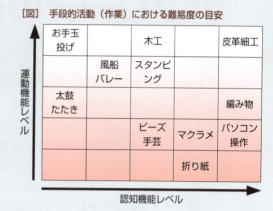

A ボトムアップ/トップダウン・アプローチによる作業療法フレームワーク

4. 一般的患者心理とアプローチの基本

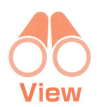

- 医療を受ける役割に徹しようとする患者心理を「患者役割」という。
- 作業療法を行うには，患者に「治る思考」「生活動作ができる思考」を同時にもたせることが必要である。
- 人間の認知には，自動思考，媒介信念，中核信念（スキーマ）がある。そのスキーマには思考（認知）スキーマと運動・身体（認知）スキーマがあり，両者は作業療法のターゲットになる。
- クライエントの行動変容のためには，クライエント自身の主体性を育み認知の修正を行うためのアプローチを実施する。

　前項でOTは作業療法カウンセリングを用いて，クライエント（患者）の認知をとらえ働きかけることにより，クライエントに自分自身の身体能力に気づかせながら訓練を行うことなど，身体と心理の両方をみることの重要性を述べた。クライエントへの心理的アプローチは，認知行動療法（CBT）を含む心理療法の理論を用いることで可能になる。そこで本項では，認知行動療法の理論を中心に解説するとともに，作業療法でこうした心理療法をどのように活用できるのかについて述べる。

(1)「治る」と「できる動作・活動」の2つの概念

①発症時の一般的な患者心理[1]

　一般的に多くのクライエント（患者）は「原因となる疾患や病気が治らないと自分は何もできないに違いない」という認知を抱えてしまう場合が多い。これは極めて当然の心理状態であるが，脳卒中などになるとリハビリテーションの目的は明確に，動かなくなった麻痺肢やすべての障害を完全に元に戻すことしか考えられない状態が続く。

　竹内ら[2]の研究によれば，この思考は退院後，数年たっても継続している場合がある。もし幸運なことに，初期の症状が軽く，手足の麻痺なども軽度あるいは完全回復が可能であればこのような心理問題はほぼ改善できるが，

> **Column**
> **患者役割**
>
> 　何らかの疾患や外傷などで入院したほとんどの患者は，完全回復を願っている。意識レベルが正常であれば「障害を残して退院し，その結果，自分の家族に迷惑をかけることだけは避けたい」という思いと，「再び元のような生活に戻りたい」という自分自身への信念をもっている。
>
> 　人間は大災害や人生の危機に遭った際，自分だけは大丈夫という信念を抱いて，心のバランスを保とうとする心理的なメカニズムである「正常性バイアス」という状態に陥る。病態失認や病識の欠如とは異なるが，場合によってはそれらが同時に機能するケースもある。
>
> 　このような心理的メカニズムと不安感から，医療に素人（しろうと）の自分は基本的に医療者には一切逆らわず，医療を受ける側の役割だけに徹しようとする。つまり，治療に徹する「患者役割」を自分で規定し習慣化して，主体的な自分という個性を一時棚上げにしてでも「患者役割」を徹底的に演じ続ける。この一連の役割を演じることで「治りたい」「元に戻りたい」と願いつつ，大きな不安感に占められた心のバランスを何とか保とうとするのである。

　残念ながら多くの場合，こうした麻痺や障害は生涯にわたって残存する。

　さらに，一部の患者だけではなく，わが国の社会全体がリハビリテーションに対して過大な期待を抱いており，回復がすべてであるかのようなプレッシャーさえも抱いている。その結果，一般の患者はリハビリテーション医療を他の医学的処置と同じように，つまり手術や投薬などの治療と同じようにとらえ，医療者に完全回復を期待し，すべてを依存してしまう。

　しかし，リハビリテーションの本当の主役は医師やセラピストなどではなく，「自分と向き合う患者自身」のはずである★1。こうした依存的思考から自分のことを自分で行う「自助患者」は生まれない。こうした観念をもつ患者の思考を，本書では「患者役割」（Column参照）という。

②自分の回復に気づかないクライエント

　人間の脳（特に小脳）には，個々の運動スキーマ（運動パターンの構え）が記憶されており，それが個人の運動から動作全体を制御している。

　例えば，脳卒中などの疾患を突然経験してしまったクライエントは，発症後に急性期・回復期病棟などに入院し，リハビリテーションを受けながら，未だに「健常な自己の身体イメージ」を意識している。そのため，現実として障害を負った自分の状態を常に病前の運動イメージと重ね合わせてしまうため，入院時からどれくらい自分の身体機能が回復してきたか，ほとんど意識できていない場合が多い［図1］。

　また一般に，入院中のクライエントは脳に損傷を負っていなくても，心理的にダメージを受けている場合も多く，患者役割の影響もあって，思考する力と記憶する力が外観以上に衰えている。とくに脳卒中患者の場合，高次脳機能障害の影響もあり，表面的には良好な返事があっても，OTの指導はほとんど理解されず，指示だけでは汎化されにくいことも多い。

> **One Point**
>
> ★1　リハビリテーションは誰がやるの？
> 以下は，あるリハビリテーション病院で聞いたエピソードである。5名の患者に表題の質問をしたところ，3名が「医師，またはセラピスト」と答え，残り2名が「セラピストの指示で言われたことを行う」と回答した。これは一般病棟の患者が，投薬や手術で治してもらえる，回復可能な病気や傷害と認識している場合と全く同じである。リハビリテーションとは当事者が「自分自身の身の上に起きたこと」と認識し，どうやって目的を遂行できるか，自分自身と真剣に向き合うものである。

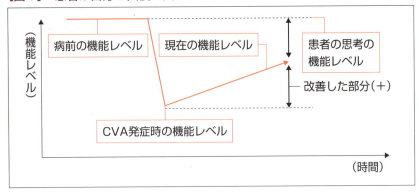

[図1] 患者は自分の回復に気づかない

③身体領域の作業療法をクライエントに理解してもらう

　作業療法士（OT）は，初期評価などを総合的に検討し，他の専門職とも討議した上でクライエント（対象者）の予後予測を打ち出す。もしその際，クライエントの障害が残存するという結論が出された場合，それらの機能全般を見極めて，退院後にできるだけたくさんの生活動作を行えるように「治療は治療」として実施し，一方で生活動作が「できる」ための訓練を並列して実施する。

　その場合，多くのクライエントたちは「自分の麻痺は絶対に治るし，手足が動くようになればすべて解決するので，代償動作の訓練などやりたくない」という思考に陥りやすい。そうした思考を少しずつ現実に戻し，適応的な考え方に変えさせるために，OTは作業療法カウンセリングなどを用いた方法で柔軟に対応しなければならない。

　身体領域の作業療法はあくまでも並列アプローチが基本である。「治す」観念のボトムアップ・アプローチだけでは，結果として自宅退院後に何もでき

One Point

★2　作業療法は「できる」のプロフェッショナル
障害をもっても，残った運動機能で「できる」を増やすのがOTの仕事である。しかし，クライエントの自分でやってみよう，という意思がなければ残存機能は活かすことができない。

One Point

★3　OTの誤った思い込み
障害の受容の問題は，クライエントの心と向き合いたくない（あるいは向き合えない）OTにも影響する。治療・訓練をどんなに行っても完全回復しないクライエントにOTが退院まで「治せるふり」を継続的に行う場合，努力している自分（OT）を認めてほしい「承認要求」と，クライエントの悲しむ顔を見たくない，という逃避行動による。しかし，それは「できる活動」を障害の受容とは切り離して推進すべきOTの責務を放棄しているに等しい。

[図2] 「治る思考」からの作業療法の進め方

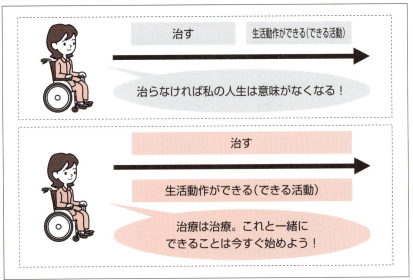

ないクライエントが存在してしまう。さらに，そのクライエントは「治る」観念のスキーマをもち「自分の身体は麻痺が治らなければ何もできない」という思考の持ち主になる。これは担当するOTの責任上，正しい方向に導かねばならない。ADLがなかなか向上しなくなるような事態を避けるためにも，また，クライエントの自己効力感を維持するためにも作業療法の初期には「治す」と「できる」アプローチが必ずセットで提供されなければならない★2,3［図2］。

(2)患者心理における認知の構造

①認知行動療法（CBT）3)の基本モデル

　人間の思考は，それまでの人生経験や積み重ねてきたさまざまな記憶の他に，個人に特有の情報処理様式などから成り立っている。われわれは常に周囲の環境（人，場，状況など）や外部からの働きかけを受けて，物事を判断し，思考しながら連続的に外部への対応を行っている。

　しかし，健康面が健常であれば自動的に対応ができるが，もし強いストレス状況や危機的状態になると，急速に不安感や抑うつ感が強まり，物事の処理にうまく適応できなくなったり，通常では考えられないような認知の偏りが生じてくる4)。

　つまり，何かがきっかけで抑うつ的な思考が生じることで気分が落ち込み，それが行動にまで影響を及ぼしてくるようになる3)。

　例えば，職場での人間関係で強いストレスを感じたり，仕事上の失敗などがあって「自分はダメ人間だ」という思考が生じると，職場での仕事のやりがいや生きがいが減少し意欲を失ってしまう。そこに風邪などで仕事を休むと抑うつ的な気分が強まり，最後には会社に出勤できなくなる。その結果，周囲の信頼を失ってどんどん生活環境が悪化してしまい，さらに抑うつ思考が強化されるうつ病のスパイラル（183頁参照）へと入り込んでしまうことになる3)。

　認知行動療法（cognitive behavioral therapy：CBT）は，このような歪んだり偏ってしまった認知（人間の思考，受けとめ方）の軌道修正を行うことで，問題への対処能力をクライエントに身につけさせる治療法である。

②認知の階層性としくみ

●認知の階層性［表1］

　人間の認知には階層性があり，表層の「自動思考」の下に「媒介信念」としての思い込みが存在し，さらに最下層には「中核信念（コアビリーフ）」として「スキーマ」が存在する。

●自動思考

　ある特定の状況下で私たちが思い浮かべる，さまざまなイメージや思考，記憶を意味する。人間は日常生活の中で，常にさまざまな対処行動を強いら

[表1] 認知の階層性

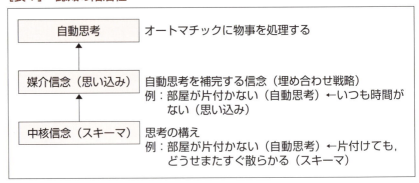

れているが，そのたび真剣に物事を考えて行動しているわけではない。そうした場合，オートマチックに考えることで柔軟な対応をし続けている。

例えば，通勤中よく見かける喫茶店の前を通ると，急にリラックスしてコーヒーを飲んでいる自分をイメージし，ちょっと立ち寄ってみたくなる場合がある。これも自動思考の1つである★4 1)。

● 媒介信念（思い込み）

この「媒介信念」は自動思考について言い訳する概念であり，埋め合わせ戦略として使われる。よって，スキーマという深部に辿り着くには，この2つの信念をとらえる必要性がある。

● 中核信念（スキーマ）

個人には特有な考え方のクセのような存在があると考えられている。これをスキーマといい，自動思考に決定的な影響を及ぼす。

人間の外部からの刺激や働きかけに対処する個人の柔軟性や対応能力の基盤には，このスキーマの存在があるといわれている。スキーマは個人がもつ基本的価値観や人生観，そして過去の思い出や個々の記憶といった体験の積み重ねで構成されており，一朝一夕には変化しない★5。

③障害をもったときの防衛機制の機能と位置づけ5)

発症（もしくは受傷）により障害をもったときに，人間は自分の自我を守るため，いくつかの経路から自分にとって都合のよい考え方を選択する。と同時に，ほとんど無意識に希望の見えない将来に対する自己防衛から，いざというときの対処行動のために最悪の結果をきちんと配列させておく機能ももっている。しかし，その後の時間の経過とともに，事態が改善しなければ，「防衛機制」によって自我をバランスよく維持しようとする。

その際にクライエント（患者）は，自我を支える一番強力な信念として「回復への期待」によって心の安定を維持しようとし，都合の悪い現状を心の隅で認めつつ「これは一時の忍耐，本当の自分はこんなはずではない」と考え，以前と同じ生活に復帰する未来を描きながら，回復に直結するリハビリテーションに期待と望みをかける。

元来，人間の日常生活とは，極めて保守的な思考で形成されるものであり，常に同じスケジュール，または同じような行動パターン，同じ場所，同じ所

One Point

★4　自動思考の例
スマートフォンでSNSにメールしたが，ボーイフレンドからすぐに返信が来ない。彼女の思考は「どうしよう，嫌われた」→「何か怒らせることをしただろうか？」→「すぐに連絡をくれてもよいのにひどい人だ」となることをいう。

One Point

★5　スキーマに気づく
徐々にではあるが思考の基となるクセについて自分で気づくことができれば，思考から気分に，そして身体から活動へつながり，やがては行動変容として現れる可能性が高くなる。

[図3] 防衛機制の関連図

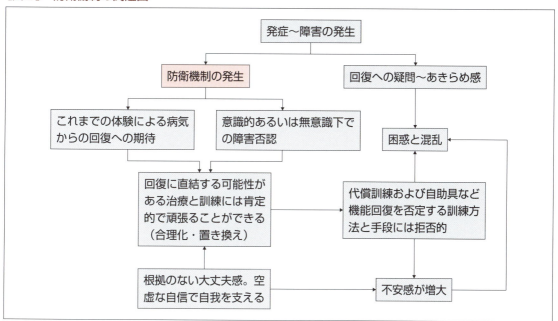

作を繰り返すことで心の安定と安心感を得ている。とくに高齢者の場合には，極端に物事への適応能力が衰えているため，入院という非日常的な環境で，しかも自己効力感が大幅に低下した（自分の身体機能をコントロールできない）状況のなかで，自我を守るために「認知の歪み」が生じやすい状態が続く。とくに根拠のない自信や空虚な大丈夫感が続くと，なかなか回復しない身体機能への改善期待を先送りし，「入院中は無理でも退院して自宅に戻ればきっとよくなる」と語る患者になる。実際にそうした根拠のない自信の心理では，中核信念に不安と葛藤を伴う場合も多く，やがて実際の退院後にうつ状態へ移行したり，極度に自己効力感が低下し意欲低下のまま閉じこもり状態へ移行する場合もある。

Column
思考・考え方としての「認知」

例として，脳損傷患者のリハビリテーションにおける課題の多くは運動機能主体の問題点に帰結しがちであるが，臨床場面では「意識（注意機能）レベル」や「知的水準」，そして意欲も含めた「患者の知的認知機能全般」の回復に成否がかかっている場合が多い。この場合の認知機能とは，意識レベルが低下した状態から，徐々に覚醒度が向上し，汎性注意力，知的水準が回復して周囲の環境（刺激）に対する思考・判断力まで含まれる状態を指す。このような脳卒中者の心理状態はどうであろうか。表面的には仮面様顔貌のような反応で答えるため誤解を受け，周囲から患者の思考はなかなか読み取れないが，実際には多くの葛藤や不安感を抱えている。こうした状況のなかでも，患者自身による思考と考え方を第一の認知（思考・考え方）として定義する。これはCBT本来の「認知の定義」とほぼ同義語である。

(3) 2つの認知目標とクロッシング・アプローチ

①「気づき」における 2つの認知目標

　身体領域の作業療法の目的である「自分のことは自分で行えるクライエント（患者）をつくる」，つまり「自助患者」への移行過程において，最も重要なキーワードがクライエント自身による自己への「気づき」である。この気づきとは，回復しなければ何もできないと思い込む「自分の偏った思考（認知）スキーマへの気づき」と同時に現実を直視しようとせず「自己効力感と心理的なバランスを保つための空虚な回復願望への気づき」であることを認識しなければならない。このクライエント（患者）の思考が身体領域の作業療法における認知目標の 1つである。

　さらに，自分の現実に気づくということは，思考（認知）の他に「自分自身の身体への気づき」があげられる。この「運動・身体（認知）スキーマ」への気づきが「思考（認知）スキーマ」とともに身体領域の作業療法における第 2の重要なターゲットになる［図 4・5］。

　障害をもったクライエントが，自分自身のやりたいことを探せるまでにはさまざまな紆余曲折がある。そのためには，まず「やればできる」という自己効力感と「客観的な自分の状態（思考）」，つまり誤った（または状況にそぐわない）思考に気づくことが必要となる。

　次に重要なポイントとして，（障害をもって）新しくなった自分自身の身体への気づきが必要となる。身体感覚と運動の変化を体験し，「何ができるのか？」「どうすれば希望する運動ができるのか？」について再学習する。

② 2つの（認知）スキーマの基礎知識[★6]

　人間の脳における運動制御の階層性として，正常であれば皮質運動野から骨格筋まで伝わり，同時に求心性の感覚様式とあいまって個人個人の運動・動作として発現される[6,7]。

One Point

★6　2つのスキーマをとらえる

本書におけるスキーマという用語には 2つの意味があり，総枠としてスキーマとは認知の構え，定型の意であるが，心理学でいうところの中核概念として「個人のなかにあるかなり一貫した認知の構え」，つまり［自動思考→媒介信念（思い込み）→中核信念（スキーマ）］として存在する。つまり，健常であれば自動的に脳のなかにセットされた"運動・身体（認知）スキーマ"と思考過程における"認知スキーマ"が存在し，作業療法の過程ではこの両者を分けて語ることはできない。

［図 4］　作業療法のキーとなる 2つの認知

身体領域の作業療法	第一の"認知"は「患者の思考」
	・患者の「思考」に気づきを促す ・「自己効力感」＋「誤った自分の思考」→「本当にやりたいこと」（目的活動）
	第二の"認知"は「運動・身体」
	・患者の新しい身体における「身体感覚・運動」への気づきを促す ・「身体感覚」＋「運動」の変化を知る→「新しい運動・身体（認知）」（手段的活動）

[図5] 2つの認知の例

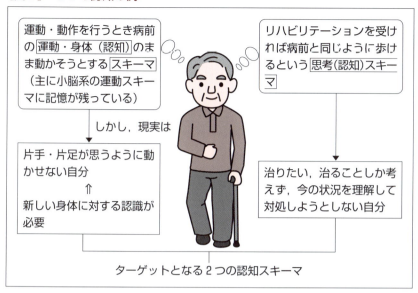

　皮質連合野の総括的な運動プランから脳幹レベルの運動プログラム，そして効果器としての髄節運動までの遠心性ニューロンと感覚器からの求心性ニューロンは，1つの運動様式であり，個別の運動スキーマ（1つの運動パターン様式）として動作遂行のパターン化を助ける。それは過去の動作・運動スキーマ（運動パターン様式）として逐次記憶される［図6］。

　さらにこの運動スキーマは，身体図式と制御に関わる身体認知のスキーマが制御システムのなかでセットで扱われる。

　脳卒中などで運動麻痺と感覚障害が生じたクライエントは，従来の運動・身体（認知）スキーマで新しい身体を制御する意志をもっているため，初期の作業療法の段階でOTは，既存の運動・身体（認知）スキーマを肯定した動きを支援しながら，徐々に新しい運動・身体（認知）スキーマへソフト・ランディングを図るようにする［図7］。

　ところが，心理的な思考（認知）スキーマがそれをどう察知し，いかに柔軟な対応を取ることができるのかは，クライエント本人の無意識の意志による。例えば，患者が新たな運動・身体（認知）スキーマの受け入れを拒否して，病前のように歩きたいと強い意志を維持する限り，新しい運動・身体（認知）スキーマが生じるまでかなりの時間を要してしまう。また，完全回復しか受け入れない思考は，ごく自然に健側の上下肢を主体とした代償的動作の制御を拒否してしまう。

　その理由は，病前の生活のような完全回復を目指す「認知の構え（スキーマ）」をもっているからである。「以前のように回復すれば，すべては元に戻る」と考えるクライエントは，片手動作のようにあるがままの状態を活用する作業療法において，自己効力感を維持するため心理的に抵抗することも予想される[★7]。とくに病態失認に近いような，病識が欠如したクライエントほどこうした傾向が顕著になる。

One Point

★7 手段的活動の活用による新しい運動・身体（認知）学習

OTによる手段的活動では，クライエントは障害をもった「新しい身体」で慣れない動作を少しずつ学習しながら，積み上げ式に熟練度合いを高めていく。こうした活動は，過去の運動学習と決別することが必要であり，障害と一緒に人生を歩むための新しい道程となる。自分の障害を認めない，一部のやや拒否的なクライエントにとって，こうした活動は心理的に「新しい身体」への慣れを誘う過程であり，葛藤を伴うことがある。そこでOTは，こうした手段的活動とともに，必要に応じてクライエントが心理的に安定する他の介入も併用する。

[図6] 運動・身体（認知）スキーマから動作プログラムが形成される過程

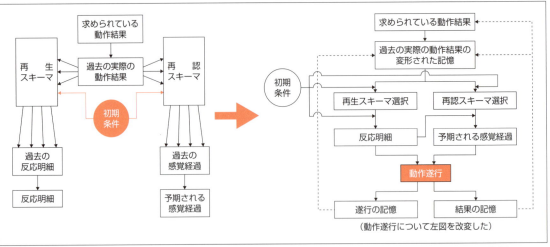

（麓信義：運動学習の理論．宮本省三，沖田一彦選，運動制御と運動学習．pp250−264，協同医書出版社，1997．より改変）

[図7] 病前と発症後の運動・身体（認知）スキーマ

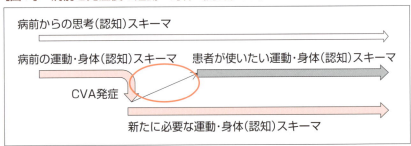

（4）クライエントの主体性を育むアプローチ

①クライエントと作業療法士（OT）の位置関係

　クライエントの主体性を育むための方法として重要なのが，作業療法における対クライエントの位置関係である．通常，作業療法においては他の専門職［図8］の①のように，クライエントへ直接的に向かい合って指導を行う．OTがクライエントにactivityを指導するときにも，ほぼ直線的な位置関係でクライエントに指示または指導を行い，同時にクライエントは自分のactivityに向かい合うスタンスが多い．

　しかし，これでは指示を受けないと何もできない，という状態から抜け出ておらず，クライエントの思考を育むこと，および主体性を獲得することは困難になってしまう．脳卒中などで病識が低下し，あるいは覚醒レベルが低い状態ではもちろんのこと，ある程度の援助と介助は必要だが，こうした「させられ体験」はさらに医療者側へ依存心を増し，患者役割を強化させてしまう．

　そのような状態のクライエントに必要なのは「自分がこの課題に対処して

[図8] クライエントとの位置関係

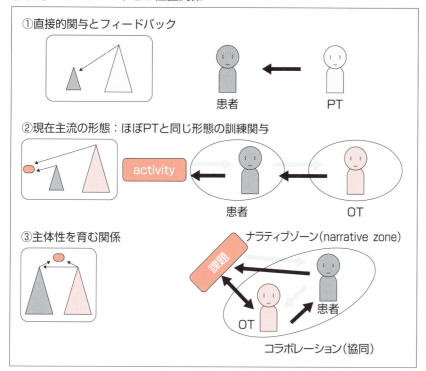

> **One Point**
>
> ★8 クライエントとの段階的な関係性
>
> OTとクライエントとは、当初から対等な関係性は構築しにくい。圧倒的な情報量と専門知識をもつOTが担当するクライエントと本当に通じ合える対等な関係にいきつくためには、退院までの上手な関係性の過程にかかっている。

> **One Point**
>
> ★9 ファシリテーション（促通）
>
> ファシリテーション（促通）とは、身体的なものばかりでなく、クライエントの思考に対しても非常に有効な技術であり、これは作業療法の専門性に属する概念である。

> **One Point**
>
> ★10 OTによる声かけがクライエントの主体性を育む
>
> クライエントは手探りの状態で自分の新しい身体を使いながら、動作を組み立てたり歩いたりしている。どんな動き方がよいのか思考しているクライエントにとってOTからの否定的な発言には逃げ出したくなるが、ほめ言葉はさらなる意欲への強化刺激となる。ほめる際には、具体的に何がよかったのか、声かけをする。そうすることでその動作の記憶が強化され汎化の一助になるからだ。もちろん、クライエントが間違ったときは否定せず、いくつかのヒントを与えて間違いに気づかせる。

いる」という当事者意識と、「この課題は自分の力で達成できた」という自己効力感である。OTの指導がどんどん入る状況や、援助されたという認識で、こうした達成感や効力感が高まるだろうか。

　効果的な介入のために、まずOTは他の専門職とは異なる関係性を形成する★8。単なる指導ではなく、一緒に課題を考える協力者という位置づけである。ただし、こうした役割は、ボトムアップ・アプローチやトップダウン・アプローチにおける作業療法場面ごとに切り替える必要があり、加えて、その場面特有の状況をあらかじめクライエントによく理解してもらう必要がある。取り組むべき活動や、ある課題に挑戦するときに、この協力者的な関係性を重視し、できればクライエントの思考のなかに入り込んで、前向きな思考を促通するファシリテーターの役割に徹する★9。

　「クライエントの思考のなか」とは、クライエントの思考であるnarrative zoneを意味し、そこに入るための条件として「信頼すべき協力者」とOTが認められる必要がある。そのためOTは、カウンセリングの機会などを通じてクライエントとの信頼関係を築く必要がある★10。

②認知の修正に必要な気づきと自己効力感

　人間の行動において、自分自身を現実的に把握さえしていれば、偏った考え方や判断から回避できるといわれている。現実を見ないで自分の誤った信念のなかに埋没してしまい、ネガティブな思考の悪循環に入り込まないようにするためには、クライエント自身の気づきが必要となる。また、そうした自動思考の背景には、自己否定感に基づいたネガティブなスキーマが存在し、

思考へ影響している場合がある。

そうした認知の修正にはもちろん治療者による手助けが必要となるが、最終的にはクライエント自身が自分の自動思考に気づき、認知の修正を図るセルフヘルプの存在となることが望ましい。

一方で、自動思考はすべてがネガティブなものばかりではない。個人を取り巻くさまざまな緊急課題で、すぐに決断を迫られるような場面があり、適切な判断を下して危険から身を守ったりすることもある[4]。われわれの日常はそうした小さな決断の積み重ねで成り立っており、問題となるのはそうした決断が誤った方向へ偏ってしまうことが多くなったときである。

そうした状況から抜け出すためには、まずクライエントが自分の感情をコントロールして、自分自身を客観的に観察して現実を直視し、きちんと自己評価できることが必要となる。そこで重要なのが、自分自身を客観視したことで生じる気づきである。

ただし、自己否定感の強いクライエントが自分の偏った思考に気づいたときに、さらにネガティブな圧力が増す可能性がある。その際、同時に必要となるバランス因子が「自己効力感」であり、適切な心のバランスを維持するためにはこの「気づき」と「自己効力感」を同時に備えさせなければならない[★11]。

●One Point

★11 気づきのバランス
一方的に現実に気づくばかりでは、できない現実に嫌気がさしてしまう。病識が欠如している症例では、気づきだけで有効な場合があるが、一般に「自分はやればできる・自己効力感」をある程度高めておいてから気づかせる方法が安全である。

③自己効力感（self efficacy）について

心理学者アルバート・バンデューラ[9]によって提唱された概念で、自己に対する信頼感や有能感のことをいう［図9］。人がある行動を起こそうとするときに「その行動を自分がどの程度うまく行えそうか」という予測の程度によってその後の行動の生起は左右される。これを結果予期といい、そのための行動を効力予期という。つまり、人は「自分にはここまでできる」という思いが行動を引き起こすのであり、その思いのことをバンデューラは自己効力感と呼んだ。

ある課題を与えられたときに、自己効力感の高い人は「よし、やってみよう」と思うことができて、その後の行動につながる。一方で、自己効力感の低い人は「その課題は自分にはできないかもしれない」と尻込みする傾向があり、その後の行動にはつながらないこととなる。行動を起こすためには、自己効力感という入り口を通過しなくてはならない。

［図9］ 効力予期と結果予期の関係

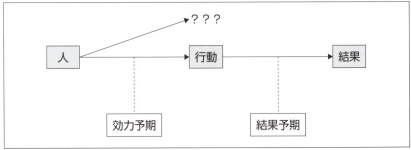

（Bandura, 1977を一部改変）

●自己効力感を高める方法

自己効力感は，主に4つの因子によって形成されている。

- **達成体験**：自分自身で行動し，達成できたという体験。これが最も自己効力感を定着させるといわれている。
- **代理経験**：他者が達成している様子を観察することによって「自分にもできそうだ」と予期すること。自らが体験できる範囲は限られているため，この代理経験で得られる自己効力感の影響は小さいと考えられる。
- **言語的説得**：達成可能性を言語で繰り返し説得すること。しかし，言語的説得のみによる自己効力感は容易に消失しやすい。
- **生理的情緒的高揚**：苦手だと感じていた場面で，落ち着いていられたり，赤面や発汗がなかったりすることで自己効力感が強められる。

（大嶋伸雄）

引用文献

1) 伊藤絵美：認知療法・認知行動療法カウンセリング初級ワークショップ．星和書店，2007．
2) 竹内幸子：在宅脳血管障害者の「人生を物語ること」による意味ある作業への気づき．首都大学東京大学院人間科学研究科博士前期課程論文集，大嶋研究室，2015．
3) 大野裕：はじめての認知療法．講談社，2011．
4) 大野裕：認知療法・認知行動療法――治療者用マニュアルガイド．星和書店，2010．
5) 坂野雄二：認知行動療法．日本評論社，1998．
6) 大嶋伸雄：PT・OT・STのための認知行動療法ガイドブック．中央法規出版，2015．
7) 宮本省三，沖田一彦選：運動制御と運動学習．pp250-264，協同医書出版社，1997．
8) 菊池安希子，網本和，大嶋伸雄監訳：PT・OTのための認知行動療法入門．医学書院，2014．
9) Bandura A：Self-efficacy：toward a unifying theory of behavioral change. *Psychol Rev* 84：191-215，1977．

参考文献

1) 大嶋伸雄編著：患者力を引き出す作業療法．三輪書店，2013．
2) 水口礼治：人格構造の認知心理学的研究――Locus of Control（統制の所在性）に関する疎密性仮説の提唱と検証．pp62-81，風間書房，1985．
3) Rotter JB：Generalized expectancies for internal vs. external control of reinforcement. *Psychological monographs* 80：1-28，1966．
4) Wallston KA, Wallston BS, Devellis R：Development of the Multidimensional Health Locus of Control (MHLC) scale. *Health Educational Monographs* 6：161-170，1978．
5) 大嶋伸雄：脳血管障害者の自己統制感からみた「できるADL」と「しているADL」の差に関する研究．埼玉作業療法 3：28-36，2003．
6) 慶應義塾大学認知行動療法研究会編：うつ病の認知療法・認知行動療法治療者用マニュアル．平成21年度厚生労働科学研究費補助金（こころの健康科学研究事業）「精神療法の実施方法と有効性に関する研究」研究分担報告書，2010．
http://www.mhlw.go.jp/bunya/shougaihoken/kokoro/dl/01.pdf（2015.9.28 アクセス）

B ボトムアップ/トップダウン・アプローチによる包括評価

1. 作業療法評価の概要

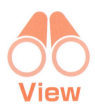

- 評価/治療・援助の過程では，ボトムアップ・アプローチによる評価とクライエント（対象者）中心のためのトップダウン・アプローチによる評価概念が並行して活用される。
- トップダウン・アプローチの評価では，ボトムアップ・アプローチの評価結果も一部包括してクライエントの概念化を行い，人物の全体像を描き出す。
- 作業療法評価には検査尺度を使う方法とOT自身の能力に依拠する場合がある。その使い分けを行うには，まず，包括的評価の意義を理解することが重要である。
- ボトムアップ・アプローチでは，簡易スクリーニングからサブ・スクリーニングへの流れをシステム化する場合が多い。身体機能，高次脳機能，作業療法の専門的評価法がある。
- 予後予測からクライエントの「できる」活動範囲を明確にし，面接・作業療法カウンセリングによりクライエント本人の「目的活動」を徐々に明確にしながら，目標を共有する。

(1) 作業療法における評価の流れ

①評価/治療・援助の流れ

先述したように（第Ⅰ部A-3），作業療法評価では，ボトムアップ・アプローチ（以下，ボトムアップ）による一方的な評価と介入ではなく，トップダウン・アプローチ（以下，トップダウン）の考え方に基づくクライエント（患者）の心理面の評価を柱にすえた包括的評価が望ましい。それによって対象となる症例の全体像[★1]が明らかになる。これが本来の作業療法評価である［図1］。

●評価

まず，ボトムアップ評価による検査測定を行う。（動作）観察，（他部門からの）情報収集に加えて，検査結果に対する「クライエントの自己評価」が

One Point

★1 全体像
全体像とはいったい何を意味するのか？ ボトムアップとトップダウンの立場から，評価の視点の違いを考えてみよう。

[図1] 作業療法における評価／治療・援助の流れ

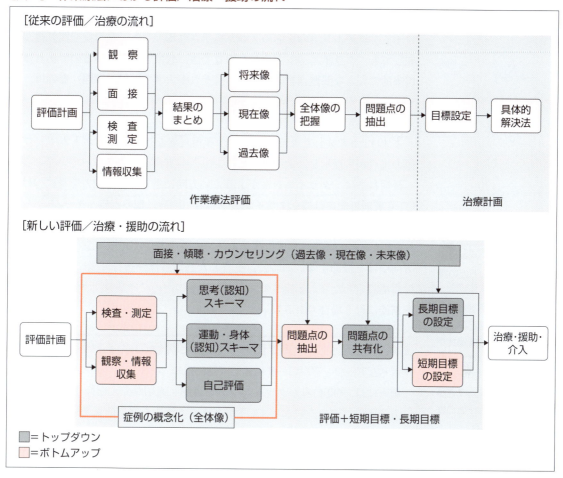

トップダウン評価として行われる。これらは障害された機能に対する自覚を強制的にクライエントへ促すことではない。「現在の状態を知る→できる活動に活かす」ために行われる。

そのため、単純に「これはわかりますか？」「はい、動きませんね」などと気づかせるのではなく、きちんと今後の訓練のために必要である質問内容であることが条件である。たとえ今はよくない状態でも訓練次第で「いろいろなことが可能になる」という効力感をもたせるような気づきへの質問を織り交ぜて提示する必要がある。そのために作業療法カウンセリング（56頁参照）は作業療法の強力な中心的技術であり、OTは将来に渡って自己研鑽しカウンセリング技術をスキル・アップさせる必要がある。

こうした検査結果への質問、またはADL自己評価、運動・身体（認知）スキーマなどの評価のほかに、面接や作業療法カウンセリングなどで、クライエントの性格、思考（認知）スキーマ（特に患者役割）などを確認し、最終的に症例の概念化（全体像）をイメージする。

● 問題点の抽出・共有化

次に問題点の抽出を行う。リハビリテーション部門のケース・カンファレンスで共有される問題点はボトムアップ評価によるマイナスの問題点を抽出するが、作業療法では同時にトップダウン評価によるクライエント自身によ

る「自己評価」が実施される。

　このようにして，ある障害（例：左半側空間無視）への客観評価とそれに対するクライエントの反応の2つが提示される。もし，左半側空間無視が存在しても，クライエントがそれを自覚でき，代償を考えているのであれば，将来的に大きな問題点ではなくなる。それが大きな問題（課題）なのは，クライエントが気づけないからである。

● 目標の提示・共有化

　まずOTが考案したクライエントが獲得可能な短期目標をボトムアップ評価の視点から提示し，次にクライエントと共有する方向にもっていく。

　長期目標は，クライエントがよりよい方向に思考できる能力を身につけ，OTも賛同可能な目標をクライエント自身（同時に他の家族，キーパーソン）が選択して決めることが望ましい。

　OTは決定には関与せず，作業療法カウンセリングやセッションを通じて方向づけを援助する。同時に，そうした長期目標が遂行可能になるようOTは環境設定したり，家族へのマネジメントのために作業療法カウンセリングを家族に行う場合もある[★2]。

② ボトムアップ・アプローチによる評価のポイント

● ボトムアップ・アプローチによる評価の目的

　第一には，OT自身がクライエントを理解し適切な介入を行うためである。一方でトップダウンにおいてOTがクライエントを適応的思考に変容させるアプローチの準備のために行う。こうした評価により，クライエント自身が何のために検査を受け，その結果，自分自身の状態がどうなっているのかを理解する（気づく）ようになる。とくに高次脳機能障害などをもつクライエントの訓練効果を高めるために重要な意味をもつ。OTはボトムアップ評価に基づくトップダウンが思考（認知）スキーマや，運動・身体認知スキーマの改善につながるという位置づけを再認識しなければならない[★3]。

③ ボトムアップ・アプローチによる評価基準

　初期評価には一般的検査尺度を最初から用いる場合と用いない場合がある。ボトムアップによる初期評価の場合，以下の2通りのパターンがある。

● 簡易検査スクリーニングから実施する場合

　身体機能，高次脳機能，ADLなど重要な基本的検査項目を総合的にまとめ，

One Point

★2　クライエントとの評価の共有

入院当初はOTの客観評価とクライエントの自己評価にはギャップが生じる場合が多い。やがてクライエントの気づきが進めば，OTとの情報共有が可能となる。そこからOTとクライエントとの真の協同作業が始まる。

One Point

★3　評価は訓練である

実習に出て，初めて患者の検査を行った学生からは「こんなに大変な検査を受ける患者さんが気の毒で…」という感想をよく聞く。しかし，評価は訓練でもある。患者も学生自身もその認識を共有できれば，自ずから検査課題に取り組む姿勢もそれまでとは異なってくる。

[表1] 簡易検査スクリーニングとその後のサブ・スクリーニングの例

検査スケール	異常の有無	サブ・スクリーニング
P-ROM 簡易検査	→問題なし	→なし
感覚簡易検査	→問題なし	→なし
ブルンストロームステージ（Brunnstrom stage）	→U/E:V, L/E:V	→上田式12段階グレード法，MFT，STEF
線分二等分検査	→右側への偏り	→BIT，構成・空間認知スクリーニング
ADLまたは作業観察	→異常あり	→失行・失認検査，運動機能など

簡略化した独自の簡易検査スクリーニングを行い，どこかに問題点があれば一般的検査尺度を用いて精査するサブ・スクリーニング［表1］を実施する（最初から簡易スクリーニングと一般の検査尺度を組み合わせる場合もある）。

●一般的検査尺度を用いて評価を行う場合

　この場合，検査尺度の種類にもよるが，評価の精度が上がる分，検査に多くの時間がかかり，対象者の負担も大きくなる場合がある。

　以上は，ボトムアップにおける評価の考え方であり，臨床実習における学生または新人OTにとって評価技術の研鑽を積み上げていく基本的パターンとなる。

④トップダウン・アプローチによる評価手順

　経験のあるOTは，数回の観察といくつかの動作パターンによる反応，基本的検査項目での簡易スクリーニングなどにより，クライエントのそれまでの仕事歴や日常生活スタイルなどの作業歴と現状を対応させ，さらに個人の考え方や心理・精神状態，意識レベルから高次脳機能の状態まで，さまざまな情報から個人の現在の全体のイメージ（作業療法では全体像ともいう）を

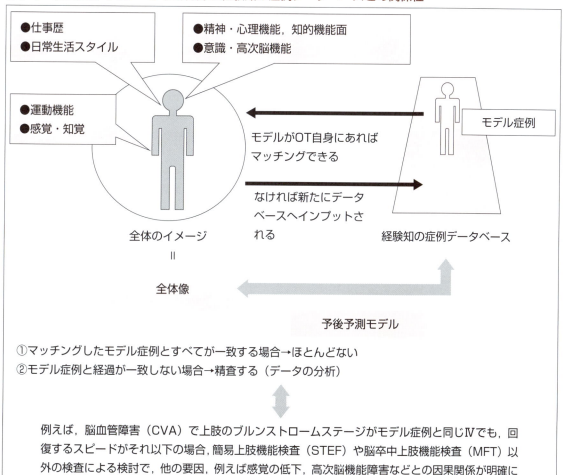

［図2］ 症例全体のイメージ（全体像）と経験知の症例データベースとの関係性

感覚的（根拠を基盤とする主観）に構築し，OT自身の経験知という「質的データベース」からうまく適合するモデルを探し出す（マッチング）。さらにそれを「予後予測モデル」★4に当てはめて，退院後の生活イメージをある程度描くことができる［図2］。

　その予後予測モデルはあくまでもこれまでのイメージという経験知を基盤にしているため，数値化されたデータを具体的に比較することによって，それまでの訓練効果や改善のスピードなどを客観的に評価し，その違いを明らかにし，さらに掘り下げた分析を行う。その結果，OTによるクライアントのイメージは，より実際的な予後予測モデルとして成立することになる。

　トップダウンの評価では，ボトムアップで得られた結果をクライアント自身がどう考えて，どれだけ自己を客観的に評価できるのか，という視点を中心に行う。

　もし，クライエントの身体機能の障害が重度で，プラトーレベルがほぼ予測できるのであれば，将来の生活の視点から「できる」訓練が並行して行わ

One Point

★4　予後予測モデルはトップダウン・アプローチか？

初期にはボトムアップ・アプローチの設定にかかわり，最終的にはトップダウン・アプローチの方向性を決める指標となる。予後予測モデルは，クライエントと共有できる場合とそうでない場合とに分かれることになる。

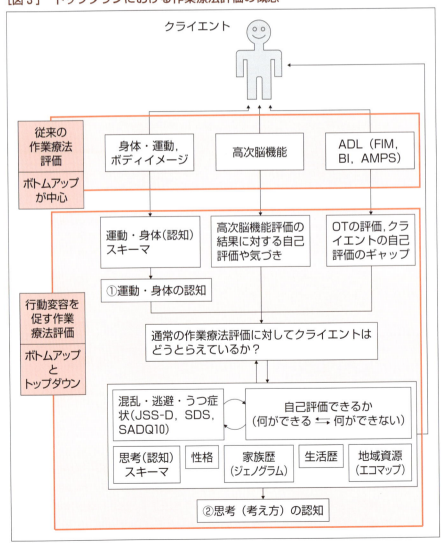

［図3］　トップダウンにおける作業療法評価の概念

れる。

　そのときに最も重要なポイントが「クライエント自身による自己への気づき」である。「できる」訓練では，クライエントが現実に動かせる機能を効率的に駆使し，自分で自分の新しい身体能力を開発する力が重要である。そのためには，「治す」と「できる」を別に思考できるポジティブな気分をつくり出す必要性がある。

　[図3]に示すとおり，トップダウンの作業療法評価はクライエントの思考と身体に対する客観的自己評価，言い換えると気づきが中心になっている。このようにして心理的混乱から徐々に心理的安定に向かい，障害をもっても主体的に生きる意欲と能力を獲得し，自分の目的活動を遂行して作業（生活）を営めるよう，クライエント自身の潜在力をきちんと評価する。

(2) 評価尺度の選び方と使い方

①一般的評価尺度の分類と配置による指向性の違い

　「作業療法評価」とは多くの検査の集合体を意味することから，当然，評価はいくつかのカテゴリーに分類されなければならない。また，それぞれの疾患や障害の病期ごとの特性により，各検査を投入する適切な時期やタイミングにおいても分類が必要である[★5]。

　一般に，それぞれの病院や施設・部門の機能と特性は，取り扱う疾患，障害の種類によって異なる場合が多い。典型例として，身体領域において筆者の考える本書のための評価内のカテゴリー分類についてICF（国際生活機能分類）のフレーム・ワークに沿った評価体系を[表2]に示す。

　この身体領域における評価体系は「心身機能・身体構造」に軸足を置いており，「活動」「参加」における評価項目との関係性を分析する方向性を示している。このパターンは「ボトムアップによる評価」スタイルと同じである。逆に，「活動」「参加」のカテゴリーから目的となる活動を取り上げ，その遂行のために障害となる問題点と利点を掘り下げて解決策を評価する指向性が，「トップダウンの評価」となる。しかし，この評価カテゴリーからはみえにくい。

　本書では，従来の身体機能評価に加えて，内部障害の評価と心理・精神面における評価の充実，高次脳機能と心理・精神機能との相関的評価の強化を中心に組み立てている。そのため，使用可能な一般的検査尺度の絶対数が増加することにつながるが，重要なのは，OT個人の経験知をサポートするための検査尺度・評価を選択することであり，多くの検査・評価尺度に頼ることではない。

②他の専門性と共有する尺度と作業療法固有の尺度を分けて考える

　1人のクライエント（患者）を1つの専門職だけで治療・訓練することは

> **One Point**
>
> **★5　検査尺度の使い方**
> 検査尺度の使い方は実にさまざまある。OTがクライエントを理解していて，ほとんど必要がないと思われる場合でも，あえてクライエントの"気づき"を誘発するために行う検査や，他の専門職にOTの評価結果としてある結果を提示する際に，信頼性を高めるために行われる一般的検査などもある。だが最も肝心なことは，必要な時期に必要な検査を適宜投入し，「クライエント自身がその意味をよく理解できる検査」を実施することである。

[表2] ICF分類による身体領域の評価体系

●健康状態 　疾病，変調，傷害など：ICD-10分類による	●活動 　1．ADL（basic ADL） 　　・機能的自立度評価法（FIM） 　　・バーセル・インデックス（BI） 　　・カッツ・インデックス（Katz ADL index） 　　・Kenny self-care evaluation 　　・PULSES プロフィール 　　・Klein-Bell のADLスケール 　　・障害老人の日常生活自立度（寝たきり度） 　　・ADL-T（生田ら） 　2．手段的ADL（IADL）または拡大ADL（EADL） 　　・ESCROWスケール 　　・Frenchay activities index（FAI） 　　・老研式活動能力指標 　　・自立生活自己評価表（ヒューマンケア協会） 　　・CHART-J 　　・細川らの拡大ADL尺度 　　・PULSES プロフィール 　　・パラチェック老人行動評定尺度
●心身機能・身体構造 　1．身体機能検査 　　・関節可動域テスト（ROMT） 　　・筋力検査（MMT，握力，pinch力） 　　・知覚検査 　　・反射検査 　　・姿勢反射検査 　　・協調性検査 　　・筋緊張検査 　　・脳神経検査 　2．上肢・手指機能検査 　　・上肢機能検査（STEF，MFT，上肢運動年齢） 　　・ブルンストロームステージ（Brunnstrom stage） 　　・片麻痺機能テスト（12段階片麻痺グレード法） 　　・手指機能検査（purdue pegboard test, FQ他） 　　・疼痛評価（シュルツ・上肢痛みの評価法等） 　3．内部障害評価 　　・呼吸・循環・代謝・消化器・泌尿器検査の解釈 　　・運動耐用能検査 　　・METs，ボルグ（Borg）指数（自覚的運動強度） 　　・各疾患に対応した作業療法評価 　4．知的機能検査 　　・WAIS-R（ウェクスラー成人用検査・改訂版） 　　・HDS-R（長谷川式認知症スケール） 　　・MMSE（ミニ・メンタルステート試験） 　5．高次脳機能障害検査 　　・行動性無視検査（BIT） 　　・TMT（トレイル・メイキング・テスト） 　　・標準高次動作性検査（SPTA） 　　・標準高次視知覚検査（VPTA） 　　・WAB失語症検査 　　・注意障害の評価（PASAT，AMMなど） 　　・標準注意検査法（CAT） 　6．心理・精神機能検査 　　・標準意欲評価法（CAS） 　　・脳卒中うつスケール（JSS-D） 　　・うつ性自己評価（SDS） 　　・他のうつ検査法 　　・性格特性変化：Y-G性格検査など 　　・一般の心理検査	●参加 　1．就労評価 　　1）職業適性評価：VPI職業興味検査 　　2）職業能力適性評価 　　　・障害者用就職レディネス・チェックリスト 　　　・厚生労働省編一般職業適性検査 　　　・ワークサンプル法，その他 　2．興味・役割の評価 　　・NPI興味チェックリスト 　　・役割チェックリスト
	●QOL 　・PGCモラールスケール 　・生活満足度指標（LSI） 　・WHO QOL26 　・自己評価式QOL質問表（QUIK）など
	●作業（活動＋参加） 　・カナダ作業遂行測定（COPM） 　・作業に関する自己評価（OSAⅡ）

　ほとんどない。そのため，他の専門職と共有すべき情報，評価結果が多数存在する。
　一方で，検査に使用する尺度においても関節可動域テスト（ROMT）や徒手筋力テスト（MMT）などのように理学療法士（PT）と共有できるものや，

[図4] ICFの各領域における共有尺度と固有尺度の分類

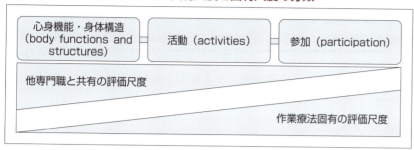

高次脳機能検査のように言語聴覚士（ST）と共有できるものがある反面，AMPSや「作業に関する自己評価（OSAⅡ）」などのような作業療法固有の評価方法も多数存在する★6 ［図4］。

　共有可能な検査尺度とその評価結果については，すぐに情報共有可能であるが，固有尺度については，一度共通言語に置きかえて，他の専門職へ伝える必要がある。その際，評価結果とその解釈には，十分な根拠に基づく信頼性と妥当性が担保されていなければならない。

③一般的検査尺度の有効な使い方

　疾患と障害の違いによる評価手段の分類において一番重要なポイントは，評価を実施するのに適切なタイミングとその期間である。

　入院当初から退院まで，同じ評価尺度を定期的に数回実施して，回復経過を記録することは，予後予測や作業療法プログラムの組み立てにおいて重要であるが，作業療法の評価目的は，クライエントを業務のルーチンワークの対象として機械的に評価することではない。当然のことではあるが，クライエントをよりよい方向へ導くために評価することにある。

　つまり，限られた訓練時間内にフルセットで何十分もかかる一般的検査尺度を実施する困難さは，簡易的な検査尺度の信頼性の低さを補うという理由だけで行うには不十分かもしれない。また，研究目的として，フルセットの検査を実施することも時には重要であるが，臨床的には，必要な評価をクライエントの適切な時期に実施することが最も効果的で効率もよい。そのためには，一般的検査尺度をいくつかに分解して部分的に使用する場合もある。特に臨床現場では，評価の実施時間が短い検査尺度ほど普及率，使用される期間も長い。

　詳細については「2．評価結果の包括的なまとめ方」で述べるが，用いられる検査・評価尺度は，きちんとした理論と根拠に基づいて使用され，同じ専門職，同じ部門の全職員に認知されているものが望ましい。また，クライエントの病期のどのレベルで評価・再評価を実施するのか，負担はどの程度か，といった議論を同じ部門のなかで行い，ケース・カンファレンスに関係する他の専門職とも調整をして，結果として得られるデータはタイミング的にも同じような時期に共有される工夫も必要である★7。特に，OTは他部門の検査動向にも常にアンテナを張っておく。

> **One Point**
>
> ★6　作業療法固有の検査尺度
>
> 他の専門職と「心身機能レベル」の情報共有は実施しやすい。一方で，急性期には作業療法固有の検査尺度は投入しづらい場合が多い。しかし，対象者とのコミュニケーションが可能であれば，作業療法固有の評価に基づいた情報収集は可能であり，将来の生活イメージの構築に役立てることができる。

> **One Point**
>
> ★7　検査も連携すべし
>
> ある病院施設では，同じ時期に看護，作業療法，言語聴覚の各部門においてHDS-Rが1人の患者へ計3回実施されるという珍事が起こった。読者はこれをどう考えるだろうか？

④専門的評価尺度と作業療法カウンセリングの使い方

[図4]で示されたように，作業療法の専門性は急性期から回復期，維持期にわたり，クライエントの「心身機能・身体構造」から「参加」まで包括的に関与する．しかし，作業療法による介入で最も有効な位置は「活動」と「参加」の部分であることは明確である．

したがって，トップダウンによる評価と介入を行う場合，OSAⅡやCOPMなどの作業療法独自の評価尺度とOT自身がもつ経験知のデータベースとの組み合せ，それに加えて，作業療法カウンセリングで得られる「クライエントの意志」が重要である．つまり，作業療法カウンセリングは有効な評価・介入手段といえる．機能障害レベルに焦点を当てるボトムアップ評価の数値だけでは，クライエント自身の価値観も，将来の「できる」可能性もほとんど予測できないからである．

OTは，作業療法固有の理論に含まれる「価値」「興味」「個人的原因帰属」「役割」「習慣」といった退院後の生活を左右する重要な要因を，急性期から作業療法カウンセリングで評価し，その結果を訓練内容に反映させて，活動の再構築を図る．

（大嶋伸雄）

Column
OTとクライエントの真の協同関係

作業療法の当初から自分の予後予測を暗示されて，回復が困難な機能だと認識し，生活の再建に着手できる意欲あるクライエント（患者）などはほとんど見当たらない．意識レベルの障害がある場合や，高次脳機能障害でクライエント本人の現実検討がきちんとできない場合，または，知的能力などが維持されていても，うつ状態で回復に時間を要するクライエントなど，さまざまなケースが作業療法の評価対象となる．そういった個々のケースごとに作業療法固有の専門評価を有効活用するには，心理面でのやりとりに加え，クライエントとの信頼関係の構築と，クライエントに意欲や希望を失わせない援助のための技術が必要不可欠である．

つまり作業療法の専門評価を実施したり作業療法を認識してもらうためには，ある程度有効な治療・援助手段を実施しながら，作業療法カウンセリングにより，クライエントと十分なコミュニケーションが行える能力がOTに要求される．

文献
1) 大嶋伸雄：PT・OT・STのための認知行動療法ガイドブック．中央法規出版，2015．
2) 菊池安希子・網本和・大嶋伸雄監訳：PT・OTのための認知行動療法入門．医学書院，2014．
3) 障害者福祉研究会編：ICF 国際生活機能分類――国際障害分類改定版．中央法規出版，2002．
4) Mary Law, et al, 吉川ひろみ・他訳：Canadian Occupational Performance Measure（カナダ作業遂行測定），第3版．大学教育出版，2001．
5) 日本作業療法士協会編：作業療法ガイドライン，2002年度版．2002．

B ボトムアップ/トップダウン・アプローチによる包括評価

2. 評価結果の包括的なまとめ方：問題点・利点の抽出から目標設定まで

- ボトムアップ・アプローチによる評価とはいくつかの検査の集合体であり，それらの結果を有機的に統合し，問題点，利点などに反映されたものが評価結果としてまとめられる。
- 利点は短期・長期目標によって変化する。また，ボトムアップ・アプローチによる評価の問題点はケース・カンファレンスにて共有されるが，トップダウン・アプローチでは基本的に問題点は課題としてクライエントとOTで共有される。
- ボトムアップ・アプローチによる評価結果はクライエントの予後予測と生活イメージ構築に活用されるが，最終的に優先されるのはクライエントの主体性を重視したトップダウン・アプローチによる評価結果である。
- ボトムアップ・アプローチによる評価の視点から短期目標が決まるが，長期目標はトップダウン・アプローチによる評価結果を優先しクライエントと同意のうえで決定すべきである。

View

（1）クライエントにおける問題点と利点のとらえ方

■——最初に問題点がどのレベルにあるのかを考える

新人作業療法士（OT）または臨床実習中のOT学生は，クライエント（対象者）に対するさまざまな評価（検査）結果から得られたすべてのデータを取捨選択し，必要に応じて分類して関連づける[★1]能力を身につけなければならない。

まず，ボトムアップ・アプローチ（以下，ボトムアップ）の評価から考えると，例えば，肩関節などに関節可動域制限が認められれば，それがすぐ1つの問題点となり，ICIDH，またはICFの分類に従って，箇条書きで各機能別に問題点が列挙されることになる［図1］[★2]。

しかし，身体機能検査で肩関節の可動域制限を発見できても，それが日常生活活動（ADL）にどういった影響を及ぼすのかという関係性を理解できな

One Point

★1 リハビリテーション・マネジメント

作業療法はその専門性における絶妙のバランスから，リハビリテーション全体におけるマネジメント的な役割をも担うべきである。そのためには，作業療法評価の結果だけでなく，他の専門による評価結果も加味して対象者の予後を予測し，どのような生活が望ましいのかクライ

[図1] ボトムアップとトップダウンによる新しい作業療法評価の関係

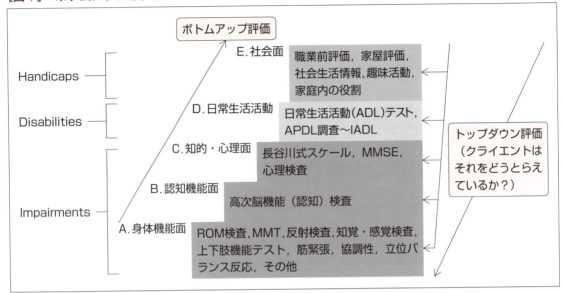

エントのニーズを把握し，カウンセリングで引き出しながら全体の方向性を打ち出す。つまり，1つの病院施設における狭い視野で長期目標を設定するのではなく，先の生活を基盤とした生活行為向上マネジメントの観点から長期目標を設定する。

💡 One Point

★2 ICIDHとICF
ICIDHの発想では利点を考えることが難しいかもしれない。すべての問題点が機能障害に集約されやすく，また，問題点が独立してしまうからである。ICFでは，マイナスとプラスの要因が明確に区別されており，思考方法としてはこちらのほうが便利である。

ければ，訓練上ほとんど意味がない。もしかすると，肩の関節可動域制限にくわえ半側空間無視などが複合的に重なり合って，更衣動作が困難になっている場合もあるし，あるいは，他の要素的な問題点が複数関係し合って，ある行為が不可能になっている場合もある。

その関係性は，OTとしての臨床経験から理解される場合が多く，その根拠となる身体機能とその他の機能，環境などとの関係性について常に把握できるような能力を育む必要がある。単純な運動機能の障害だけに焦点を絞って治療・訓練を考えるよりも，そういった複合的な障害要素を発見し，問題解決に向けてさまざまな試行錯誤を繰り返すのである。

次に，トップダウン・アプローチ（以下，トップダウン）の評価概念であるが，OTやリハビリテーション専門職が共有する対象者の問題点とは，常に医療者側からみた視点であり，治療・訓練上課題となる事柄である。これは医療的な「治す」方向性に沿った，ボトムアップの評価として認識されている。

一方，作業療法におけるトップダウン評価では，常にクライエントの思考を探る立場でいるため「クライエントはこの結果をどうとらえているだろう」という視点から評価を行う［図1・2］。つまり，クライエント自身の客観的な現状把握力と自身に対する理解の度合いを評価することになる。

■──利点の意味と問題点との関係性を理解する

それではクライエントの利点とは何だろうか？ このような課題を出すと，症例ごとに「麻痺の程度が軽い」「健側は握力が十分ある」「経済力がある」……とランダムにありったけの項目をあげてくる。確かに，訓練を進めるうえで利点になることは間違いないが，それでは"利点の基準が見えない"のである。本書では以下の基準を示す。

すなわち，「問題点を解決し目標を達成するために役立つものを訓練上の利

[図2] 問題点の意味における階層性

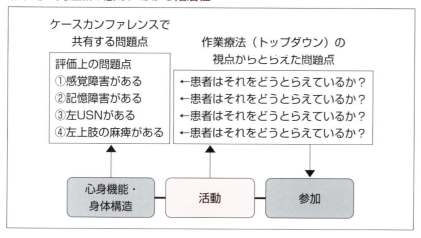

点」と呼ぶ。

　これは，消去式にできなくなったことを「問題点・課題」と呼ぶボトムアップとは反対の評価であり，トップダウンに利用しやすい思考につながる。このとき，あれもできる，これも大丈夫，といった形でクライエント自身が自ら思考し，それらを十分活用できることが望ましい。そのためには，クライエントが十分な意欲と前向きな姿勢で利点を自然に使えるための方略がOTには必要となる★3。

■──問題点をさらに掘り下げて考える──トップダウン・アプローチへの入口へ

　急性期病院の作業療法においては，疾患・障害の種別にかかわらず，セラピスト（治療者）側の課題・責務として，1次レベルの機能障害に回復の可能性がある限り，治療訓練を実施しなければならない。

　それでは，「すべての機能障害がすべて問題点である」という前提は成り立つのだろうか？　確かに関節可動域の制限は機能障害であり問題点であるが，上肢肩関節の屈曲が160°で－20°だからといって問題点になるだろうか？　ここで重要なことは，相手が20歳の水泳選手だったらどうなのか，80歳の脳卒中患者だったらどうなのか，という他の個別的要因や生活スタイルや環境との兼ね合いである。つまりトップダウンによる対象理解が深まり，包括的評価の観点からみると，この問題点は，ボトムアップ評価の視点と必ずしも一致しないのである。

　ここが理学療法と作業療法の相違点である。ICFにより理学療法評価を包括的に実施した場合，「参加」レベルのたった1つの問題点があると，左側の「心身機能・身体構造」に関連する多数の問題点に影響を与える。つまり理学療法としては，治癒しない「参加」レベルの障害を考えることよりも，「心身機能・身体構造」における神経・関節・筋レベルの治療対象となる問題点に介入することがより重要なのである。これがボトムアップの概念による問題点となる（[図3] 上段A）。

　例えば，下肢の筋力低下や股関節の可動域制限から歩行介助が必要になる

One Point

★3　利点の応用でポジティブな方向にもっていく

「利点」は「問題点を解決するために役立つもの」，つまり「短期目標や長期目標を達成する際に役立つもの」である。それ以外にも，例えば，機能不全の身体能力で何もできなくなった，と思い込んでいるクライエントに「できる運動・動作を考えてみよう」とOTが提案し，一緒に動ける部分を探していく。その結果，動ける部分を連続して1つの動作や活動につなげていくこともできる。これも「利点」の一部である。

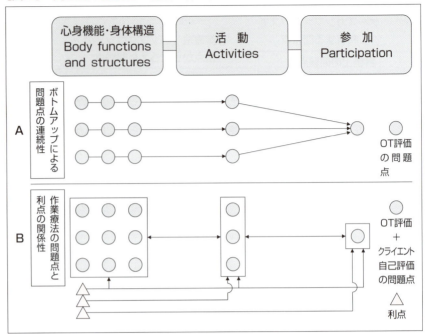

[図3] 問題点の階層性と利点を伴う独立性

ケースで考えるが,機能障害レベルでの問題点が,歩行という能力低下を引き起こし,それが結果的に社会生活上のさまざまな困難をきたす,といった相互関係性がある。このときに,理学療法士（PT）は筋力アップと股関節の可動域制限の向上を目指すが,OTは生活機能の再建を優先して考える。なぜなら,歩行能力の獲得に至らなかった場合,または,長い距離の歩行が困難である場合,車いすでの生活再建が必要となるからである。したがって,屋内は4点杖で移動し,自宅周辺は通常の車いすを使い,遠距離の買い物や通院は電動車いす,といった使い分けも可能になる。その後,歩行能力が向上すれば,機器を減らすか変更するだけでよい。従来の歩行能力を身につけてから,というボトムアップのスキーマにとらわれてしまうと,外出を控えるようになってしまい,廃用症候群というリスクが迫ってくる可能性がある。つまり,生活機能の「できる」を優先して,最悪の事態だけは避けなければならない。

[図3]の下段Bは新しい考え方の作業療法の問題点と利点を表している。先に述べた通り,機能レベルの問題点が解決されなくても,「活動」「参加」で利点を活用することで移動能力を得ることはできる。この「機能レベル」「活動」「参加」各フェイズにおける関係性に縛られているのは,クライエント（患者）ばかりではない。われわれセラピストも「機能レベル」へのこだわりを抱き続けていることを反省するべきである。

一方で,こうした「問題点は誰のものか」という疑問が存在する。これもボトムアップの概念では,セラピスト側の対処義務のように思いがちだが,実際にはクライエント（患者）の理解と対処なくして訓練効果は上がらない。つまり,それぞれの問題点についてクライエント（患者）はどうとらえているのか,またはどう理解し,どう思考しているのかが作業療法の効果と結果

💡 One Point

★4 OTによるover use
新人OTでありがちなのは,

を左右する。

　ボトムアップが有効な場合，集中して治療を実施することでよりよい結果へ導くことが可能となる。しかし，逆に訓練をやりすぎて別の問題を引き起こしてしまう場合があるので注意が必要である★4。また，ボトムアップにより，なかなか改善傾向がみられないと，クライエントは回復への期待を萎ませ，セラピストであるOTへの信頼を損ねたり，治療への意欲を失ったりする場合もある★5。

　そこが初期のボトムアップの限界である。その方向性だけでは，さらに病期が進み，退院近くになればなるほど着実に問題点は増加する。それをOTが当初から予測して対処することができるのか，あるいは目前にある問題点や課題への対処だけに終始してしまうのかで，トップダウンによる介入ができるOTとできないOTの格差ができてしまう。先の問題点を見通す力がなければ，徐々に能力を身につける以外にないが，熟練するまでの期間は人によって異なる。なるべくさまざまな疾患や障害の予後に関する周囲の意見を自ら進んで求めることが重要になってくる。

■──問題点とは誰のための問題点か

　これまでICIDHならびにICFの障害構造モデルを用いてクライエントの問題点について説明した［図3］。ICFでいう「参加レベル」の1つの障害がある場合に，それに関連する「活動レベル」では複数の問題点があり，さらに「心身機能・身体構造レベル」では「活動レベル」の問題点ごとに関連する膨大な数の問題点があることを意味する。この階層性と関連性★5を［図3］の上段Aで示した。しかし，その問題点とは，結局，治療する側であるOTが問題点として示したものである。先にも述べたが，その過程で導き出された問題点は，可能な限りOTとクライエントで共有することが望ましい。それによって初めて利点がクライエントの武器になり，使える資源になる。

　よって，クライエントが自らの課題として，自らの新しい身体を主体的に動かすことが最も有効であり，そうしたクライエントの思考こそが，自身のよりよい結果に結びつくことになる。

(2) ボトムアップ/トップダウン・アプローチの評価結果

■──作業療法評価の視点

　すでに述べたが，作業療法評価の対象範囲は他の専門性と比較して，かなり広い。新人OTやOT学生にとって「包括的に対象者の全体像をとらえる」という言葉の意味と意義は理解できても，評価を実施する段階において，具体的に「どこ」と「どこ」をどのように焦点化すればクライエントの全体像を把握できるのかが，大きな課題となるだろう★6。

　作業療法による基本的な評価の視点には，「身体機能」と「高次脳機能」

訓練における適切な頻度と訓練の量を把握していないため，患者の関節に炎症などが生じたり，痛みを引き起こす場合である(over use)。多少，初期の治療がうまくいったとしても，必ず訓練内容については他のチェックを行い，over useは絶対に避けるべきである。

One Point

★5　アプローチの切り換え
意識レベルが正常であれば，発症（受傷）早期の急性期からの回復をあきらめてしまうクライエント（患者）は多くない（あきらめたら，それはそれで別の問題となる）。たとえわずかの可能性でも回復への期待がある限り，訓練継続を望むものである。一方で，早期にはクライエントの障害受容を促すため，やるだけやったという満足感を得るための治療訓練を継続する場合もあるが，それは決して時間の無駄ではない（クライエントにとって本当に必要な場合もある）。だが，同時に実用的な応用訓練を並行して行わなければ，作業療法本来の目的と意義にそぐわないのである。

One Point

★6　投網と一本釣り
臨床経験が少ないあるOT学生たちによれば，多くの検査項目を実施する作業療法評価とは"投網"に近いもので，

「やってみるまで，何が出てくるか予想がつかない」と言う。それとは対象的に，なぜ経験豊かなOTがある程度の予測を立てて焦点を絞った検査を実施している状況は，さながら"一本釣り"に見えるのだろうか？　それが，結局はトップダウンによる評価へと通じることになる。

🗨 One Point
★7　治療よりも工夫が重要

OTはADL訓練と称してマニュアル通りのADL訓練を選択しがちである。しかし本来，患者がもっているイメージと身体機能から「その人」のADL方法を導き出すことで機能訓練の要素も含まれる。

🗨 One Point
★8　患者と向き合うOT

臨床心理士のいない病院・施設で，クライエントの思考と向き合い，気づきと自己効力感をもつように仕向け，情動気分を把握する専門職はOTである。OTはクライエントと真摯に向き合う一方で，他の専門職にはそうしたクライエントの情報を的確に伝えなければならない。

「知的・精神機能」そして「思考（認知）スキーマ」と「運動・身体（認知）スキーマ」などがある。

本書では，従来よりも心理・精神機能評価の配分がトップダウンへの傾斜とともに拡大しただけでなく，身体と精神の相互作用面を特に重視している。自分の障害を楽観視しているクライエントは，自分の身体を客観的に見ていない。また，それとは逆に必要以上に悲観的となり，実際の機能よりも低い自己評価をしているクライエントもいる。どちらも全体像からいえば「思考」が最も上位中枢に位置している。「作業（生活）」と「活動」を扱うわれわれOTの重要なターゲットは，クライエントの思考である。

その「思考」という機能が実際，適切に働いているのか，状況判断を間違っていたり，勘違いしたり，あるいは高次脳機能障害などで正常なフィードバックを得られていない状態かもしれない。その原因は一体何だろうか。そうしたOTの思慮と評価のための視点が作業療法評価では求められている。

■――臨床における作業療法評価の役割

リハビリテーションとは，多くの専門職が協働で連携しながら行う作業である。評価もその例外ではなく，その共有すべき情報には，それぞれの専門性を基盤とした検査，観察のための専門的な技能が存在する。

しかし現在に至るまで，多くの臨床施設では専門職の分担とすみ分けが優先されてきた。同じ身体機能障害を担当する理学療法とは，理学療法が運動療法を基盤とする移動・歩行能力，つまり下肢・体幹機能を担当し，作業療法は上肢機能を担当すると分担して，さらに，関節可動域テスト，片麻痺機能回復段階などを二重に実施してきた。

「活動」と「生活機能」の視点から運動機能障害をとらえる作業療法の視点★7と，運動機能障害の視点から応用動作を評価する理学療法とは，本来，基本的評価の視点と価値観が異なることから，それぞれの専門性を尊重した協業が十分可能なはずである★8。

今後の方向性として，OTはケース・カンファレンスなどにおいてクライエントの思考，気づきの状態，心理状態について他の専門職と十分に意見交換すれば，従来とは異なったリハビリテーションの発展が期待できると思われる。

(3) 短期目標・長期目標の設定

作業療法評価の結果生じる問題点における2つの視点についてはすでに述べた。[表1]は，ボトムアップとトップダウンによる問題点の例である。

これは通常であれば，ボトムアップの問題点のうち，改善しそうな機能的要素，例えば左側の麻痺側上肢機能の改善を短期目標としてあげ，グレードアップを目指す。しかし，仮にボトムアップの問題点すべてに共通する課題として，⑤「病識の欠如」が追加されたことにする。この場合，クライエン

[表1] 問題点の2つの視点

ボトムアップによる問題点	トップダウンによる問題点（クライエント自己評価）
①Br. Stage：左側上肢：Ⅳレベル	①全く問題ない，少し練習すれば治る
②左側上・下肢に重度の表在覚・深部覚障害がある	②全く問題ない
③上・下衣の更衣で中等度の介助が必要	③更衣はすべて自分で可能
④移動は車いすですべて介助を要する	④独歩。杖なしで自由に歩ける

　トの自己評価において気づきが生じなければ，ボトムアップの訓練はすべて「意味がわからない訓練」として，効果も減少する[9,10]。

　作業療法訓練にかかわらず，すべてのリハビリテーションでは，クライエントが「何のために訓練をするのか」を認識できないまま実施しても徒労に近い。「何のために」「何をどのくらいやれば」「どれくらいでどうなる」を最初にクライエント側へ説明してから実施するのが最良の方法であるが，これまでそうした環境をつくる技術の蓄積が少なかった。

　[図1]下段は，ボトムアップ評価をベースに設定される短期目標と，トップダウンによる長期目標の関係性を表したものである。作業療法カウンセリングを行うことでクライエントの思考と行動に直接，関与することが可能となった。クライエントからの情報収集だけでなく，ボトムアップ評価への思考を促し，自己評価とのギャップを解消し，問題点の共有化が図れる可能性がある。

　長期目標とは，目的的活動と同様にクライエント自身から生じるものである。ただし，クライエント自身がそれを意識化していることは少ないため，ナラティブ・アプローチや作業療法カウンセリングによって，意識化を促通する必要がある。少なくとも，OTや他の専門職が憶測やセラピスト側の都合のみで，安易にクライエントの長期目標を立てることだけは避けなければならない。また，そうした一方的な介入により将来，問題が生じる可能性もある（49頁[図1]下段参照）。

（大嶋伸雄）

One Point

★9　クライエントはその問題点をどうとらえているかが問題点

自分の身体に気づいていない，自分の客観的な状態を知らないクライエントがADL訓練などを行っても効果が上がるはずない。なかには「どうせいつかは治るから」と現実逃避している場合も少なくない。よって，ここでの問題点は「自己の課題を客観視できない（しない）クライエント」になる。

One Point

★10　運動レベルとADLレベルの予後

障害による運動機能の予後予測は従来の数値化された予測モデルで把握できるが，ADLの予後は，クライエントの知的能力や意思により変化する。とくに，クライエントが現実の自分自身にどれだけ気づけるのかがポイントである。

文献

1) 世界保健機関（WHO）：ICF国際生活機能分類——国際障害分類改定版．中央法規出版，2002．
2) 日本リハビリテーション医学会評価基準委員会，日本整形外科学会身体障害委員会：関節可動域表示ならびに測定法，平成7年4月改訂．リハ医学32：207-217，1995．
3) 日本作業療法士協会編：作業療法ガイドライン，2002年度版．2002．
4) 大嶋伸雄編著：患者力を引き出す作業療法——認知行動療法の応用による身体領域作業療法．三輪書店，2013．

B ボトムアップ/トップダウン・アプローチによる包括評価

3. ボトムアップ・アプローチによる作業療法評価

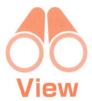

- ある作業が困難な対象者の，その身体機能の要素を知ることは，対象者の作業療法目的を考えるために必要である。
- 身体機能の諸検査値は標準値と比較できるため，対象者がどのような身体状態にあるのかを知るうえで重要である。
- 対象者がその身体状態で作業を安全に行え，継続できるのかという問いへの答えと作業療法効果の裏付けとして，ボトムアップの要素がある。

（1）身体機能評価

ここでは身体機能の評価法[1,2]について記す。

（a）知覚器（知覚検査，視覚検査，聴覚検査）

■——知覚検査
（体性感覚；表在・深部感覚，五感；視・聴・嗅・味・平衡覚）

感覚・知覚は各受容器への刺激入力と応答により検査できる。判定には主観的要素が多く含まれるため，弁別するための刺激以外にもたらされる検査者の言動や他の刺激により判定に影響されることに注意する。例えば，皮膚知覚を調べるときに，その刺激部位と刺激物を被験者がみるという視覚情報によって知覚代償が生じる。知覚代償ができることは，その機能障害のある患者にとっては生活機能を安定させるための利点でもある。しかし検査の際は，あくまでその機能を再現性のある手技により行うことに留意すべきだろう[★1]。

感覚・知覚検査結果は，デルマトームの感覚地図［図1］を用いて記録することが多い[★2]。感覚・知覚は正常・鈍麻・脱失，過敏，異常感覚で表示さ

> **One Point**
>
> **★1　手の知覚障害と動作障害**
> 手指の知覚障害があると，視覚と手の知覚，運動の連携した行動が行いにくくなる。患者の知覚評価を行う際は，知覚障害のある手で衣服着脱時の襟元のボタン操作や後ろ身ごろの確認など，実際の動作でうまくできないことと，表在感覚と深部感覚の評価結果を関連づけることが要点である。

[図1] デルマトーム

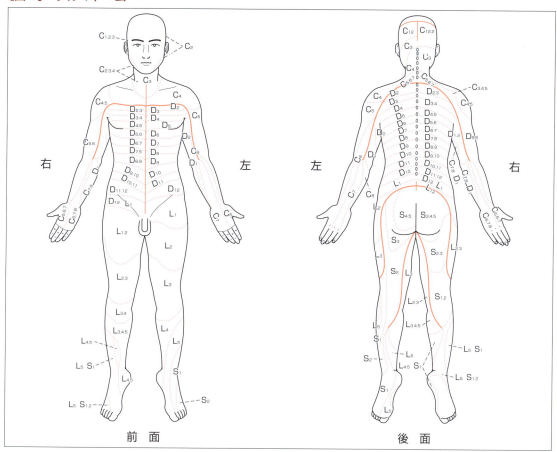

前　面　　　　　　　　　　　　　後　面

れるほか，刺激回数と知覚した回数の比，左右比，Visual Analog Scaleによる記録などがある。検査の目的と留意事項を次に示す。

●目的
・神経損傷の部位と障害の程度から診断の補助資料とする。
・機能回復の判定資料とする。
・治療法決定の判断資料とする。
・治療効果判定の資料とする。
・訓練中に注意すべきことを把握する。

●留意事項
・事前に患者の意識・知能・精神状態を確かめておく。
・患者に検査内容をよく説明し，患者の覚醒状態と疲労に注意する。
・患者に刺激動作の目視や暗示を与えないようにする。
・患者には刺激に対して生じた知覚や感覚がどのような感じでどの部位にあったか即座に答えてもらう。
・患者の回答はそのまま正確に記録する。
・検査環境は音・振動・気温・照度をなるべく変化させないようにする。

> One Point
>
> ★2　末梢神経損傷と中枢神経障害
> 知覚障害が末梢神経損傷によってもたらされると，知覚神経支配の皮膚分節（デルマトーム）から傷害された神経や神経の回復具合が見てとれる。しかし，中枢神経の損傷による知覚障害では，脳卒中や脳性麻痺などデルマトームが参考にならない場合がある。感覚神経の伝導路を解剖学と生理学の教科書で確認してみよう。

■──表在感覚の検査

表在感覚は，触覚，痛覚，温度覚の3種類を検査することが多い。このうち痛覚と温度覚の求心性信号路は脊髄視床路である。

●触覚

●方法

- 触覚は皮膚に物が接触しているかどうかを判定する触知覚と，皮膚に対して圧迫が加わったかどうかを判定する圧覚に分けられる。それぞれ異なった受容器で感知され，その伝導路も異なっているとされる。実際の臨床の場でこれらの系を全く独立に検査することは難しい。
- 触覚の検査には毛筆を用い，穂先で皮膚表面に軽く触れて検査を行う。触覚の鈍麻は hypesthesia，触覚の消失は anesthesia と呼ばれる。異常感覚で触覚の過敏は hyperesthesia，痛覚の過敏は hyperalgesia と表現される。外的刺激によって生じる異常感覚は paresthesia，自発的に生じる異常感覚は dysesthesia と呼ばれる。
- 道具：綿棒，打鍵器付属の毛束，毛筆，monofilament による触覚計，記録用紙

●痛覚

●方法

- 安全ピンや針で皮膚を軽くつついて検査（pin click）する。常に同じ力を加えるようにするため，重りが付いたピンクリック検査道具がある。
- 痛覚鈍麻は hypoalgesia，痛覚消失は analgesia と呼ばれる。刺激を与えると，異常に強い不快な痛みを感ずるときは hyperpathia と呼ばれる。hyperpathia は視床障害で起こることが多い。hyperpathia は放散痛を伴っていることが多く，痛みの起こっている場所を患者自身が正確に指摘できないことも多い。hyperalgesia では刺激閾値の低下があり，少しの刺激でも強い痛みを感ずるが，hyperpathia では刺激閾値の低下は見られない。
- 道具：ルーレット，安全ピン，打鍵器付属のピン，痛覚計，記録用紙

●温度覚

●方法

- 検査には40～45℃の温湯，10℃程度の水をそれぞれ試験管に入れて用いる。温度覚は皮膚の部位と皮膚温によって異なる。対称部位を同一の刺激で検査し比較する。接触時間は3秒程度とする。
- 患者には「温かい」か「冷たい」かを判断させ答えさせる。温度覚鈍麻は thermohypesthesia，温度覚消失は thermoanesthesia，温度覚過敏を thermohyperesthesia と呼ばれる。極端な thermohyperesthesia，特に著しい冷覚過敏は視床障害と後索障害が疑われる。
- 道具：サーモメーター，試験管（それぞれに40～45℃の温湯，および10℃程度の水），洗面器，温度計，記録用紙

■――深部感覚の検査[*3]

◉関節覚（位置感覚，受動運動感覚）
●**方法**
・道具：特になし
・患者への説明：位置感覚の場合「目を閉じてください。私があなたの手を動かしますので，もう一方の手で同じポーズをとってください」，患者の片方の手が動かない場合は，口頭で「どこにあるのか言ってください」と指示する。運動感覚の場合「目を閉じてください。私があなたの手指（足の指）を上下に動かします。指の位置を答えてください」と指示する。

◉振動覚
●**方法**
・音叉を当てる部位は，四肢や体幹で皮膚直下に骨のあるところで，日常検査では，軀幹部では鎖骨，胸骨，肋骨弓，上前腸骨棘および脊椎骨棘突起を調べる。下肢では膝蓋骨，脛骨，外果，内果，中足骨あるいは趾節骨で，上肢では肘頭，尺骨茎状突起，中手骨あるいは指節骨で検査を行う。
・高齢者では，パチニ小体をはじめとする感覚受容器が減少しているため，器質的障害がなくても知覚は減弱していることがある。病的かどうかの判定には注意を要する。
・道具：音叉（128 Hz）
・判定基準：左右差を比較して顕著な差があるかどうか，音叉の振動時間と知覚時間を測定して比較する。

■――識別感覚（複合感覚）の検査

◉2点識別覚
　刺激されていることはわかるが，その部位が誤って感じるものをdisplacementという。障害されている身体部位を刺激されていることはわかるが，非障害側より弱く感じるものをobscurationという。感覚が身体外の部位にあるように感じるものをexosomesthesiaという。
●**方法**
・患者の皮膚表面に同時に加えた2つの触覚刺激を2つであると認識できる最小の距離（閾値）を測定する。閾値は体の部位により異なり，正常な閾値は口唇2～3mm，指尖3～6mm，手掌と足底15～20mm，手背と足背30mm，脛骨面40mm，背部40～50mmである。
・道具：触覚計，ノギス，ディバイダー，コンパス，記録用紙

◉立体認知
●**目的**：立体認知は視覚に頼らずに手触りで物品を同定することをいう。これは必ずしも触覚による物品の立体的な形態の認知と厳密に対応していない。手探りによる物品の同定には温度覚や触覚，重量認知などの種々の体性感覚がかかわる。
●**方法**：閉眼した被検者に検者の指を握らせ，何本の指を握っているか答えさせる。握っていることはわかるが何本かわからない場合には，立体感覚

One Point
★3 深部感覚の評価
深部感覚には関節位置感覚，振動感覚，深部痛覚がある。位置感覚と振動感覚はいずれも脊髄後索を上行するため，深部感覚は脊髄後索病変で障害される。脊髄以上の病変においては，しばしば振動覚あるいは位置覚の一方のみが侵され，他方は正常に保たれることが多い。視床や大脳皮質での感覚障害では位置感覚や運動感覚が高度に障害されているのに，振動覚はよく保たれる。これは振動覚の認知が，大脳皮質や視床より下位の神経レベルで認識可能であることが考えられる。

消失があると判定できる。日常物品（鉛筆，消しゴム，鍵など）を用いて手探りで呼称させる試験は，立体認知の検査というよりは，触覚性呼称あるいは手触り認知，さらには重量認知の検査として大脳皮質性体性感覚障害を検査するときに用いられる。

●皮膚書字試験

●方法

皮膚書字試験は触知覚を使った文字識別検査である。触覚に異常がなく，この検査に異常があれば，対側性頭頂葉の障害が考えられる。脊髄圧迫の初期には，後索は脊髄視床路より早く侵されるので皮膚書字試験の知見が重要である。

・道具：鉛筆，棒，記録用紙

■──反射検査[4]

●目的

・腱反射，表在反射の異常や病的反射の出現を組み合わせ，神経病巣の局在と原因を診断するための補助とする。
・症状の推移，運動疲労の指標とする。

●留意事項

・患者に安楽な姿勢をとらせる。
・検査前に，四肢を軽度動かし脱力していることを確認する。
・ハンマーで適度な刺激を加える。適度な強さの衝撃を急速に与える。
・その腱を検者の指（母指）で押さえ，その上から叩く。直接筋そのものを叩くのは避ける。
・反射が減弱または消失しているときは，反射の増強法を利用する。
・道具：打腱器，記録用紙。記録は，「消失（−），低下（±），正常（＋），軽度亢進（＋＋），亢進（＋＋＋）」と表記する。
・判定基準と意義：腱反射の判定は，腱を刺激したときの関節運動の大きさを見る。異常な場合は，左右差がある。また，測定する筋腱以外の部分を刺激しても出現する場合は異常と判断されることがある。また，刺激しても関節運動が出現しない場合は，筋を触診し，収縮の有無を確認する。

　Jendrassik手技は，患者に手を組み合わせて左右に引っ張らせ，その間に膝蓋腱反射を見る方法である。測定部位が上肢の際は下肢を，下肢の場合は上肢の筋を随意収縮させることにより，神経興奮が高まり，腱反射が亢進する。
・腱反射
　亢進：脊髄反射弓より上位部位に障害を疑う。
　消失：脊髄反射弓より下位部位に障害を疑う。
・表在反射
　消失：反射中枢より上位に障害があるか，反射弓に障害があるか，その両方が障害されている可能性がある。
・病的反射［表1］
　出現：病的反射は正常では出現しないため，観察される場合は病的意義が

One Point

[4] 診断手技である反射検査と筋緊張

OTはなぜ神経内科医の診断手技である反射検査や筋緊張を行う必要があるのだろう？　中枢神経の障害によって引き起こされる運動麻痺では，痙縮や腱反射の亢進がみられる。脊髄の前角細胞より末梢の運動神経をコントロールするのは脊髄を含めた中枢神経系だ。この神経系がうまく末梢神経を促通または抑制できないと，例えばゴルジ腱器官からの伸張信号に筋肉は過度に収縮を起こす。中枢神経系が疲労しても同じようなことが生じる。脳卒中後の軽度片麻痺患者が歩行していると，下肢に伸展共同運動が強く出現することがある。運動麻痺の回復状態や活動による疲労具合をOTが客観的に判断する指標として反射検査や筋緊張検査は重要である。

多い。

(濱口豊太)

[表1] 病的反射の例

病的反射	病態	検査法と判定
ホフマン反射	錐体路症状	手関節軽度背屈位。中指の爪を掌側に強くはじく。母指が内転屈曲すれば陽性
トレムナー反射	錐体路症状	手関節軽度背屈位。中指先端を背側に強くはじく。母指が内転屈曲すれば陽性
ワルテンベルク指屈曲反射	錐体路症状	手掌を上にさせ，患者の2～5指に乗せた検者の指をハンマーで叩く。母指が内転屈曲すれば陽性
ワルテンベルク徴候	錐体路症状	回外位で患者の手首を押さえ，患者の2～5指を曲げて引っかけ，素早く引く。母指が内転屈曲すれば陽性
把握反射	対側前頭葉障害	患者の手掌をこすると握ろうとする（陽性）
強制握り	運動野・運動前野の障害	握ったものを離そうとしない
強制手探り反射	広範な大脳障害	手から取り去られたものを手探りでとろうとしてしまう
手掌オトガイ反射	錐体路障害・前頭葉症状	母指球を尖った物でこする。同側のオトガイ(唇の下)に筋収縮が見られれば陽性
バビンスキー反射	錐体路障害	足底の外縁近くをこする。足趾が底屈すれば正常。母趾が背屈するとバビンスキー陽性
チャドック反射	錐体路障害	外果の下を後方から前へ刺激する。母趾が背屈すると陽性
ロッソリーモ反射	錐体路障害	足底MP付近を軽く叩き，足趾が屈曲すれば陽性
マリーフォア反射	錐体路障害	足趾を屈曲させて足関節を底屈させたとき，下肢全体が屈曲すれば陽性

(b) 運動器(関節可動域テスト，筋力検査，反射，運動機能検査)

■──筋緊張のみかた[3)]

筋緊張の分類を［表2］に示す。

[表2] 筋緊張の分類

痙縮（spasticity）		他動的運動に強く抵抗する。素早く動かすほど強く反応する。主動作筋の痙縮に比し拮抗筋には顕著に出現しないことが多い。錐体路症状
	折り畳みナイフ現象	可動域のはじめには抵抗を示すが，途中から急に抵抗が減少する
固縮（rigidity）		他動的運動に対してほぼ一定の抵抗がある。主動作筋と拮抗筋の双方に出現することが多い
	鉛管様固縮	運動全範囲でほぼ一定の抵抗がある
	歯車様固縮	運動抵抗が運動範囲内で断続的に増減する
	ウェストファル現象	足関節他動的背屈後離すと，前脛骨筋が持続的に収縮し，すぐに戻らない

■——関節可動域テスト（ROMT）[4]

　関節可動域テストは他動的に行う。自動運動を用いて測定する場合は，測定値とともに「自動」「active motion」などを示す。基本的な測定肢位と異なる肢位で測定する場合は，その肢位を「背臥位」「座位」など具体的に示しておく。可動範囲には年齢，性別，体格による個体差がある。正常可動範囲はあくまで参考角度とする。記録は各関節に構成運動について実施する。骨軸（骨示標点）を選定して角度計を当てて測定する。

●目的
- 関節運動制限の有無とその関節運動阻害因子を分析する。
- 制限の程度を判定する。
- 関節制限の原因および生活機能障害への影響度について考察する。
- 適切な治療目的・目標立案の資料とする。
- 治療効果の判定資料とする。

●留意事項
- 関節を構成する骨，関節軟骨，滑膜，関節包，腱，靱帯などの関節組織，関節運動に関与する筋（筋緊張の異常や筋短縮），腱鞘，神経，脈管，皮膚組織，その他，疼痛に対する防御反応，加齢現象や廃用性の萎縮などに起因する病的状態に留意する。
- 関節可動域表示はマイナスで表現することもできる。肘関節伸展を例にすると，関節可動域が屈曲位0〜90°までのとき，「肘関節の運動範囲は20〜70°」または「肘関節の屈曲は70°まで，伸展は屈曲20°（−20°）まで」と記録することができる。
- 測定する関節は十分露出して測定することで正確性と再現性は向上する。
- 角度計の軸は関節の軸とよく一致させること。軸の平行移動は行ってもよい。
- 角度計は動かす前後に当てて，測定する。
- 2関節筋（多関節筋）のある関節ではその影響を十分配慮する。
- 関節運動による痛みが発生する場合は，どの運動範囲で痛みが生じるかを記載する。

■——徒手筋力テスト（MMT）[5]

●筋力測定（徒手筋力テスト，握力，摘み力，筋持久力，瞬発力）

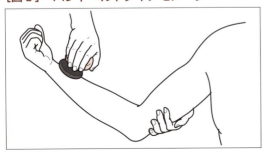

[図2] ハンドヘルドダイナモメータ

- 筋力測定には徒手筋力検査法（muscle manual testing：MMT），ハンドヘルドダイナモメータ[図2]，トルクダイナモメータによる測定方法がある。握力は参考値がある。
- 測定は各関節運動の主動作筋を主に行う。
- 筋力の程度の判定は6段階で行う（5：正常，4：優，3：良，2：可，1：不可，0：ゼロ）。
- 判定の基準は重力，抵抗，全可動域，筋収縮である。

- 運動の中枢部の固定補助を行い測定する。
- 道具：握力計，ハンドヘルドダイナモメータ，記録用紙

● 目的
- 随意運動能力として末梢神経損傷や脊髄損傷患者の部位・高位診断の手段とする。
- 関節変形や拘縮があるときの機能評価指標とする。
- 回復予測判定の資料とする。
- 治療計画立案の資料とする。
- 治療効果判定の資料とする。
- 筋力増強訓練の手段として利用する。
- 生活機能障害（日常生活動作など）への影響を考察する。
- 切断後の筋接着，腱移行術などの外科的手術における術前後の資料とする。

● 留意事項
- 検査肢位の変換は最小限にし，患者を疲労させない。
- 事前に可動域，感覚の検査を行うとよい。
- 徒手抵抗の与え方に配慮する。
- 検査における患者の疲労に注意する。
- 検査筋をできるだけ裸出させ，代償運動の予防，筋収縮確認の手段とする。
- 検査関節近位部の固定を十分に行う。

■──片麻痺機能検査
   (Brunnstrom stageと12段階グレードテスト)[6]

● 目的
- 随意運動の可能な状態を知る。
- 異常な筋緊張の存在部位やその程度を把握する。
- 運動パターンと分離運動の程度から治療判定や疲労の指標とする。
- 道具：記録用紙，ストップウオッチ

● 留意事項
- 検査自体が運動パターンを出現させることを認識して検査する。
- 事前に，表在・深部感覚に関する検査を行っておくとよい。
- 事前に，関節可動域検査を実施し，痙縮や拘縮，疼痛の部位・程度を知る。
- 実施にあたり患者に十分な説明を行い，理解と協力を得る。
- 検査における運動パターンは，検者によるデモンストレーション，わかりやすい言語指示，患者の健側での練習などによりパターン理解を促す。
- 患者に疲労させないように注意する。
- 検査の際に促通刺激は用いない。反射の誘発，検査肢位・姿勢にも配慮する。
- 結果の記録は，「自動可動域0，1／4，1／2，3／4，1」の程度で明記する。肘関節などでは，「鋭角90°，鈍角」の程度で記録する。
- 回復経過は，「Ⅱ～Ⅲ」「Ⅲ～Ⅳ」のように移行期を示すこともある。

■──協調性運動（運動失調）検査

●目的
- 運動麻痺はないが，運動の正確さが損なわれていないか判定する。
- 共同筋と拮抗筋の協調運動を確認する。
- 共同筋から拮抗筋への運動変換が円滑かどうかを確認する。
- 身体の一側への偏位などの障害を把握する。

●**道具**：記録用紙，ペン，ストップウオッチ

●鼻指鼻試験
- ●**目的**：目標に対して指を正確に到達できず前後左右にずれる障害である測定障害（dysmetria）の有無を確認する。
- ●**方法**：「あなたの鼻の頭と私の指との間を，人指し指で往復させてください」と指示し，患者が自分の指先を，患者の［鼻→検者の示指の指腹→患者の鼻］の順に繰り返して移動させる。患者の手が伸びる位置に検者の示指を置き，その都度検査者の指の位置を変える。
- ●**判定**：目標に向かうときや，手指が震えて鼻や指に対してずれて正確に到達しないとき，運動失調を疑う。

●指鼻試験
- ●**目的**：鼻指鼻試験と同じ。
- ●**方法**：「両手の肘をしっかり伸ばして，人指し指の先で交互に鼻の頭に，触る・戻る，を繰り返し行ってください」と指示する。
- ●**判定**：目標に向かうときや，手指が震えて鼻や指に対してずれて正確に到達しないとき，運動失調を疑う。

●踵膝試験
- ●**目的**：下肢の測定障害（dysmetria）を評価する。
- ●**方法**：「仰向けに寝て，目を閉じてください。踵で反対の膝を軽く触れた後，すねに沿って滑らせ，踵が足首に達したら踵を元の位置に戻してください」と指示し，患者を仰臥位で，一側の踵で反対の膝に触れさせ，次に下腿前面をこすり降ろさせる。
- ●**判定**：踵で膝を円滑に打てなかったり，打つ場所が膝蓋骨付近からずれる，下腿前面を脛骨に沿ってまっすぐに踵を滑らせることができないときは，運動失調を疑う。

●変換運動（回内・回外）試験
- ●**目的**：小脳失調が生じると，周期が不規則になるdecompositionを評価する。
- ●**方法**：「天井に向けた手のひらを返して，床に向けるという動きをできるだけ速く繰り返してください」と指示する。
- ●**判定**：前腕の回内・回外を交互に連続して運動させたとき，円滑にできず，運動リズムに不整を認めた場合，変換運動障害（disdiadochokinesis）陽性と判定する。錐体外路症状によって筋固縮が強い場合，変換運動の動作範囲が狭くなるため，錐体路症状があるときには，変換運動が拙劣になることがある。

- ●ロンベルグ試験
  - ●**目的**：小脳性の運動失調と感覚障害による脊髄性の運動失調と鑑別する。
  - ●**方法**：「両足をそろえて爪先を閉じて立ってください。次に，目を閉じて同じように立ってください」と指示する。
  - ●**判定**：閉眼させたとき，バランスを崩し倒れてしまう場合を陽性とする。脊髄性の場合は陽性となる。小脳性の場合は，開眼・閉眼に関係なく立位バランスは悪い。
- ●上肢運動協調性テスト
  - ●**目的**：上肢運動障害を動作の過程または運動の軌跡から，協調性運動によるADLへの影響を判断する。
  - ●**検査項目**
    ①円の中心に50点打ちをする。円中心からはみ出した数・ずれの程度，要した時間を計測する。
    ②縦線の切れ目をぬって線に触れないように曲線を書き，端まで描画するのに要した時間と線からはみだした誤数を計測する。
    ③連続した円の中に1つずつ点を打ち，3～5秒で打てる点の数を計測する。
  - ●**判定**：描点または描線に費やした時間と誤記や中心からずれて書かれた点の数から協調性を判断する。成人では，円中心への50点打ちは中心から半径2cm以内に描点できる。片手ずつ，両手での点や線の描画をさせて左右差を確認する方法もある。
- ●脳卒中上肢機能検査（MFT）
  - ●**目的**
    ・脳卒中片麻痺患者の上肢機能の回復過程を経時的に測定・記録する。
    ・将来の機能レベルを予測する。
  - ●**道具**：脳卒中上肢機能検査MFT（酒井医療株式会社製SOT-5000），記録用紙，ストップウオッチ
- ●簡易上肢機能検査（STEF）
  - ●**目的**：把握・把持機能（手の把持形態・把握力），物品操作機能（把持・把握に加え，手指機能），到達機能（肩・肘関節の関節可動域，自動運動）など，動作能力・動きの早さを把握する。
  - ●**方法**：大きさ・形・重さ・素材の異なる10種類の対象物をつまみ，種々の方向へ移動し，離す動作に要する時間測定から得点を算出する。
  - ●**道具**：簡易上肢機能検査ステフ（酒井医療株式会社製SOT-3000），記録用紙，ストップウオッチ

■──片麻痺上肢能力テスト

- ●**目的**：片麻痺上肢能力のレベル（廃用手，補助手，実用手）を判定する。5つのサブテストで構成される。
- ●**道具**：記録用紙，はさみ，紙，財布（ジッパー付），硬貨，傘，爪切り（10cm），ワイシャツ。

■——バランスの評価

●目的
- 動的バランスは，非麻痺側の手が同側または対側の膝や足部に届くかどうかをみる。運動麻痺が軽度であれば，麻痺側も検査する。
- 重心移動の円滑さを観察する。
- 定量化するために，体幹正中からの高さや前後距離などで輪投げやペグなどの移動対象物を配置し，物を取った後に開始肢位に安全に戻れる最大許容範囲を座位・立位バランスの目安とする（参照：ファンクショナル・リーチ・テスト）。
- **留意事項**：片麻痺患者，深部感覚障害など感覚障害を有するとき，または高齢者では，転倒の危険性があるため，備えとして傍らに検査者がついていたほうがよい。

●立位バランス
① 自然立位：立位保持が可能かどうか。
② 開脚立位：両足内側縁を20cm離した状態で立位保持が可能かどうか。
③ 閉脚立位：両足内側縁をつけた状態で立位保持が可能かどうか。
④ 継ぎ脚立位：前後に一側の踵ともう一側の爪先をつけ，両足を直線上に並べて立位保持が可能かどうか。
⑤ 単脚立位(片足立ち)：左右の脚で片足立ち検査を行う。開眼で行い，可能であれば閉眼でも行う。片足立ち保持が10秒以上可能であれば，ほぼ正常と判断する。5秒以下では運動失調や筋力低下を疑う。
⑥ 外圧負荷によるバランス維持機能の検査：患者の前後左右から軽く押し，姿勢の修正機能を検査する。体幹や上肢の反応と下肢の支持反応を観察する。
⑦ 重心移動運動による反応姿勢検査：患者に開脚立位をとらせ，検者が患者の肩または骨盤の側方10cm程度に手を配置し，患者は検者の手に触れるまで肩または骨盤を動かし，その姿勢を数秒間保持してもらう。重心移動を伴う運動の正確性，スピード，安定性などをみる。

●座位バランス
① 静的座位肢位の検査：座位バランスの検査は，いすや検査用ベッドを用いて行う。患者に床に足底が十分接地できる状態で端座位をとらせ，開眼と閉眼により姿勢保持の様子をみる。また，深く腰かけて床から足底を浮かせた状態での座位保持が可能かをみる。
② 外圧負荷による座位保持の検査：患者は両腕を組み，両足を浮かせた状態で座位保持し，検者が患者の身体を前後・左右から軽く押して姿勢の保持状態を検査する。重心が不意に移動させられたときに患者が座位を保持するために，上肢を挙上や下肢を挙上，体幹運動が観察できる。

●ファンクショナル・リーチ・テスト（functional reach test：FRT）[7]
- **方法**：患者に肩幅程度の開脚立位をとらせ，片手を90°屈曲した開始位置から「足を動かさないようにバランスを保ちながら，できるだけ前方へ手を延ばしてください」と指示を与える。

[図3] FRTの測定方法

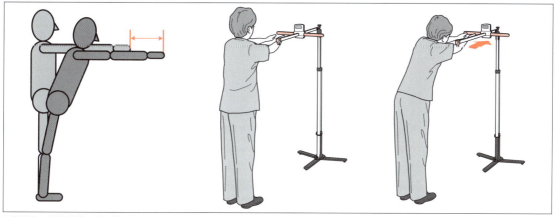

肩幅程度の開脚立位で肘関節伸展，肩関節90°屈曲位から足部を移動することなく前方へ手を伸ばしたときの移動距離を測定する。

- 測定：開始位置から前方への到達距離を測定する。直立姿勢で両肘関節を伸展し両肩屈曲90°させた状態で両手が同じ位置にあるかを確認してから測定する。なお，ものさしは挙上した上肢に平行に配置し，前方移動時は患者が過度な股関節屈曲や体幹前屈をしないように注意する［図3］。FRTのとき，注意すべき点は，体幹の屈曲や回旋が運動開始前に生じていると値の誤差が生じやすいことである。高齢で円背をもつ患者などでは注意する。測定は2回行って最大値をFRT値とする。
- 判定：15～20cmが高齢者の境界値。高齢者では15cm未満で転倒の危険性が高い。立位バランスや座位バランスの定量的な評価にはファンクショナル・リーチ計測器（GB-200，OG技研）を用いる。

(濱口豊太)

(c) 呼吸器疾患の一般的評価

呼吸器疾患における運動療法のための評価項目は，呼吸リハビリテーションステートメントに［表3］のようにまとめられている[8]。作業療法を実施するに際しては，これらの評価項目のうち，カルテからスパイロメトリーの結果などの一般的評価の情報収集も行っておく必要がある。また，その情報の解釈のためには，基本的な呼吸機能障害についての理解が必要となるため，以下に押さえておくべき要点を述べる（評価の詳細は，第Ⅱ部 8「呼吸器疾患」9「循環器疾患」参照）。

■──呼吸不全

まず，呼吸不全とは動脈血酸素分圧（PaO_2）が60Torr以下の病態と定義されている。PaO_2は動脈血を直接採血してガス分析装置で得られる値であり，経皮的動脈血酸素飽和度（SpO_2）との関係を示したものが酸素解離曲線である［図4］。

SpO_2は，パルスオキシメーターで簡便に測定することができ，リスク管理

[表3] 運動療法のための評価項目

必須の評価	・フィジカルアセスメント ・スパイロメトリー ・胸部単純X線写真 ・心電図 ・呼吸困難感（安静時，労作時） ・経皮的酸素飽和度（SpO_2） ・フィールド歩行試験（6分間歩行試験，シャトル・ウォーキング試験） ・握力
行うことが望ましい評価	・ADL ・上肢・下肢筋力の測定 ・健康関連QOL評価（一般的，疾患特異的） ・日常生活における（SpO_2モニタリング） ・栄養評価（BMI[★5]など）
可能であれば行う評価	・心肺運動負荷試験 ・呼吸筋力（動脈血液ガス分析） ・心理社会的評価 ・身体活動量 ・心臓超音波検査

（日本呼吸管理学会呼吸リハビリテーションガイドライン作成委員会他編：呼吸リハビリテーションマニュアル――運動療法，p26，照林社，2012．より）

Key Word

★5 BMI (Body mass index)
体格を表す指数のことで体重（kg）を身長（m）の2乗で除した値である。BMI計算式と標準体重は以下の通り。
体重（kg）÷身長（m）^{2}
やせ（低体重）…18.5未満
ふつう…18.5以上25.0未満
肥満Ⅰ度…25.0以上30.0未満
肥満Ⅱ度…30.0以上35.0未満
肥満Ⅲ度…35.0以上40.0未満
肥満Ⅳ度…40.0以上

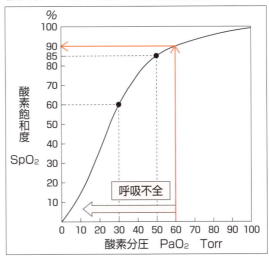

[図4] ヘモグロビンの酸素解離曲線

＊それぞれの値を対比させて確認しておくとよい[SpO_2(%)／PaO_2(Torr)：95／80，93／70，90／60，88／55，85／50]。温度上昇やpHの低下により曲線が右に偏位することがある。

Key Word

★6 CO_2ナルコーシス
体内のCO_2の蓄積により生じる重症の炭酸ガス中毒のことである。呼吸運動は，血液中のCO_2の上昇やO_2の低下によって促進されるが，通常はCO_2の上昇を感知することで促進され，O_2は高度

の観点からも重要な指標である[図5]。[図4]に示したように，SpO_2が90％までであれば，PaO_2はなだらかなカーブを描くが，60％を切ると急激にPaO_2の低下を示す。それゆえに，90％以下では生体への侵襲が生じてしまうことを十分に認識しておく必要がある。

さらに，呼吸不全は，動脈血炭酸ガス分圧（$PaCO_2$）45Torrを境にⅠ型呼吸不全とⅡ型呼吸不全に分類され，Ⅱ型の呼吸不全は，肺胞低換気により発生

[図5] パルスオキシメーター

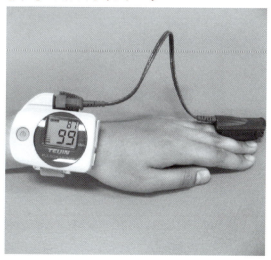

に低下することではじめて呼吸運動を促進される。例えば、閉塞性肺疾患（chronic obstructive pulmonary disease：COPD）などで慢性的にCO_2の濃度が高い状態が継続すると、CO_2の濃度上昇に対する感度が鈍くなってしまう。このときにはO_2の低下による刺激により、呼吸運動が保たれているが、この状態で高濃度の酸素を投与することで呼吸抑制が起こり意識障害を生じてしまう。

[表4] 呼吸不全の種類

● Ⅰ型呼吸不全	PaO_2≦60Torr	$PaCO_2$≦45Torr
● Ⅱ型呼吸不全	PaO_2≦60Torr	$PaCO_2$>45Torr

[表5] 動脈血ガスの基準値

● 動脈血酸素分圧	PaO_2	80〜100 Torr
● 動脈血炭酸ガス分圧	$PaCO_2$	35〜45 Torr
● 水素イオン指数	pH	7.35〜7.45
● 重炭酸イオン	HCO_3^-	23〜27mEq/L

する[表4]。吸入酸素濃度を上昇させると、肺胞気内の酸素分圧は上昇し、その結果としてPaO_2は上昇するが、このⅡ型呼吸不全のように$PaCO_2$が非常に高い場合には、換気応答がPaO_2に依存しており、高濃度の酸素投与によりCO_2ナルコーシス[★6]に陥り、更なる低酸素血症、呼吸停止をきたすことがあるため注意が必要である。つまり、呼吸困難を呈している対象者の酸素流量を安易に増量することにはこのような危険性が潜んでいることを理解し、主治医に安静時、労作時の酸素流量について確認をしておくことが必要になる。

検査データは基準値を理解しておくことが重要であり、経時的なデータの推移を確認しておくとよい[表5]。

胸部X線でのCOPDの特徴は、①肺野の透過性の亢進、②末梢血管影の狭小化、減少、肺門陰影の増強、③肺の過膨脹（横隔膜の平低化など）がある[図6]。

[図6] 肺気腫のX線写真

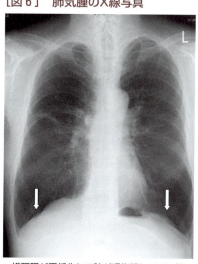

＊横隔膜が平低化して肺が過膨脹している様子がわかる。

肺機能検査

スパイロメトリーは呼吸機能を測定する基本的検査である。測定できるものには、肺活量、肺気量分画[表6]、努力性呼出曲線、フローボリューム曲線[図7]がある。

換気能力は、最大に吸気した最大吸気位から最大の努力で呼出した量のうち最初の1秒間に吐き出された量の割合である1秒率（FEV_1／FVC）と％肺活量（対標準肺活量：％VC）により分類される[★7〜10]。

Key Word

★7 対標準肺活量（％VC）
年齢、性別、身長から算出した標準値に対する測定肺活量の割合を対標準肺活量と呼び、80％未満では拘束性換気障害と判定される。

[表6] 肺気量分画における主な用語

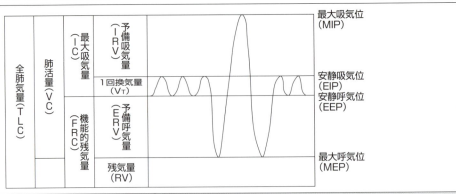

肺気量分画	略語	定義
1回換気量 （tidal volume）	V_T またはTV	1回の呼吸で肺に出入りする気量（通常500mL程度）
予備吸気量 （inspiratory reserve volume）	IRV	安静吸気位から最大に吸気できる気量
予備呼気量 （expiratory reserve volume）	ERV	安静呼気位から最大に呼出できる気量
残気量 （residual volume）	RV	最大に呼出した時に肺内に残る気量
肺活量 （vital capacity）	VC	最大吸気位から最大呼気位までの気量
機能的残気量 （functional residual capacity）	FRC	安静呼気位において肺内に残る気量
最大吸気量 （inspiratory capacity）	IC	安静呼気位から最大吸気位までの気量
全肺気量 （total lung capacity）	TLC	最大吸気位における肺内の気量

Key Word

★8 努力性肺活量（forced vital capacity：FVC）
最大吸気位からできるだけ速く最大努力呼気をさせて得られる肺気量のこと。

Key Word

★9 1秒量（FEV_1）
努力呼気開始から最初の1秒間に呼出した気量のことである。年齢，性別，身長などから算出した標準値に対する割合を対標準1秒量（%FEV_1）という。

[図7] フローボリューム曲線

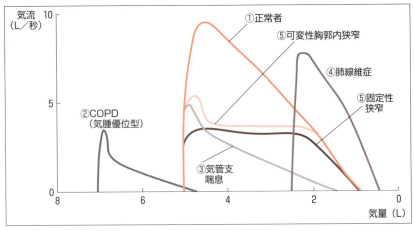

換気能力は閉塞性換気障害，拘束性換気障害，混合性換気障害に分類される［図8］。

[図8] 換気能力の判定

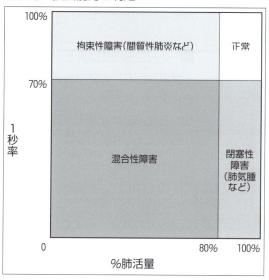

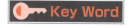

★10 1秒率（FEV₁/FVC）
1秒量をFVCで除した値を1秒率といい，70％未満では閉塞性換気障害と判定される。

[表7] medical research council 息切れスケール

Grade 0	息切れを感じない
Grade 1	強い労作で息切れを感じる
Grade 2	平地を急ぎ足で移動する，または緩やかな坂を歩いて登るときに息切れを感じる
Grade 3	平地歩行でも同年齢の人より歩くのが遅い，または自分のペースで平地歩行をしていても息継ぎのために休む
Grade 4	約100ヤード（91.4m）歩行したあと息継ぎのために休む，または数分間，平地歩行したあと息継ぎのために休む
Grade 5	息切れがひどくて外出ができない，または衣服の着脱でも息切れがする

(Brooks SM: Surveillance for respiratory hazards. ATS News 8：12－16, 1982.)

　拘束性換気障害を呈する肺疾患には間質性肺炎などがあり，閉塞性換気障害では肺気腫などがあげられる。閉塞性障害では，「吸えるが吐けない」という換気障害が特徴的である。両者が混合した換気障害を混合性換気障害と呼び，肺結核後遺症などでこの換気障害を呈することが多い。

■──活動制限の尺度

　呼吸器疾患における活動制限の尺度としては，medical research council（MRC息切れスケール）がある［表7］。Grade 0～5までの6段階に分けられており，作業療法では活動制限が徐々に出現しはじめるGrade 3以上の重症度で呼吸器疾患にかかわることが多い。

(d)循環器疾患の一般的評価

　循環器疾患には，虚血性心疾患（狭心症，心筋梗塞），弁膜症，心筋症など数多く診断名がある。診断に関する医学的な評価指標としては，症状や心電図［図9］，胸部X線検査，心エコー検査，心臓カテーテル検査などがあげら

[図9] 標準的な心電図波形

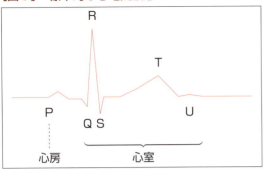

■──血液生化学データ

循環器疾患における血液生化学データは，各疾患において異常値という形で現れる。例えば，急性心筋梗塞症は冠動脈の狭窄や閉塞によって発症するが，発症後速やかに心筋酵素（CK：creatine kinase, CK-MB, AST：aspartate aminotransferase, LDH：lactase dehydrogenase），白血球が血中に流出し，発作後数日で正常化する。そのため，これらを測定することは，早期の診断や梗塞量の推定などの判定に有用である。以下に代表的な指標について説明する。

- **CK（creatine kinase）**：心筋梗塞発症後4～8時間で上昇し，3～4日で正常化し，平均24時間で最高値に達する。CK最高値は心筋梗塞のサイズとほぼ相関しており[★11]，重症度の判定に重要である。
- **白血球数**：心筋壊死の全身反応として白血球数は心筋梗塞発生2時間以内に上昇を始め，2～4日後に最高値に達する。最高値は1万2000～1万5000/mm^{3}である。

その他，心不全のマーカーとしては，脳性ナトリウム利尿ペプチド（BNP：brain natriuretic peptide）が用いられる。正常値は18 pg/mL未満であるが，500pg/mL以上では入院を要する状態であることが多い。

■──心電図

急性心筋梗塞では心電図変化が有用である。心筋梗塞を特徴づける所見は，①異常Q波，またはR波減高，②急性期のST上昇，③対称方の陰性T波である。急性期ST上昇があり，やや遅れて異常Q波が出現し，STの回復とともにT波の陰性化が起こる［図10］。作業療法実施中にも心電図のモニターが必要な場合もあり，基本的な波形は判読できることが望ましい。

心電図モニタリングには，いくつかの誘導方法があるが，虚血性の変化であるSTの検出率はCM5誘導が用いられることが多い。水平型，下降型では1mm以上のST変化が見られた場合，胸痛の有無を確認して，作業療法を中止する。

心電図モニタリングでは，不整脈の監視も1つの目的になる。不整脈はP波で確認することが一般的であり，活動中にLown分類［表8］のⅣ-b以上の不整脈が見られたら，活動を中止して自覚症状を確認する。心拍数は，RR間隔を測ることで容易に数えることができる。なお，作業療法で上肢の運動を実施する際には，筋電図が混入する[★12]場合もあるので，注意が必要である。

One Point

★11 なぜCK値と心筋梗塞のサイズが相関するのか
CKは心筋細胞膜の傷害により，血中に遊出することで上昇するため，総CK遊出量は心筋梗塞のサイズの推定に役立つ。

[表8] Lown分類

0	心室性期外収縮（PVC）なし
Ⅰ	30個/1時間未満
Ⅱ	30個/1時間以上
Ⅲ	多源性PVC（2種類以上の異なった形のQRSが出現）
Ⅳ-a	PVC 2連発
Ⅳ-b	PVC 3連発以上
Ⅴ	R on T（PVCのQRS波が前の拍のT波と重なって存在）

One Point

★12 筋電図混入
心電図は心臓を挟み込むように電極を装着して測定しているが，上肢運動に伴う筋収縮がノイズとして心電図に混入してしまうことがある。この場合には小刻みな波形が出現するので注意する必要がある。

[図10] 急性心筋梗塞の12誘導心電図

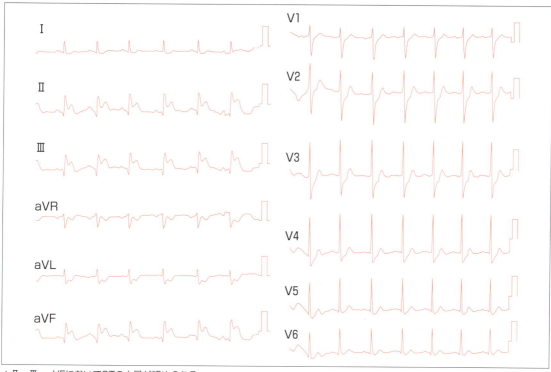

＊Ⅱ，Ⅲ，aVFにおいてSTの上昇が認められる。

■──心エコー

　心エコー検査は超音波を用いた非侵襲的に心臓の形や動きをとらえることができる検査であり，心機能や壁運動異常，厚壁，弁膜症の有無の判断などに重要である。

　駆出期の指標では，左室駆出率（ejection fraction：EF）があるが，後負荷（心臓の収縮時に心筋に加わる負荷量のことで末梢血管抵抗が関与する）の影響を受けるために正確には心収縮能の指標ではないが，簡便に測定することができるので，最も用いられる。その正常値は50％以上である。

■──心不全

　循環器疾患の主要な症候としては，胸痛，呼吸困難（肺うっ血によるものが多い），動悸，下腿を中心とした浮腫などがあげられ，問診や身体所見として押さえておく必要がある。

　前述したような疾患が末期になると，心臓のポンプ作用の低下により，全身に必要とされる血液を供給できなくなった状態である心不全に至る。

　症候群である心不全は，発症からの経過により急性心不全と慢性心不全に，また，主たる原因部位により左右に分類される。

●急性心不全と慢性心不全

　心筋梗塞などにより突然発症するものが急性心不全であり，急激な心機能の低下により，各臓器への血液の供給が不十分となる。左心不全を呈することが多く，重篤化することで呼吸困難やショック状態に至る。

心不全症状が長期間持続するのが慢性心不全であり，末梢循環不全による倦怠感，呼吸困難が持続し，運動耐容能が低下してしまう。

右心不全と左心不全

左心不全は，体循環を担う左心房・左心室が，十分な拍出量を保てない病態である。左心系の上流に位置する臓器である肺に血液がうっ滞し，肺高血圧・胸水・呼吸困難・発作性夜間呼吸困難・咳嗽・チェーンストークス呼吸などの症状をきたす。

左心不全は，さらに肺血流の停滞を経由し，右心系へも負荷を与えるため，左心不全は放置すれば右心不全を非常に合併しやすい。

特に左心不全における呼吸困難は，臥位よりも座位の方が安楽であるという特徴をもつ（起座呼吸）。

右心不全は，肺循環を担当する右心房・右心室が，十分な拍出量を保てない病態である。この場合，液体が過剰に貯留するのは体全体，特に下腿浮腫に生じる[★13]。その他，腹水，肝腫大，頸静脈怒張などの循環不良を反映した症状をきたす。

虚血性心疾患に心不全を呈している場合には，Forrester分類［図11］に基づいて治療方針が決定されることが多いので確認をしておくとよい。

心疾患患者の心機能分類には，ニューヨーク心臓協会（New York Heart Association: NYHA）の心機能分類が用いられることが多く，呼吸困難と活動制限の程度を基準として，Ⅰ～Ⅳ度に分類されている。また，METsが規

> **One Point**
>
> **★13 なぜ下腿に浮腫が多いのか**
>
> 心原性の浮腫が下腿に出現する理由は，心臓のポンプ機能の低下により，末梢の血液の環流が低下することが原因であり，重力による影響も大きい。また，立位での活動の蓄積により，夕方に目立つようになる。

［図11］ 肺動脈楔入圧と治療指針（Forrester分類）

心係数（L/分/m²）

	肺動脈楔入圧 0 → 18 mmHg	
2.2以上	**Subset Ⅰ** 肺うっ血・肺水腫（－） 末梢循環不全（－） ［治療］ ●一般的治療法	**Subset Ⅱ** 肺うっ血・肺水腫（＋） 末梢循環不全（－） ［治療］ ●利尿薬 ●血管拡張薬（硝酸薬）
2.2未満	**Subset Ⅲ** 肺うっ血・肺水腫（－） 末梢循環不全（＋） ［治療］ ●輸液 ●カテコールアミン製剤の併用 ●徐脈にはペーシング	**Subset Ⅳ** 肺うっ血・肺水腫（＋） 末梢循環不全（＋） ［治療］ ●利尿薬 ●血管拡張薬（硝酸薬，PDEⅢ阻害薬） ●カテコールアミン製剤 ●IABP，ECUM

肺動脈楔入圧と心係数による心不全の分類であり，心係数2.2 L/分/m²とは，末梢循環を保つ最低値であり，これ以下では心機能の低下を意味する。また，肺動脈楔入圧18mmHgは，肺うっ血が生じない最高値であり，これ以上であると肺がうっ血してむくんだ状態となる。

＊PDEⅢ：ホスホジエステラーゼⅢ，IABP：大動脈内バルーンパンピング，ECUM：体外限外濾過法（extracorporeal ultrafiltration method）

（Forrester JS, et al: Medical therapy of acute myocardial infarction by application of hemodynamic subsets. *N Engl J Med* 295：1356, 1996.）

[表9] NYHAの心機能分類とSAS

クラス	NYHAの心機能分類	Specific Activity Scale（SAS）
class 1	心疾患を有するが身体的活動制限がない。日常生活では著しい疲労，動悸，息切れ，狭心症は生じない。	7 METs以上の運動（例：ジョギング［時速8 km］，10 kgの荷物を2階へ運ぶ，80 lb（36 kg）の荷物を持ち運ぶ，雪かき，農耕，スキー，バスケットボール）ができる。
class 2	心疾患を有し，わずかに身体活動に制限がある。安静時には症状がないが，通常の身体活動で疲労，動悸，息切れ，狭心症を生じる。	5〜7 METsの運動（例：早足歩き［時速6.4 km］，坂道歩き，庭仕事，速いテンポのダンス，ローラースケート，休まず性交）ができる。
class 3	心疾患を有し，著しい身体活動の制限を示す。安静時には無症状であるが，通常の労作以下の身体活動で疲労，動悸，息切れ，狭心症を生じる。	2〜5 METsの運動（例：平地歩行［時速4 km］，窓拭き，掃除機を使う，ベッドメイク，調理，ボウリング，ゴルフ，休まずシャワー，休まず着替え）ができる。
class 4	心疾患を有し，無症状では身体活動が行えない。安静時にも心不全や狭心症の症状が起こる。またどのような労作でも症状は増悪する。	2 METs以上の運動（class 3の労作）ができない。

(Goldman L, et al: Comparative reproducibility and validity of systems for assessing cardiovascular functional class: advantages of a new specific activity scale. *Circulation* 64：1234, 1981. より)

[表10] 成人における血圧値の分類

	分類	収縮期血圧（mmHg）		拡張期血圧（mmHg）
正常域血圧	至適血圧	120	かつ	80
	正常血圧	<120〜129	かつ／または	<80〜84
	正常高値血圧	130〜139	かつ／または	85〜89
高血圧	Ⅰ度高血圧	140〜159	かつ／または	90〜99
	Ⅱ度高血圧	160〜179	かつ／または	100〜109
	Ⅲ度高血圧	≧180	かつ／または	≧110
	（孤立性）収縮期高血圧	≧140	かつ	<90

(日本高血圧学会高血圧治療ガイドライン作成委員会編：高血圧治療ガイドライン2014．http://www.jpnsh.jp/data/jsh2014/jsh2014vl_1.pdfより)

定されている身体活動を指標として，主観的身体活動能力から運動耐容能を推測することが可能なSpecific Activity Scale（SAS）も使用される［表9］[9]。

■——高血圧

わが国における血圧値の分類は，日本高血圧学会による「高血圧治療ガイドライン2014」に準拠している［表10］。収縮期血圧と拡張期血圧が異なる分類になる場合には，高い方の重症度に分類する。

（髙島千敬）

(e)消化器・泌尿器と生活機能の関連

消化器は食物を摂取し，消化管で運搬・消化し，消化された食物からの栄養素を吸収し，排泄する働きを担う器官である。泌尿器は体液・血液などの

液性成分から老廃物のように不要な物質を濾過・選別し，濃縮して蓄積し，体外へ排出する．食道から直腸までの食物輸送と消化，尿生成の過程に直接関与する作業療法はない．しかし，摂食と排泄は必須の生活活動であり，これらの機能障害にOTは生活活動の支援としてかかわる．

■──咀嚼能力検査法

咀嚼には，食物を口腔内にて食塊にし，嚥下するまでの運動が含まれる．機能は食物保持，咬断（切断），粉砕，混合，食塊形成などである．

もっとも簡単に直接検査する方法は，一定の性状をもつ食物について初回嚥下までの咀嚼回数を測定し，咀嚼能力の評価値とする方法である．嚥下直前の食塊形成には，食物が必要十分に粉砕され，歯列舌側の口腔内に存在し，必要量の唾液分泌が要件である．この要件が満たされると嚥下に至る[10]．その他，咀嚼試料の粉砕粒子の分布状態から判定する方法，咀嚼試料の内容物の溶出量から判定する方法，咀嚼試料の穿孔状態から判定する方法，咀嚼能率判定表（山本式総義歯咀嚼能率判定表〈咬度表〉）による判定法がある．

間接的に咀嚼能力を検査する方法は，咀嚼時の筋活動より判定する方法がある．咀嚼筋の筋電図より筋放電持続時間，間隔，周期の変動係数，平均変化量を算出する．

■──嚥下機能評価

簡便な方法として，反復唾液嚥下テストと水飲みテストがある[11]．

反復唾液嚥下テストは，触診等で嚥下時の喉頭挙上を確認しながら30秒間で可能な空嚥下の回数を診査する．空嚥下が3回以上できる場合はほぼ正常とされ，3回未満の場合は嚥下機能障害[★14]の疑いがある．

水飲みテストは，常温の水30mLを注いだ薬杯を椅座位の状態にある患者に手渡して「この水をいつものように飲んで下さい」と指示し，水を飲み終わるまでの時間を計測し，様子を観察する検査である．プロフィールとエピソードから評価する［表11］．嚥下障害が疑われ，誤嚥の危険がある場合は3mL（小さじ1杯程度）の水分を摂取させ，嚥下の状態や嚥下後の嗄声の有無を

> **One Point**
>
> ★14 摂食・嚥下障害の原因
> 摂食・嚥下障害の代表的な原因は脳卒中であるが，その他にも口腔・咽頭部の腫瘍，食道炎，潰瘍など多くの原因がある．認知症や神経性食思不振症も原因となる．嚥下反射は加齢によって低下しないといわれているが，高齢脳卒中者では嚥下機能が低下することが多い．誤嚥による沈下性肺炎や呼吸器疾患を十分に注意する必要がある．

［表11］　水飲みテスト

プロフィール	①1回でむせることなく飲むことができる． ②2回以上に分けるが，むせることなく飲むことができる． ③1回で飲むことができるが，むせることがある． ④2回以上に分けて飲むにもかかわらず，むせることがある． ⑤むせることがしばしばで，全量飲むことが困難である．
エピソード	すするような飲み方，含むような飲み方，口唇からの水の流出，むせながらも無理に動作を続けようとする傾向，注意深い飲み方など ●プロフィール①で5秒以内：正常範囲 ●プロフィール①で5秒以上，プロフィール②：疑い ●プロフィール③〜⑤：異常

（窪田俊夫他：脳血管障害における麻痺性嚥下障害－スクリーニングテストとその臨床応用について．総合リハ10（2）：271-276, 1982. より）

調べる（改訂水飲みテスト）。

その他，ゼリー状の食物を嚥下させるフードテストや透視装置を用いた嚥下造影検査（videofluoroscopic examination of swallowing：VF），嚥下内視鏡検査（videoendoscopic examination of swallowing：VE）がある。

■──消化管運動と知覚機能

消化管運動異常や知覚過敏が関与している病態は多い。上部消化管では胃運動と胃排出の異常から，下部消化管では便通異常や便性状の異常が病態として認められ，消化管知覚から催される不快感や疼痛は患者のQOLを低下させている。

■──泌尿器機能と生活機能の関連

生活機能障害をきたす合併症として，①糖尿病性細小血管症，②大血管障害，③認知機能障害，④精神的問題（主にうつ病）などがある。高齢者では移動能低下の要因として，神経障害，脳血管障害，インスリン治療，腎症，関節炎があり，ADL低下をきたす原因として運動障害，脳血管障害，間欠性跛行，うつが報告されている[12]。糖尿病患者においては認知機能障害がより生じやすい★15, [13]。

■──ストーマケア

膀胱や下部消化管を腫瘍などにより外科的に切り除いたあと，排泄物を体外に出すためにつくられた排泄口をストーマという。便の排泄口は消化器官ストーマ（人工肛門），尿の排泄口を尿路ストーマ（人工膀胱）と呼ぶ。

排泄口は，腸や尿管を腹壁外に引き出して増設される。ストーマの表面は粘膜で組成され，知覚神経がほとんどないため痛みを感じにくい。括約筋もないため，便意を感じて便を随意的に我慢することはできない。

ストーマの取り扱いや適切なケアはADL上欠かせない。医師や看護師（ET）★16らとともに，生活支援のためにストーマケアの基本的な知識はOTももっておくことが望ましい。

■──自己導尿

脊髄損傷や骨盤神経の障害などにより排尿困難な場合には，カテーテルを尿道口から膀胱まで挿入し尿を排泄する自己導尿が行われる。この方法は尿路感染に対しても，膀胱の機能の保護の点からも優れた方法である。

導尿は完全尿閉のとき（自分で排尿できない）は，およそ4時間ごとに行われる。時間排尿は一定時間で確実に導尿し，1回量が300〜400mL以上にならないよう調節するとともに定期的に膀胱を収縮させる必要がある。

■──膀胱訓練としての間欠導尿法

膀胱には，蓄尿と排尿という2つの働きがある。膀胱は蓄尿時には弛緩し，排尿時には収縮する。膀胱訓練とはこの弛緩と収縮を人工的に膀胱に経験させる方法である。間欠導尿法はこれを繰り返し経験させ，従来の機能を取り

One Point

★15 虚血性心疾患発生率と糖尿病罹患期間の相関

全虚血性心疾患発症率はHbA$_{1c}$，糖尿病罹患期間と相関があり，HbA$_{1c}$が高いほど，罹患期間が長いほど発症率が高まる。心疾患への糖尿病の影響は男性より女性で強く，罹患期間よりも血糖のコントロール状態の方がより影響が大きい[13]。

Key Word

★16 Enterostomal Therapist：ET
ストーマケアをする専門の看護師。エンテロストーマセラピストと呼ばれる。

戻すのに適している。

自然排尿が可能な場合，自然排尿後に導尿を行い残尿量に応じて導尿回数を減少させる。排尿率が80%を超えた場合，訓練は終了する。

・残尿が100mL以上：自然排尿ごとに導尿
・残尿が50～100mL：導尿は1日2～4回
・残尿が30～50mL：導尿は1日1～2回か，導尿不要

■──肝機能検査

重症肝炎や劇症肝炎は完全な医学管理が必要である。慢性肝炎，肝硬変症例については，血液検査，血液凝固能検査，血液生化学検査，ICG負荷試験（15分値）★17，肝炎ウイルス検査を行い総合的に評価する。

■──腎機能検査

腎臓の主な働きは，アンモニアなど老廃物を排泄し，体内の成分を一定に保つことにある。腎臓機能が悪化し老廃物を排泄する能力が低下すると，尿素が血中に増える。これは尿素窒素と呼ばれる。

尿素窒素の基準値は8～20mg/dLである。腎不全やネフローゼ症候群・尿毒症などで腎機能が悪化すると，尿素窒素の値は上昇する。ただし，尿素窒素は脱水や発熱で腎臓での水分の再吸収増加，あるいはたんぱく質摂取過多により高値になることがある。

一般尿検査では，尿素窒素（blood urea nitrogen：BUN），電解質，クレアチニンクリアランス（Ccr）などの評価項目がある[表12]。

> **One Point**
>
> ★17 indocyanine green (ICG) 試験について
> ＊測定方法：比色法
> ＊基準範囲：15分値：10未満
> ＊異常を示す疾患：
> ・15分値が高い順に，肝硬変，慢性活動性肝炎，慢性非活動性肝炎
> ・15分値が上昇し，K値（血漿消失率）が0.06以下を示す場合95%が肝硬変
> ・15分値が21%以上の場合，被検者の65%が肝硬変であり，K値が0.05以下，あるいは15分値が35%以上であれば，他の検査成績が肝硬変とするには不十分であっても肝硬変の可能性が高い。

[表12] 尿検査の基準値とその異常を示す主な疾患

尿検査項目	基準値	異常を示す主な疾患等
尿量	1000～1500mL 2000mL＜多尿 500mL＞乏尿	多：尿崩症，腎不全利尿期，糖尿病 乏：脱水，急性腎炎，ネフローゼ症候群
尿比重	1.005～1.025 1.008＞低比重 1.030＜高比重	低：尿崩症，利尿薬の投与，多尿 高：糖尿病，脱水，心不全，NS
尿pH	4.8～7.5	高：呼吸性・代謝性アルカローシス，尿路感染 低：呼吸性・代謝性アシドーシス，発熱
潜血反応	（－）	陽性：腎・尿路の出血 擬陽性：ビタミンCの大量服用
尿蛋白	（－）	陽性：糸球体腎炎，NS，糖尿病性腎症
尿糖	（－） 0.1g/L以下	陽性：糖尿病，膵炎，甲状腺機能亢進症
尿素窒素（BUN）	8～20mg/dL （女性：10～20%低値）	高：腎炎，ネフローゼ症候群，脱水症，高熱 低：尿崩症，肝不全，低蛋白食
クレアチニンクリアランス（Ccr）	80～140mL/min	高：糖尿病初期，激しい運動，妊娠 低：腎障害，尿路結石，前立腺肥大，心不全
電解質（カリウム）	3.5～4.5mEq/L	高：代謝性アシドーシス，腎不全，乏尿 低：代謝性アルカローシス・糖尿病性アシドーシスの回復期，嘔吐・下痢

[表13] 尿沈検査の基準値と異常を示す疾患

尿沈検査項目	基準値	異常を示す主な疾患
赤血球	1～2個以下/視野	腎・尿系の炎症・腫瘍, 尿路結石
白血球	1～2個以下/視野	尿路感染（腎盂腎炎, 膀胱炎, 前立腺炎など）
扁平上皮	3～5個以下/視野	尿路感染
円柱類	(－)	腎炎, NS
ケトン体	(－)	糖尿病性ケトアシドーシス
ビリルビン	(－)	胆道閉塞
ウロビリノーゲン	(±)	高：肝炎, 肝硬変・腎癌・溶血性貧血 低：総胆管閉塞・抗生物質の長期投与・腎不全
アルブミン	10mg/g・CRE以下	高：糸球体腎炎, NS, 糖尿病性腎症, ループス腎炎

尿沈検査では尿中の細胞や細菌を顕微鏡で調べる。観察する尿中の細胞には赤血球, 白血球, 上皮細胞, 円柱などが調べられ, 特に血尿を診断する所見となる [表13]。

● 評価の視点

・ネフローゼではBUNはあまり上昇しない。尿細管障害に糸球体障害が加わると著明に上昇する。
・糖尿病昏睡ではBUNは正常値に近い。腎の病変を伴うときは悪化の程度に応じて, 血糖とBUNが増加する。
・アミロイドーシス：BUNの増加と同時にたんぱく分画に異常がみられる。
・BUNは腎前性の因子に影響されやすいので, BUN・クレアチニン比をみることが必要になる。

Column
インドシアニン・グリーン（indocyanine green：ICG）

ICG試験は肝機能や肝予備能を知るための色素負荷試験です。循環血漿量に比例した一定量のICGを経静脈的に投与すると, ICGは血中のリポ蛋白に結合して肝に輸送され, 類洞を通過する間に肝細胞に摂取され, 抱合を受けることなく胆汁に排泄されます。この過程で血中のICG濃度を経時的に測定し, 肝臓の色素排泄機能を観察するのがICG試験の原理です。

ICGの血中から胆汁への移行量は, 主として肝有効血流量と, 肝細胞の色素摂取量により決定されます。このため肝有効血流量が減少した場合や肝細胞摂取能が低下した場合に, ICGの血中消失速度は遅延します。通常はICG静注後15分での血中濃度を測定し血中停滞率（R15）を算出します。さらに肝の最大色素排泄機能を知る目的でICG最大除去率（Rmax）の算出も行われますが, これには負荷量を変えて2回以上ICG試験を行う必要があります。

Rmax（最大除去率）が低下する代表的疾患は, 肝硬変です。肝癌などで肝切除に際しその範囲を決定する場合に, Rmaxは残存肝細胞機能を予測する指標となります。内科的には, 不顕性肝硬変の診断や肝硬変の進行度, 予後の推測に有用です。また, 心疾患, 浮腫などで肝有効血流量が低下している患者では異常値を示すことがあります。

BUN/Cr＞10 腎外性因子の可能性
BUN/Cr＜10 腎性因子の可能性
- 高蛋白食を摂取している場合，高値になりやすい。
- 病的な蛋白異化亢進が存在する場合，高値になりやすい。
- 糸球体濾過値（GER）が1/4に低下するとBUN値は急激に上昇。
- 新生児のBUN値は成人より低く，2～3カ月で成人値と同等。
- 高齢者では腎機能の低下のため，成人より高値を示す。
- 女性は男性より10～20％低い。

■──糖尿病

　糖尿病は糖代謝とインスリン作用が不足し，細胞生活に必要な糖分を十分に細胞内に取り込むことができず，慢性高血糖を主徴とする代謝疾患群である。血糖・尿糖の異常な上昇，口渇，多尿，体重減少，昏睡などをきたす。血管障害により生活機能への影響が大きい。糖尿病性腎症，糖尿病性網膜症，糖尿病性神経障害の3つの合併症は糖尿病の3症（トリオパチー）と呼ばれる［表14］。

●糖尿病型［表15］

　その他の分類として，原因が明らかでない一時性糖尿病と，妊娠，感染，ストレス，クッシング症候群，副腎皮質ステロイド服用などによる二次性糖

[表14] 糖尿病の合併症

急性合併症	慢性合併症
1）糖尿病性昏睡 　①ケトン性昏睡 　②非ケトン性高浸透圧性昏睡 　③乳酸アシドーシス 　④低血糖性昏睡 2）急性感染症	1）細小血管障害 　①糖尿病性網膜症 　②糖尿病性腎症 　③糖尿病性神経障害 2）大血管障害 　①脳血管障害 　②虚血性心疾患 　③糖尿病性壊疽 3）その他 　脂質異常症，慢性感染症，胆石症，白内障など

[表15] 糖尿病型

1型糖尿病 （自己免疫性1型糖尿病，劇症1型糖尿病）	・インスリン依存型糖尿病：膵臓のランゲルハンス島β細胞が死滅 ・インスリンの分泌が極度に低下，ほとんど分泌されず血中の糖が異常に増加 ・インスリン注射が必須。肥満との関係はない ・発症初期の70％にはグルタミン酸脱炭酸酵素（glutamic acid decarboxylase: GAD），インスリン自己抗体（insulin autoantibody:IAA），膵島細胞抗体（islet cell antibody）などが陽性
2型糖尿病	・インスリン非依存型糖尿病：インスリン分泌低下と感受性低下 ・日本人患者の95％（東アジア人種：KCNQ2 gene塩基配列異常） ・サイトカインネットワークの異常：アディポサイトカイン（アディポネクチン，TNF-α，レプチン，レジスチン，RBP4），炎症

[表16] 空腹時血糖値および75g経口ブドウ糖負荷試験（75gOGTT）による判定区分と判定基準

	血糖測定時間			判定区分
	空腹時		負荷後2時間	
血糖値（静脈血漿値）	126mg/dL以上	◀または▶	200mg/dL以上	糖尿病型
	糖尿病型にも正常型にも属さないもの			境界型
	110mg/dL未満	◀および▶	140mg/dL未満	正常型

＊正常型であっても，1時間値が180mg/dL以上の場合は，180mg/dL未満のものに比べて糖尿病に悪化する危険が高いので，境界型に準じた取り扱い（経過観察など）が必要である。

（日本糖尿病学会：糖尿病の分類と診断基準に関する委員会報告（国際標準化対応版），糖尿病55（7）：492, 2012, ／日本糖尿病学会編著：糖尿病治療ガイド2014-2015．p18, 文光堂, 2014. より改変引用）

[表17] インスリン分泌とインスリン抵抗性の評価

評価	規準値
インスリンの指標	●血中インスリン：3～5μU/mL ●尿中C-ペプチド：24～118μg/日 ●血中C-ペプチド：0.3～2.5ng/mL
インスリン分泌能の評価	●尿中C-ペプチド（24時間排泄量） ・0～20μg/日：インスリン治療 ・20～30μg/日：インスリン治療必要ない場合が多い ・30μg/日：経口剤治療を検討 ●血中C-ペプチド ・グルカゴン負荷試験 ・グルカゴン1mg静注6分後のC-ペプチド（CPR）を測定 ・1.0ng/mL以下では1型糖尿病疑い ●血中インスリン（immunoreactive insulin：IRI） ・75g OGTT負荷前と負荷後30分との差 　ΔIRI（30'）μU/mL÷ΔPG（30'）mg/dL 　＊PG：血漿血糖値 　＞0.8：正常，＜0.4：糖尿病へ移行する可能性あり
インスリン抵抗性の評価	●空腹時血中インスリン値 ・早朝空腹時の血中インスリン濃度が15μU/mL以上はインスリン抵抗性の可能性がある。高インスリン血症の存在 ●インスリン抵抗性指数(Homeostasis Model Assessment Insulin Registance：HOMA-IR) ・IRI（μU/mL）×空腹時血糖（mg/dL）÷405 ・1.6以下：正常，2.5以上：抵抗性＋

尿病に分類される。

①早朝空腹時血糖値110mg/dL以上，②75g経口糖負荷試験（OGTT）2時間値200mg/dL以上，③随時血糖値200mg/dL以上，④HbA_{1c}（国際基準値，NGSP）6.5％以上のいずれかにあてはまるときは糖尿病型と判定される［表16］。

■──OTが行える糖尿病管理

OTは患者や高齢者のHbA_{1c}[★18]，食後血糖値などの推移を確認できるようにしたほうがよい。特に，糖尿病型はインスリンの分泌能とインスリンの細胞作用能によって異なる。インスリンの規準値を参照すること［表17］，治療

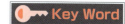

★18 HbA_{1c}
高血糖状態が長期間続くと，血管内の余分なブドウ糖は体内の蛋白と結合する。この際，赤血球の蛋白であるヘモグロビン（Hb）とブドウ糖が結合したものがグリコヘモグロビンである。グリコヘモグロビンのうち，糖尿病と密接な関係を有するものが

▶ HbA₁cである。高血糖ほどHbA₁cは多いので血液中のHbA₁c正常値は4.3〜5.8%であり，6.5%以上では糖尿病と判断される。過去1〜2カ月前の血糖の状態を反映する値である。

による血糖コントロールの状況は，患者の自律神経障害の理解にも役立つ。

　高齢者が実施しやすい食事療法の管理・確認方法には，食事療法の処方や調理メモによる記録を利用する方法がある。このとき，HbA₁cや食後血糖値の状態を追跡しておくことで，食事療法への介入や食行動の確認が容易となるだろう。糖尿病患者の活動量，運動量についても同様に，血液検査の結果を参照できるとよい。

■——OTと糖尿病患者のテクニカルトレーニング

　糖尿病患者に対応するOTの1つに視覚障害と知覚障害を併発した患者のADL訓練がある。糖尿病性網膜症により視力が低下した患者では，神経症状として末梢の知覚障害も併発していることが多い。この場合，手指の知覚を検査し，視覚の代償として手を使用したADL訓練を実施する。このテクニカルトレーニングを中心に，インスリン自己注射のための動作練習も行われる。

（濱口豊太）

(2)高次脳機能評価

(a)高次脳機能障害とは

　高次脳機能障害とは，さまざまな原因による脳の部分的な損傷のため生じる言語・思考・記憶・行為・学習・注意などの障害である[19]。

　身体的障害と同様に，高次脳機能障害に対しても，症状の評価や脳機能の解明にとどまるのではなく，日常生活の評価・介入をしていくことが作業療法士（OT）に求められている。ここでは，そうした介入のための基礎として，臨床場面で接する可能性の高い障害を中心に，その症状と評価方法を説明していく。OTとしての介入の流れを理解してもらうために，本項のみならず，「トップダウン・アプローチ」の項も参照していただきたい。

■——どんな原因で生じるのか？

　平成20年度東京都高次脳機能障害者実態調査[15]によると，通院患者では以下の通り報告されている。

- 脳血管障害：81.6%（脳梗塞・脳出血）[20]
- 脳外傷：10.0%
- その他（脳腫瘍・脳炎・低酸素脳症・アルコール症など）：8.6%

One Point

★19　高次脳機能障害と意識障害・認知症の区別
高次脳機能障害は脳の部分的な損傷であるのに対し，認知症は脳の全般的な障害である。認知症は記憶障害を中心としたさまざまな認知障害が進行性に出現する。せん妄は認知の変化を伴う意識障害であり，急性期に発症し，症状は変動しやすい。意識障害は認知活動全般に影響を及ぼすため，患者の高次脳機能障害を疑う前に，意識障害の有無について確認することが重要である。

(b) 評価の流れとプログラム立案までの考え方

①他部門からの情報収集と整理

- 発症から現在に至る情報
- 既往歴や服薬歴：心疾患や高血圧，呼吸器系などの既往がある場合，リハビリテーションでも負荷量を調整する必要があるため，必ず確認する。
- 合併症状の有無：主症状の他に視覚・聴覚などの障害や精神疾患などを有している場合もあるため，合併症状に関する情報は評価やアプローチをする際に非常に重要となる。例えば全失語合併の場合，おおむね言語指示性の課題は不可であるため，非言語的検査を選択的に実施するほか，行動観察から可能なものは評価を実施することになる。
- 教育水準
- 利き手：脳の側性化［表18］と病巣との関連から利き手の情報も得ておくことが望ましい。

[表18] 主要な血管支配領域内の病巣と代表的高次脳機能障害

血管	病巣側	高次脳機能障害
前大脳動脈	左	超皮質性運動失語など
	脳梁	脳梁離断症状
中大脳動脈	左	失語，失読，失書，失行
	右	半側空間無視，病態失認
後大脳動脈	左	純粋失読，連合型視覚失認
	右	地誌的見当識障害，相貌失認
	両側	連合型視覚失認，統覚型視覚失認，相貌失認

(石合純夫：高次脳機能障害学．p7，表3，医歯薬出版，2003．より)

One Point

★20 脳出血と脳梗塞

脳出血は脳血管障害のおよそ20%を占め，長期に持続する高血圧のために脳の細小動脈壁が破綻し出血する。好発部位は大脳基底核，視床，大脳皮質下，小脳，中脳，橋である。脳室に穿破している場合，頭蓋内圧低下・髄液循環改善・血性髄液除去の目的で脳室ドレナージが行われる。障害部位にもよるが，脳室穿破の場合の方が一般的に予後が悪いといわれている。脳梗塞は脳の血管の閉塞または血流障害のため，脳の一部が虚血性壊死を起こした状態である。好発部位は大脳の主幹動脈だが，ラクナ梗塞と呼ばれる小梗塞の場合，大脳基底核，視床，内包，放線冠などの穿通枝領域に生じることが多い。

Column
患者が高齢者の場合

　東京都高次脳機能障害者実態調査結果によると，高次脳機能障害者は男性が女性より多く，年代別では60歳以上のものが67.2%，全体の44.9%が介護保険の認定を受けています（2008年現在）。このように患者が高齢者というケースが増加傾向にある今，どこまでを高次脳機能障害ととらえるべきでしょうか。

　基本的に加齢に伴って高次脳機能は衰えますが，生理的な衰えと病気による認知症，さらには脳の局所障害としての高次脳機能障害は区別して考えます。認知症と高次脳機能障害の区別方法としては，受傷前後の変化に注目すべきでしょう。問題と思われる認知・行動が病前からのものである場合は，高次脳機能障害よりも緩やかに進行する認知症の影響が大きいかもしれません。受傷後からの変化の場合は，高次脳機能障害が疑われます。このように，問題行動の出現時期を確認することで，ある程度判断可能と思われます。

・画像評価（障害されている部位はどこか）：脳の病変部位を把握し，脳損傷と症状の関連性を確認する。医師からの情報収集をもとに，カンファレンスで予後予測を含めた他職種との情報交換をする。

②家族からの情報収集
●病前性格や病前の対処方法の確認
　動作の性急さ，コミュニケーションパターンなどは，一概に"障害"として取り扱うことはできない。その症状が病前からのものか否かは，受傷後の高次脳機能障害を疑う場合の貴重な情報となる。
●家庭環境
　患者の退院後の生活も視野に入れ，家屋状況や家庭環境（収入源は？　キーパーソンは？　子どもは？　家族の受け入れは？）の情報を得ておく。

③本人との面接と観察による状態像の把握
●意識レベルの確認
　意識レベルが低い場合，認知機能全般に影響を及ぼす可能性が高い。意識レベルの評価によく用いられるのはJapan Coma Scale（JCS）とGlasgow Coma Scale（GCS）である。いずれの検査も言語での応答が評価項目に含まれているため，機械的に評価することが適切でない場合もある。発話の障害がある場合は非言語性の応答（視線の動きや応答しようとする様子）があるかどうかで，意識レベルの確認を行う。
●視線，頭部，身体の動きや表情の変化，問いかけに対する反応の仕方
　面接時には，言語的応答の内容のみならず，問いかけに対する非言語的な反応にも気を配る。その様子は環境に左右されることも多いため，面接時の環境には配慮が必要である。

④神経心理学的検査の実施　（93頁Column参照）
　目的とする評価を適切に実施するためには，各々の検査の適応条件を把握しておくことが重要である。各々の検査については後半に簡単に触れるが，詳細については各専門書を参考にしてほしい。評価を実施する際には，以下の点に注目して観察する。
●評価中の様子
　評価を実施している際の患者の反応も重要な情報である。注意集中の状態，会話の受け答え，課題に取り組むまでの様子，課題中の様子について観察する。
●指示理解の程度
　検査場面において検査を遂行できない場合，その検査に関連する諸機能の低下を疑う前に，指示をどの程度理解できているかを確認すべきである。指示理解が悪い場合，患者の問題以前に検査場面の環境設定等に問題はないか等も考える必要がある。
・失語が合併しているために言語指示を把握できていないか
・覚醒度に問題はないか

> **Column**
> **高次脳機能障害の評価：何のために評価するのか**
>
> 作業療法士が高次脳機能を評価するとはどういうことでしょうか。神経心理学的検査を用いるからといって，患者の特異な症状を見つけるために実施するのではないということを忘れてはいけません。検査は1つの道具として用いるのです。患者のどういった機能が低下しており，どういった機能は残存しているのか，外見からは判断しにくい症状を見極め，整理し，具体的に日常生活上で生じうる問題に対し，リハビリテーションを実施していきます。「検査結果が標準得点以下だから問題あり」と単純に判断することは，適切な評価とはいえません。OTは，患者のバックグラウンドも含めて全体を解釈することが必要であり，そのためには本書で説明しているようなボトムアップの考え方のみならず，トップダウンの視点も非常に重要な要素となります。

- 検査者の説明がわかりにくくはないか（数回指示をすれば遂行可能か，指示方法を変更することで遂行可能か）
- 評価場面の周囲の環境は騒がしくないか（注意障害等が疑われる場合は特に気を配るべき）

⑤日常生活動作における高次脳機能障害の影響を評価

高次脳機能障害は，机上検査では問題がなくとも，生活場面で大きな影響を及ぼすケースがよくみられる。したがって，実際の生活動作の際の問題も観察評価しておく必要がある。

評価には，一般的なADL評価が用いられることも多いが，近年では神経行動学的評価法A-ONE（ADL-focused Occupation-based Neurobehavioral Evaluation）といった，日常生活動作と神経行動学的障害とを直接結び付けて評価可能なツールも開発されている。

⑥患者の問題点と利点の整理
● 高次脳機能の構造的理解[16]

ICFなどをベースに患者の状態を整理しよう。整理された情報をもとに評価結果を解釈し，覚醒が十分な状態の患者に現状に関する説明をしていくことは，介入の基本的部分である。この作業は介入の方向性について患者に同意を得られると同時に，患者自身の自己意識へ働きかけることにもなる。

⑦リハビリテーション計画の立案

評価結果をプログラムに結びつけていくためには，検査得点から障害の程度を検討するだけではなく，どういった場面で，どういった問題が生じるのかということを具体的に観察評価していくトップダウンの視点が必要となる。評価結果をもとにプログラム立案をする際には，どの感覚刺激（視覚？聴覚？　その他？）が最も用いやすいのか，どのような環境設定で，どのくらいの時間配分で実施するのか等を，患者の障害の程度や性格に合わせて

考えていくことが重要である。

(c)具体的症状と評価の観点

高次脳機能障害は重複していることが多く，障害の状態は一人ひとり異なる。しかし，やみくもに評価を実施することは無意味であり，患者への負担も増すので避けたほうがよい。評価選択をする際に重要なのは，スクリーニング検査と日常場面での反応観察である。そのうえで精査が必要と考えられる部分は詳細な神経心理検査を実施し，症状の重症度などを判断する。

限られた時間で，患者に身体的・精神的負担をかける可能性があることを考慮しながら，適切な方法で評価を実施できるよう工夫する。

①スクリーニング検査：認知機能の全体像を把握

スクリーニング検査の結果は，患者の有する中心的な高次脳機能障害を見つけ出し，精査すべきか判断するきっかけとなる。単純な知能評価として点数を算出するのみで終えてはならない。

●改訂長谷川式簡易知能評価スケール（HDS-R）[表19]

30点中，20点以下を認知症，21点以上を非認知症とした場合に最も高い弁別性を示す。本検査は動作項目を排除し，語想起と数唱課題を採用している。HDS-R得点と，年齢および教育歴との間には有意な相関は認められていない。次に述べるMMSEとの相関は非常に高い。高次脳機能障害のスクリーニング検査として使用する場合は，どういった項目に最も障害が認められるのかに着目するべきである。

●Mini-Mental State Examination（MMSE）

言語検査と模写検査を含んでいるため，HDS-Rに加えて失読・失行・失語・失書・構成能力・注意の要素もみることができる検査である。MMSEは総合点が低いほど認知障害の存在が推定できる。学歴の影響については，低学歴のものに比して高学歴のものではMMSEの感受性は低いと報告されている。

●Frontal Assessment Battery（FAB）

前頭葉型認知症の進行をチェックしたり，前頭葉症状を把握するために使用される。ベッドサイドにて10分程度で実施可能である。6つの下位項目（概念化課題，知的柔軟性課題，運動プログラム課題，葛藤指示課題，抑制コントロール課題，把握行動課題）で評価する。従来の認知症検査やWisconsin Card Sorting Test（WCST）との相関も報告されている。従来の神経心理検査に比べて診断・鑑別の精度が高いため，MMSEで満点をとることが可能な患者がFABでは認知症レベルになることもしばしばある。

②各々の症状と精査に用いられる評価

●注意障害

注意は大きく分けて全般性注意と方向性注意に分けられる。一般的にいう

[表19] 改訂長谷川式簡易知能評価スケール(HDS-R)

検査日_____年___月___日　　　合計得点　　／30

氏名_____　生年月日_____年___月___日　性別　男　女

得点　1___　2___　3___　4___　5___　6___　7___　8___　9___

No.	質問内容		配点	記入
1．お歳はいくつですか？（2年までの誤差は正解）			0　1	
2．今日は何年の何月何日ですか？何曜日ですか？ （年月日，曜日が正解でそれぞれ1点ずつ）		年	0　1	
		月	0　1	
		日	0　1	
		曜日	0　1	
3．私たちが今いるところはどこですか？ 　自発的に出れば2点，5秒おいて，家ですか？病院ですか？ 　施設ですか？　の中から正しい選択をすれば1点			0　1　2	
4．これから言う3つの言葉を言ってみてください．あとでまた聞きますので よく覚えておいてください． 　（以下の系列のいずれか1つで，採用した系列に○印をつけておく） 　1：a)桜　b)猫　c)電車　2：a)梅　b)犬　c)自動車			0　1 0　1 0　1	
5．100から7を順番に引いてください． 　（100－7は？それからまた7を引くと？と質問する．最初の 　答えが不正解の場合，打ち切る）	(93)		0　1	
	(86)		0　1	
6．私がこれから言う数字を逆から言ってください． 　（6－8－2, 3－5－2－9） 　（3桁逆唱に失敗したら打ち切る）	2－8－6		0　1	
	9－2－5－3		0　1	
7．先ほど覚えてもらった言葉をもう一度言ってみてください． 　（自発的に回答があれば各2点，もし回答がない場合，以下のヒントを与え 　正解であれば1点） 　a）植物　b）動物　c）乗り物			a：0　1　2 b：0　1　2 c：0　1　2	
8．これから5つの品物を見せます．それを隠しますので何があったか言って 　ください． 　（時計，鍵，タバコ，ペン，硬貨など必ず相互に無関係なもの）			0　1　2 3　4　5	
9．知っている野菜の名前をできるだけ多く 　言ってください． 　答えた野菜の名前を右欄に記入する． 　途中で詰まり，約10秒待ってもでない場合には 　そこで打ち切る． 　5個までは0点，6個＝1点，7個＝2点，8個 　＝3点，9個＝4点，10個＝5点			0　1　2 3　4　5	

B-3　ボトムアップ・アプローチによる作業療法評価

注意障害とは，全般性注意の障害のことである。

- **観察ポイント**：注意機能検査場面では，課題の難易度に応じて患者がどのような反応をするか，課題に取り掛かるまでの時間なども含め観察しておく。どの知覚（視覚？　聴覚？）を用いて取り組んでもらう検査なのかを，検査者はよく理解して実施すべきだろう。
  - 全般性注意障害：スクリーニング検査の段階で精彩さを欠く，視線の動きも定まらないことあり
  - 注意容量の問題：簡単な内容は可能だが難しい内容では混乱（特に数唱課題や連続減算課題で顕著）
  - 選択性注意障害：問いかけに注意を向けるか，ターゲットに対して適切に注意を向けるか
  - 持続性注意障害：課題中の注意散漫の程度，一定の評価時間を通じての注意の変化

- **注意機能検査**［表20］
  - CPT（Continuous performance test）：持続性注意と選択性注意の両方を検出可能な検査。標準注意検査法（Clinical assessment for attention:CAT）[21]に含まれている。
  - ADT（Auditory detection test）：聴覚性注意の持続性と選択性の両方を評価できる検査。5種類の類似語音を1音/秒の速度で提示し，目標音の際にタッピング等での反応を求める。CATに含まれている。
  - PASAT（Paced Auditory Serial Addition Task）：1桁の数字が1秒間隔あるいは2秒間隔で読み上げられるテープを聞きながら，前後の数字の足し算の答えを求める検査。聴覚性注意検査としては鋭敏だが，課題の難易度は比較的高い。CATに含まれている。
  - SDMT（Symbol Digit Modalities Test）：符号と数字の組み合わせを提示したのち符号のみを提示し，それに相当する数字を書くことを求めるテスト。注意と記憶の要素を含んでいる。CATに含まれている。
  - Trail Making Test（TMT-A,TMT-B）：ランダムに配置された数字を1から順に探して結ぶ課題。テストはA・Bの2種類ある。TMT-Aは選

> **One Point**
>
> **★21 標準注意検査法（Clinical Assessment for Attention：CAT）**
>
> 代表的な注意検査をすべて包含し，標準化された検査である。日本高次脳機能障害学会によって作成された。聴覚性の注意，視覚性の注意，簡単な聴覚性・視覚性記憶を含む注意機能から，葛藤状態における注意の持続機能などをみることができる。

［表20］　注意機能の分類

	注意機能の分類	機能	代表的検査
覚度	覚醒水準（vigilance），覚度（alertness）	刺激に応答するための準備状態	赤と緑ランプ弁別[16]
持続性	持続的注意（sustained attention）	一定時間刺激に反応し続けるための注意の持続力	赤と緑ランプ弁別，末梢検査，CPT，ADT
焦点化	選択的注意（selective attention），注意の集中性（focused attention）	注意を集中し，多くの刺激のなかから特定刺激を選択する能力	末梢検査，CPT，ADT，TMT-A
配分化	転換的注意（alternative attention）	注意の柔軟な振り向け	TMT-B
	配分的注意（divided attention）	複数の刺激に同時に注意を配分	TMT-B，SDMT，PASAT
制御	注意の制御機能（supervisory attention system：SAS）	要素的注意を能動的に制御する高次注意制御機能，行動の柔軟性や臨機応変さに関連	TMT-B，PASAT，Stroop Test，WCST

（浜田博文：注意の障害，鹿島晴雄・種村純編，よくわかる失語症と高次脳機能障害．pp412-420，永井書店，2003．より一部改変）

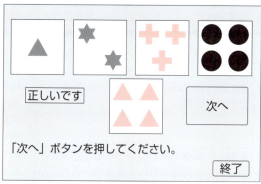

[図12] WCST (Wisconsin Card Sorting Test)
(慶応F-S Version)

(小林祥泰：Wisconsin Card Sorting Test (WCST). 日本臨床痴呆症学 (1) 61：344-349, 2003. より)

択性注意検査，TMT-Bは分配性注意，転換性注意，注意の制御機能の検出が可能である。

・WCST [図12]：4種のシンボル，色，個数が印刷されたカードを分類する検査。分類基準は教えられないため，患者は適当に分類しながら分類基準を探さねばならない。前頭葉障害に対する検査として用いられ，注意以外にも遂行機能にかかわる多くの要素が複雑に絡んだ検査。患者の全般的知能や学歴，情動的・行動的要因にも影響を受けるため，結果の解釈には慎重さが必要である。

●半側空間無視 (unilateral spatial neglect：USN)

方向性注意の障害のことを半側空間無視[22]という。

- **観察ポイント**：USNは脳損傷の反対側への注意を向けることが困難になる症状で，主に左側を無視することが多い。視覚に限らず，聴覚にも現れる場合がある。障害が軽度の場合は左下のみ見落とす傾向がある。

  検査中には，課題にどのように取り組むか（どんな抹消の仕方をしているか），課題時の頭部・体幹の姿勢はどうか，代償するような動きが認められるかなどを観察する。また，紙面検査では正常でも，ADL場面で明らかとなることが多いため，ADL評価と合わせて障害の程度を判断し，その影響について考察することが必要である。

- **半側空間無視検査**
  ・抹消テスト：線分抹消テスト，文字抹消テスト，仮名ひろいテストなどが広く使用されている。
  ・BIT行動性無視検査日本版 (Behavioral Inattention Test：BIT)：机上検査と行動検査からUSNの程度を定量的に評価可能である。検査は，通常検査と行動検査に分けられる。通常検査はUSNの古典的検査法を網羅したものであるため，通常検査のみを注意のスクリーニング検査として用いることも多い。

●失認 (agnosia) [表21], (98頁Column参照)

- **観察ポイント**：失認は，視野障害や視力障害がないにもかかわらず，障害が認められる場合を視覚失認とするため，これらの問題との鑑別をする必

One Point

[22] 半側空間無視と半盲の区別

半側空間無視は，視野欠損がないにもかかわらず，脳損傷の反対側への注意を向けることが困難になる症状で，無視症状そのものよりも無視症状への無関心が大きな問題となることが多く，患者は自分から不自由を訴えることが少ない。

一方，半盲は半側視野が欠損している状態で，見えないことを自覚している場合が多いため，患者は，時間はかかるものの頸部を回旋するなどして代償することが可能である。空間認知などに何らかの問題が生じていそうだと思ったら，対座法を用いて視野欠損の有無について確認しよう。

[表21] 視覚性失認の主な分類と特徴

視覚性失認の分類	責任病巣	特徴	検査の様子
統覚型（同時失認はここに分類される場合がある）	1次〜2次視覚野細胞層の部分的損傷	要素的にとらえた特徴を部分的形態にまとめあげることが困難。患者は刺激の輪郭をなぞったり頭を動かすなどして代償しようとする。	・模写× ・異同弁別× ・マッチング× ・錯綜図×
統合型	紡錘状回，海馬傍回後部	まとめた部分的形態を全体の形と関連づけることが困難。	・模写△ ・対象の知識○ ・視覚的同定× ・異同弁別○
連合型	紡錘状回，後頭葉下外側部，海馬傍回後部	知覚し，全体の形と関連づけることはできるが，その情報を意味と関連づけることが困難。	・模写○ ・異同弁別○ ・マッチング○ ・錯綜図×
相貌失認	紡錘状回側頭後頭移行部	見知っている人の顔を同定できないが，声やしぐさで同定可能。	・既知相貌× ・未知相貌×〜○ ・表情×〜○
街並失認	海馬傍回後部	よく知っている建物や風景を見てもどこだかわからない。道順障害とは区別される。	・場所の判断× ・物体認知○ ・風景の説明○

（鈴木匡子：失認の評価法．江藤文夫他編：臨床リハ別冊 高次脳機能障害のリハビリテーションver2．p194，医歯薬出版，2004．を参考に作成）

要がある。失語との鑑別も忘れてはならない。

検査中は，物品の提示方法や指示の出し方によって被験者がどのように反応するかを注意深く観察する。図形の模写が可能かどうか，どのように模写しているのか，模写の速度はどのくらいかをよく観察しておく。また，カテゴリー特異性の有無，聴覚性失認や触覚性失認の可能性も考慮しながら検査場面の様子をとらえる。

● **失認検査**

Column
コバート（covert）認知

責任病巣は紡錘状回（fusiform face area：FFA）といわれている相貌失認で，身近な人の顔を見ても誰だか判別できませんが，声を聞けば直ちに判別が可能という，相貌のみに特異的に現れる症状として知られています。しかし相貌失認でも潜在的に何らかの認知ができている可能性があります。潜在的に認知している状態を「covert認知」といい，視覚皮質から下頭頂小葉を経由して大脳辺縁系へと至る視覚の背側経路が関与しているとされます。既知感はありませんが実際に検査をすると正答するという症状ですので，この認知はリハビリテーションに利用されています。covert認知の反対にovert認知は，顕在的・意識的な認知のことで，視覚皮質から下縦束を経て側頭へ至る腹側経路が関与するとされます。相貌失認は背側経路は正常ですが，腹側経路に何らかの障害があるととらえられるかもしれません。

[表22] 失認検査の評価項目
①視知覚の基本機能（弁別・目測・錯綜図・模写）
②物体・画像認知（呼称・分類・写生）
③相貌認知（熟知相貌・未知相貌）
④色彩認知（色名呼称・分類・色鉛筆選択）
⑤シンボル認知（記号認知・文字認知・模写）
⑥視空間の認知と操作（線分抹消・模写・音読）
⑦地誌的見当識（日常生活・地誌的記憶・白地図）

・標準高次視知覚検査（VPTA）：視覚失認・視空間失認（USN）の検査で，失認全般を網羅している［表22］。

● **構成障害（constructional disorder）**［表23］
● **観察ポイント**：構成能力障害は，著しい視覚障害や運動障害がないにもかかわらず，操作の空間的位置づけが侵され，構成的課題をうまく達成できない。視空間認知，物品操作，行為プランニング能力など多様な能力が重複するため，USNのような症状に伴って構成能力障害が生じていることもある。構成能力検査は，構成行為以外の側面を評価する目的で作られているものが多いので，解釈には慎重さが必要である。

構成能力障害は，構成そのものができるかどうかということよりも，構成に取り組み（課題に取り組むまでの様子・構成方法），完了するまでのどういった側面に問題が生じているのかを見極めることが重要である。

● **構成能力検査**
・Kohs立方体組み合わせテスト（Kohs Block Design Test）：特殊で一面的なIQの算出をする検査だが，構成検査としては以下の要素が含まれる。
　＋課題に取り組む意欲
　＋実際の構成操作を始める前の手本の予備的な視覚的分析と見当付け
　＋構成活動の全般的図式の作成
　＋具体的逐次的操作の遂行
　＋結果と手本との対象と誤りの訂正
・ウェクスラー成人知能検査改訂版（WAIS-Ⅲ）積み木模様課題[★23]：WAIS（Wechsler Adult Intelligence Scale）は具体的で多様な言語的・非言語的検査を集め，知能の全体像をとらえるために開発された検査。言語性IQ，動作性IQ，全検査IQを算出することができる。積み木課題は動作性検査に相当する。
・BITの立方体模写のような図形模写：模写に以下のような問題が生じた場合，その問題が何に起因しているのか考える。
　＋大まかには描けているが細かい部分が欠けている
　＋直角の部分が増えている
　＋見本に重ねて描こうとする
　＋立方体が平面的でひしゃげている
・Rey-Osterrieth Complex Figure Test（レイの複雑図形テスト）：もともとは視覚性記憶検査として使用されているが，「模写」させるという工程そのものは視覚構成能力の指標となる。詳細は「記憶障害」の項参照。

One Point

★23 知能検査について
本書で紹介している検査には，もともと知能検査として開発されたものがいくつかある。WAIS-Ⅲは全般的知能検査として用いられているほか，コース立方体組み合わせテストでは分析や統合力といった側面の知能をみている。また，レーヴン色彩マトリックス検査は，非言語的知能検査である。知能検査は多くの要素を含んでいるため，さまざまな評価に重複して紹介されているが，いずれも使用する際に，検査の下位項目の意義を考慮しながら実施することが望ましい。

[表23] 構成障害の種類と機能

損傷部位	機能		検査	備考
前頭葉領域	空間定位能力	○	いずれの損傷例でも使用する検査は共通 ・Kohs立方体組み合わせテスト 　（知的機能と同時に観察可能） ・WAIS－Ⅲ積み木模様課題 　（知的機能と同時に観察可能） ・図形模写 　（注意と同時に観察可能） ・レイの複雑図形テスト 　（記憶と同時に観察可能） ・レーヴン色彩マトリックス検査 　（失語があっても適用可能）	遂行機能や意欲等の前頭葉機能が障害された際の特徴が，課題遂行時に観察できる。
	手本の予備的分析	×		
	全般的図式	×		
	行為planning障害	×		
	課題に対する意欲	×		
	全般的な発動性低下	×		
	衝動性の亢進	×		
頭頂・後頭領域	空間内の物品操作	×		課題に取り組む姿勢は正常。物品操作などの段階で問題が生じて課題に失敗する。
	手本の予備的分析	○		
	全般的図式	○		
	行為planning障害	○		
	課題に対する意欲	○		
	全般的な発動性低下	○		
	衝動性の亢進	○		

・日本版レーヴン色彩マトリックス検査[18]：上段の欠けている部分に最も適する図形を，下段の6図形のなかから選ぶという知能検査。言語障害や運動障害，母国語の違いから他の複雑な検査を施行できない場合も適用可。創造的な新しい洞察を形成する能力あるいは高いレベルの非言語的な構成概念などを測定する。

●記憶障害（memory disorder／memory disturbance）

記憶の保持時間によって即時記憶，近時記憶，遠隔記憶に分類できるが，記憶の内容によっては陳述記憶・非陳述記憶の分類で障害をみていくこともある。また，障害の原因を起点として前向性健忘と逆向性健忘に分けることができる。

●観察ポイント：スクリーニング検査で認められた症状をもとに，どんな記憶に問題が生じ，どんな記憶は保たれているのか推測する。

　記銘障害の場合は，前向性健忘を呈するため，病院名や担当スタッフの氏名を覚えられないなど，検査場面以外のADL上でも記憶の問題が生じていることが多い。展望記憶等の障害が疑われる場合は，スケジュール管理がうまくできないことや誤りの自己修正をしない，欠落した記憶部分を作話で補うなどの特徴がみられるため，展望記憶の項目を含む検査を用いてこれらの態度や状態の有無を観察しておく。

●記憶検査［表24］

・日本版ウェクスラー記憶検査（Wechsler Memory Scale-Revised：WMS-R）：言語性指標，視覚性指標，全般性指標，注意集中力，遅延再生などの下位検査からなり，即時記憶と近時記憶の検査を包含した記憶バッテリー。総合的知的能力検査であるWAISと比較することにより，知的能力と記憶能力の差を検出することが可能。

・リバーミード行動記憶検査(The Rivermead Behavioral Memory Test：RBMT)：展望記憶を含む日常的場面の記憶能力を評価することができ

[表24] 記憶の時間的分類と代表的検査

記憶分類	代表的検査	備考
即時記憶	・MMSEやHDS-Rの数唱・単語即時想起・物品記銘 ・レイの複雑図形の即時再生（注意検査を含む） ・ベントン視覚記銘検査（視覚性） ・WMS-R	数唱可能なら全般的注意と言語性即時記憶はUK。 数唱不可のときは即時記憶・注意障害・失語の影響を考慮する必要あり。
近時記憶	・見当識 ・三宅式記銘力検査（言語性） ・レイの複雑図形の遅延再生（注意検査を含む） ・RBMT行動記憶検査（展望記憶検査を含む） ・WMS-R	RBMTに付属している生活健忘チェックリストにより，日常生活の問題を評価することも可能。
遠隔記憶	・自伝的記憶検査 ・歴史的事実 ・WMS-R	記憶の想起に問題がある場合でも発症から時間的に距離のある古い記憶は保持されるケースが多い。

る。30分程度で実施可能なため，スクリーニング検査としての有用性も増している。患者の日常生活場面での問題点をとらえやすく，リハビリテーション計画を検討するうえでも有用な検査である。
・ベントン視覚記銘検査：視覚性認知と分析，再生における構成能力（図案の模写）と短期想起による再生（記憶からの構成）の評価に使用可能。さまざまな時間で刺激を提示することと，提示と再生の間の遅延時間を増大する試行を含むことにより，認知的にはより複雑であるが，感受性のよい測定法である。
・三宅式記銘力検査：有関係対語試験・無関係対語試験の2種がある。単語の対10組を読みあげて聞かせた後，最初の単語を言って，対になっているもう一方を言ってもらう検査。有関係対語は3回目に10個とも正解できなければ異常，無関係対語が3回目に0であっても確実に異常といえる。
・Rey-osterrieth Complex Figure Test [図13]：視覚性記憶検査として頻繁に用いられる。模写と再生の両方を実施するため，模写ではUSNや構成障害などの問題点を考慮に入れて，再生の評価をすることができる。模写と再生の間に，他の模写課題や描画の課題をはさんではいけない（何を再生するのか後でわからなくなるため）。

●失行（apraxia）[19]（102頁Column参照）
●観察ポイント：失行は運動麻痺や失調，不随意運動などの運動障害がないか，軽度であるにもかかわらず，指示された動作を誤ったり，物品の使用を誤まる症状のことである[20]。評価時の観察からこれらの類似した症状との区別をしよう [表25]。また，失語症の合併は比較的多く認められるため要注意である。

評価の際には，失行の出現は一側性のものであるか，両側性のものであるか観察する。行為は少なくとも言語命令・模倣・物品使用が障害される。課題ができたかどうかではなく，どのように反応したのか（誤反応の仕方：時間・空間的誤り，行為の順番の誤りなど）を詳細に分析する。一般に模

[図13] Rey-osterrieth Complex Figure Test
（レイの複雑図形テスト）

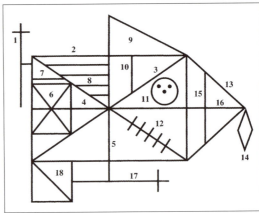

（Meyers JE, et al : The Neyers scoring system for the Rey complex figure and the recognition trial : Professional manual. Psychological assessment resources, 1995. より）

[表25] 失行の分類と損傷部位について

失行の分類	損傷部位	状態
肢節運動失行	中心回領域	一側性あるいは部分性失行。損傷領域と対側の手指運動が拙劣になる。麻痺との区別は不明確。
道具使用やパントマイム動作の障害	左半球損傷頭頂	両側性失行（観念失行，観念運動失行）。
使用行動	前頭葉損傷による頭頂葉機能とのバランスの崩れ	必要のないタイミングで目の前の道具を使用してしまう。使用禁止を指示されても使用してしまう。強制模倣も類似したメカニズムで発生している可能性あり。
拮抗失行	脳梁損傷	左右手が拮抗的な行為をする失行。
道具の強迫的使用	脳梁前部と左前頭葉内側面の損傷の合併で出現	原則として右手に出現。使用行動と類似した行動が認められるが，強迫的使用では，他方の手でその動きを止めようとする。
エイリアンハンドサイン	脳梁と右前頭葉内側面損傷の合併	左手が目的のはっきりしない勝手な動きをし，右手がそれを抑えようとする。

Column
失行をどうとらえる？

　失行は一般に，患者自身の動機づけがあって実行される動作は可能ですが，指令を受けたり，外部からの視覚的あるいは触覚的刺激などを受けて適切に反応することが困難であると考えられています。これは運動実行の際に，自己の動機づけから運動する際には手続き記憶から方法を想起することが可能ですが，指示に従って運動を実行する際には，提示された物品に関する意味記憶などからの想起が含まれてくるためではないかと考えられます。しかし，いまだ明確な答えは出ていません。失行はその病巣部位から失語や麻痺を合併するケースが多いため，「失行」として鑑別することは臨床上しばしば難しいことがあります。

倣は言語命令の方が困難であり，単純動作より時間的空間的に複雑な動作が困難になる。物品操作では，物品があるときよりも物品使用のパントマイムの方が困難である。前頭葉症状で認められる道具の強迫的使用などは，古典的な失行とは区別されるが，症状の出現の仕方や，他側の手の動きの様子（拮抗的な動きをしているか否か，など）などを観察しておくことが望ましい。

- 失行検査
  - 標準高次動作性検査（Standard Performance Test of Apraxia：SPTA）：スクリーニングとしていくつかの項目をピックアップして実施することが可能。スクリーニング用検査としては，顔面動作・上肢（片手）手指構成模倣・上肢で物品を使う動作・描画などを用いることが多い。
  - WAB失語症検査（日本語版）の行為検査：WAB失語症検査の行為の下位検査では，上肢の運動（観念運動失行），顔面の運動（口腔顔面失行），道具の使用および複雑な動作（観念失行）を口頭命令と視覚的模倣で行う。また，道具使用では実際に道具を使ってもらう。

● 失語（aphasia）

- 観察ポイント：失語には多くの種類があるが，聞くこと，話すこと，読むこと，書くことのいずれかに困難をきたす。失語検査では，[図14] に示すように自発話の流暢性や聴覚的理解力の障害程度などとともに，復唱が可能であるかどうかを評価する。

　早期には障害の性質や程度の把握を，評価を通じて行うと同時に，確実なコミュニケーション手段を確保することが重要となる。検査中は，障害の程度のみならず残存機能に着目するほか，言いたいことが言語表出できないことに対する心理的問題が生じる可能性を念頭においておく。

- 失語症検査

[図14] 失語症の分類（Bensonら，1996より[21] 一部改変）

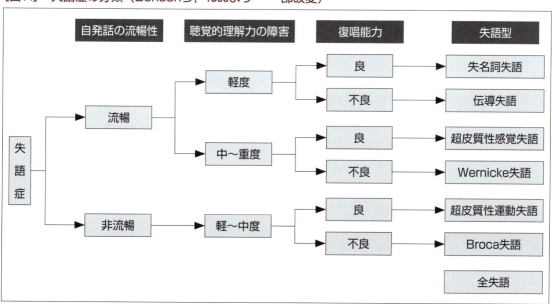

（立石雅子：失語症．本田哲三編，高次脳機能障害のリハビリテーション実践的アプローチ．p27, 医学書院, 2006. より）

- 標準失語症検査（Standard Language Test of Aphasia：SLTA）：聴く（聴覚的言語理解），話す（口語言語表出），読む（音読，読字理解），書く（自発書字，書き取り），計算（四則筆算）の5項目からなり，日本語の特徴に即した内容となっている。
- WAB失語症検査（Western Aphasia Battery：WAB）：言語の様式別に言語症状を把握しようとする検査だが，失語症のみならず，失行やUSN，非言語性知能の検査も含んでいる。WABでは失語指数（AQ）を算出することができる。
- 実用コミュニケーション能力検査(Communication ADL Test：CADL)：上記2つの失語検査とは異なり，日常のコミュニケーション場面での言語行動を評価する目的で開発された検査法で，日本人用に標準化されている。この検査実施は基本的に聴覚理解あるいは文字理解が保たれていなければならないため，適用可能な対象の重症度は限られてくる。

●社会的行動障害

●**観察ポイント**：社会的行動障害は一般的な神経心理学的検査を実施している際や面接時などに観察することができる。検査場面で症状がみられないからといって「問題がない」と単純に判断することはできないため，患者が置かれる状況によって症状に変化が認められるか，対応する人間によって変化はみられるか，攻撃性などが認められる際は，何らかの誘因があるか否か，などについて観察することが評価の第一歩である。

●**社会的行動障害の評価検査**
- BADSに付属しているDEX（病識の評価）：患者本人と家族の両方に質問することにより，家族からの情報と本人の自己認識の解離の程度を知ることができる。
- Neurobehavioral Functioning Inventory（NFI，病識の評価）：脳外傷者の障害像をとらえるために開発された行動評価法であり，①うつ症状，②体性感覚症状，③注意/集中力，④コミュニケーション，⑤怒り，⑥運動の6項目からなる。本人と家族に聴取し，その差を指標とする。
- Iowa Gambring Task（IGT：ギャンブリング課題，人格・情動変化の評価）：賭けをする課題であり，前頭葉眼窩面の損傷ではこの成績が不良となる（将来の損得に対する感度が低下し，目先の利益を優先させる状況が観察される）。
- 標準意欲評価法（Clinical Assessment for Spontaneity：CAS，意欲の評価）：標準化された意欲評価検査で，面接/質問紙/ADLの意欲評価スケールのほか，自由時間の日常行動観察を含めて総合的に評価可能。

●遂行機能障害（dys-executive syndrome／executive dysfunction）

行動と感情の障害や遂行機能障害は前頭葉機能と密接に関連している。[表26]に，それらの典型的症状について簡単に記す[22]。便宜上病巣と症状を対応させているが，病巣とされる箇所に損傷が認められても障害が生じない例もあるため，前頭葉機能と社会行動の障害については，今後さらなる検討が必要である。

●**観察ポイント**：遂行機能は目的をもった一連の活動を遂行するために必要

[表26] 社会的行動障害・遂行機能障害と責任病巣

病巣	障害の分類	具体的症状
前頭前野腹内側部（VMPFC）前頭前野眼窩面（OFC）	人格変化・情動変化，社会行動障害，意思決定の障害，作話（損傷が広範な場合），脱抑制による攻撃性・衝動性の亢進	通常の心理検査上は問題がなくても，ADL上は乱費，失職，性衝動亢進，対人関係障害などが認められる。常識はあるが，情動による行動制御が困難。不機嫌症としばしば交代する多幸症などの情緒的症状が多く認められる。
辺縁系を含む側頭葉内側部	挿話性衝動制御症候群	誘因なく突然激しい情動興奮や破壊行動を起こし，一定時間後に突然平静に戻る。
前頭前野背内側部（DMPFC）前部帯状回（ACC）	無気力無関心（アパシー）★24 意欲低下	ADLの広範にわたり関心を失い，努力もしない。そういった自分の状態にすら無関心である。自発的行為の減少があるが，外部からの要求には正常な行動を見せる場合もある。
前頭葉	病識欠如	現実的でない選択をして失敗を繰り返す。介助が必要な場面で介助を求めずに事故に巻き込まれるなど。
前頭葉背外側部（DLPFC）	ワーキングメモリ障害	次に何をしてよいかわからない，物事の同時処理が困難。注意の転換が不良。
前頭前野前部（AFC）	ワーキングメモリのコントロール障害	記憶活動に関する遂行機能に問題を生じ，「頭の中がいつも飽和状態」などの訴えがある。

な機能といわれ，意図的・計画的行動，あるいは状況に応じた行動の修正が困難となり，先々の見通しをたてながら行動することが困難となる。診察場面では捉えにくく，ADL場面で気付かれることが多い。習慣的な日常生活場面では出現しないこともあるため，評価場面での目新しいことや，過去の体験に新たな操作を加えるような課題でつまずく。したがって，時間内に実施できたか否かのみならず，検査場面における問題解決方法を観察しておく。また，病棟での様子と検査場面での様子の解離がどの程度認められるかということも検討する。

● 遂行機能検査
・Wisconsin Card Sorting Test（WCST）（⇒「注意障害」97頁参照）
・Modified Stroop Test
・Behavioral Assessment of Dysexecutive Syndrome（BADS）：定型的な神経心理検査には反映されにくい「日常生活上の遂行機能」を総合的に評価可能。前頭葉損傷の患者に特に感度がよい検査である。言語，行為，知覚のリハビリテーション計画や実施環境設定，予後の評価に際し，重要な情報になる。
・ハノイの塔[図15]：古典的な移動パズルで，1本の柱に刺さった円盤をそっくり別の柱に移動する。その際ある一定の条件を常に守りながら1枚ずつ移していかなければならない。プランニング，計画の実行，フィードバックを要する課題である。

One Point

★24 アパシー（Apathy）と抑うつ症状の区別

アパシー症候群の患者は，日常生活のさまざまな側面で無気力・無関心となり，生産性も低下する点は，抑うつ症状と類似しているが，抑うつの患者はそうした現在の状態や未来を悲観的にとらえているのに対し，アパシーの患者の場合は自身の状態にも無関心である場合が多い。このことからアパシーは，病識の欠如が影響している可能性が指摘されている。

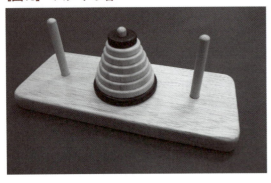

[図15] ハノイの塔

[表27] 各症状出現頻度

障害		通院 頻度（%）	入院 頻度（%）
失語症		40.4	34.6
注意障害		40.5	75.3
記憶障害		42.5	77.8
行動と感情の障害		44.5	91.4
	抑うつ状態	18.0	13.6
	幻覚妄想	4.7	13.6
	興奮状態	10.6	40.7
	意欲の障害	20.4	74.1
	情動の障害	10.8	25.9
	不安	16.1	24.7
	感情失禁	8.5	17.3
半側空間無視		10.0	4.9
半側身体失認		4.8	17.3
失行症		8.6	39.5
失認症		4.4	23.5
遂行機能障害		29.3	80.2
地誌的障害		6.2	21.0

（平成20年度東京都高次脳機能障害者実態調査：
http://www.metro.tokyo.jp/INET/CHOUSA/2008/05/DATA/60i5f300.pdf. より）

(d) 各症状の出現頻度

　入院時は行動と感情の障害（特に意欲の障害）が最も高く，次いで記憶障害，注意障害，失語があげられる。通院となっても遂行機能障害・意欲の障害・記憶障害・注意障害は問題となることが多い。これらが患者の生活や就労への問題点につながっていくことが予想される[15]［表27］。

【検査購入】以下の会社からの購入が可能である。
▶株式会社 千葉テストセンター
　〒167-0022　東京都杉並区下井草4-26-4
　TEL03-3399-0194　URL http://www.chibatc.co.jp/（2009.04.30現在）
▶株式会社 サクセス・ベル
　〒737-2302　広島県江田島市能美町鹿川3642-1
　TEL0823-45-5555　e-mail jp-bell@saccess55.co.jp
　URL http://www.saccess55.co.jp/（2009.04.30現在）

（宮本礼子）

文献

1）石川斉，古川宏編：図解作業療法技術ガイド――根拠と臨床経験にもとづいた効果的な実践のすべて．文光堂，2003．
2）菅原洋子編：作業治療学1　身体障害，作業療法学全書．協同医書出版社，2008．
3）田崎義昭・斎藤佳雄：ベッドサイドの神経の診かた．南山堂，2004．

4) 日本リハビリテーション医学会評価基準委員会, 日本整形外科学会身体障害委員会：関節可動域表示ならびに測定法（平成7年4月改訂）. リハ医学32：207-217, 1995.
5) Helen JH, Montgomery J：新・徒手筋力検査法. 協同医書出版社, 2008.
6) 上田敏：目でみるリハビリテーション医学. 東京大学出版会, 1994.
7) Duncan PW, et al: Functional reach：a new clinical measure of balance. J Gerontol 45：M192-197, 1990.
8) 日本呼吸管理学会呼吸リハビリテーションガイドライン作成委員会他編：呼吸リハビリテーションマニュアル——運動療法. p26, 照林社, 2012.
9) 木全心一監, 齋藤宗靖・後藤葉一編：狭心症・心筋梗塞のリハビリテーション, 改訂第4版. p201, 南江堂, 2009.
10) Prinz JF, Lucas PW: Swallow thresholds in human mastication. Arch Oral Biol 40：401-403, 1995.
11) 窪田俊夫・他：脳血管障害における麻痺性嚥下障害——スクリーニングテストとその臨床応用について. 総合リハ10：271-276, 1982.
12) Bruce DG, Davis WA, Davis TM: Longitudinal predictors of reduced mobility and physical disability in patients with type 2 diabetes: the Fremantle Diabetes Study. Diabetes Care 28：2441-2447, 2005.
13) Cukierman T, Gerstein HC, Williamson JD: Cognitive decline and dementia in diabetes：systematic overview of prospective observational studies. Diabetologia 48：2460-2469, 2005.
14) 日本糖尿病学会編：科学的根拠に基づく糖尿病診療ガイドライン2013. 南江堂, 2013.
15) 平成20年度東京都高次脳機能障害者実態調査：http://www.metro.tokyo.jp/INET/CHOUSA/2008/05/DATA/60i5f300.pdf
16) 鈴木孝治・他編：高次脳機能障害マエストロシリーズ3, リハビリテーション評価. pp2-10, 医歯薬出版, 2006.
17) 井上桂子・他：注意持続性（ヴィジランス）評価方法の検討——評価に用いる課題の種類について. 作業療法11：138, 1992.
18) 杉下守弘・山崎久美子（日本版著者）：レーヴン色彩マトリックス検査手引（Raven's Coloured Progressive Matrices）. 日本文化科学社, 1993.
19) 大東祥孝：失行・失認の症候学——最近の進歩. 鹿島晴雄他・編, よくわかる失語症セラピーと認知リハビリテーション, pp13-24, 永井書店, 2008.
20) 山鳥重：神経心理学入門. pp136-138, 医学書院, 1985.
21) Benson DF, Ardila A: Aphasia-A clinical Perspective. Oxford University Press, 1996.
22) 武田克彦・波多野和夫編著：高次脳機能障害——その概念と画像診断. pp156-199, 中外医学社, 2006.

B ボトムアップ/トップダウン・アプローチによる包括評価

4. トップダウン・アプローチによる作業療法評価

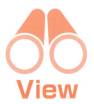

View
- トップダウン・アプローチに必要なクライエントの状態を分析・理解するために，認知行動療法の基本モデルを用いる。
- 認知行動療法を応用した作業療法カウンセリングのセッションによって，クライエントの心理を包括的に分析する。
- 思考（認知）スキーマと運動・身体（認知）スキーマを評価し改善することで，クライエントは気づきを得られるようになる。

（1）認知行動療法の基本モデルによるクライエントの理解

One Point
★1 CBTだけではない作業療法の心理療法
傾聴法，ロジャーズのクライエント中心療法など，あらゆる心理療法と技術を用いて問題・課題の解決を目指す。

One Point
★2 セルフモニタリング
これらのセルフモニタリングは「客観視」「メタ認知」の能力に由来する。

One Point
★3 クライエントの思考を促通（ファシリテーション）する
OTが指導したり，意見を主張することはせず，クライエント自身が主体的に自分で考えられるよう仕向ける。

患者心理を扱う作業療法士（OT）として，カウンセリング技術とともに認知行動療法（cognitive behavioral therapy：CBT）をぜひ学んでおきたい。

CBTとは，うつ病スパイラル（第Ⅰ部E-1［図1］（183頁）参照）などに陥ってしまい，歪んだり偏ってしまった人間の認知（人間の思考，受けとめ方の意味）を修正することで，問題対処能力をクライエント自身にもたせ，最終的にクライエント自身の自助で再発を防ぐことを目的とした精神（心理）療法である[★1]。

クライエントの行動変容を促すためには，客観的に自分自身の現状をとらえる必要がある。誤った方向性を自ら認識して修正し，自分に対する自己効力感を育む方法を身につけさせる[★2]。概念的にはクライエント自身への「気づき」をもたらすことが重要な課題となる。

［図1］はCBTの基本モデルである。基本モデルは対象理解につながり，症例の初期評価である「症例の概念化」に役立つ。また，クライエント自身とOTがこのモデルを用いることで，クライエントの心理状態を共有し，改善の方向性を協同で考えることができる。特に身体領域では，クライエントが自分の身体機能にしか意識が向いていないため，徐々に自分の認知に気づかせるためにはこの基本モデルを用いるとよい[★3]。

[図1] 認知行動療法の基本モデル

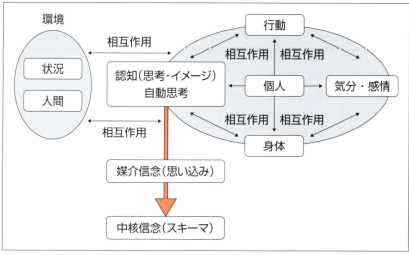

（伊藤絵美：認知療法・認知行動療法カウンセリング 初級ワークショップ──CBTカウンセリング，p17，星和書店，2007．より一部改変）

　人間は常に周囲の環境（人・モノ・状態）からさまざまな刺激を受け続けながら生活している。そうした刺激からもたらされた結果として，人間の認知・思考は，個人の気分に作用するが，気分は身体と行動を制約し，あるいは動機づける。それらが相互に作用しあう関係性がCBTの基本モデルの特徴である。これにより，自動思考，媒介信念，中核信念（スキーマ）までとらえられ，クライエントの状態を適確に分析することができる。

（2）作業療法カウンセリングと面接による評価

①患者心理を把握して作業療法に活かす

　クライエント（患者）の思考（認知）と運動・身体（認知）をしっかりつかむことで，従来の機能訓練とは異なった次元の介入効果を得ることができる。そのためには，「症例の概念化（ケース・フォーミュレーション）」でクライエント（患者）の心理を客観的に分析する。そして，どうすればクライエント（患者）が「受け身的な態度・訓練」から「主体的な動作・活動」に移行できるのかをよく把握する必要がある。

　身体領域の作業療法には「心が動けば身体が動く」というフレーズがあるが，同じく精神領域でも「身体が動けば気分（心）が変わる」というフレーズがある。心と身体は表裏一体である。身体領域の作業療法においても「心理」の重要性が再認識されるべきである。

②面接・セッションで「思考（認知）のスキーマ」と「高次脳機能障害による境界例」を評価する

　作業療法を実際に行う際，ボトムアップ・アプローチから始まる場合には，

機能訓練を中心にして行うため，患者スキーマなどによる影響はほとんどない。しかし，徐々にトップダウン・アプローチに移行する過程で，クライエント（患者）自身による生活自立への影響力が大きいスキーマは事前に把握しておく必要がある。同時に症例の概念化を行い，クライエントの全体像を包括的に分析する必要がある。

まず，面接時または作業療法カウンセリングのセッションにおいて，作業療法の説明を行い，「治す」訓練と「できる」活動を説明した場合，患者役割のスキーマをもつ患者（クライエント）はすぐに拒否的になったり，懐疑的な態度を示すため，そうした思考をすぐに察知できる。もともと，確率的に多くの患者がもっており通常の心理状態の延長上にあるので，患者役割については慢性的に信念化することを予防するだけでよい場合もある[★4]。

一方で，高次脳機能障害の原因と成り立ちから考えると，高次脳機能障害は人のinputと，output機能における障害である。しかし，実際には「考えられない思考」が障害として大きな比重を占める。つまり，思考と認知の重複した機能障害であり，思考（認知）のスキーマ，運動・身体（認知）スキーマとやや異なる第三番目のスキーマなのかもしれない。ただし本書では，今回，高次脳機能障害による境界例を思考（認知）のスキーマとして分類している。

> **One Point**
> ★4 さまざまな心理問題
> 退院前に「まだ治っていない」「自宅で完全に治したい」などと語る場合は，OTの対処が遅れてしまっていたことを否定できない。また退院への問題・課題となるような患者スキーマは，多くのパターンがあり，家族問題や相続権などOTだけでは対処不可能な課題をもつ場合も多い。退院前では対処困難となるため，なるべく早期に発見する必要がある。

(3) クライエントによる思考の自己評価（セルフモニタリング）

クライエントによる自己評価は，クライエント自身の「気づき」に直結し，訓練上極めて効果的である。しかし，その際にある程度の自己効力感が備わっていなければ，意欲の低下や，最悪の場合には「うつ症状」を誘発してしまうことになる。よって，クライエントによる自己評価を実施する際には，相手の心理状態に十分配慮し，万全の状態で導入するべきである。

一方，重度の病識低下があり身体機能の障害も軽度の場合には，積極的に自己評価を実施しても大丈夫な場合がある。

[表1]は，一般的な身体機能の障害をもつクライエントにおいて，こうしたセルフモニタリングによりクライエント自身の認知的変数を扱う際の利点を示している。

CBTの概念を用いたリハビリテーションでは，認知的変数に働きかけるこ

[表1] セルフモニタリングの利点

①患者は自分の問題を具体的に理解することができる。
②自分自身の認知（思考・考え方）をモニタリング（自己監視）し，自分の思考の変化に気づくことができる。
③リハビリテーションにおける治療過程とその効果について，考え方ひとつで変わることを理解する。

［表2］ セルフモニタリングの種類

①認知再構成法（コラム法）
②ADL自己評価
③自己記述式（ノート，日記，さまざまな記録，振り返りシート・など）
④作業療法カウンセリングによるフィードバック：高次脳機能障害に対し"気づき"を促す効果的な質問など
⑤さまざまな記録媒体からの再認識：VTR，写真，ICレコーダー（作業療法カウンセリングを同時に行う場合が多い）

とで，クライエントの現実的で主体的な思考を促し，自己の身体的・認知的なすべてをコントロールするための準備段階ができあがる。その後，クライエントの思考を引き続き前向きに引き出し，促通することで，行動そのものをセルフヘルプへとつなげられる。

セルフモニタリングの種類を［表2］に示す。その他，さまざまな種類のナラティブ・アプローチをセルフモニタリングの一環として扱う場合がある。その方法を第Ⅰ部E-2-（3）「行動的技法と認知的技法」（196頁参照）に示した。

（4）思考（認知）スキーマの評価

①評価のポイント

一般に障害への対処には，クライエント（患者）本人による「自覚」と「気づき」が回復への手がかりとして最も重要である。特に気づきは対処行動でも，さまざまな代償手段の獲得にも結びつくため，作業療法においては評価として，第一に患者の思考（認知）スキーマを把握する必要がある。

［表3］ 不安・神経症と思い込み系

①障害が治らなければ何もできないと考える患者
②リハビリテーションは医療者側が行うと考えている患者
③障害から逃避している（帰宅願望が強い）患者
④自己を客観的にとらえられない（とらえない）患者
⑤（入院前から）家族問題を抱える患者
⑥うつ症状，または不安症状を訴える患者
⑦（入院前からの）精神症状，軽い認知症など
⑧その他

［表4］ 高次脳機能障害の症状群

①病識が低下，あるいは全く病識のない患者：病態失認も含む
②意欲が低下している患者
③汎性注意障害のある患者
④半側空間無視のある患者
⑤短期記憶障害のある患者
⑥その他

作業療法遂行上の障害となる思考（認知）のスキーマにはさまざまな考え方があるが，大きく分類して「不安・神経症と思い込み系」[表3]と，一部の高次脳機能障害★5を含む「高次脳機能障害の症状群」[表4]に分けられる。

②評価の方法

●初回面接のポイント

一般的な作業療法の初回面接では，さまざまなヒヤリング項目を並べ質問する場合が多いが，作業療法カウンセリングによるセッション（205頁参照）が存在するため，評価場面としてあまり大きな意味をもたない。ただし，その後の「クライエント―OT」間の関係性が初期のこの面接で形成されるため，信頼感の醸成とイメージ作りとして重要である。

また，ここで作業療法の内容説明を行うが，治療をあまり印象づけず，「できる活動」を重点的に行う場所であること，そして定期的に話し合う必要があることを印象づける。時には「話し合い」と聞いただけで拒否反応を示すクライエント（患者）もいるが，話し合いの重要性を徐々に説明しながら，最終的には脳の訓練として認識されてもかまわない。拒否や抵抗がある場合でも，それ自体がすでに一種の自動思考やスキーマにつながっており，そうした反応も評価の一環として考えれば問題ない。

●セッション・活動時のポイント

面接からセッション・活動に移るときには，クライエントのスキーマをとらえるのと同時に，長所（利点）となるポイントも評価し把握しておく。作業療法を順調に進めるためには，時としてクライエントの自己効力感を上げ

> **One Point**
>
> ★5 高次脳機能障害は思考の障害？
>
> 純粋に脳の機能障害である。しかし，正常な感覚フィードバック機構と動作を遂行するための機能が壊れた状態のクライエントは，結果的に思考の混乱を招き，さまざまな活動障害に陥る。よって，思考（認知）の問題・課題としてのスキーマに準ずる障害が起こる場合，治療上の戦略から，これらを思考（認知）スキーマに分類して治療アプローチの対策を考える。

Column
認知の用語について

「認知」という用語ならびに概念は，心理学，言語学，脳科学，認知科学など，さまざまな専門分野の領域ごとに異なる用いられ方，異なる定義が存在する。

本書ではリハビリテーションにおける認知行動療法（CBT）の応用を紹介しているが，CBTでは当然，心理学ベースの技術理論であり，この場合の認知とは「思考・考え方」を意味する。しかし，一般的な心理学では，「外界の対象を知覚し，過去の知識，記憶，形成された概念と照合して思考，考察，推理しそれを解釈し，理解する心理過程」としている。

一方，医療専門職であるPT・OT・STがリハビリテーション上で用いる認知とは，高次脳機能障害の評価の基盤である神経心理学の専門用語として位置づけられ，脳の刺激入力系システムにおいて「感覚・知覚→認知」の図式で理解されるように「思考」までは含まれず，機械的に「インプットされた知覚刺激を判別処理する一連の過程」に近い意味をもっている。この場合，神経心理学では「知覚・認知」と「知的・感情」の機能分化を図り，機能評価として区別する方略が優勢なのかもしれない。

ただし，あえて厳密にいえば，認知心理学，認知神経科学などでは「知的機能」が「認知機能」へ統合された意味で用いられる場合もあり，その点に関して明確な定義を行うのは難しい。

なければならない場面が必ず出てくる。また将来的に短期・長期目標を達成するためには、クライエントの性格やポジティブなスキーマを用いる必要性がある。長所（利点）は、そのための資源となる。

（5）運動・身体（認知）スキーマの評価

①脳損傷における思考と行動機序[8]

脳損傷患者におけるADL（日常生活活動）の回復機序では、患者が「経験のない新しい知覚・感覚と身体図式」を分析・解釈しながら、麻痺や感覚障害を伴った「経験のない新しい身体」をコントロールして、「慣れているはずの動作」を遂行しなければならない、という錯綜した課題を、しかも混乱した意識水準の中で再構築しなければならない困難な段階から始まる。

②2つのスキーマと相互関係性[5)8)]

ここでいう「運動スキーマ」および「身体（認知）スキーマ」という概念は、個人の運動記憶に基づく習慣的、定型的運動パターンの意味と、文字通り身体の知覚を基盤とした身体認知の個別性という意味で用いられる。

このスキーマという用語もCBTの認知と同様に、2つの意味が存在する。CBTにおけるスキーマとは「認知の構え、定型」の意であり、心理学の中核概念として「個人のなかにあるかなり一貫した認知の構え」として存在する。一方、健常者であれば自動的に脳のなかに「運動と身体認知のスキーマ」がセットされている。

実際の作業療法過程において、この両者を明確に分けて語ることはできないし、あまり賢明な評価方法でもない★6。

③運動・身体認知の評価方法（例）

基本的に、表在覚、深部覚（位置覚、運動覚）、身体バランス、身体図式、そして耐久性などを患者本人に質問する。[表5]は、クライエント（患者）が自分の身体の状態をどの程度把握しているのか、主観評価の観点から評価する。検査時には、開眼・閉眼を織り交ぜて実施し、自己評価の回答が見当外れであっても、否定も肯定もしてはいけない。冷静に検査を実施すべきである。続いて、間隔を空けて上記項目の客観検査を実施する。

最終的にOTが実施した客観評価と、クライエント自身による主観評価の差を大まかに把握し、全体の評価結果をまとめる。

訓練は、こうした評価結果を基に、綿密に考えて構成していくが、最終的にはすべての課題をクライエント（患者）と共有することを目標とする。しかし、評価のギャップを声高に取り上げて教育的に指導したり、身体図式の変化を性急に促してはならない★7。

> **One Point**
>
> ★6 障害をもっても以前の習慣のほうが強い理由
>
> 脳卒中の結果として、運動麻痺と感覚障害が生じた患者は、従来の運動・身体（認知）スキーマに頼った形式で「新しい身体」を制御する意志をもっており、初期のリハビリテーションの段階では、既存の運動・身体（認知）スキーマを肯定した動きを支援しながら、徐々に新しい運動・身体（認知）スキーマへのソフト・ランディングを図るべきである（第1部A-3［図4］参照）。ところが、心理的な認知スキーマがそれをどう知覚し、いかに柔軟な対応ができるのかは、クライエント（患者）本人の意志と行動にかかっている。例えば、クライエントが新たな運動・身体（認知）スキーマを拒否して、以前のように病前のとおりに歩きたい、と強く願い意識して考える限り、新しい認知スキーマはなかなか定着しにくい。健側の上下肢を主体とした動きの制御を妨害するのは、こうした病前の「認知の構え」があるためである。「以前のように回復すれば、すべては元に戻る」と思考するクライエントは、リハビリテーションが難渋する場合もある。特に病態失認に近いような、病識が著しく欠如したクライエントほど、こうした傾向が顕著になってくると考えられる。

[表5] 身体認知評価の例

身体感覚	1. わからない	2. どちらかといえばわからない	3. どちらともいえない	4. どちらかといえばわかる	5. わかる	コメント	1. 問題なし	2. どちらかといえば問題なし	3. どちらでもない	4. どちらかといえば問題あり	5. 問題あり
麻痺した腕の存在を感じますか	○				○		○			○	
麻痺した手の存在を感じますか											
体の存在を感じますか											
麻痺した足の存在を感じますか											
麻痺した腕の位置を感じますか											
麻痺した手の位置を感じますか											

＊評価差＝対象者の問題意識－作業療法士の問題意識
評価差＝負の点数：対象者の問題意識：低い　作業療法士の問題意識：高い
　　　　正の点数：対象者の問題意識：高い　作業療法士の問題意識：低い

(大嶋伸雄)

One Point

★7　運動・身体（認知）訓練は毎日できる

毎日の作業療法訓練において，四肢・体幹を使うごとにクライエントに身体の運動感覚や身体認知について尋ねてみる。「いま四肢の感覚はどうですか。どこに自分の手や足があるのか意識できていますか」。CVAに限らず運動・身体（認知）への知覚が低下しているクライエントには必須の訓練である。ただし，あらかじめ訓練として何回も聞くことを予告しておくべきである。

文献

1) 大野裕：認知療法・認知行動療法 治療者用マニュアルガイド．星和書店，2010．
2) 伊藤絵美：認知療法・認知行動療法カウンセリング 初級ワークショップ——CBTカウンセリング．星和書店，2005．
3) 大嶋伸雄編著：患者力を引き出す作業療法——認知行動療法の応用による身体領域作業療法．三輪書店，2013．
4) 大嶋伸雄：PT・OT・STのための認知行動療法ガイドブック——リハビリテーションの効果を高める．中央法規出版，2015．
5) 坂野雄二：認知行動療法．日本評論社，1998．
6) Wright J・他，大野裕訳：認知行動療法トレーニングブック．医学書院，2010．
7) 大嶋伸雄・他：脳損傷例に対する認知行動療法．PTジャーナル48（12）：1099－1109，2014．
8) 宮本省三・沖田一彦選：運動制御と運動学習：セラピストのための基礎研究論文集 第1集．pp250－264，協同医書出版社，1997．

B ボトムアップ/トップダウン・アプローチによる包括評価

5. 作業療法の専門的評価

- 作業療法の専門的評価は，生活行為に焦点があてられた評価である。
- 他領域で開発された評価スケールでは，その一般性から情報の共有化がスムーズに行えるものが多い。

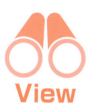
View

作業療法には，クライエント★1の作業の問題を整理するための専門的な評価がある。作業療法においても成果を示すことが求められているが，作業の変化は本項で紹介する評価を使用するとよい。

■──作業に関する自己評価（OSAⅡ）

OSAⅡ（Occupational Self Assessment ver.2.1）★2の理論的背景は人間作業モデルであり，クライエント自身の作業機能状態とその機能状態に対する自分の環境の影響に関する自己認識をとらえるための評価である[1]。OSAⅡは，自分自身のこと（例：課題に集中する）に対して，どのくらいうまくやっているのか，そして，どのくらい大切なのかを4件法で尋ねる。その結果をもとに変えたいと思う作業遂行の問題に優先順位をつけてもらい，支援する具体的な作業を絞り込む。

■──作業遂行歴面接第2版（OPHI-Ⅱ）

OPHI-Ⅱ（Occupational Performance History Interview ver.2.0）★3はクライエントの作業生活史を探る半構成的面接であり，クライエントの作業同一性と作業有能性，作業行動場面の影響を測定する評定尺度，作業生活史の顕著な質的特徴をとらえるための生活史叙述，の3部構成の評価である[2]。OPHI-Ⅱの理論的背景は人間作業モデルであり，OPHI-Ⅱを使用することでクライエントとクライエントが育った文化や環境，役割などを整理することができる。

■──改訂版・興味チェックリスト

改訂版・興味チェックリスト★4は，Matsutsuyuによって開発されたNPI興

One Point

★1 クライエント
ここで紹介する多くの評価の性質や文脈上の理由から，他項で統一されている「患者」という言葉は使用せず，クライエントで統一した。

One Point

★2 OSAⅡ
OSAⅡに関する情報は，文献1もしくは日本作業行動学会ホームページ：http://www.jsrob.org/参照。

One Point

★3 OPHI-Ⅱ
OPHI-Ⅱに関する情報は，文献2もしくは日本作業行動学会ホームページ：http://www.jsrob.org/参照。

味チェックリストをScaffaやKielhofnerが人間作業モデルで解釈して改訂したものである．改訂版・興味チェックリストは，過去の興味の程度，現在／未来においてその作業を行ってみたいのか，興味の程度を聴取することができ，クライエントの興味のある作業を明らかにすることができる[3]．

── 意志質問紙（VQ）

意志質問紙（Vocational Questionnaire：VQ）[★5] は，認知や言語の能力に制限をもつクライエントの意志を評価できるように開発された観察型の評価である[3]．意志質問紙は，意志を評価するために人間作業モデルの意志を基盤に16項目について観察し，評価者が4件法で採点するように作成されている．

── 役割チェックリスト

役割チェックリスト（Oakley, Kielhofner, Barris）[★6] は，毎日の生活のなかでどのような役割を担っているかを明らかにするために使用することができる[3]．役割チェックリストでは，はじめに「学生」「勤労者」「家庭維持」などに関する役割を過去・現在・未来において担っていたのか聴取し，さらにその役割の価値を知ることができる．

── 作業質問紙（OQ）

作業質問紙（Occupational Questionnaire：OQ）[★7] は，対象者が体験した個人的原因帰属，興味，価値を明らかにでき，対象者の習慣パターンや作業参加に関する情報を整理することができる[4]．作業質問紙では，対象者の作業内容を把握するために，30分ごとに実施している代表的な作業を1つあげてもらい，その作業が「仕事，日常生活活動（ADL），遊び，休息」のどれに該当するか，さらにその作業に対する「価値（どのくらい重要か）」「興味（どのくらい楽しんだか）」「遂行度（どのくらいうまくやれたか）」を5段階のリカード尺度で回答を求めるものである．作業質問紙の結果から，作業内容や時間使用といった作業バランスの状態を評価することができる．

── コミュニケーションと交流技能評価（ACIS）

ACIS（Assessment of Communication and Interaction Skills）[★8] は，社会的集団のなかで作業形態に対するクライエントのコミュニケーションと交流技能の長所と短所を明らかにすることができる評価である[5]．ACISは，評価はクライエントが第三者と作業を遂行している際に実施し，作業遂行時のコミュニケーションと交流に関する技能を20項目で採点する．Kielhofnerによると，ACISはクライエントのコミュニケーションと交流に対して最も肯定的影響をもつ社会的環境を確認することとしている．

── ADOC

ADOC（Aid for Decision-making in Occupation Choice）は友利らによって開発された，クライエントが支援を受ける作業をOTと協業して検討する

One Point

★4 改訂版・興味チェックリスト

興味チェックリストに関する情報は，文献3もしくは日本作業行動学会ホームページ：http://www.jsrob.org/参照．

One Point

★5 意志質問紙

意志質問紙に関する情報は，文献3もしくは日本作業行動学会ホームページ：http://www.jsrob.org/参照．

One Point

★6 役割チェックリスト

役割チェックリストに関する情報は，文献3もしくは日本作業行動学会ホームページ：http://www.jsrob.org/参照．

One Point

★7 OQ

作業質問紙に関する情報は，文献4もしくは日本作業行動学会ホームページ：http://www.jsrob.org/参照．

One Point

★8 ACIS

ACISに関する情報は，文献5もしくは日本作業行動学会ホームページ：http://www.jsrob.org/参照．

ためのアプリケーションである。ADOCは，作業（活動）選択を行う過程の中でOTの意見を専門的な立場から反映させる点，クライエントとOTが直感的に作業について話し合える点が特徴である[6]。

■──認知症高齢者のための絵カード評価法（APCD）

APCD（Assessment by the Picture Cards for the Elderly with Dementia）は，認知症高齢者の活動選択を促進するための評価法であり，人間作業モデルを基盤に開発された。APCDは認知症高齢者に特化して作成されており，認知症高齢者が理解しやすいようイラストに線画が用いられている[7,8,9]。

■──老研式活動能力指標

老研式活動能力指標［表1］は高次生活能力を評価するために開発され，高い信頼性と妥当性が検証された評価である[10]。この評価は，交通機関の利用の可否，年金書類の記載の可否といった生活に関する質問で構成され，質問内容は手段的自立，知的能動性，社会的役割に分類することができる。老研式活動能力指標は，質問に対して「はい」か「いいえ」の2択で回答し，「はい」に対して1点が与えられ満点は13点である。作業療法独自の評価ではないが，医療や福祉の現場では幅広く使用されている。

■──GDS短縮版

GDS（Geriatric Depression Scale）は，簡便に使用できる抑うつ尺度として広く医療福祉の現場で使用されている評価である[11]。質問は，「毎日の生活に満足していますか」「将来の漠然とした不安に駆られることが多いですか」

［表1］ 老研式活動能力指標

毎日の生活についてうかがいます。 以下の質問のそれぞれについて，「はい」，「いいえ」のいずれかに○をつけて，お答えください。質問が多くなっていますが，ごめんどうでも全部の質問にお答えください。		
①バスや電車を使い，一人で外出できますか	はい	いいえ
②日用品の買い物ができますか	はい	いいえ
③自分で食事の用意ができますか	はい	いいえ
④請求書の支払いができますか	はい	いいえ
⑤銀行預金，郵便貯金の出し入れが自分でできますか	はい	いいえ
⑥年金などの書類が書けますか	はい	いいえ
⑦新聞を読んでいますか	はい	いいえ
⑧本を読んでいますか	はい	いいえ
⑨健康についての記事や番組に関心がありますか	はい	いいえ
⑩友達の家をたずねることはありますか	はい	いいえ
⑪家族や友達の相談にのることはありますか	はい	いいえ
⑫病人を見舞うことができますか	はい	いいえ
⑬若い人に自分から話しかけることはありますか	はい	いいえ

（古谷野亘・柴田博・中里克治他：地域老人における活動能力の測定──老研式活動能力指標の開発．日本公衛誌 34：109-114，1987．より一部改変）

「自分が活気にあふれていると思いますか」といった15項目の質問に対して「はい」か「いいえ」で回答してもらう評価である。質問により0点もしくは1点が配点されており，得点が高いほど抑うつ状態が高いことを示し，6点以上で抑うつ状態にあるとされている。

■——SF-36

SF-36（MOS 36-Item Short-Form Health Survey）は，36の質問項目で構成され，身体機能，身体に関する日常役割機能，身体の痛み，全体的健康感，活力，社会生活機能，精神に関する日常役割機能，心の健康の8つについて評価することができる。また，国民標準値がマニュアルには算出されているため，クライエントの状態を比較することが可能である。

■——WHOQOL26

WHOQOL26は，高い内的整合性や弁別妥当性，テスト－再テスト信頼性が検証されている評価である[12]。WHOQOL26は，26項目の質問に対して5段階のリカード尺度で回答を求めるもので，身体的領域，心理的領域，社会的関係，環境的領域の4領域と全体的なQOLの測定が可能である。結果は各領域ごとに平均値として算出することができ，マニュアルには各年代層の平均値が掲載されているため，クライエントと標準平均値を比較することが可能である。

（石橋　裕）

文献

1) Baron K, et al., 山田孝・石井良和訳：OSA II 作業に関する自己評価使用者用手引（改訂第2版（2.1））．pp 6 –52, 日本作業行動学会，2004.
2) Kielhofner G, et al, 山田孝訳：作業遂行歴面接第2版使用者用手引OPHI－II．pp 1 – 94, 日本作業行動研究会，2003.
3) Kielhofner G, 山田孝監訳：人間作業モデル，第3版．pp200–287, 協同医書出版社，2007.
4) 山田孝・石橋裕：作業質問紙．日本作業行動学会，2015.
5) Forsyth K, et al, 山田孝訳：コミュニケーションと交流技能評価使用者手引ACIS, 第4版．日本作業行動研究会，2007.
6) Tomori K, Saito Y, Nagayama H, Seshita Y, Ogahara K, Nagatani R, Higashi T: Reliability and validity of individualized satisfaction score in Aid for Decision-making in Occupation Choice (ADOC). Disabil Rehabil 35（2）：113–117, 2013.
7) 井口知也・山田孝・小林法一：絵カードを用いた認知症高齢者の作業評価法の作成——絵カードの表面的妥当性の検討．作業行動研究14（4）：237–245, 2011.
8) 井口知也・山田孝・小林法一：認知症高齢者の絵カード評価法の信頼性と妥当性の検討．作業療法30（5）：526–538, 2011.
9) 井口知也・山田孝・小林法一：認知症高齢者の絵カード評価法を用いた2事例の報告——認知症高齢者に対するクライエント中心の考え方と作業に焦点を当てた作業療法実践を目指して．作業行動研究17（2）：75–87, 2013.
10) 古谷野亘・柴田博・中里克治・他：地域老人における活動能力の測定—老研式活動能力指標の開発．日本公衛誌34：109–114, 1987.
11) Brink LT, et al: Screening tests for geriatric depression. Clinical Gerontologist 1：37–43, 1982.
12) 田崎美弥子・仲根允文：WHOQOL26手引き改訂版．pp 3 –19, 金子書房，2007.

C ボトムアップ/トップダウン・アプローチ理解のための基礎知識

1. 作業療法理論

- MOHOは心理社会的側面に焦点をおく作業療法の理論である。人間を自己組織的なシステムとみなし、「動機づけ（意志）」「行為を維持する習慣と役割（習慣化）」「行為を生み出す技能（遂行）」および「環境」という4つの主要概念により、人が生活のなかで行う作業がどのように動機づけられ、継続され、行われるのかを説明する。
- 川モデルは、対象者の人生の物語を川にたとえて表現し、その状況を理解する。心と身体の問題を切り離さずに表現し、その関連を考えていく。自由度の高いモデルであり、既存の理論と組み合わせて使うことも可能である。川の図にのせて対象者に思いを書いてもらう、OTが思考整理に使うなど、幅広い活用法がある。
- 作業科学では作業の形態、機能、意味をとらえる。これらは主観性の強いものもあり、クライエントにとっての個別性をとらえていくことが重要である。
- ICFは評価結果を利点と欠点に分けるために用いるのではなく、対象者の心身機能と構造、活動、参加、環境、個人因子の相互作用から全体像をとらえるために用いる。目標とする生活行為を促進する要因と阻害する要因を分析することで、作業療法プログラムの立案の際にリーズニングとして用いることができる。

（1）人間作業モデル（MOHO）

　Kielhofnerらによって「人間作業モデル（Model of Human Occupation：MOHO）」の最初の4部作論文が発表されたのは1980年のことである。以来、改訂のたびにより洗練され、現時点での最新版は第4版である。日本では山田らによって邦訳出版されている[1]。

　MOHOの焦点は、人間が、①どのように作業に動機づけられるのか、②どのように作業を日常的なパターンへ組織化するのか、そして③遂行における主観的側面、および④環境の影響を説明することにある。これにより作業療

Column
作業の日常的なパターンへの組織化

　MOHOの焦点の1つとして「作業が日常的なパターンへ組織化される様子を説明する」と述べましたが，人と作業の関係をこうした視点でとらえること自体がMOHOを含む作業モデルの特徴であり，初めて学ぶ者が戸惑う部分でもあるため補足します。

　「人の日常生活は作業の連続である」と見なすことができます。ピンとこない読者は，例えば昨日の自分を思い出し，実際に起床から就寝までの作業を順に書き出してみるとよいでしょう。日常生活がさまざまな作業の連続で構成されていることを実感できるでしょう。さらに，それら個々の作業に従事する理由について考えてほしい。それらの作業はあなたにとって重要だから，興味があるから，あるいは何らかの目標や目的に向けて必要であるために，いつの頃からか生活に取り入れたものでしょう。そして現在においても必要であるために，また一部の作業については習慣となり，特に意識することなく行われていることに気づくでしょう。

　つまり健康な人は，自分の日常生活を形づくる作業の選択と除外を常に繰り返しています。このプロセスが「作業の日常的なパターンへの組織化」です。

　では，脳卒中片麻痺を契機に，いわゆる「なにもしない状態」や「訓練人生」から先に進めないなどの不健康な状況に陥った人の場合はどうでしょう。先のプロセスにならえば，片麻痺という機能障害により，病前と同じやり方では「作業の日常的なパターンへの組織化」が継続できなくなり，不健康な状態に止まっていると解釈できます。OTが行うべきことは，たとえ片麻痺が残ったとしても本人が組織化のプロセスを展開できるように支援することです。MOHOはこのような事例の状況を詳細に説明し作業療法介入の糸口を考えたり，介入の根拠を得たりするのに有効です。

　蛇足になりますが，作業を日常的なパターンへと組織化するプロセスは，重度の意識障害者など一部の患者を除けば誰にでもあります。したがってMOHOは疾患や障害のタイプ，年齢などに制限されることなく利用できます。必要があれば健常者にも適用できることから，初学者はMOHOの概念を自分や身近な人に当てはめながら学習を進めるとよいでしょう。

法の対象者が抱える問題を理解し，さらに彼らを身体的にも情緒的にも良好な状態にする"作業"に，どのように従事させることができるかについての理論的説明が可能となる。

　この節では，MOHOを初めて学ぶ読者を想定し，重要な用語といくつかの評価ツールの説明およびモデル全体の概要を紹介する。1つの理論をある程度のレベルまで身につけるのは非常に骨の折れることであり，ここですべてを網羅することはできないが，作業をアプローチに生かしたい，患者の意志や役割を考慮した介入を実践したい，すでに手応えのある実践をしているがそれをうまく説明できない場合などには，本書を通して学習のきっかけをつかんでほしい。

(a) 作業療法実践で用いられる理論とMOHOの位置づけ

作業療法の実践では，治療・介入の枠組み（概念枠組み[★1]）としてさまざまな理論が用いられる．[表1]は国家試験出題基準[2)]にあげられている主な理論とその代表的な概念および対象とする現象や問題について示したものである[★2]．MOHOは人の心理社会的側面に焦点をおく理論であり，作業の選択や組織化の問題，すなわち主体的に適切な作業を選択することや健康的で満足できる日課を組織するといった問題に対応している．

例えば，臨床場面において「意欲がない」「不安が強い」「自信がない」「不定愁訴が多い」「閉じこもり」と表される患者や，「趣味」「楽しみ」「生産的活動」「休息」「役割」「生きがい」「生活に意味」を見いだせないなど，ライフスタイル上にみられる生活の質の低下が疑われる患者や子ども，成人，高齢者が対象となる．

■――MOHOの人間観

MOHOでは，人間を常に変化している自己組織的なシステムと見なしている．この自己組織化の基盤となっているのは作業であり，作業に従事することで人間は自分の価値や興味の内容，自己効力感，遂行能力などの性質を維持し，あるいは強化する形で作り変えている．どのような作業に従事するか

Key Word

★1 概念枠組み (Frame of Reference)

近い用語として，理論，スキーマ，モデルなどがあるが，その定義は人によってまちまちである[3)]．本節ではほぼ同義語として扱う．

One Point

★2 理論の適応範囲

理論にはそれぞれ守備範囲があり，1つの理論で患者のすべての問題をカバーできるものではない．患者の利益を考えると複数の理論に精通するのが理想だが，少なくとも自分が利用している理論とその限界を常に意識し，必要があれば他の理論に詳しい同僚や他職種の支援を求める協力姿勢をもつべきである．そうすることが異なる信念をもつセラピスト間の葛藤解消にも役立つ．

[表1] 作業療法の実践モデルと対象とする現象

	モデル	取り組まれる現象	代表的概念	取り組まれる問題
身体的 ↑	生体力学	身体的運動	筋力 関節可動域 持久性	筋力，関節可動域，持久性の制限
	運動制御	運動の協調性	筋緊張 反射 運動パターン	運動の協調性の問題
	感覚統合	運動的行為を計画し，導くための感覚処理	行為 両側的 協調性	感覚処理と適応的運動の問題
	認知－知覚	知覚と認知	図地弁別 計画 問題解決	知覚と認知の機能障害
	人間作業モデル	遂行に対する動機づけ，組織化，能力	興味 価値 役割	作業の選択，組織化，遂行に影響する個人および環境の問題
↓ 心理社会的	カナダ作業遂行モデル	感情的，認知的，身体的，および，スピリチュアル的	自己決定 意味 結びつき	作業遂行を制限する人，環境，作業の間のミスマッチ

＊文献2を参考に文献4より一部改変して引用した．原著において2つの表に分かれているものを1つにまとめ，また一部のモデルと項目を割愛した．

(Kielhofner G: Conceptual Foundations of Occupational Therapy. 3rd ed. Philadelphia, FA Davis, 2004. 山田孝監訳: 作業療法の理論，原書第3版．p208, p211, 医学書院，2008. より)

> **Column**
> **自己組織化**
>
> 　他からの制御なしに，自らの一定の秩序にそった振る舞いにより，構造を形成するプロセスを自己組織化といいます。生物レベルの人体システムも自己組織化によって作り出されています。人体はおよそ6年ですべての細胞が入れ替わるとされていますが，細胞の入れ替えは機械の部品交換のように古い部品を取り外して新しい部品に替えるというのではなく，一定の秩序で細胞の分裂と破壊が繰り返される形でなされます。人体の性質（姿や形，機能など）は，細胞がみずからの秩序で勝手に繰り返している分裂と破壊という振る舞いによって，維持，強化されているのです。
> 　MOHOでは心理社会的レベルの人間システムもまた，自己組織化によりその性質を維持，強化しているととらえています。強化される性質とは，人体システムの場合は筋骨格系や心肺系などであるのに対し，MOHOでは興味や習慣などということになります。

は，個人と環境の性質によって決定されるのではなく，両者のかかわりから創発する。

(b) MOHOの概念

■——全体像

　MOHOでは，人間は「意志」「習慣化」「遂行能力」という3つの構成要素からなると概念化している[図1]。これらの個人的特性は相互に影響し合い，参加，遂行，技能という異なる3つのレベルから分析可能な行為の選択と従事をもたらす。

[図1] 作業適応の過程

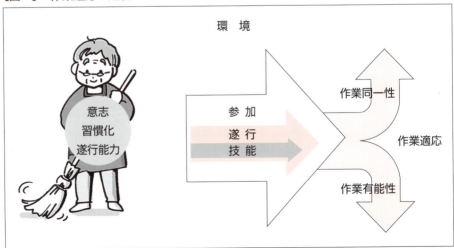

（Kielhofner G, 山田孝監訳：人間作業モデル——理論と応用, 改訂第4版. pp 1-155, 協同医書出版社, 2012. を一部改変）

作業適応は仕事，遊び，日常生活活動への継続的な参加の帰結である。自分が何者であるのか，そしてどうありたいかという感覚（作業同一性）と，それを反映する作業への参加を維持する程度（作業有能性）という2つの構成要素がある。これら一連の過程は常に環境と交流し，全体に影響を及ぼす。

■——重要概念

●意志

基本的に人間は何かをせずにはいられない。能力障害にある患者が「何もできない」と苦しむのは，「何かをしたい」という欲求があるからである。意志とはこうした人間が作業を求める動機を指す。過去の経験によって形成され，生涯にわたって作業を経験し，解釈し，予測し，選択するなかで変化し続ける，次の3つの概念からなる。

- **興味**：人が行うことに対して楽しみや満足を見いだすこと
- **価値**：重要性や意味を見いだすこと
- **個人的原因帰属**：自分の能力や有効性，自己効力に関する思考と感覚

●習慣化

日常生活の大部分はパターン化している。例えば筆者は，朝，目が覚めたらトイレに行き，テレビをつけ，顔を洗って新聞を広げるということを毎日繰り返している。特に意識することなく自宅から学校へ同じ道順で通う。知人に出会えば自然に挨拶し，いつものように対応する。人間にはこのようにパターン化したやり方で行為をする傾向がある。習慣化とはそうした行動のパターン化を指す。習慣化は「習慣」と「役割」に導かれ，環境に合わせていつも通りであるために，あるいは一般的であるために何をすべきかを形づくる。

- **習慣**：慣れ親しんだ環境のなかで，首尾一貫したやり方で反応したり遂行したりするという身についた傾向をいう。毎日あるいは毎週繰り返し行う日課や，ある課題を行う際のいつものやり方（例えば，入浴の際に頭から洗うなど）はいずれも習慣の例である。
- **役割**：役割は当人に何らかの外見や態度をもたらす。そのため日常の行為のパターン化は，本人が認識している役割に影響される。例えば職場と自宅では電話の仕方も，ご飯の食べ方も違う。

●遂行能力

根底をなす客観的な身体的・精神的構成要素の状態と，それに対応する主観的経験によってもたらされた物事を行うための能力[1]をいう。MOHOでは物事を行うための能力は，物理的対象としての客観的理解だけでなく，生きた身体のなかでの経験という視点から理解することを重視している。例えば握力が3kg増えたと説明されても（客観的），本人は能力の変化を感じないかもしれない。ところが，握力にほとんど変化がなくてもビンの蓋が開けられるようになれば（経験），「手に力がついた！」と遂行能力の変化を実感するだろう。

●作業参加，作業遂行，作業技能

いずれも人が作業を行っている行為をいう。3つのレベルがあり，参加が

最も広い意味での行為を指す。
- **作業参加**：ICFの参加とほぼ同じ概念である。個人の健全な状態に必要な社会的に意味のある仕事や遊び，日常生活活動（ADL）への従事である。
- **作業遂行**：「作業形態」を行うこと，例えば，歯を磨く，本を読む，車を運転するといった日常的な活動をすること。
- **作業技能**：作業遂行の際に観察できる目標指向的な動作を指す。「運動技能」「処理技能」および「コミュニケーションと交流技能」がある。コミュニケーションと交流技能は，意図やニーズを伝えること，他人とうまくかかわることが含まれる。運動技能と処理技能はAMPS（第Ⅰ部C-2-(3)「AMPS」，143頁）を参照。

◉ 作業同一性，作業有能性，作業適応

- **作業同一性**：過去の作業参加の経験からつくり出されるもので，自分は何者なのか，何者になりたいのかという感覚。自分の能力はどの程度か，興味のあること，大事に思っていること，期待されている役割は何か，生活に慣れや安定を感じること，などが含まれ，さらに自分の将来像を思い描くことも含まれる。
- **作業有能性**：作業同一性を反映する作業参加を維持する程度。
- **作業適応**：自分の環境的文脈と時間的経過のなかで，肯定的な作業同一性を打ち立てることと作業有能性を達成すること[1]。ほとんどの人は，人生のなかで作業同一性と有能性の再構築を迫られるような作業適応の問題を経験する。例えば，失業した，希望する大学に進学できなかった，大事な人を失った，職業選択に迷っている，周りから能力以上のことを期待されるといったことでこの問題を経験する。身体領域では，主に病気や機能障害によってもたらされた作業適応の問題にアプローチすることになる。

(c)実践活用

　MOHOを実践で活用する技術を身につけるには，まず，「人間を常に変化している自己組織的なシステムとみなす」という中心的概念に慣れる必要がある。MOHOでは各種の評価ツールが提供されているが，これらを十分に使いこなすためにも中心的概念の理解が必要となる。また，MOHOを適応した事例報告が豊富にあるので，これらを熟読するのもよい学習となるであろう。

■——人間を常に変化している自己組織的なシステムとみなすこと

　この概念については先に説明したが，改めてここで「常に変化している」「自己組織的」「システム」を強調したい。「自己組織的」ということは，「患者を変化させることができるのは患者本人だけ」ということである。したがってOTの仕事は，患者が適切な作業に従事するように支援することで，患者自身が自分を変える（自己組織する）のを見守ることである。
　例えばOTが手すりを導入（環境の調整）したことで患者のトイレ動作が

自立した場合，環境が変わっただけで患者本人は何も変化していないように思うかもしれない。しかし，そうではない。手すりを使うことに関する「遂行能力」，自分の能力についての感覚である「個人的原因帰属」，日常生活活動（ADL）に関する「価値」，「習慣」などシステムの構成要素のすべてが「常に変化している」のである。身の回りのことは自分でするという思い（作業同一性）がうまく運び（作業有能性），作業適応の問題の一部をクリアしたと解釈する。患者はさらに，以前は口にしなかった入浴の自立や趣味の再開を希望するかもしれない。これはまさにシステムが変化したことの表れである。トイレという作業の経験を通して自己組織的にシステムが変化し，新たな希望が表出したのである。

以上の考え方に慣れれば，すぐにでもMOHOを実践で活用できよう。

■──各種の評価ツール

MOHOに基づいた評価ツールのリストとそれぞれの特徴を［表2］に示した。すべてを実施する必要はなく，これらを全く使わずに情報収集する場合もある。評価ツールは対象者の意志や習慣化，技能，参加，環境，作業適応などの状態を解釈する目的で用いるものであり，また本人自身が自分の現状（自分の問題や課題，能力，利用できる資源など）を見つめ，ニーズを明らかにする機会にもなる。

回復期などでも比較的利用しやすいツールとしては，OSA Ⅱ [5]，興味チェックリスト[5]，役割チェックリスト[5]，意志質問紙などがあげられる。紙面の都合により2つだけ簡単に紹介する。

●作業に関する自己評価改訂第2版（OSA Ⅱ）

OSA Ⅱは意志，習慣化，技能，環境に関係する29の設問からなる。例えば『自分の能力をうまく発揮している』（意志），『自分の目標に向かって励む』（意志），『他人に自分を表現する』（技能），『満足できる日課がある』（習慣化），『自分を支えて励ましてくれる人』（環境）などの設問がある。対象者は各設問について「やや問題がある」「よい」「非常によい」など4つの選択肢から回答する。

問題があるとした回答について，なぜそう思うのかを話し合うことで患者のニーズがより明確となり，作業療法の介入計画に役立つ情報となる。再評価によって作業療法の効果を判定することもできる。

●興味チェックリスト

興味チェックリストは文字通り興味に関する評価法である。対象者は園芸，裁縫，テレビ，買い物，歌，政治など数十種類の活動について，興味の有無や程度を回答する。いくつかの改訂版や改変版があり，わが国では山田が高齢者版興味チェックリスト[6]を発表している。興味チェックリストの主な目的は，「対象者がどのような活動に興味があるのか」，および「自分の興味を正しく認識し表出する能力」に問題がないかを検討することにある。

この情報を生かして対象者の興味に見合う活動を提供することになるが，そのためにはチェックを付けた後，その内容について話し合うことが重要である。過去に興味のあった活動のエピソードや，若い頃は忙しくてできなかっ

[表2] MOHOに基づいた評価とその特徴

評価	評価によって取り組まれる概念											情報収集方法			対象			
	作業適応		意志			習慣化		技能			遂行	参加	環境								
	同一性	有能性	個人的原因帰属	価値	興味	役割	習慣	運動	処理	コミュニケーションと交流技能			物理的	社会的	観察	自己報告	面接	子ども	青年	大人	高齢者
コミュニケーションと交流技能評価（ACIS）#										●				●	●				●	●	●
運動および処理技能評価（AMPS）*								●	●						●				●	●	●
作業機能状態評価・協業版（AOF-CV）			●	●	●	●	●									●				●	●
小児版・作業に関する自己評価（COSA）		●	●	●	●	●	●									●	●	●	●		
興味チェックリスト*					●											●			●	●	●
人間作業モデルスクリーニングツール#			●	●	●	●	●						●	●	●		●		●	●	●
NIH活動記録（ACTRE）				●	●											●				●	
作業状況評価・面接と評定尺度（OCAIRS）				●	●	●	●				●	●	●	●			●		●	●	●
作業遂行歴面接改訂版（OPHI-Ⅱ）#	●	●	●	●	●	●	●						●	●			●		●	●	●
作業質問紙（OQ）				●	●		●				●					●				●	●
作業に関する自己評価改訂2版（OSA-Ⅱ）#*		●	●	●	●	●	●						●	●		●			●	●	●
学習の心理社会的作業療法評価（OT PAL）			●	●	●	●	●							●	●		●	●			
小児版・興味プロファイル（PIP）			●		●	●						●				●		●	●		
小児版意志質問紙（PVQ）#			●	●	●								●	●	●			●			
役割チェックリスト*				●		●										●			●	●	●
学校場面面接法（SSI）													●	●			●	●			
意志質問紙（VQ）#			●	●	●								●	●	●			●	●	●	●
勤労者役割面接（WRI）#			●	●	●	●	●						●	●			●		●	●	●
仕事環境影響尺度（WEIS）													●	●			●		●	●	●

＊表中の＊印は国家試験の出題基準[2]にあげられているもの，＃印は日本語マニュアルがあるものである。日本作業行動学会のウェブサイトに入手先が示されている。印のないものについては，文献1やこれまでに発表された事例報告，研究論文等に多くが記載されている。MOHO情報センターウェブサイト（www.moho.uic.edu/）から無料で入手できるものもある。
（Kielhofner G，山田孝監訳：人間作業モデル——理論と応用，改訂第4版．p179，協同医書出版社，2012．）

たがこれからやってみたいと思っていた活動などの話題に発展すれば，そのまま介入につながるかもしれない。

■──おわりに

本節ではMOHOについて概説した。もっと詳しく知りたいと思う方は，事例報告を読んだり，講習会や事例検討会への参加をすすめる。それらの情報は日本作業行動学会のウェブサイトから得られる。

難しいと感じた方には，本書の全体を読んだ後でさらに本節を3回読み直してもらいたい。MOHOは作業療法の臨床から生まれた理論である。臨床で起きているありふれた現象の一部をモデル化しただけである。ニュートンが

リンゴの落ちる現象を"引力"というモデルで説明したのと同じである。引力は目に見えないのにもかかわらず，大抵の人は違和感なく信じている。MOHOの重要概念（専門用語）も目に見えないが，日頃からあると信じて生活していれば，「ああ，このことね」という実感がいずれ訪れると思われる。MOHOは人を包括的にとらえる理論なので，「ああ，このことね」と思えた瞬間，全体像が広がるはずである。

（小林法一）

(2) 川モデル

■──モデルの背景

川モデルは，さまざまな分野に携わるわが国の作業療法士（OT）たちが，Iwama MKの協力を得て1999年に開発した作業療法モデルである。2000年5月に第34回日本作業療法学会で最初に発表され，以降2002年の第12回世界作業療法士連盟大会（World Federation of Occupational Therapists：WFOT），2003年の第3回アジアパシフィック作業療法学会などでの発表を契機に世界のOTに知られるようになった。2006年にIwamaが英語で出版し[7]，現在ではデンマーク語，スウェーデン語，オランダ語，日本語に訳されている[8]。2014年の第16回WFOTでは，台湾，マレーシア，イギリス，チリ，アルゼンチン，オーストラリア，などさまざまな国からの川モデルを使用した口述演題やポスター発表があり，現在ではその範囲は日本に留まらず世界規模で広がっている。

川モデルの特徴として，以下の点が挙げられる[9]。
- 英語圏以外の国で開発された，初めての作業療法モデルである
- 質的研究を経て，'帰納法'★3により開発されている
- 臨床のOT，学生が中心になり，学者が協力して開発されている
- 患者が文脈（context）★4に沿って理解される，相対的な世界観★5に基づいている
- 多くの作業療法モデルが基づいている機械的なメタファー★6ではなく，自然のメタファー★7に基づいている
- 個人・集団・物事の過程などに使用できる
- 対象者にもOTにもわかりやすく使いやすい

従来の作業療法理論は主に英語圏で開発され，**「個人主義」**（individualism）の発想に基づいているが，川モデルは英語圏以外で開発され，**「集団主義」**（collectivism）の発想に基づいているため，異なった文化的な価値観に準拠している。「個人主義」の発想では**行うこと（doing）**が重要であるが，川モデルは「集団主義」の発想で，**所属すること（belonging）**の重要性に着目している点である。詳細は成書を参考にしていただきたいが，川モデルは自己と他者，自己と場，自己と周囲の環境のバランスを，その人の人生の文脈に沿って包括的に見るという点が特徴的である。

> **Key Word**
>
> ★3 帰納法
> 個々の具体的な事例から一般に通用するような原理・法則などを導き出すこと。

> **Key Word**
>
> ★4 文脈（context）
> 元来は文章の流れの中にある意味内容のつながりぐあいを指すが，「脈絡」「状況」「前後関係」「背景」などとも訳される。

> **One Point**
>
> ★5 相対的な世界観
> 文脈（context）に沿った個々の違いを重視し，より状況に沿った柔軟な視点をもつことを指す。

> **Key Word**
>
> ★6 メタファー
> 隠喩。暗喩。直接的ではない，間接的な喩え。

> **One Point**
>
> ★7 自然のメタファー
> 「人生は環境とともにある」という東洋の人生観を反映していると考えている。

日本国内における日常的な臨床現場での出来事や感覚を積み上げて開発された川モデルは，作業療法の初学者，初任者のみならず，対象者にも直感的にわかりやすく作業療法について話し合えるツールとなっている。現在では，さまざまな立場の人に使用でき自由度の高い作業療法理論のバリエーションの1つとして，世界のさまざまな文化背景の臨床現場で使用されている。

■──主な概念と特徴

川モデルは，対象者の人生の物語を川にたとえて表現し，その状況を理解する。川の流れは時の流れを表現し，上流は過去，下流は未来を指す［図2］。振り返りを行うそのときの状況は断面図で，出来事は主に下記の5つの要素にたとえて表現する［図3］。

①水
②岩
③流木
④すきま
⑤側壁・川底

それぞれの要素の象徴するイメージと特徴，具体例を表に示す［表3］[10]。

これらの定義は絶対的なものではなく，意味の変更やパーツを追加する等の自由度は認めている。書く人の自由な発想により，その人の物語を語りやすくすることを重視している。そのことにより，対象者に内在化された病気や障害のイメージ，価値を重く置いている人や場や行動，希望や苦しみを感

[図2] 川にたとえた人生の全体図：上流は過去，下流は未来を表し，時の流れを表現する

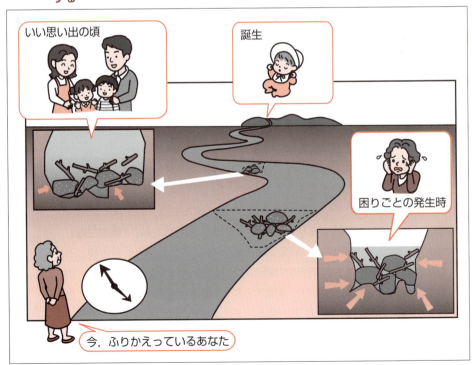

[図3] 川にたとえた人生の横断面図：振り返りを行うそのときの状況を表現する

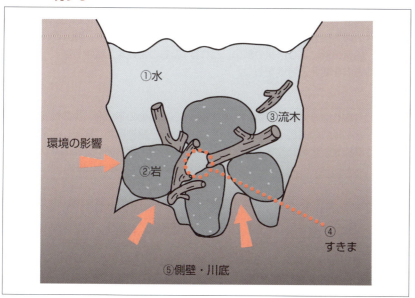

じている事柄などがより実感を込めて語られることがある。

　OTの介入を必要とする事態の発生は，水に象徴される対象者の生活の流れを阻害される状況が生じているときと表現されることが多い［図4］。介入法を模索するOTは，川の図を使用しながら全体的な状況を俯瞰することにより，困難な状況を引き起こしている複数の要因に目を向けることができ（評価），その人の個別の状況を加味しながら支援を組み立てる必要性に気づかされる（治療的介入法の選択）［図5］。

　対象者が直面する困難な状況は，身体的，精神的問題と明確に分けられず，混在している。川モデルは，1つの図の中に心と身体の問題を切り離さずに表現することができ，その関連を考えていく手がかりとなる。また，単純に対象者の人生の流れを妨げる要素を排除することのみが解決法ではなく，取り除きがたい困難とともに生活をするという発想も大切にしている。

[図4] 水に象徴される対象者の生活の流れが阻害された状態を示す，川の矢状断面

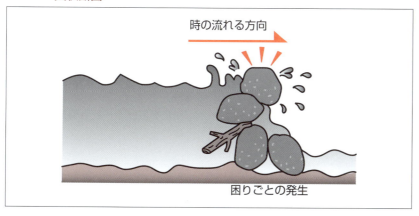

[表3] 構成要素とその説明

要素	イメージと特徴	具体例
①水…… 流れ，向き，量，動きがあり，形はないもの	【命そのもの】 川の大部分を占めるもの。周囲の形により形状や勢い，流れる方向を変える特性をもつ。	やる気，生き続けたいという思い，エネルギー，意欲，書いている人そのもの，興味，気持ちなど
②岩…… 水の勢いを落とすもの	【取り除きにくい困難】 水の流れのスピードを落としたり，時にせき止めたりする。	心身機能の不具合（身体機能，認知機能，精神機能，痛み，生活障害，感情の大きな揺れ，強い不安，大きな気がかり，陰性の感情，トラウマ，嫌な記憶など）
③流木…… 水の流れを左右するもの	【相反するものの同居】 川の内部の障害物に引っかかると流れをせき止める。反対に流れにのったり，水の勢いが強いときは，障害物を弾き飛ばして流れを良くするという相反した働きをする。	価値観，生活歴，生活スタイル，性格，これからの生活設計，体験，想いなど
④すきま…… 水の通り道，岩と岩の間や岩と流木の間に水が流れている空間	【力を得られるもの】 対象者の取り除きにくい困難や固有の持ち味，取り巻く環境からの影響の中でも，水の流れている空間。	能力，強み，できること（問題解決能力，適応的行動，自信のあること，好きなこと，他者への関心，やっていると落ち着く活動など）
⑤側壁，川底…… 水をとりまき，形作るもの 水と接する面 （具体的な事実や出来事） 地層 （価値観などの背景になるもの）	【場，人，社会】 川の内部の容積やそれによる水の形，量，勢いに影響を及ぼすもの。	物理的，人的，社会的環境（周囲の人々の価値観や生活状況，家屋構造，住所地の地形，風土，習慣，経済状態，地域・職場の様子，社会制度，家族構成，支援の有無，経済状況など）
⑥道具や手段…… 水の流れをよくする行動やサポート すきまに水を集める 岩を砕く 流木を流す 側壁からの圧力の影響を防ぐ 川底を削り，水の流れる空間を広げる	【問題解決行動，支援】 岩や壁，流木の周囲の状況を変えたり，直接解決を図るなどする。	岩を砕く…筋力強化，認知機能訓練，服薬など 流木を流す…特性をリフレーミングする10）★8 すきまに水を集める…成功体験をする 圧力の回避…理解者・支援者ができる 川底を広げる…社会資源を使うなど

[図5] 川モデルでの表現の一例：多方面から対象者の課題をとらえ，必要な支援を列挙し，OTはどこを担うか判断をする

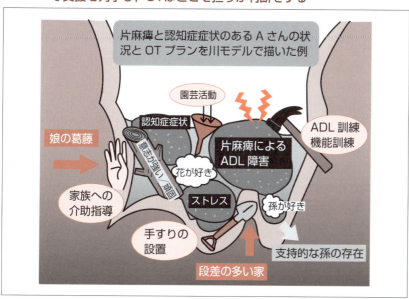

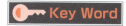 Key Word

★8 リフレーミング[10]
ある状況が対象者によって経験された情緒的文脈（フレーム）を取り換えることによって，その状況に帰属していた意味を根本的に変更すること。家族療法の技法の1つである。例えば，多動性の強さはエネルギッシュ，注意散漫はアイデアを生み出すひらめきの多さという見方など。

1つひとつの構成要素にたとえられる情報の量や質は，書き手によって多様である。直感的かつ単純にその状況が発生している様子を描くこともできるし，既存の評価を組み合わせ，さまざまな角度からの気づきを書き込むことも可能である。

■──川モデルの応用

川モデルはシンプルな構造であり，さまざまな場面で使用することができる。以下，臨床で行われている代表的な使用例をあげる[11]。

①臨床場面で直接対象者に気持ちを表現してもらう
②対象者同士のピアグループカウンセリングに使用し，意見交換をする
③OTが治療の方向性を対象者と共有しニーズの方向性と揃える一助にする
④OTや家族が，自分で意思を表現できない対象者の，人生の文脈に沿った支援を考える[12]
⑤専門職同士の事例検討会で情報提示し，アプローチを検討する
⑥初学者，初任者に作業療法の役割や機能を説明する
⑦初任者が作業療法アプローチを考える
⑧複雑な背景をもつ対象者の状況を整理し，効果的な支援方法を検討する[13]

川モデルは書き手が一人で対象者について考察するために使用できるが，人生の在り方は多様であり，判断に迷うことも多い。グループで検討することにより，その出来事をさまざまな視点から見直し，意味をとらえなおす作業を行うことができる。まず，一人で書いてみて自分の抱いている価値観や対象者の問題のとらえ方に気づき，②や⑤の使用例のようにグループに問うことで，より深い気づきを得ることができる。

■──今後の展望

人生を川にたとえるメタファーは，対象者の語りを引き出すツールとして発展させられる可能性を秘めている。

川モデルは，それ自体は直感的に考えることに使用できるが，従来のさまざまな評価スケールやモデル，面接技法と組み合わせることにより，取り扱う事柄の深みを増すことや情報を増やしていくことができる。

明確な方針や確かな情報がない中で問題解決の方策を探さなければならないときに，まず川モデルで全体像を把握し補足すべき情報は何かを発見できるなど，OTが思考を整理し，関与しながら治療方針を組み立てていける。

国際的な作業療法学会の中で発表されることも増えており，国や分野を超えた取り組みを理解する共通の準拠枠として機能し始めている。今後さらに事例報告数や応用例の共有を行うことにより，発展していくことが望まれている。[表1]を用いて基本的な書き方を理解したら，まず自分なりに書いてみて欲しい。

(奥田真由美)

(3)作業科学

■──作業科学とは[14〜17]

作業科学は，作業の理解を深めるために誕生した学問である。人を「作業的存在」として位置付け，人が行う作業に焦点を当てた学問として発展している。基礎科学として誕生したが，作業療法への応用のための研究が数多くされている。作業を単なる動作としてとらえるのではなく，クライエントの主観的な意味や人生における位置付けを考慮することで，疾患による障害状態からの回復や介護予防に役立つという研究が多くされている。

■──作業の定義

作業と一言でいわれても，実に抽象的である。臨床で出会うクライエントに「困っている作業は？」と質問すると，「作業って？」と聞き返されることが多いのではないだろうか。

作業の定義は，研究者や国によっても少しずつ異なる。日本作業療法士協会では，人の日常に関わるすべての諸活動を作業としている。具体的には，セルフケア，家事，仕事，余暇，地域活動である。人はこれらの作業を通して人とつながり，社会的な役割をもつことができている。

■──作業の形態，機能，意味[14]

●作業の形態

作業の形態とは，作業がどのように観察されるのかである。作業は，「スポーツ」「仕事」「調理」などの名詞や「ジョギングをする」「仕事をする」

「料理を作る」などの動詞で表せる。さらにジョギングであれば，準備運動から始まるのか，走り終わった際にはシャワーを浴びて帰るのかなど，作業の始まりはどこか，終わりはどこかということまで考える必要がある。

● **作業の機能**

作業の機能とは，作業をすることがどのように役立つかということである。人が行う作業は，生活や人生，QOLにさまざまな影響を与える。例えば，料理をすることは日々の栄養摂取に役立ち，家庭内での役割として価値ある作業となり，愛するわが子が笑顔で食べてくれればとても幸せな気持ちになる。

● **作業の意味**

作業の意味は，作業を行う人にとっての意味や文化の中での意味，歴史的な意味を指す（いつ，どこで，何を，なぜ）。これらは外部から観察することができず，作業を行う人にとって特有の意味付けがされているので，その意味については聞いてみることが必要である。昨今，マラソンブームだが，参加者にとっての意味付けは，ダイエットのため，職場の仲間とのイベントとして，何かにチャレンジしたいからなど多様である。また，同じランナーでも記録にチャレンジするために大会に参加しているときもあれば，楽しく都心を走ってみたいなど，作業を行うときや場所によって意味付けも変わる。

■──作業の文脈[14]

作業を行う場合には必ず文脈が存在する。人が作業をするのはどこか，いつ行うのか，誰とどのような状況で行うのか，という要素によって作業の意味が変わってくる。

まず，作業をするためには**場所**が必要で，その場所が変わるとやり方や意味も変わってくる。例えば，病院での調理はあくまで練習という意味合いが強いが，自宅での調理ではその人にとっての役割や習慣という意味が生まれる。また，使い慣れた台所に立つことによって，そこは自分の領域であり他人には入って欲しくない（手伝って欲しくない）と感じるかもしれない。

次に，作業と**時間**は密接に関係している。課題など締め切り間近の作業をしているときは時間があっという間に進む感覚をもつが，クリスマスなど楽しみな日を待つときは長く感じるなど，主観的な時間を経験することがある。

最後に，作業をする際には**社会**と常に関わっている。「食事」という作業では，家族と家で食べる場合もあれば，職場の同僚と食事に行く場合もある。家族との団欒により結びつきを感じたり，同僚とのプライベートな付き合いにより，仕事での連携が深まることもある。

作業療法においては，クライエントがどのような文脈において作業に特別な意味を実感するのかに配慮することが重要である。作業療法で用いる作業も，文脈に配慮することで，大切な意味付けがされる。

〔中本久之〕

> **Column**
> **作業や作業療法について説明する**
>
> 作業療法とは？ 作業とは？ と問われて困った経験も多いのではないでしょうか？ 筆者も作業とは何か尋ねられても，答えに困窮してしまう経験がありました。そのような経験から作業科学を勉強したことで，クライエントに作業療法や作業についての説明が少しずつ上手にできるようになりました。また，作業の多様性を知ったことで，作業療法はオーダーメイドでクライエント1人ひとりにとって大切な作業を実現する魅力的な仕事だと感じています。作業療法のアイデンティティについて悩まれている方は，まずはクライエントと一緒に大切な作業を見つけることから始めることをおすすめします。

(4) ICF

■——ICFの概要

◉ICF誕生の背景

1980年にWHOから発表されたICIDH [図6] は「疾病の結果（帰結）」の分類とされ，健康状態の悪化により障害，社会的不利を被るという一方向性の分類だった。発表当初からこの一方向性については批判があり，心身機能の状態や活動，参加の相互作用へと着目するモデルへと転換した [図7]。

◉ICFの目的

ICF（国際生活機能分類—国際障害分類改定版）[18] には，ICFの目的は以下のように記載されている。

- 健康状況と健康関連状況，結果，決定因子を理解し，研究するための科学的基盤の提供
- 健康状況と健康関連状況とを表現するための共通言語を確立し，それによって，障害のある人々を含む，保健医療従事者，研究者，政策立案者，一般市民など利用者間のコミュニケーションを改善すること
- 各国，各種の専門保健分野，各種サービス，時期の違いを超えたデータの比較
- 健康情報システムに用いられる体系的コード化用分類リストの提供

職種や働く領域によって異なる表現をすることもあるが，書類による申し送りや，ケースカンファレンスの場において共通言語が存在することで，情報共有が行いやすくなる。共通言語は，支援者間の情報共有はもちろん，対象者にも統一した説明をすることができる。

◉ICFの特性

●全ての人に適用できる

ICIDHは「障害」に着目していたが，ICFでは「生活機能」に着目し，健康状況，健康関連状況を記述することができるため，障害のある人だけでな

[図6] ICIDH

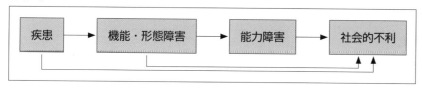

[図7] ICF

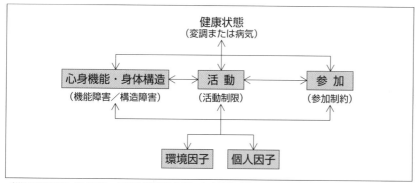

(世界保健機関(WHO):国際生活機能分類.中央法規出版,2002.より一部改変)

く全ての人に適用することが可能である。

● プラスに着目している

[図8]のICF整理シートで示すように,ICFでは,マイナスをプラスの中に位置付けている。「心身機能」の中に「機能・構造障害」が存在し,「活動」の中に「活動制限」,「参加」の中に「参加制約」が存在している。まずは,対象者がどのような生活状態にあるか(プラスの側面)をとらえ,生活の問題を引き起こしているのであれば,各レベルにおいてどのようなマイナスが存在しているかとらえることが重要である。

● 活動【能力と実行状況】

ICFでは活動を能力と実行状況という2つの面でとらえる。能力は「できる活動」,実行能力は「している活動」と置き換えることができ,作業療法の臨床でもなじみ深い。これらの面をとらえ,できる活動をしている活動になるよう支援することで,日常生活における対象者のできることが増えていく。

● 相互作用のモデル

ICIDHは機能・形態障害,能力障害,社会的不利が一方向性の関係だったが,ICFは心身機能・身体構造,活動,参加,個人因子,環境因子が相互に関係し合うモデルである。何らかの障害があっても,友人や家族の助けを借りながら希望する社会復帰を果たすことで,自信が芽生える,屋外の移動能力が改善する,活動性が増すことによる体力の向上など相互の関連を示すことができる。作業療法では個人の意欲を引き出すために価値観や習慣に着目し,作業遂行の改善のためには環境調整をする機会も多い。ICFの相互作用のモデルを用いることで,作業療法におけるリーズニングを示すこともできる。

[図8] ICF整理シート

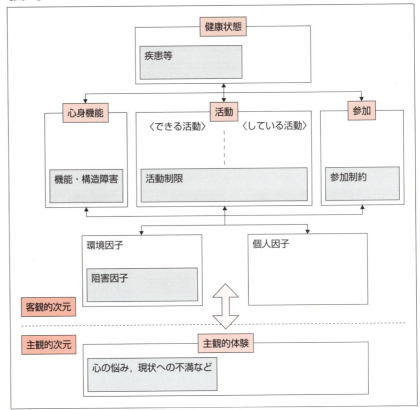

（上田敏：ICF（国際生活機能分類）の理解と活用――人が「生きること」「生きることの困難（障害）」をどうとらえるか．pp15-27，52-58，きょうされん，2005．より）

💡 One Point

★9 活動・参加を目標にする

ICFを用いてリーズニングを行う際に目標とする生活行為（活動，参加領域）について聴取する必要がある．臨床現場では，対象者との面接技術や，想いを引き出す技術に悩むと思われるが，それらは別章を通読していただきたい．

■――作業に焦点を当てたICFの活用[★9]

●活動か参加か？

ICFを使った経験があれば，一度はこの疑問に直面したのではないだろうか．原著においても「各領域別に『活動』と『参加』とを区別することは困難である」と記載されている．区別する方法としては以下の4つがある．

①いかなる重複も認めず，ある領域を活動とし，その他を参加とするもの
②①と同様だが，部分的な重複を認めるもの
③すべての詳細な領域（第2レベル）を活動，大分類（第1レベル）のみを参加として用いるもの
④すべての領域を活動と参加の両方として用いるもの

作業療法の臨床場面で最も用いやすい方法は③の方法ではないだろうか．例えば，大分類の「家庭生活」を参加の主目標とする主婦の方の作業療法を担当した場合，「家庭生活」を構成する「調理」や「掃除」など，詳細分類の生活行為が活動の目標としてあげられる．病院や施設で調理や掃除の練習をして**できる活動**となったものを，自宅で**している活動**になるよう支援することで，主婦としての役割を取り戻し，参加レベルの目標が達成される．

●ICFを用いる際のポイント

●利点と問題点を整理するだけのツールではない

ICFは，リハビリテーションの実施計画書やケアマネジメントの場面など幅広く用いられている。作業療法士養成教育の中でも，ICFに関する教育がされ，臨床実習では対象者の評価の分析においてICFが用いられている。[図8]に示すように，ICFの概念図では「心身機能—機能・構造障害」，「活動—活動制限」，「参加—参加制約」，「環境—阻害因子」と記されている。

　一方，臨床実習におけるケースレポートや，学会発表では心身機能，活動，参加，環境をそれぞれ「利点」と「問題点」に分類している例が散見される。本来の概念をシンプルにするために「利点」と「問題点」としていると考えられるが，これがICFを用いる際の陥りやすい罠である。何らかの疾患後のクライエントを評価した場合，その評価結果は問題点とされる場合が多い。問題点に着目することで，作業療法の目標や計画も問題点を改善していくという視点になり，ICIDHの考え方と変わらなくなってしまう。前述したとおり，プラスの中にマイナスを位置付け，あげられた評価の相互作用をとらえることが重要である。

●作業遂行を促進する要因と阻害する要因

　本来の分類に沿って包括的な評価結果をICFの表に記載していくと，情報量が多くなり過ぎて記載内容の相互関係がとらえにくい場合がある。このような場合は，生活行為向上マネジメントのアセスメントシートに記載する場合のように，目標とする作業遂行を阻害している要因は何か，作業遂行上の強みは何か，という視点で分析すると記載内容がシンプルになり，相互作用もとらえやすくなる。

　例えば，軽度の失語や失行がある人の目標が「携帯電話でメールを使うこと」の場合，操作が難しい携帯電話という物理的環境は阻害要因となるが，シンプルな操作を行えている（着信履歴から選んで発信ボタンを押すなど）ことや，家族，友人の助けがあることは強みとなる。

●主観的次元の重要性

　上田らが開発したICF整理シート[19]では，主観的次元を記入する項目が設けられている。上田は1981年という早い時期から，障害の主観的次元の重要性について述べている[20]。客観的な評価と，クライエントの主観が異なる場合もあるが，真にクライエントに寄り添い共感するためには，クライエント自身が現状をどう感じているのか，不安はあるかなどの主観的な気持ちを知ることは重要である。

◉ICFを用いてどのように作業に焦点を当てていくか

　前述しているが，マイナス面ばかりを記載しないことが重要である。現在，多くのOTが回復期リハビリテーション領域で働いている。発症間もない時期の作業療法評価ではマイナス面の情報があがることが多く，その要因が機能障害であることも多い。

　「クライエントがしたい作業は何か？　なぜしたいのか？」などを聴取することで，個人因子に当たる本人の価値観や，主観的次元の現状に対する想いを汲み取ることができる。そして，それらの作業を「しているのか」「できるのか」，「作業参加しているのか」「制約されているのか」という作業に関する評価を深めていくことで，自然と活動や参加のレベルの作業に焦点を当てて

> **Column**
> **ICFを使って全体像をうまくとらえるには？**
>
> 　臨床実習の指導をしていると，評価結果の関連づけに学生が悩むということにたびたび直面します．何のための評価か，そしてその実施した評価がICFのどの領域のものか理解できていなかったということもあります．そこで，生活行為向上マネジメントのアセスメントシートと同じく，1つの生活行為の目標（活動・参加レベル）にどのように各要素が関連し合っているのか，と発想を変えていくことで，評価結果同士のつながりの理解が促進されました．

いくことができる．

（中本久之）

文献

1) Kielhofner G，山田孝監訳：人間作業モデル——理論と応用，改訂第4版．pp1-155，協同医書出版社，2012．
2) 厚生労働省医政局医事課試験免許室：平成22年版理学療法士作業療法士国家試験出題基準　専門分野（作業療法）．pp1-6，厚生労働省，2008．(on line,〈http://www.mhlw.go.jp/topics/2008/09/tp0908-2.html〉2009-2-10アクセス)．
3) Miller BJ, et al，岩崎テル子監訳：作業療法実践のための6つの理論．pp1-19，協同医書出版社，1995．
4) Kielhofner G，山田孝監訳：作業療法の理論，原書第3版．pp144-216，医学書院，2008．
5) 山田孝：興味，役割，QOL評価，岩崎テル子他編，標準作業療法学 専門分野　作業療法評価学．pp264-282，医学書院，2005．
6) 山田孝・石井良和・長谷龍太郎：高齢者版興味チェックリストの作成．作業行動研究6：25-42，2002．
7) Iwama MK：*The Kawa Model: Culturally Relevant Occupational Therapy*. Churchill Livingstone-Elsevier Press, 2006.
8) Iwama MK，松原麻子訳：川モデル——文化に適した作業療法．三輪書店，2014．
9) Iwama MK：日本の作業療法の力を定義し，可能にするもの　Part1．OTジャーナル49（5）：423-428，2015．
10) 氏原寛他：心理臨床大辞典，第4版．p359，培風館，2006．
11) 奥田真由美・他：川モデルの実践——16年間の歩みから．OTジャーナル49（10）：1030-1033，2015．
12) 日比野慶子・他：主たる介護者となったセラピストの川モデル使用経験．OTジャーナル49（11）：1122-1125，2015．
13) 奥田真由美・他：文字で描く川モデル——医療観察法入院棟での経験から．OTジャーナル49（12）：1214-1218，2015．
14) 吉川ひろみ：「作業」って何だろう——作業科学入門．医歯薬出版，2008．
15) Law M, Steinwender S, Leclair L：Occupation, health and well-being. *Canadian Journal of Occupational Therapy* 65（2）：81-91, 1998.
16) Clark F：Reflections on the human as an occupational being: Biological need, tempo and temporality. *Journal of Occupational Science: Australia* 4（3）：86-92, 1997.
17) 前掲14），pp19-41．
18) 世界保健機関，国際障害分類の仮訳作成のための検討会訳：ICF国際生活機能分類——国際障害分類改定版．pp3-23，中央法規出版，2002．
19) 上田敏：ICF（国際生活機能分類）の理解と活用——人が「生きること」「生きることの困難（障害）」をどうとらえるか．pp15-27，pp52-58，芳文社，2005．
20) 上田敏：国際障害分類初版（ICIDH）から国際生活機能分類（ICF）へ——改定の経過・趣旨・内容・特徴．ノーマライゼーション22（6）：9-14，2002．

C ボトムアップ/トップダウン・アプローチ理解のための基礎知識

2. 介入過程

- 作業療法の介入過程(評価,記録,統合と解釈,治療計画の立案)では,対象者の生活機能をとらえ,制度や社会資源の利用等,対象者の個人特性に応じた治療・指導・援助を重視している。
- 介入モデルとして,生活行為向上マネジメント,OBP・OTIPM,AMPS,COPMなどがある。

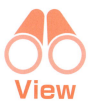

(1) 生活行為向上マネジメント

■──生活行為向上マネジメントとは

　生活行為向上マネジメント(Management Tool for Daily Life Performance:MTDLP)は,日本作業療法士協会が,2008年からの厚生労働省老人保健健康増進等事業の補助金を基盤に,地域包括ケアに貢献できる作業療法の形を国民にわかりやすく示すために開発を重ねてきた,作業療法のトップダウン的な介入過程を示す概念枠組みである。

　またMTDLPは,暗黙知であったOTの包括的視点を形式知として顕在化させたものでもある。その包括的視点とは,❶対象者を,心身機能の側面から理解するのみでなく,「生活をする人」として活動から参加までを見すえる包括的視点,❷対象者の生活を,過去から現在,そして将来までの「連続している生活」と理解し,支援する包括的視点,❸対象者の個人の生活行為からはじまり,地域の社会資源の活用まで幅広くとらえる「作業の拡がり」という包括的視点,である[2]。これらの視点は,生活行為向上マネジメントを使ううえで,絶えず念頭に置いておくべきものである。

■──生活行為

　さて,ここでいう生活行為とは,「個人の活動として行う,排泄,入浴,調理,買物,趣味活動等の行為」と定義され,個人の意思が関与し,一連の工程をもち,その人らしさに影響するような活動と参加のいくつかの項目と換言することもできる。

そのような生活行為の遂行が何らかの理由で阻害された場合，生活全体が徐々に狭小化していき，生活意欲の低下や介護が必要な状態に陥ってしまう危険性がある。人は，したい生活行為が継続できることで自尊心と活動性を保ち，誰かの役に立つことで有能感を抱き，元気でいられるのである。

■──実践とプロセス

MTDLPの実践では，対象者の24時間365日をイメージしつつ，本人のしたい生活行為に行動計画の焦点が当たるように設計された各種シート類（生活行為聞き取りシート，興味・関心チェックシート，生活行為向上マネジメントシート，生活行為申し送り表など）が利用される。これらのシートは絶えず新しいものに改正されているので，日本作業療法士協会のホームページから入手していただきたい。協会員の使用に制限はない。

また，MTDLPのプロセスは以下のようになっている。
❶インテーク（対象者や家族の望む生活行為を聞き取る）
❷生活行為アセスメント（目標となる生活行為の制限要因を分析する）
❸生活行為向上プラン（生活行為ができるための支援計画を，多職種での分担関係を明らかにしたうえで立案する）
❹介入
❺再評価・見直し
❻終了・申し送り（今後の生活行為の向上に必要な支援の方法などを申し送る）

特に，生活行為の聞き取りでは，対象者が特にやりたいと思っている生活行為や行う必要のある生活行為を十分に把握するために，非言語的サイン，傾聴の技法，質問の技法等のカウンセリング手法を用いる必要があろう。また，現在のニーズがなかなか表出できない対象者には，過去の生活行為にまつわるナラティブ[★1]を聞き取ることによって，課題となる生活行為が再確認されることも多い。

臨床でMTDLPを活用することは，臨床的な問題解決に構造化された枠組みを持ち込むことにほかならない。臨床に何らかの理論を挿入することは，場当たり的な決断を排し，首尾一貫した論理的な思考を促進するために重要である。多くのOTは構造化された思考法を最初から身に付けているわけではないので，研修会などを通じて学習していく必要性がある。

また，枠組みを臨床で使用することは，作業療法の均てん化にもつながる。これを，臼を使って餅つきをすることに例える［図1］ならば，臼（枠組み）があれば，餅米（課題）に対して杵でつく（実践する）ことによって，誰でも一定の餅（成果）を作る（得る）ことができるといえよう。

(小林隆司)

One Point

★1　ナラティブとは何か
クライエント自身の経験や出来事に対する語りで物語の主観的範囲の意味。セラピストとクライエントの対等性を基本とする（narrative zoneの共有）。ナラティブ・セラピーでは，クライエントの自主性に任せて自由に記憶を語らせることによって，心理的な問題の除去から人生観の転換に至るまで，幅広い改善を起こさせることを目的とする（188頁参照）。

［図1］　臼と杵のメタファー

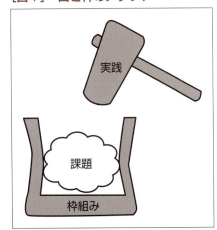

(2) OBPとOTIPM

■——OBPとは

　OBP（Occupation Based Practice，作業を基盤とした実践）という言葉は非常によく耳にするようになった。しかし，OBPの示す意味は，理論や枠組みによって異なっている。実際，Fisher[3]は「Occupation-centred, occupant-based, occupant-focused：Same, same or different?（作業中心，作業基盤，作業焦点：同じか，同じだったり違ったりするのか？）」の論文において，作業に関する論文に注目すると表題の3つの用語が時に同じものとして扱われたり，そうでなかったりしているが，本来はそれぞれに基本的な違いがあるとしている。

　Fisherによると，Occupation-basedは「基盤構造として作業を使うこと——評価や介入の方法として，人が作業を行う（その人の生活で通常行うこととして，楽しみ，生産，休息が望むレベルになるような日常生活課題から選ばれた遂行をする）」と定義している[3]。作業療法は人を対象とした支援である以上，何かしら道具や材料など物理的環境との関わりをもつであろう。例えば，時にペグボードであったり心身機能に特化した治療道具であったりするかもしれない。しかし，それを作業基盤であることと混同してはならない。

　作業の定義は多様であるが，人が活動に何らかの意味づけをしているという点は共通していると思われる。近年，OTにとっての作業という言葉も耳にするが，果たしてクライエントが意味づけしていない場合であったとしても，私たちがそれを作業と呼び，OBPを実践しているとしてよいのだろうか。私たちは考える必要がある。

■——OTIPM

　OTIPM（Occupational Therapy Intervention Process Model，作業療法介入プロセスモデル）は，Fisher（1998）による作業療法の実践モデルであり，作業療法を行う際にクライエント中心でなおかつ作業を基盤とした臨床が確実に行えるよう導くことができるアプローチとされている[4]。

　OTIPMは，クライエントの作業の問題に焦点を当てているため，網羅的な評価は必要なく，解決する作業を観察後，原因の明確化と解釈の際に作業の問題に関連した事項のみ必要があれば行うだけでよく，非常に効率的に作業遂行の支援が可能になる[4]。OTIPMは，おおまかに以下のような流れである。

1）クライエント中心の遂行文脈の確立，および資源と制限の明確化

　作業療法の方向を決定づける重要な過程である。作業療法は面接から常に開始され，そこでクライエントの作業を中心に見すえ，関連する情報を収集していく。資源と制限を明確化するには，環境的側面，役割的側面，動機的側面，課題的側面，文化的側面，社会的側面，制度的側面，心身機能的側面，時間的側面，適応的側面に関する質問（情報）が大切である[4]。

2) 報告された作業遂行上の強みと問題を明確化し，優先順位をつける

　無限にあるクライエントの作業の中から問題を明確化し，優先順位をつける過程である．クライエント（群）に日常生活を振り返ってもらうことで，うまくやっている課題と問題のある課題を面接から明確にする．また，明確にした課題には優先順位をつけ，これから取り組む課題を明らかにする．これら一連の流れは，カナダ作業遂行測定（Canadian Occupational Performance Measure：COPM）や作業に関する自己評価改訂第2版（Occupational Self Assessment ver2.1：OSA Ⅱ）を使用することで体系的な評価が可能になる[4,5]．

3) クライエントの課題遂行を観察し遂行分析を実施し，そしてクライエントが効果的にした／しなかった行為を明確化し記述する

　クライエントが作業を行う場面を観察し，遂行の質を評価する．作業を行う際の運動技能とプロセス技能を評価したければAssessment of Motor and Process Skills（AMPS）を使用し，作業を行う際のコミュニケーション技能や社会交流技能を評価したければEvaluation of Social Interaction（ESI），Assessment of Communication and Interaction Skill（ACIS）を使用するとよい．これらの評価を使用しなくとも評価は可能かもしれないが，OTIPMのこの段階に適合するその他の標準化された評価表は見当たらないため，上記の評価を使用しなければ前後比較をすることは難しいであろう．

4) クライエント中心の目標設定

　クライエントが課題を遂行する場面を通して，効果的にしたこと，非効果的にしたことが明確になったことで，目標設定を立案することが可能になる．目標設定は，人や課題そして遂行環境に関するものではなく作業遂行に関する目標設定であるため，原因を検討する前であっても可能である．

5) 原因の明確化／解釈をする

　ここでは，クライエントの作業遂行上で問題となった目的指向的行為の，考えうる原因は何かを明確化する．原因を明らかにするため，新たな評価や情報収集が必要となるかもしれないが，すでに目標設定は行っているため，目標を達成するために必要な情報のみ追加すればよい．この段階では，ADL-focused Occupation-based Neurobehavioral Evaluation（A-ONE），Assessment of compared qualities（ACQ, ACQ-OPとACQ-SI），Occupational Performance History Interview（OPHI-Ⅱ）を使用することができる．

6) 作業遂行の向上と満足度を再評価する

　作業療法の効果は，クライエントの満足度だけでなく実際の作業遂行の変化も確認しなければならない．再評価には，AMPS，ESI，ACIS等を使用することができ，また，目標を達成したのかは再評価時の作業遂行の質に基づき判断する．再評価は，クライエントが目標を達成したのかを確認するのに重要だが，それだけでなく作業療法の効果判定のうえでも非常に重要である[4,5]．

（石橋　裕）

(3) AMPS

　AMPS（Assessment of Motor and Process Skills）[6]は，人が作業を行う際に普遍的に観察することができる運動技能とプロセス技能の程度を知ることができるOTのための観察型評価で，コンピューターを使用して結果を算出する。**運動技能**とは，作業を行う過程で物を持ち上げたり，運んだり，物に体を位置づけたりする技能のことで，16の技能からなる。**プロセス技能**とは，必要な物を見つけ探したり，空間をアレンジ（整える）したり，あらかじめ決めたりする技能のことで，20の技能からなる。ここでは，AMPSの特徴と，臨床での使用法について述べる。

■──AMPSの特徴

　AMPS最大の特徴は，評価結果に影響する因子をコンピューターで補正し，結果を示す点にある。AMPSには運動技能が16項目，プロセス技能が20項目あるが，結果は運動技能，プロセス技能それぞれに1つの得点（ロジット）として示される。得られた結果は，さまざまな用途に使用できる。

● 能力基準と比較することができる

　AMPSは評価結果に影響する因子の補正を行っていると説明したが，その補正は約20万人のデータが元になっている。OTは，クライエントの技能がどの程度低い（もしくは高い）のか情報を得ることができる。また，課題遂行の有能さの基準も設定されており，運動技能は2.0ロジット，プロセス技能は1.0ロジットである。この基準とクライエントのロジットを比較することで，クライエントの技能の程度を客観的に判別することが可能になる。なお，これらの結果は，AMPS Results Report〔図2〕やProgress Reportとして出される。

〔図2〕　AMPS Results Report

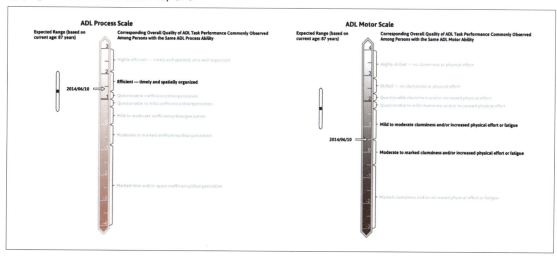

●同年代の集団と比較することができる

例えば，小学生と成人の技能が異なるように，運動技能とプロセス技能は年代によって異なっている。AMPSは，能力基準と比較できるだけでなく，同年代の集団と比較することができる。AMPSの結果を算出する際にクライエントの年齢（正確には誕生日）を入力するため，AMPS Results Reportには同世代の得点範囲が棒で示される。棒の真ん中の点は平均で上限および下限は2標準偏差を示している。

例えば，高次脳機能障害を呈する左片麻痺のA氏（82歳）にAMPSを実施した結果，運動技能1.56ロジット，プロセス技能0.88ロジットであったとする。能力基準との比較では，運動（2.0）・プロセス技能（1.0）という能力基準値を下回っていることがわかる。一方，A氏と同年代の健常者標準（80～103歳）と比較すると，運動（0.9～2.9）・プロセス技能（0.66～2.34）ともに健常者標準の範囲内にあり[6]，A氏のADL能力が同年代の人よりも明らかに低いとはいえないことが示唆される。

技能に注目するのか，心身機能に注目するのかはそのOT次第であろうが，クライエントにとっての成果が何か意識する必要がある。

●支援方法を決めることができる

これまでの多くのAMPSに関する研究により，クライエントの得点と効果的な支援方法の組み合わせが提案できるようになっている。具体的な例をあげると，プロセス技能の得点が0.0ロジットを下回ったときに，新しいやり方を習得する方法よりも環境を変えるなど代償的な方法のほうがADL能力の改善が期待されるとされており，効果的な作業療法支援を検討する際の貴重な情報となる。

●クライエントの技能の変化を知ることができる

AMPSは作業遂行時の技能の評価である。技能とは，人（心身機能，内在化された習慣など），課題，環境，および社会と文化の影響を受けた，観察可能な行為（握る，集める）の最小単位であり，単独の因子の影響だけを受けているわけではない。作業遂行や技能に焦点を当てた支援を作業療法が行っていれば，AMPSを作業療法による前後変化として示すことができる。

一方，AMPSは麻痺や高次脳機能障害の改善を示すための評価ではなく，環境改善を示すための評価でもない。言い換えると，他職種による治療や支援は作業遂行ではなく各因子へのアプローチであるため，AMPSの結果には反映されにくいのである。

■──AMPSの使い方

作業療法を進めるにあたり，さまざまな評価を行うだろうが，すべての情報が同じ価値をもっているわけではない。評価の価値に影響を与える1つの因子として，OTの治療指針があるだろう。AMPSは，「クライエントの作業を中心とした支援」のための評価ツールであり，「作業遂行の前後変化を作業療法の成果として表す」ことができる。言い換えると，「作業を中心とした支援」ではなく，作業療法の成果を作業遂行以外の側面としていたらAMPSは効果的ではないと思われる。

しかし，それはAMPSが使えないのではなく，その作業療法にフィットしていないだけであることを理解しなければならない。AMPSを効果的に使用したいのであれば，クライエントの作業を中心に見すえ，目標を作業とし，実際の作業の中で支援する作業療法を行うことをお勧めする。

(石橋　裕)

(4) カナダ作業遂行測定(COPM)

COPM[7] (Canadian Occupational Performance Measure) は，作業遂行に対する対象者のとらえ方の変化を測定する評価として使用される。対象者は選ばず[★2]，セルフケア，生産活動，レジャーに該当する作業の遂行度と満足度を評価でき，さらにその作業の優先順位をクライエントが評定することができる。吉川によると，OTはCOPMによってクライエントの意思を知ることができ，誰のための作業療法か常に明確にできるとしている。

COPMはクライエントの作業を大切にするための評価であるにもかかわらず，時にCOPMで明確になった作業の支援が後回しになる（もしくは支援されない）こともあるようだが，それは誤りである。COPMの実施方法等は清書を確認してもらいたい。ここでは，COPMはどのように使用されているのかを紹介する。

> **One Point**
>
> ★2　COPM
> COPM第4版によると，8歳以上の子どもにできることは確認されている。

■──COPMの特徴

先に述べたとおり，COPMは作業遂行で経験する問題をクライエント自身に採点してもらう尺度である。COPMは，作業療法でクライエントに支援を行った成果を示すことができる点が優れている。クライエントが決めた問題は他の何よりも重い最重要の問題と思われるのだが，時に心身機能などと同等もしくはそれ以下の事項として扱われているように思われる。

セラピスト中心に作業療法を行うのであれば，COPMはせずにそれに相応した評価を行ったほうが時間的にも効率的であり，クライエントの負担も軽減される。COPMを使うのであれば，まずはOTがCOPMの特色にコミットメントする必要がある。

■──COPMをAMPSと組み合わせて使用した例

Fisherは，作業療法介入プロセスモデル(OTIPM)の中でCOPMとAMPSをどのように利用するか述べている。OTIPMは作業遂行を支援するための実践モデルであるが，その過程にクライエントが報告した活動と参加について強みと問題の記述と，優先する作業遂行は何かを記述することがある。AMPSは作業遂行場面の観察だが，その観察を行う課題を特定したり，課題の優先順位をつける際にCOPMが利用できるとしている。

福田[8]は，玄関前で転倒し膝と踵を骨折した70代の女性にCOPMを行い，事例がこれからできるようになりたい作業，しなければならない作業，する

ことを期待される作業を明確にし，訪問作業療法を実施した．作業遂行の観察はAMPSを用いて評価し，介入計画はCOPMとAMPSの結果を基に立案していた．その結果，COPMの遂行度スコアと満足度スコアは改善し，AMPSプロセス能力測定値は統計学的に有意な変化を示していた．福田の支援の特筆すべき点は，クライエントの作業を中心に見すえ支援していたこと，そして，何よりも7回しか作業療法を行っていないにもかかわらず作業遂行の変化を示したことである．

福田の論文には心身機能の評価および再評価は示されていないが，作業療法の成果を示すうえでAMPSやCOPMに加えて追記することは必要だろうか．COPMは，訪問作業療法の成果を示すことのできる有効な評価表である．

■──おわりに

COPMの使用する際のQ&Aは，COPMの清書および吉川の著書および訳本で確認してもらいたい．COPMの説明によると，COPMが使えるのは，面接によってクライエントから情報を得ることができる場合，クライエントが作業上の変化を望んでいる場合の2つとしている．

筆者としては，さらに，OTがCOPMにコミットメントしている場合，OTがCOPMを使うための練習をしている場合が加わるのではないかと思う．梅崎ら[9]は，作業に焦点を当てた実践を行う障壁として，専門職として特別なことをしようとする心，作業より心身機能への高い関心，柔軟性のない診療体制・設備などを挙げている．COPMは作業に焦点を当てた実践を行うためのツールであるため，以上のような障壁がCOPMの使用の妨げになるかもしれない．

まずは，私たちがCOPMにコミットメントすることが大切である．次に，クライエントを評価するためにさまざまな検査や評価を用いているが，検査や評価を使用するためにその評価の特徴を知り，使用するための練習を行う．

一方，COPMは半構成的面接であるためか，日頃の面接の延長に位置づけているためか，臨床現場でCOPMを使用するための練習はあまり見かけたことがない．しかし，COPMを介してクライエントの作業に向き合うことは容易ではない．もし，COPMがうまく使えなかったら，その理由をクライエントに向けるのではなく，まずは自分の面接方法を振り返り，別の機会にうまくCOPMをできるよう準備してもらいたい．COPMは多職種間で非常に有効なツールであり，この機会にCOPMを是非使用してもらいたい．

（石橋　裕）

文献

1）一般社団法人日本作業療法士協会：作業療法マニュアル57　生活行為向上マネジメント．一般社団法人日本作業療法士協会，2014．
2）一般社団法人日本作業療法士協会：事例報告書作成の手引き（生活行為向上マネジメント）．一般社団法人日本作業療法士協会，2015．
3）Fisher AG, Jones KB：*Assessment of Motor and Process Skills volume 1*：

Development, Standardization, and Administration Manual. Three star press, 2010.
4) Fisher AG：*Occupational therapy intervention process model：A model for planning and implementing top-down, client-centered, and occupation-based interventions.* Three star press, 2009.
5) 吉川ひろみ．作業療法がわかるCOPM・AMPSスターティングガイド．医学書院，2008．
6) Fisher AG, Jones KB：*Assessment of Motor and Process Skills volume 1：Development, Standardization, and Administration Manual.* Three star press, 2010.
7) Law M, Bapsite S, Carswell A, et al, 吉川ひろみ訳：COPMカナダ作業遂行測定，第4版．大学教育出版，2007．
8) 福田久徳：意味のある作業への介入が訪問作業療法で効果をあげた事例──COPMとAMPSを用いたトップダウンアプローチ．作業療法34（1）：70－76, 2015．
9) 梅崎敦子, 吉川ひろみ：作業に焦点を当てた実践への動機および条件と障壁．作業療法27（4）：380－393, 2008．

D ボトムアップ・アプローチに必要な理論と技能

1. 治療技法と理論

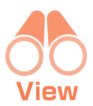

- 作業療法士が徒手療法を行う際には，環境やケースなど状況を鑑みること，また技術を身に付ける必要がある。
- 作業療法は，ファシリテーションテクニックを生活技能として応用する方法がある。それにはBrunnstromの運動療法・Bobathによる運動発達的療法・固有受容性神経筋促通法（PNF）など神経発達学的アプローチと認知運動療法などの徒手療法がある。
- 関節運動学に基づく徒手療法として，関節モビライゼーション関節運動学的アプローチがある。
- TMS，CI，ボツリヌスなどの中枢神経疾患における最新治療を紹介し，慢性期から行える麻痺の改善方法がある。

(1) ファシリテーションテクニック

　作業療法には，作業を通して心身機能の回復を図る回復作業の考え方がある。一方，古くから理学療法の知識や技術を取り入れた治療も行われてきた。ここでは，理学療法の技術であるBrunnstromの運動療法・Bobathによる神経発達的療法・固有受容性神経筋促通法（PNF）など神経発達的アプローチと認知運動療法等を紹介する。

■──徒手的介入

　神経発達学的アプローチは，現在の脳血管障害患者に対する作業療法で重要なアプローチの1つである。しかし，入院中に神経発達学的アプローチだけ行ったとしても，クライエントの作業が改善するわけではない。そこで，本項では神経発達学的アプローチの紹介を行い，神経発達学的アプローチの理論と作業療法における使用法についてまとめる。

■──神経発達学的アプローチ

　脳血管障害や脳性麻痺など中枢神経系（CNS）の損傷は，片麻痺や不随意

運動, 失調などの症状を起こし, 作業遂行に影響を与える。作業遂行能力は,「人」「作業」「遂行環境」の状態に影響するため,「人」ばかりに介入せずとも「作業」や「遂行環境」に介入することで作業遂行の状態は改善することがある。一方, 神経発達的アプローチは, 特に「人」の運動協調性に焦点を当て作業遂行を改善しようとするアプローチであり, これまで長い研究により理論的基盤が形成されてきた。

神経発達学的アプローチには, Brunnstromの運動療法, Bobathによるアプローチ・固有受容性神経筋促通法 (PNF) などがあり, いずれも開発時に理学療法士 (PT) が関与している。神経発達学的アプローチとは, 神経発達学的概念・心理学的概念・学習理論などを学術的背景として, 残存機能や異常運動パターンをコントロールしようとする技術であり, 感覚入力を操作することで中枢神経系を促通するものである。それぞれのテクニックは理論的基盤をもっており, ある理論では肯定的にとらえた側面であっても, 他方の理論では否定的な側面としてとらえる (例：中枢神経損傷後に出現する反射や共同運動のとらえ方の違い) など, 時に理論的思考が相反することがあるため, 2つの理論を使用する際は, その使用が正しいのか配慮する必要がある [図1]。

●Brunnstromの運動療法

理学療法士のBrunnstromは, CNS系の損傷による麻痺には段階があり, 連合反応, 共同運動パターンなどを経て正常な運動機能に近づくとする考えを示した。日本の臨床でよく使用されるBrunnstrom stageはそもそもBrunnstromの運動療法の理論に基づく回復段階のことであり, Brunnstrom法はその回復段階に合わせてアプローチが行われる。

基本的な考え方は, ①運動感覚を常に重視する, ②惹起にはベッドポジショニングと他動運動による関節可動域 (ROM) の十分な確保を行う, ③あらゆる感覚刺激を利用して運動を誘発する, ④徹底した分離運動パターンの強化を行うことをアプローチの基本としている[1]。Brunnstrom法の特徴は, 連合反応や共同運動を回復初期時は利用する必要があり, 後に抑制されるべきであるとする点にあり, 後に紹介するBobathの理論とは異なる見解をもっている。

●Bobathの神経発達学的アプローチ

Bobath K (MD) とBobath B (RPT) による神経発達学的アプローチは, 異常反応の抑制と正常反応の促通を治療原則とし, 弛緩期, 痙性期, 回復期に分けたアプローチを適用した[2]。古澤らによると, ボバースアプローチ国際インストラクター会議にてボバース概念とは「中枢神経系の損傷による姿勢緊張・運動・機能の障害をもつ人々の評価と治療への問題解決法である。治療目標は, 促通を通して姿勢コントロールと選択運動を改善することにより, 機能を最大限に引き出すことである」と定義されている[3]。学際的基盤は, 生態心理学などの考えも取り込んでおり, 運動の協調性だけでなく対象物をコントロールするストラテジーまでを治療の関心事としている。

●固有受容性神経筋促通法 (PNF)

Kabat H (MD) が理論化したものをKnott D (RPT) とVoss M (RPT)

によって具体的なアプローチとなったPNF（Proprioceptive Neuromuscular Facilitation）は，「主に固有受容器を刺激することによって神経筋機構の反応を促通する方法」とされている[2]。今井らによると，PNFの基本は神経生理学を基本とする刺激法にあり，①さまざまな感覚に刺激を加えて，目的とする反応を誘発，②好ましい複合関節運動を誘発，③人間の運動発達を応用する，④運動学習に必要な条件づけ，反復練習，フィードバック，応答の汎化などを心理学から応用する，としている[4]。

[図1] 神経発達学的アプローチの基礎概念の相互関係

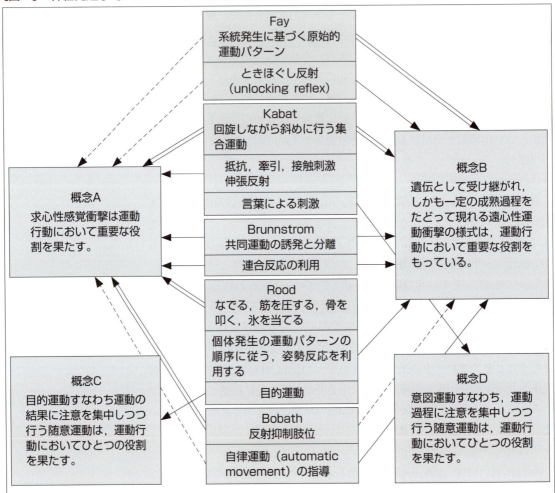

（宮本省三：認知運動療法の誕生．宮本省三他編，認知運動療法入門．p71，協同医書出版社，2002．より）

[表1] 脳血管障害片麻痺の病態に対する認知運動療法の段階的戦略（Perfettiより，一部改変）

段階	制御すべき病態の要素	対策の基本	具体的な治療課題の例
第1段階	伸張反射の異常	知覚仮説の検証を他動運動によって行う	他動運動による各種感覚の再教育。たとえば，スティックやブロックの高さを識別させる。これらは，関節個別のセグメンタルなものから開始し，曲線や図形を識別するグローバルなものへと移行していく
第2段階	異常な放散反応	知覚仮説の検証を自動運動によって行う	高さの異なるスティックや硬度の異なるスポンジを，自動運動を起こすことで識別する。たとえば，前腕で水平に保っている不安定板を随意的に傾け，その下に挿入したスポンジの硬度を識別する
第3段階	原始的運動スキーマ	第2段階の治療を，運動連鎖を拡大させたり，知覚状況を複雑にした形で実施する。また，開眼で筋出力の動員を図るよう課題を追加する	複雑な形状をしたパネルの縁を自動的に指先でたどってその形を識別するなど。治療において運動の異常要素がよく制御されるようになれば，開眼で傾斜したパネルの運動軌道を追跡させるなどして，積極的に筋出力の動員を図る

「異常な伸張反射」とは，筋緊張の亢進した状態（痙性）を指す。「放散反応」とは，随意運動により，運動を行っている関節以外の部位の筋まで筋緊張の亢進が波及することである。また，「原始的運動スキーマ」とは，常に粗大かつ限定的な共同運動のパターンで運動が起こることを言う。セラピストは，片麻痺に特有な病態としての異常要素が発生しないように治療課題を組織化しなければならない。第1段階の他動運動は，伸張反射が出現しない程度にゆっくりと行う。また，第2段階では，患者が達成に過剰な努力を要することで，他の関節の周囲筋に筋緊張が放散するような課題の設定の仕方は不適切である。さらに，第3段階において運動連鎖と運動範囲を拡大していく時も，原始的運動スキーマが動員された結果としての共同運動が出現しない範囲で課題の設定を行う必要がある。これらの異常要素が出現しないぎりぎりの線で課題を設定し，その難易度を少しずつ高めていくことで，患者は異常要素に対する制御能力を自ら高めていく。

（宮本省三：認知運動療法の組織化．宮本省三他編，認知運動療法入門．p193，協同医書出版社，2002．より）

■ 神経発達学的アプローチ以外の徒手療法

● 認知理論に基づく認知運動療法

宮本によると，認知運動療法は「運動機能回復を病的状態からの学習とみなし，学習が脳の認知過程（知覚・注意・記憶・判断・言語）の発達に基づいているのであれば，運動療法もまた認知過程の発達に基づいていなければならない（Perfetti C，1979）」という認知理論に基づいた運動再教育であるとしている[5]。認知運動療法は，運動機能回復を目的に患者に対して「認知問題」と呼ばれる課題を解決することを求めるが，その課題の難易度は運動障害の程度によって選択される[6]［表1］。

■ 理論的枠組みと作業療法

宮前ら（2003）によると，作業療法は社会・文化レベル，心理学，生物・医学を焦点領域としており，各理論の焦点領域の範囲は異なるとしている［表2］。また，作業療法の最終目標は生きがいや役割，価値感などの社会・文化レベルにあるとしていることから，生物・医学モデルに焦点をあてた神経発達学的アプローチでは，作業療法で行うべきすべての内容を網羅できないこ

[表2] 作業療法実践の概念モデルの焦点と対象とする現象

焦点領域	対象とする現象	理論							
社会・文化	文化 集団					グループワーク	人間作業モデル	カナダ作業遂行モデル	目標指向的アプローチ
心理学	動機づけ 認知 知覚				認知運動療法	グループワーク	人間作業モデル	カナダ作業遂行モデル	目標指向的アプローチ
生物・医学	動作 協調的運動	生体力学	運動制御	感覚統合	認知運動療法				

(宮前珠子・藤原瑞穂・宮口英樹:作業療法理論の成り立ちと特性. OTジャーナル37:686-690, 2003. より)

[表3] 具体的な活動例と心身機能例（カッコ内はICFの分類コード）

- さまざまな場所での移動（d460） → 歩行能力，車いす駆動
- 手と腕の使用（d445） → 上肢の随意性，筋力，感覚機能
- 持ち上げること（d4301） → 体幹機能，上肢の随意性，筋力，感覚機能
- 手に持って運ぶ（d4301） → 体幹機能，バランス機能，上下肢の随意性

とがわかる。したがって，これらのアプローチの実施にあたっては，実施する時期や期間，課題とする作業の選択の仕方など，作業療法が対象とする焦点領域全体のバランスを考慮したうえで，神経発達学的アプローチや認知運動療法を実施する必要があると思われる。

■──心身機能と活動の関係，作業療法におけるアプローチのとらえ方

『物を持ち上げる』ことは，ICFの心身機能・身体構造ではなく，「活動」の下位項目となる。この理由としては，コップを持ち上げることができなくとも，コップに取っ手があれば持ち上げることができることがあるためである。このように『物を持ち上げる』ことは，コップなどモノ（対象物）が変わることで能力が変化することがわかる。したがって，『物を持ち上げる』ことは，身体機能のような生理的な問題だけに左右されず，課題や環境の影響も受けるため，活動の問題としてとらえる必要がある。

このように，心身機能にアプローチを展開する場合，活動は心身機能以外の影響を受けることで変化することも理解しておく必要がある。心身機能は，活動（例；物を持ち上げる）を構成する一要素にすぎないため，時期や患者が置かれている状況によって，心身機能に対するアプローチを取捨選択する必要がある［表3］。

●具体的な徒手的アプローチ例

作業療法を展開するうえでとても役に立つ代表的な手技をいくつか紹介する。以下のアプローチは，臨床現場では患者の状態に合わせて対応を変更する必要があるが，徒手的介入の基礎となる知識であり，実践できることが重要である。

[図2] 屈筋の緊張が高い場合に行う抑制手技

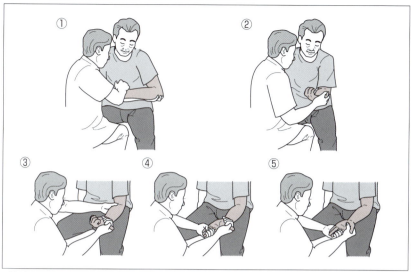

(真寿田三葉・伊藤直榮：Brunnstromアプローチ，細田多穂・中山彰一編，アドバンス版図解理学療法技術ガイド．p79，文光堂，2005．より)

- 屈筋の緊張が高い場合に行う抑制手技[1] [図2]
①自分の右4本の指で患者の母指球を強く圧迫し，左手では前腕の近位端を保持する．
②母指球を強く圧迫すると，屈筋の痙性が弱くなるので，ゆっくりと前腕を回外させながら母指を伸展させる．
③前腕回外位のまましばらく保持すると，屈筋の痙性がさらに弱まる．
④徐々に示指から小指の4本を伸展させるが，MP関節を過伸展しないように心がける．
- 身体の2カ所を使用する練習としてのボバースアプローチ[9]
[図3]にボバースアプローチを示す．
- PNFの促通パターンを使用したアプローチ[4]
PNFの促通パターンはそのままリーチ動作や屈む動作，水をすくう動作につながる動きであるため，利用しやすい[表4]．

■──まとめ

本項では神経発達学的アプローチの紹介を行い，神経発達学的アプローチの理論と作業療法における使用法について簡単にまとめた．神経発達学的アプローチについては，Kielhofnerが「Conceptual Foundation of Occupational Therapy 3rd edition（日本書名『作業療法の理論，原著第3版』[8]）」の「運動コントロール」の章で詳細に解説しているのでご一読いただきたい．そこには，OTが運動コントロールとどのように向き合うべきか記載されている．

(石橋　裕)

[図3] 身体の2カ所を使用する練習としてのボバースアプローチ

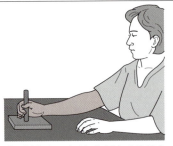

① 肘をまっすぐにし肩を十分前方に出して，テーブルに固定した直立棒を患側手で握り保持する。これは，健側手で書字，食事あるいは描画を行う時の連合反応を避けるのに非常に役立つ。

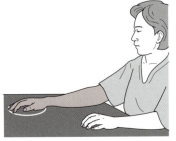

② 健側手を使用する時に，患側上肢を前方へ伸展させ，チョークで書いた円内に保持する。

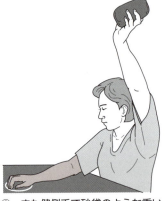

③ また健側手で砂袋のような重い物を持ち上げている間も，チョークで書いた円内に患側手を維持しなければならない。重量は徐々に増やすことができる。

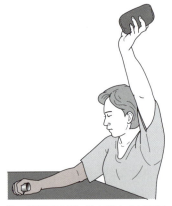

④ 健側手で重い物を持ち上げている間，伸展した上肢で厚紙ロールを保持させる。

(Bobath B, 紀伊克昌訳：片麻痺の評価と治療, 原著第3版. pp81-184, 医歯薬出版, 1998. より)

[表4] PNF促通パターンとADLにみられる活動の関係

①肘の屈曲を伴う屈曲―内転―外旋パターン
　・口に食事を運ぶ動作の促通
　・洗顔動作の促通
　・胸元で操作する動作の促通
　・身体の前で物を手のひらで支える動作の促通
②肘の伸展を伴う伸展―外転―内旋パターン
　・杖歩行の促通
　・起き上がり動作の促通
　・物を手繰り寄せる動作の促通
③肘の屈曲を伴う屈曲―外転―外旋パターン
　・整髪動作や洗髪動作の促通
　・物干し動作の促通

(今井基次：実践PNF，細田多穂・中山彰一編，アドバンス版図解理学療法技術ガイド．pp348-367, 文光堂, 2005. を一部改変)

(2) 関節運動学に基づく徒手療法

作業活動を実施するために，OTはすべての徒手的治療手技に精通している必要があるだろうか？　本書での答えは「YES」である。ただし，知識として知っておくことと，実際にそれを行うことは別である。OTが実施した方がよい職場環境，あるいは個々のケースでは，状況に応じてPTと相談のうえ，役割分担を決めて実施すればよい。訪問リハビリテーションなどのように，場合によってはOTが徒手療法を実施してもよい環境もある★1。その場合，該当する徒手療法の研修会に参加し，実践的な能力を身につけてから臨床に用いるべきである。

■──系統別治療手技という考え方

山の斜面に合わせてスキーを滑るように，さまざまな治療手技は患者の身体の状態に合わせて選択され，その変化・回復に応じた手技が取捨選択されなければならない。

●構造的アプローチ

構造的アプローチは，系統別治療手技という考え方の根本となるもので，各系（感覚器系，結合組織系，筋系，神経系，関節系，循環系，内臓系など）を評価し，診断したうえで最適の治療手技を選択する方法である［表5］。

●機能的アプローチ（ボトムアップ・アプローチの一形態）

医学的リハビリテーションにおいては，機能的な維持・改善・増強を主眼としたアプローチが主流であり，理学療法では運動療法に，言語療法では言語機能に，心理療法では心理と感情に，そして作業療法では認知，知的心理，感情，さらに感覚・運動機能を基盤とした生活機能に焦点を置き，それぞれ

> **One Point**
>
> ★1　地域リハでも役立つ徒手療法
>
> 訪問リハビリテーションでは，ほとんどの場合，維持期の対象者が多く，徒手療法によって関節可動域を改善しても効果がないことが多い（元に戻る）が，一時的でも関節可動域の改善で，ADLが大きく変わる場合がある。着替えや，入浴時に可動域制限で苦労している場合など，ほんの少し肩の可動域が改善したおかげで全てがスムーズに介助できた事例もある。身体領域のOTとして，最低限の徒手療法的技術は必要なのである。それが対象者との信頼関係にもつながる。

[表5]　各系とそれに対する第一義な治療手段について

A 感覚器系	・触圧覚刺激法（皮膚抑制刺激法）
B 結合組織	・Soft tissue mobilization（軟部組織モビライゼーション） ・Myofascial manipulation（マイオフェイシャルマニュピレーション） ・Myofascial release（マイオフェイシャルリリース）
C 筋系	・Myotherapy（マイオセラピー） ・Strain-CounterStrain（ストレインカウンターストレイン）
D 神経系	・Mobilization of the nervous system（神経系モビライゼーション）
E 関節系	・Joint mobilization（関節モビライゼーション） ・Arthrokinematic Approach：AKA（関節運動学的アプローチ） ・Muscle Energy Technique：MET（マッスルエナジーテクニック） ・Joint Facilitation（関節ファシリテーション）
F その他	・循環系：Lymphatic Drainage/massage（リンパマッサージ） ・内臓系：Visceral Manipuration（内臓マニピュレーション）

の専門領域に応じた手段と手技を駆使することで訓練が進行していく。

すなわち，これらの専門機能を重視したアプローチが，ボトムアップアプローチの一形態としての「機能的アプローチ」である。

●包括的アプローチとは何か

［包括的アプローチ］＝［系統別治療手技＝構造的アプローチ］＋［機能的アプローチ］

患者の機能は，患者の構造的可能性によって高められる。例えば，運動機能のなかに可動性や柔軟性，筋力，持久力，バランス，協調性，固有感覚などが含まれるが，構造的アプローチが各系に対してより的確に実施されていれば，機能的アプローチとして利用される訓練方法も，「どこに焦点を絞ればよいか」という特異性が明確になる。重要なのは，構造的アプローチ次第で，機能的アプローチにおける患者の機能改善の可能性は変わる，ということであり，この場合の包括的アプローチは，一種のトップダウン・アプローチという意味合いを帯びてくる。

■──関節運動学に基づく徒手療法

●関節モビライゼーション（joint mobilization）

- **定義**：機能障害を呈している関節に対して，その関節包内運動を回復するために使用される治療手技である。
- **手技**：Maitlandの振動運動やKaltenbornの持続的伸長などがある。また，Parisの技術体系は折衷的で，伸張法，斬進的振動法，段階的な振動法などを用いる。

●関節運動学的アプローチ（arthrokinematic approach：AKA）

- **定義**：関節運動学（arthrokinematics）に基づく治療法で，滑膜関節における関節の遊び，関節面のすべり・回転・回旋などの関節包内運動の異常を治療する方法である（Hakata S,1984）。

■──徒手療法における基礎知識[10]

●関節運動学［図4］

人体の関節において，骨と骨の接触面には数ミリ程度の隙間が存在する。この隙間は関節の動く角度や受ける衝撃などによって変化することから「関節の遊び」と呼ばれている。さらに関節面においては骨頭が滑ったり，転がったりするという3次元の動きが生じる。こうした関節内部にある「遊び」や「関節面の動き」を研究して運動学的な分析を行う。

●関節包内運動（intraarticular movement）［図5］

関節包内運動は関節の動きを保障する重要な要素である。副運動と構成運動に分類され，それぞれ治療手技に応用される。最初に評価の対象となる。

●骨運動とそれに伴う関節面の動き［図6］

関節面を凹と凸の2つに分け，それぞれの動きの特徴と治療的応用のための固定～移動面を定義した。

●CPPとLPP［表6］

- **close-packed position（CPP）**：しまりの位置（ねじのようにしまった

[図4] 関節運動学

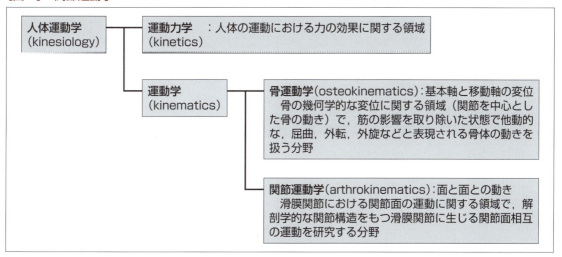

[図5] 関節包内運動

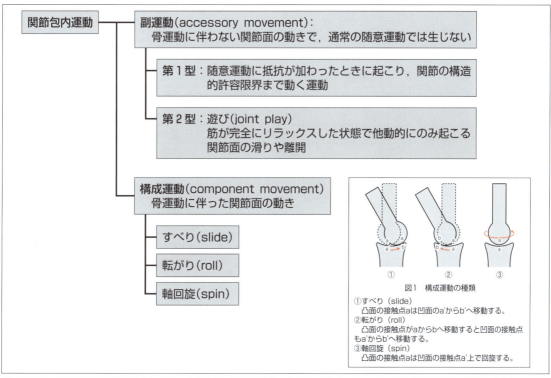

（細田多穂・柳沢健編：理学療法ハンドブック第2巻, 改訂第3版. 治療的アプローチ. p5, 協同医書出版社, 2001. より）

状態）がかたい状態（status rigidus）で関節面が広く接して, 靱帯や関節包が緊張している状態をいう。言いかえれば安定した状態である。
- least-packed position（LPP）：最大ゆるみの位置（maximum loose-packed position）がきわめてゆるい状態（status perlaxus）で接触面が小さく, 周囲組織が最も緩んでいる状態をいう。

[図6] 骨運動とそれに伴う関節面の動き

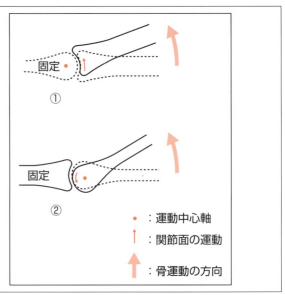

convex-concave rule＝凹凸の法則
凸　凹　法則

① 凹の法則：凸を固定して凹を動かす
② 凸の法則：凹を固定して凸を動かす

・：運動中心軸
↑：関節面の運動
⇧：骨運動の方向

（細田多穂・柳沢健編：理学療法ハンドブック第2巻，改訂第3版．治療的アプローチ．p7，協同医書出版社，2001．より）

[表6] 各関節のCPPとLPP

関節	CPP	LPP
肩関節	外転＋外旋位	半外転位
腕尺関節	伸展位	半屈曲位
腕橈関節	半屈曲＋半回内位	伸展＋回外位
手関節	背屈位	半屈曲＋やや尺屈位
中手指節関節（2〜5のMP）	最大屈曲位	半屈曲＋尺屈位
指節間関節（手指のIP）	伸展位	半屈曲位
第1手根中手関節	最大対立位	母指中間位
股関節	伸展＋内旋位	半屈曲位（軽度屈曲・外転・外旋位）
膝関節	最大伸展位	半屈曲位
足関節	背屈位	中間位（軽度底屈位）
足根間関節	最大回外位	半回内位
中足指節関節（足指のMP）	背屈位（伸展位）	中間位
脊柱	背屈位（伸展位）	中間位
仙腸関節	体幹・股関節伸展位	股関節・膝関節半屈曲位

（Mac Conailらを一部改訂）

■──関節機能異常の症状

①痛み：運動痛，圧痛，関連痛，放散痛
②運動制限
③感覚障害：感覚異常（しびれ感），冷感，感覚鈍麻
④筋のスパズム（防御収縮）

⑤筋力低下，筋萎縮
⑥腫脹，発赤
⑦皮膚の硬化
⑧その他：かすみ目，耳鳴りなど

■──関節運動学的アプローチの適応と禁忌
●適応
・滑膜関節の関節包内運動改善の結果として，痛みが改善する。
　▶関節包内運動は物理的要因であるから疾患を選ばない。
・①関節機能の異常，②単純性関節炎，③関節炎特殊型（AKAに反応しても治癒しない難治性関節炎（反射性交感神経性ジストロフィ：RSD，CRPS），④関節拘縮，⑤器質的疾患の痛み（例：関節疾患，五十肩，手根管症候群，ばね指，外反母趾，ガングリオン，Dupuytren拘縮，その他）

●禁忌
①骨折の新鮮例，②骨腫瘍，③骨髄炎，④化膿性および非化膿性関節炎の急性期，⑤関節捻挫のうち関節靱帯の一部断裂（sprain）の急性期，⑥重症な反射性交感神経性ジストロフィ（RSD，CRPS），⑦その他

■──関節運動学的アプローチの応用
・診断における応用
・関節包内運動の改善：運動学的にみると，関節運動学的アプローチは関節包内運動に働きかけるため，関節可動域運動や伸張運動は骨運動に対する治療法となる。
・伸張運動における応用：伸張時の痛みは関節面の滑りが障害されて発生するものであるので，関節運動学的アプローチを組み合わせることで痛みが減弱し，筋の弛緩が得られる。治療者にとっても強い力を必要とせず，効果的な治療が可能となる。
・麻痺性疾患に対する神経筋再教育における応用：筋収縮の再教育にあたっては，筋のみでなく関節からの深部覚の誘発が重要である。筋の再教育にあたっては，誘発しようとする筋が作用する関節に対して，凹凸の法則に基づいた関節面の滑りに抵抗を加えることで，滑りを誘発する。
・関節疾患に対する抵抗運動の応用
・有痛性疾患の筋力テストへの応用

●関節運動学的アプローチと関節運動学および治療対象 [表7]
　考え方としては，運動療法の1つで従来の運動療法を補うという意味もある。他動運動と自動運動を組み合わせ，徒手と機械器具を用いた非暴力的で安全な治療技術である。
　治療対象としては滑膜関節のみを扱う。特に体幹の関節―椎間関節，仙腸関節，肋椎関節，胸肋関節などを個別に治療する。治療目的としては，例として以下があげられる。
・関節機能の異常を治療
・関節包・靱帯の伸張

[表7] 関節運動学的アプローチと関節運動学，治療対象

AKA技術		目的	対象疾患	利用される関節運動学の要素
副運動を利用した技術				
・滑り法 ・離開法 ・軸回旋法		・関節包内運動異常の治療 ・関節包・靱帯の伸張	・有痛性疾患 ・外傷後の痛み ・各種疾患に合併する痛み ・関節拘縮	・副運動 　関節の遊び ・最大ゆるみの位置
構成運動を利用した技術				
他動構成運動	伸張なし	・関節可動域の維持 ・神経筋再教育	・骨・関節障害 ・神経・筋疾患 ・その他	・構成運動 　滑り 　　凸の法則 　　凹の法則 　軸回旋
	伸張あり	・筋・腱の伸張 ・関節包外靱帯の伸張	・関節拘縮（筋・腱などの短縮）	
抵抗構成運動	骨運動 　介助 　自動 　抵抗	・構成運動再教育 ・神経筋再教育 ・筋力増強 ・筋力テスト	・骨・関節障害 ・神経・筋障害 ・その他	

・筋・腱の伸張

・関節包外靱帯の伸張

・筋力増強

・神経筋の再教育

その他，神経学的診断や筋力テストに応用されたりすることがある。

(大嶋伸雄)

(3)筋骨格系と運動機能障害の診方・考え方

■——筋骨格系の運動機能障害と作業療法

人間の身体は骨格と筋とのバランスで成り立っている。対象者が障害をもった場合，あるいは健常といわれる成人でも長年の生活習慣によって，徐々に正常ではない関節運動を繰り返して関節障害や運動機能障害のもとになる原因を蓄積している場合が多い[★2]。

Sahrmannらによれば，原因不明の筋骨格系の痛みを局所的筋骨格系障害といい，何らかの外傷によって引き起こされたという考え方が基本になっている。例としては，筋骨格系異常，筋・筋膜性症候群，過用症候群，累積外傷，反復伸張障害などがあり，こうした症候群は筋膜，関節周囲，組織の炎症などによって起こる「運動機能障害症候群（movement impairment syndromes）」[図7]のことを意味する[★3]。

本来であれば，理学療法領域であるが，障害をもった人間の生活に関わるOTとして，こうした症候群の知識を得ておく意義はとても大きい。その理由として，臨床においてADLや生活に欠かせない動作などのために「できる」

One Point

★2 姿勢とバランス
日常生活の中で気をつけるべき，また予防的に意識すべきことの1つに姿勢がある。Slouched thoracic posture（前屈み胸椎姿勢）は肩甲骨が外転・下制し肩甲上腕リズムを不良にする。意識的に早期から気をつけて生活することで予防になる。胸椎を正しく保つためには全身的な介入も必要であり，下肢・体幹の筋のバランスなどもみていかなければならない。

[図7] MSBにおける発症機序

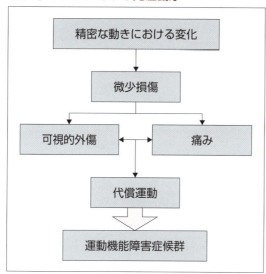

訓練を優先せざるを得ない点にある。また，対象者の代償運動における影響などを包括的にとらえ，予防的な視点から筋と関節の知識を提供できれば，起こり得る障害の何パーセントかを予防できる可能性がある★4。

■──運動系バランス概念（MSB：movement system balance concept）の基本的な考え方

運動系の機能を効率的に保つには，関連する関節が，ある程度余裕をもってさまざまな方向に動くことが重要である。ワンパターンの動きの過度の反復や，関節の固定化は好ましくない。それは病理学的な異常を引き起こしてしまう要因となる。それらを治療するには，MSBの考え方によって治療を行う必要がある。以下に，例を提示しながらMSBの概念を紹介する。

①運動パターンの修正は機能障害の早期改善手段となる。
　[例] 肩関節屈曲～挙上時の肩のインピジメント★5→痛み→修正パターン：上腕の外旋量を増加することで予防する。
②肩関節における症候群の大部分は肩甲骨運動のタイミングやコントロール障害に起因する。
　[例] 棘上筋の疾患は使いすぎ（over use）や肩関節の生体力学的変化による痛みが原因である場合が多い。
③肩関節が180°屈曲しても，肩甲骨の回旋が60°→45°では結局，インピジメントを引き起こしていることになる。なぜ，回旋できないのか原因を探る。

■──MSBの基本的な要素 [図8]

基本的に身体の各部位における3つの評価がポイントとなる。まず生体の各部位におけるアライメントが重要となる。最良のアライメントは最良の動きを生み出すが，アライメントに不具合が起これば動きに対する修正が必要になる。また，逆説的に考えると，骨格のアライメントがよいということは，それをコントロールしている筋や神経系の機能もよいということになる。

One Point

★3 運動器症候群（ロコモティブ・シンドローム・ロコモ, locomotive syndrome）
ロコモとは移動能力が低下した状態を指し，大きく分けて2種類あり，「運動器自体の疾患」と「加齢による運動機能不全」がある。外傷だけでなく加齢による運動機能の低下，生活習慣や運動習慣，栄養状態の視点から，痩せすぎや肥満なども指導の対象となり，将来的な要支援・要介護のリスクの低下を促すことに着目されている。

One Point

★4 運動機能系の障害を正しくとらえクライエントと共有する重要性
筋・骨格系の障害は生活習慣からもたらされる場合が多い。OTはクライエントのライフスタイルを分析し，動作・活動内容まで精査して，障害の原因を究明しなければならない。また，治療後の再発予防のための教育や指導を行う。

Key Word

★5 インピンジメント（impingement lesions）
上肢の挙上時に上腕骨頭とC-A arch（肩峰と烏口上腕靱帯からなるcoraco-acromial arch）や肩鎖関節粗面で腱板や滑液包の衝突（impingement）により痛みが出る。肩関節の外転運動時に60°～120°（painful arc sign）に痛みが出現するがそれ以外の角度では痛みが出ないなどが特徴的である。

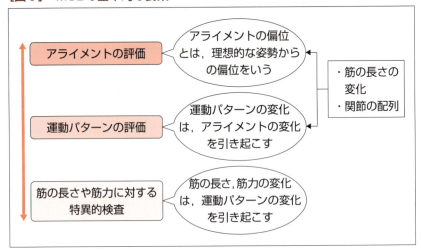

[図8] MSBの基本的な要素

次に,運動パターンを考える。反復される運動,動作,活動が動きのパターンをどう変化させるのか,であるが,加齢や何らかの微細な軟部組織の障害で容易に変わってしまう。それはそのままアライメントにも変化を引き起こしてしまう。

これらの「アライメント」と「運動パターン」に密接に関係するのが,筋の長さの変化と筋力である。ある特定の関節における筋活動は,とても複合的で複雑な関係性をもつ。しかし,運動パターンの固定化やさまざまな活動自体の変化や減少などで,筋の持久力維持に必要な要素が欠ければ,速効で筋力維持も変化する。特に最も影響が現れやすいのが,筋膜,関節周囲組織,関節,神経組織などである。痛みが生じるということは,これらに関連する侵害受容器に何らかの炎症や力学的変化が起こっていることを示唆する。

■──肩甲帯・肩関節におけるアライメント障害の原因について[11]

以下,MSB概念を理解するために肩甲帯と肩関節を例にして検討を行う。

●肩甲骨・下方回旋 [図9]

- **状態**：肩甲骨の内側縁が脊柱に平行ではなく,肩甲骨の下角が肩甲棘基部に対して内側に位置している。
- **原因**
  - 肩甲挙筋と菱形筋の短縮
  - 僧帽筋上部線維の弛緩・延長
  - 前鋸筋の弛緩・延長

●肩甲骨・下制 [図10]

- **状態**：肩甲骨の上角はTh 2よりも下方にあり,患者の頸部は長く見える。鎖骨は水平,あるいは肩鎖関節は胸鎖関節よりも低い位置にある。
- **原因**
  - 僧帽筋上部線維の弛緩・延長
  - 大胸筋と広背筋の影響

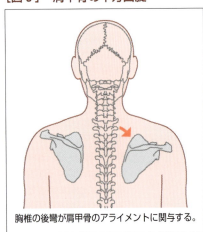

[図9] 肩甲骨の下方回旋

胸椎の後彎が肩甲骨のアライメントに関与する。

[図10] 肩甲骨の下制

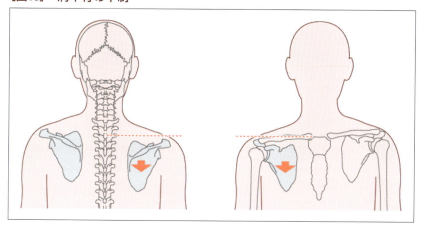

・修正なく肩屈曲，外転すれば肩関節の負荷が大きい

◉肩甲骨・挙上　［図11］
●状態と筋
①肩甲骨上角の挙上では肩甲挙筋の短縮を示唆している
②肩峰を含む肩甲骨全体が挙上している場合は，僧帽筋上部線維の短縮を示唆している
●原因
①鎖骨の外側が内側より高くなる

◉肩甲骨・内転　［図12］
●状態：胸郭中心線から肩甲骨内側縁の距離が7.5cm以下である。
●原因
・菱形筋と僧帽筋が短縮している
・前鋸筋の弛緩〜延長

◉肩甲骨・外転　［図13］
●状態と筋

[図11] 肩甲骨の挙上

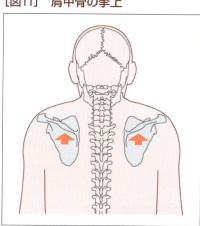

[図12] 肩甲骨の内転

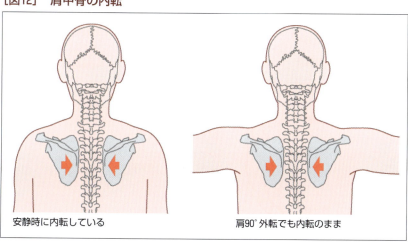

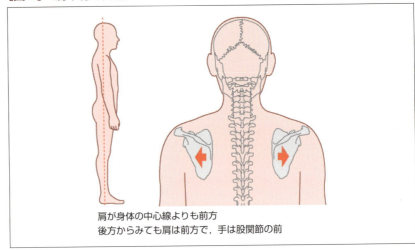

[図13] 肩甲骨の外転

肩が身体の中心線よりも前方
後方からみても肩は前方で，手は股関節の前

・肩甲骨が外転する場合，前額面に対し前方に30°以上回旋する。関節窩は前方を向き上腕骨は内旋したように見える（修正不要→肩甲骨に対するアライメントは正常）。
・肩甲骨のアライメントが外転─回旋位の場合，肘窩が前方を向き，上腕骨の位置が正常に見えたとしても，実際のアライメントは外旋位。この場合，外旋筋の短縮が示唆される。前鋸筋，大胸筋の両方，一方の短縮の場合が多い。

◉**肩甲骨・傾斜**［図14・15］
● **状態**：肩甲骨の下角が胸郭から離れて突き出る。
● **原因**
・小胸筋の短縮・烏口突起に付着する上腕二頭筋短頭の短縮・三角筋前部線維の短縮

[図14] 肩甲帯・上肢の動脈系

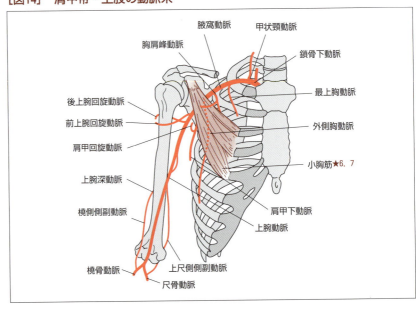

One Point

★6　小胸筋1
肩を治療するうえで小胸筋の作用は無視できない。小胸筋は肋骨から烏口突起を結ぶ筋で，伸張性の低下をきたすと肩甲骨を外転・下制方向に引き下げる。胸郭の伸展（胸を張る）が低下した状態で小胸筋の伸張制が低下すると円背（猫背）を引き起こすため，小胸筋の柔軟性は非常に重要である。

One Point

★7　小胸筋2
小胸筋の下には動脈や神経が走行しているため，痺れや手先の冷え，むくみの原因とも考えられている。

[図15] 肩甲骨の傾斜

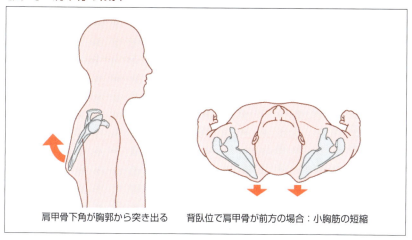

肩甲骨下角が胸郭から突き出る　　背臥位で肩甲骨が前方の場合：小胸筋の短縮

[図16] 肩甲骨の浮き上がり（翼状肩甲）

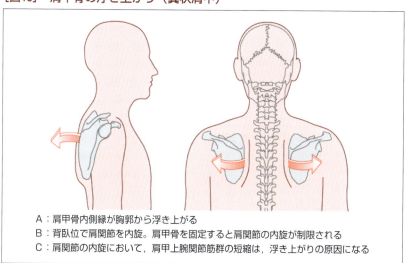

A：肩甲骨内側縁が胸郭から浮き上がる
B：背臥位で肩関節を内旋。肩甲骨を固定すると肩関節の内旋が制限される
C：肩関節の内旋において，肩甲上腕関節筋群の短縮は，浮き上がりの原因になる

● **肩甲骨・浮き上がり（翼状肩甲）**［図16］
● **状態**：肩甲骨内側縁が胸郭から突き出ている。
● **原因**
・このアライメントは前鋸筋の筋力低下と関連している
・他の障害として，胸椎の平坦化，円背，側彎など
・肩甲下筋の肥大でも浮き上がりが認められる（運動選手など）

■── MSBの作業療法への応用

　作業療法におけるボトムアップ評価を確実なものにし，確かな治療と訓練を実施するためには，正常な関節のアライメント，運動パターン，筋力と筋の長さの知識と観察力などが重要な鍵となる。MSBのポイントを集約すると以下の2つにまとめられる。

a) 筋力，筋緊張の変化は，異常な運動パターンをもたらし，最終的に異常なアライメントを患者に出現させる。

b）個々の部位ごとの評価にとらわれず，1人の人間，全ての動作と運動パターンを総合的に関連づけて分析する思考力を養うことが重要である。

以上を踏まえたうえで，対象者の動作パターンを見抜くためには，例えば脳卒中片麻痺において，麻痺側上・下肢の随意性低下が健側にどう影響しているか分析する必要がある。正常な関節のアライメントへの負担はどのくらいか，運動パターンは変化していないか，筋力と筋の長さはどう関連しあっているかなど重要なポイントは必ずチェックする必要がある。

また，徐々にADLやIADLの代償動作を獲得していく対象者では，そうした代償パターンの影響を考え，将来にわたって予防的な教育を行ったり，さまざまな配慮をすることも忘れてはならない。

（大嶋伸雄）

(4) CI療法・TMS治療・ボツリヌス治療

(a) 基礎知識としての各治療方法

■──TMS（経頭蓋磁気刺激）治療[12]

TMS（transcranial magnetics stimulation）は，大脳に対して磁気刺激[★8]を照射し神経活動を変化させる装置で，健側の大脳半球に対して低頻度（1Hz）の磁気刺激を当てることで，健側の大脳機能を抑制し，病側大脳にかかる半球間抑制[★9]を低下させることで，病側大脳に生理的反応として生じている機能抑制を解除する働きがある［図17］。

代償的に抑制されていた病側大脳は，その抑制から解放されることで賦活化される。この磁気刺激を集中的に照射することで病側大脳の機能は活性を

One Point

★8 磁気刺激

磁気刺激は，脳の機能に対して低頻度刺激は抑制的に働き，高頻度刺激は活性化に働く。

Key Word

★9 半球間抑制

片側大脳の機能が活性化すると，反対側の大脳機能が抑制される状態。損傷により健側大脳が補助的に活性化するため，損傷脳はその機能を抑制される。

[図17] TMS治療の機序

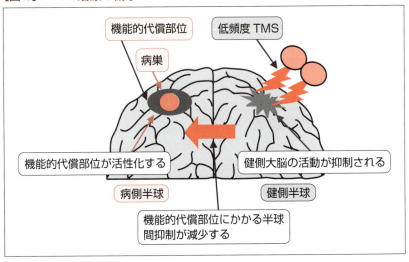

[表8] 脳卒中後TMSの適応基準

1-a	上肢麻痺：手首を曲げないで，指でグー・パーができる（少なくとも，親指，人差し指，中指の曲げ伸ばしができる）。 ※ボツリヌス毒素治療後に，可能となった場合は適応の考慮あり。
1-b	失語症：「発語はスムーズでない」「言葉がとっさに出てこない」「単語を思い出せない」「複雑な文が理解できない」などの症状がある。 ※全く話せない場合，簡単な文も理解できない場合は，適応外。
2	年齢が16歳以上である。
3	脳卒中の発症後，原則的に1年以上が経過している。
4	頭蓋内金属（クリップ，コイル，ステント）が入っていない。
5	心臓ペースメーカーが入っていない。
6	認知機能が正常で，うつ病がない。
7	全身状態が良好（栄養障害，体力低下，重度の心・肝障害がない。透析をしていない）であり，日常生活に介助を要しない。
8	最近1年間において，けいれん発作がない。

（慈恵医科大学病院版，2016を引用）

高め，残存した病側大脳の機能を最大限に活用することが可能となる。

TMSを用いた治療には，脳卒中における上肢の機能改善だけでなく，現在では失語症への適応，下肢の麻痺に対する適応も研究がすすめられており，臨床においても導入されている。[表8]に脳卒中後のTMSの適応基準を示した。

■——NEURO[13]

NEURO（Novel Intervention Using Repetitive TMS and intensive Occupational Therapy）は，東京慈恵医科大学付属病院リハビリテーション科の安保雅博教授のグループが考案した治療法で，磁気によって大脳を刺激して脳の活性化を図る「TMS治療」と「集中的作業療法（リハビリテーション）」を組み合わせて行うものである。脳卒中後の上肢麻痺（手指の麻痺）の改善を目的として行われる治療法で，病側半球を活性化しリハビリテーションに対する反応性を高め，一定の治療期間（2週間程度）この介入を毎日繰り返すことで，病側半球の残存能力を最大限に発揮することで神経症状の改善を引き出す治療手段である。[表9]にNEURO★10の上肢機能訓練プログラムの特記事項を示す。

[表9] NEURO上肢機能訓練プログラム特記事項

- 日常的な動作を訓練課題に含むこと
- 個々の機能訓練は運動・動作獲得の一部であること
- 粗大動作・巧緻動作・複合動作の全ての要素を含むこと
- 訓練中に意識を向ける上肢部位が明確に示されていること
- 具体的に段階づけた介入が可能であること
- 自宅でもADL場面や自主トレーニングで継続できる内容であること
- CIで用いられるような上肢の拘束は原則的に行わない

（慈恵医科大学誌，2011）

> **One Point**
>
> ★10 NEURO（NovEl Intervention Using Repetitive TMS and Intensive Occupational Therapy）
>
> NEUROはTMSと集中的リハビリテーションを組み合わせた治療法で，指定された研修機関にて研修を受け，100症例以上の施行症例を有するか安保雅博先生から直接指導を受けた機関のみ認定を受けられる。実施可能期間は厳密に限定されている。

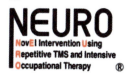

■──ボツリヌス療法

　中枢神経疾患の後遺症の代表的な問題として「痙縮」があげられる。痙縮は上位運動ニューロン徴候の主要な陽性徴候とされており，「筋伸張反射と筋トーヌスの異常な亢進状態であり，筋伸張速度に依存した受動運動に対する筋抵抗の増大」と定義されている。痙縮はわずかに随意性を有した肩，肘，手，指関節の運動だけでなく，ADL内での行為の阻害因子となることも少なくない。

　ボツリヌス療法は，注入されたボツリヌス毒素[★11]が標的となった筋の神経の末端からのアセチルコリン放出を阻害し脱神経させ，筋肉の緊張をやわらげることができる。一回の注射で注入される筋の大きさや薬の量にも左右されるが，3〜4カ月程度の残留効果が見込まれている。筋の緊張が低下している状態で集中的にリハビリテーションを行うことで，相反神経支配の影響から緊張をコントロールし痙縮を抑制していく。注入される筋の選定は，OTと対象者の目的動作の決定と，その動作に必要な機能としての阻害因子の抽出から行われる[★12]。

■──CI療法[14)]

　CI療法（Constraint Induced Movement Therapy）は，片麻痺の非麻痺側の運動をスリング等で制限し，麻痺側の運動を誘導しようとする治療法で脳卒中治療ガイドライン（日本脳卒中学会，2004）でも麻痺側上肢の機能改善が期待できる治療法として強く推奨されている治療法である。患肢が使えないのは，運動を抑制するように条件づけられた学習現象（学習性不使用）であるという考えから，非麻痺側上肢を三角巾などで抑制し，使用を制限し，麻痺側上肢を積極的に使用することで麻痺の回復を図る治療法である。[表10]にCI療法の適応基準を示した。

[表10] CI療法の適応基準

ADL自立度	●歩行が自立していること（装具・杖は使用してもよい） ●セルフケアが自立していること
上肢の動作	●患側手関節伸展：随意的に20°以上 ●患側Ⅰ〜Ⅲ指MP伸展：随意的に10°以上 ●上肢筋位部については， 　・亜脱臼なし，肩手症候群なし 　・随意性が全くない場合は適応外 　・軽度の疼痛は可能
精神・高次脳機能	●Mini Mental State Examination（MMSE）：20／30以上 ●著明な高次脳機能障害（失語・失認・失行）なし
禁忌疾患	●コントロールされていない以下の疾患 　・高血圧・不整脈・虚血性心疾患・心臓弁膜症・痙攣性発作・糖尿病・未破裂（脳／胸部／副部）動脈瘤 ●大きな血圧変動が禁忌な疾患 ●精神疾患，認知症 ●その他，転倒の危険性が著しく高い場合

（佐野恭子：CI療法の実際．道免和久編，CI療法，p24，中山書店，2008．より）

One Point

★11　使用頻度
ボツリヌス毒素はその効果が残留する3〜4カ月ごとに使用することができる。

One Point

★12　促通のポイント
上肢への使用に関して，経験的に中枢からの使用，回復させることが重要。

(b) 作業療法の可能性：ボトムアップ・アプローチとトップダウン・アプローチ

　紹介した治療法だけではその治療がもたらす効果を最大限に発揮することはできない。治療に併用した集中的なリハビリテーションの展開が必要とされている。しかし，ボトムアップ・アプローチ的に機能訓練に偏った介入方法では，日常的な使用頻度は変わらないため，最大限の効果をもたらすことができない。分解された機能訓練による促通によって獲得できた関節運動では，行為にはならない。関節運動を集合させた具体的な行為までつなげる必要がある。

　作業療法対象者の麻痺の回復に対するモチベーションを具体的な動作へつなげ，リハビリテーション以外の時間でも実際に麻痺手を使用できるようにすることが要求される。ここでOTは，ボトムアップとしての機能評価・訓練の最低限の条件として，更なる評価と促しが治療効果を高める介入方法として必要とされている。それがトップダウン・アプローチである。

　トップダウン・アプローチとして，対象者が具体的に「何をしたいか」「ADL上どのような上肢機能が必要か」「どのような訓練をするか」が重要である。そのために面接技法を用いて，達成可能でADL内で必要な動作を目標動作として選定し，その動作を分析して段階的に難易度を設定し，上肢機能訓練として設定していく★13。最終的に統合された目標動作の獲得へつなげていくことで，その過程で獲得した分解された動作から，更なる複合動作の獲得へつなげることが可能である。この課題設定をCI療法ではshapingと呼ばれているが，上肢機能の促通においては，このshapingと決定された目標動作の意味・理解が，対象者による自主トレーニング促進へとつながる。日常の中で生活行為の一部としての麻痺側の参加が促通を高める。

　治療の第一歩は，不可能な目標や曖昧な目標を掲げるのではなく，身体機能を客観的にリーズニングし，その結果，獲得可能な動作を対象者と具体化することが，機能訓練の選択としても必要である。

　ボツリヌス療法やTMS，CI療法において随意性がブルンストロームステージ（Br-s）でⅡ以下の対象者においては効果が薄く，Br-sⅢ以上であれば具体的な活動への促しは可能である。いい換えれば，一定以上の機能を有さなければ実動作訓練へとつなげることが困難である。

　また，上肢の機能回復を考えるうえで運動機能は「中枢から」回復させていくことが末梢の機能回復を期待するうえで必要条件である [図18]。例えば上肢では肩甲帯の支持性（安定性）が欠如した状態で肘，手指の機能回復を促通しても，動作時に肩甲帯の異常緊張を高め末梢の緊張も上げてしまうため，わずかな動きも緊張により抑制されてしまうからである。

　対象者からの聴取をもとにADL内で具体的に「○○がしたい」と言われた場合，その動作をそのまま訓練へと展開するのではなく，動作に含まれる動作の要素を分析し，客観的評価から得られた情報と併せて段階的な機能訓練（運動促通）を計画し，その過程と内容を対象者と共有することが必要である。目的動作の必要性を理解し共有する。その動作獲得に向けた段階的な機

One Point

★13　上肢の促通
上肢の促通は挙上だけでなく伸展から行う。伸展運動は肩甲骨の安定性を保つための肩甲骨内転運動を促す。支持性の低い肩甲帯では，上肢の操作性は上がりにくい。

[図18] 上肢の機能訓練プログラムの例

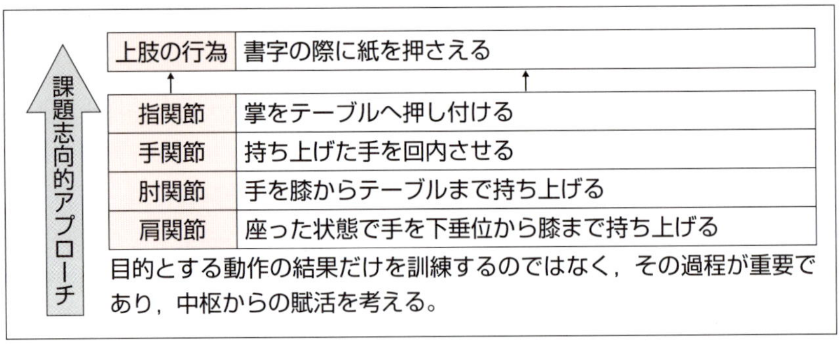

課題志向的アプローチ	上肢の行為	書字の際に紙を押さえる
	指関節	掌をテーブルへ押し付ける
	手関節	持ち上げた手を回内させる
	肘関節	手を膝からテーブルまで持ち上げる
	肩関節	座った状態で手を下垂位から膝まで持ち上げる

目的とする動作の結果だけを訓練するのではなく，その過程が重要であり，中枢からの賦活を考える。

能訓練が，麻痺（不使用状態ないし，半球間抑制）から残存能力を開放し，運動障害を改善へ導く。

(稲熊成憲)

文献

1) 真寿田三葉・伊藤直榮：Brunnstromアプローチ．細田多穂・中山彰一編，アドバンス版図解理学療法技術ガイド．pp67-87, 文光堂，2005．
2) 千住秀明・河元岩男・溝田勝彦：運動療法Ⅰ，第2版．pp183-203, 神陵文庫，2008．
3) 古澤正道・紀伊克昌：ボバースアプローチ，細田多穂・中山彰一編，アドバンス版図解理学療法技術ガイド，pp20-38, 文光堂，2005．
4) 今井基次：実践PNF．細田多穂・中山彰一編，アドバンス版図解理学療法技術ガイド．pp348-367, 文光堂，2005．
5) 宮本省三：認知運動療法．細田多穂・中山彰一編，アドバンス版図解理学療法技術ガイド．pp20-38, 文光堂，2005．
6) 宮本省三・沖田一彦：認知運動療法入門．p127, 193, 協同医書出版社，2002．
7) 宮前珠子・藤原瑞穂・宮口英樹：作業療法理論の成り立ちと特性，OTジャーナル37：686-690, 2003．
8) Kielhofner G, 山田孝監訳：作業療法の理論．pp168-189, 医学書院，2008．
9) Berta Bobath，紀伊克昌訳：片麻痺の評価と治療，原著第3版．pp81-184, 医歯薬出版，1998．
10) 細田多穂・柳澤健編：理学療法ハンドブック第2巻，治療的アプローチ，改訂第3版．協同医書出版社，2001．
11) Sahrmann SA, 竹井仁，鈴木勝監訳：運動機能障害症候群のマネジメント──理学療法評価・MSBアプローチ・ADL指導．医歯薬出版，2005．
12) 横井安芸・他：脳卒中後上肢麻痺に対する低頻度経頭蓋磁気刺激と集中的作業療法の併用療法．慈恵医大大学誌，2011．
13) 安保雅博：脳卒中による上肢麻痺に対する低頻度反復性経頭蓋磁気刺激と集中リハビリテーションを組み合わせた治療法．神経治療，2014．
14) 道免和久：CI療法．中山書店，2008．

Column
「手に力が入らない」（多角的評価による作業療法介入を実施した症例）

　70代男性。脳梗塞後右片麻痺，Br-s上肢Ⅴ，手指Ⅴ。ADLは自立しているが，右上肢による書字や箸動作において不自由を感じ，巧緻性の改善を目的にリハビリテーションを処方された。OTプログラムを胸郭の拡張性の再獲得，肩甲帯の安定性強化，腱板促通とし，本人に説明した。巧緻性トレーニングが目的であるが，手指のトレーニングは行わず，体幹および肩甲帯へアプローチする意味と理由を本人が理解できるように説明し実施した。

　リハビリテーション開始1カ月で書字や箸の使用に対して改善が得られたと本人から聞けた。もともと中枢部が安定しないため，末梢の操作性を低下させてしまっていた。具体的には肩甲帯が安定しないため，上肢の対空操作時に肩甲骨は挙上し，肩関節外転位での保持となり，末梢における動作時に肩関節の内旋を必要とする肢位をとっていた。そこで肩甲帯を安定させることにより，肩甲骨の挙上を抑止し，肩関節内外旋中間位をとることにより，上肢に要求される運動を簡略化し，手指の操作性を優先させたため，手指の機能が最大限発揮され巧緻性が向上した。また，胸郭から肩甲帯を安定させることにより，異常緊張を抑制することも見込まれた。このように上肢機能の改善を考えるうえでは，目的となった動作にとらわれるのではなく，省エネかつ残存機能を最大限に活用できるように動作を組み立てていく必要がある。

D ボトムアップ・アプローチに必要な理論と技能

2. 高次脳機能障害への認知作業療法アプローチ

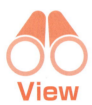

- 高次脳機能障害者に対する作業療法アプローチについて，患者の日常生活上起こりうる問題をあげながら紹介する。
- アプローチを考える際に必要な障害受容や就労といった視点や，福祉制度に関しても簡単にふれる。

■——高次脳機能障害者の日常生活

●日常生活活動（ADL）

高次脳機能障害が疑われる場合，[表1]のような症状が観察される。観察された問題行動がなぜ起こるのかを考える際には，

- 各ADLの実施方法が健常者と比べてどのように異なるのか
- どんな機能が障害されている可能性があるのか
- その問題点の障害の程度はどのくらいか

などを考え，評価を実施していく。高次脳機能障害は，検査場面ではうまくできないが，日常生活場面ではうまくできる，あるいはその逆のパターンを示す場合もあるため，検査のみで評価するのではなく，さまざまな環境下での患者の様子を全体的にとらえていくことが，具体的アプローチを考えていくうえで重要である。

●屋外での活動（IADL）

[表1]で問題としてあげているように，さまざまな高次脳機能障害では対人交流の観点などで問題となってくる側面が多い。また，高次脳機能障害の場合，基本的日常生活活動（activities of daily living：ADL）に比べ，手段的日常生活活動（instrumental activities of daily living：IADL）の自立が困難なことが多い。これらが，高次脳機能障害者の外出頻度の少なさ，外出範囲の狭さに影響を及ぼすと考えられる。

IADL上で予想される問題としては，以下が考えられる。

- 買物：何を買いに来たかを忘れる，献立に合わせて適切な買物ができない，お金の支払いができない。
- 散歩：道に迷う，行き当たりばったりに行動してしまう，知人に会ってもだれかわからない。

One Point

★1 ペーシング（pacing）障害

注意障害患者で認められる動作の粗雑さ，不用心，短絡的，せっかちなどの症状は，その状況に合わせ臨機応変にスピードを調整したり動作に流れをもたせることが稚拙な状態，つまり「行為のpacing機能の障害」であるといわれている[1]。ペーシング障害は，リハビリテーションの訓練場面のみならず，ADLの自立において大きな阻害因子となるため，近年注目を集めている。ペーシング障害は右半球損傷例で特徴的に出現するとの報告もあり，半側空間無視（USN）との合併も比較的高率に認められている。

[表1] 日常生活上で観察される各障害の特性と予想される問題

障害	臨床上の具体例	起こりうる問題
注意障害[*1]	・気が散りやすい ・何かひとつのことをし始めると他に気が回らない ・同時に複数のことを始めると混乱する ・ぼんやりしており会話につながりがない ・作業にミスが目立つ	・火の消し忘れ ・やかんのお湯が沸騰しても気づかない ・信号を見落とす
半側空間無視	・片側を見落としやすい ・車いす走行中片側の壁にぶつかる ・車いすのブレーキをかけ忘れる ・食事を半分残す ・文字を書くと紙の片側に偏る	・半側の障害物に気づかず追突・転倒の危険 ・信号を見落とす ・ブレーキをかけずに車いすを自走し転倒
記憶障害	・物の置き場所を忘れる ・道に迷う ・新しい出来事を覚えられない ・作り話をするが作り話だと思っていない ・何度も同じ話をする	・火の消し忘れ ・約束を忘れる ・薬を飲み忘れる ・道に迷う
失行	・道具をうまく使用することができない ・身体機能に問題がないのに動作がぎこちない ・道具の使用方法を誤る	・道具の誤った使用によりけがをする
失認	・物の形がわからない ・ヒトの顔が見ただけではだれかわからない ・物の色がわからない ・字の形がわからない ・「盲」のように見える	・消極的対人交流 ・心理的不安など
構成障害	・衣服をうまく着られない ・整理整頓ができない ・布団をたためない ・包丁で等間隔に物が切れない	・設計や絵画などを仕事とする場合は復職困難
失語	・言葉が滑らかに出てこない ・何を言おうとしているのかわかりにくい ・相手の話を理解できない ・単語が出てきにくく「あれ，あの」などという表現を用いる ・意図したものと違う単語を言ってしまう（錯語） ・多弁だが発話が意味をなさないなどがあげられる	・誤嚥 ・易疲労性 ・消極的対人交流 ・心理的不安
社会的行動障害	・自分から何もしない ・他人に攻撃的になる ・急に不安定になる ・他人との交流がうまくできない	・引きこもり ・心理的不安定 ・暴力などの危険行為 ・生活破綻
遂行機能障害	・計画を立てることができない ・行き当たりばったりに行動する ・指示がないと効率よく動くことができない ・新しい物事への対処が困難	・一方的発言 ・他者理解能力低下のため他者との関係悪化

- 通院：徒歩の場合は散歩と類似した問題点あり。公共交通機関利用の場合は，利用手順（切符の買い方など）がわからない，乗り継ぎができない，適切な駅で下車できない。
- 電話：番号が思い出せない，番号とボタンが一致しない，手順が理解できない，使い方がわからないなど。
- 自動車運転：運転手順がわからない，集中して運転できない，注意がそれてしまう，交通ルールを覚えられない，交通ルールを守れないなど。

■──高次脳機能障害の病識と障害受容

　障害受容は，身体機能の問題を抱える患者への支援にとっても重要な側面であるが，高次脳機能障害者の場合，障害受容以前に自己の現在の状態を正確に理解することが困難な場合がある。これらの問題は，リハビリテーションを進めていくうえでも大きな影響を及ぼすため，OTは十分に留意して対応すべきである。

●病識

- 病識が低い場合，スタッフの指示は入りにくく，誤りの修正がされにくい。
- リスクに関する認識も低いため，十分な注意が必要である。
- 病識の欠如にはさまざまな種類があるが，どのような機構で病識が欠如しているのかをOTが知り，在宅復帰などを視野に入れ，気づきを促すようなアプローチを実施していくべきだろう。

●障害受容 ★2

　障害受容にはいくつかの理論が提唱されているが，支援者側が患者に障害受容を強要したり，患者の個人的努力や責任で解決するべきものだという誤解が生じないよう注意する必要がある。

　藤城[2]によると，障害受容のあり方は，個人と環境の相互作用のなかでの認知過程としてとらえることができ，ライフサイクルの視点が不可欠である。ライフサイクルのどの時点で身体的・心理的・社会的喪失を体験したかによって，障害のもつ意味や障害へのかかわり方は変わる。

　高次脳機能障害の場合，病識という観点から，その障害が直接影響を及ぼす範囲を**患者がどのように理解しているか**を，OTは把握しておくべきであろう。OTはリハビリテーション中あるいは就労支援場面において，患者とともに具体的な作業工程をたどり，ミスが起こったらそれを指摘し，なぜそのようになったかを説明しつつ，ミスを防ぐための代償手段等を提示する。この流れのなかで，患者が自らの障害を理解し，受け入れるきっかけを提供することができるかもしれない。

■──アプローチの実際

　治療プログラムを立案する際に全般的に注意すべき点としては，リハビリテーション実施環境・課題の難易度・時間を，障害の程度やタイプに応じて適切に設定することである。障害の改善に従って段階的にこれら3つの要素に変化を加えていくという方法が，アプローチの基本となる。

　また，高次脳機能障害は身体障害と比較しても理解を得られにくい側面が

One Point

★2　障害受容

障害受容は，受傷後の心の苦しみを緩和する方法として1950年代にアメリカで生まれた考え方である。ナンシー・コーンは，障害後の心理的回復過程に5段階のステージ理論（1段階＝ショック，2段階＝回復への期待，3段階＝悲哀，4段階＝防衛，5段階＝適応）を提唱している。しかし現実には別々のステージが同じ時系列で存在しており，受容の流れも段階的というより連続的に変化していくものである。また，障害に伴って抑うつ状態が持続的に続き，障害そのものの受容に至らないケースも多くみられる。1990年代から現在，こうした障害受容の理論的枠組みや，これらに基づく心理的援助システムを見直す動きも出てきている。OTが障害受容をとらえる際には，障害受容を促す要因だけを考えるのではなく，障害受容を阻害する要因（社会的要因も含む）にも目を向けていくことが必要ではないだろうか。

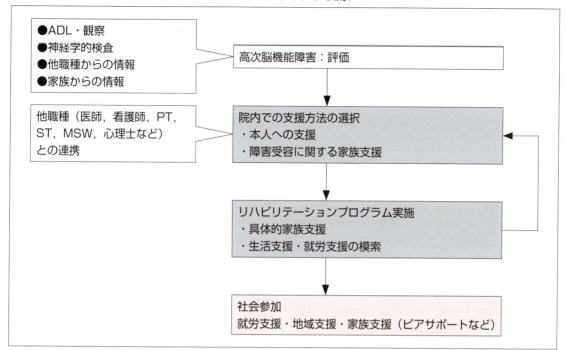

[図1] 高次脳機能障害のリハビリテーションのおおまかな流れ

あるため，患者の心理的サポートはもちろんのこと，家族や周囲の理解を得られるよう，患者が今後関与していく環境への働きかけを行う［図1］。

［表2］に，高次脳機能障害に対するアプローチをいくつか紹介する。アプローチを考える際，患者が自ら参加できるものを取り入れることで，学習効果やモチベーションへのよい影響も期待できる。各々の具体的な方法は別途専門書を参考にしてほしい。

■ 作業療法アプローチの方向性（退院後の生活）

平成20年東京都高次脳機能障害者実態調査によると，退院後の行き先は，自宅が38.3％，病院31.1％，施設等入所が11.7％である。退院後の行き先とそこでの生活を念頭に置き，患者の年齢や状態に合わせた早期からのリハビリテーション計画を立てていくことが重要である。

●自宅復帰を目指す場合

OTは，患者が自宅生活でのリスクを回避し，自立した生活を営むためにどのような配慮を必要とするのかを考え，提案していく役割がある。

●介護者は必要か
・どの程度のことなら安全に一人で行うことができるかの把握
・一人で何か行う場合は，どの範囲で行動可能か否かを本人に理解してもらう
・病識理解が進まない場合は，見守りの必要性を考慮する

●家族の支援★3は得られるか
・見守りの必要な場合は，家族からどの程度のサポートが得られるか，一人暮らしならどういった社会資源を利用すべきかを考えていく（「高次脳

> **One Point**
>
> ★3　家族支援
> 家族の障害受容に関連し，共に生活する家族が実際にどのようなことに困っているのかを知る必要がある。家族の負担には，介助量の増大や対応の困難といった高次脳機能障害に起因する問題だけでなく，経済問題や生活基盤の問題なども生じている。家族支援の際には，OTだけでなく多職種との連携や，外部機関の活用などを考えるべきである。また，同じ境遇の家族同士が情報交換や交流をもつピアサポート（peer support）の場をつくっていくことも，これからの高次脳機能障害者支援には重要であると考える。

[表2] アプローチの具体例

障害名	アプローチ方法
注意障害 （disorder of attention）	注意機能は，他の認知機能が正常に働くための基本を構築しているため，注意に問題が認められた場合は，注意が安定して機能するように環境等へアプローチしながら，他の認知機能への働きかけを考える。 ・直接的介入： 　非特異的治療介入：注意機能全般への働きかけ 　特異的治療介入：根本の認知障害の特異的改善を目的とする（APTなど） ・functional adaptation approach（FAA）：生活適応の拡大を図る代償的アプローチ ・外的代償法：外的補助手段を用いて障害の影響を補う ・行動的介入：注意する行動の頻度をできるだけ高める
半側空間無視 （unilateral spatial neglect：USN）	USNは訓練による汎化が難しいが，病識を促すために見落としを指摘する，あるいは目印を注意すべき点につけるほか，プリズムメガネを用いたプログラムなども実施されている。 ・一側性感覚刺激：カロリック刺激，視運動性刺激，頸部筋振動刺激など ・プリズムメガネアプローチ：感覚と運動のベースに介入し，左右の空間への反応性の偏りを強制 ・無視症状への確実なフィードバック：左側への目印 ・課題に適した助言：「花びらをぐるりと一周するまで書いて」と指示すると正確に模写可能 ・言語能力を利用した注意喚起：無視側からの声かけ
記憶障害 （memory disorder）	日常生活に多大な影響を及ぼすが，出現の仕方や代償方法は患者によってまちまちであるため，患者の様子を注意深く観察しながら，訓練方法を選択すべきである。訓練には新聞やドリルのようなゴールを設定しやすいものを用いることも多い。 ・誤りなし学習 ・反復訓練：現実見当訓練・間隔伸長法・手がかり漸減法など ・内的代償法（言語的戦略・非言語的戦略）：PQRST法・自己教示法・記憶術など ・外的代償法：携帯電話・手帳・付箋・カレンダーなどの外的補助手段を用いた代償
失行 （apraxia）	失行は，訓練した行為に改善が認められても，他の行為への汎化が難しいという側面がある。効果の維持には行為を自発的に行うことが重要である。観念運動失行の場合は自動と意図の乖離が顕著であるため，検査場面のみならずADLにおける観察を重視するべきである。 ・行為動作の反復訓練 ・内的代償法：動作や行為の言語化により，自己制御の強化を図る
視覚失認 （visual agnosia）	長期的訓練により視覚失認は日常物品の認知にかなりの改善が認められることから，短絡的判断や呼称によって誤った判断をせず，利用可能な認知能力を活用した戦略形成を補助するよう訓練を展開する。相貌失認の場合はADLに支障が出ることが多いため，代償手段を検討する。 ・眼球運動訓練 ・視覚探索訓練 ・内的代償法：ほかの感覚モダリティあるいは言語の使用
失語 （aphasia）	周囲の人間および社会とのコミュニケーションを向上させるために残存機能の活用，障害された言語機能の回復，非言語性手段の活用などを実施する。 ・コミュニケーション手段の確保：理解や表出状況に関する把握 ・心理的指支持 ・環境への働きかけ

[表2] つづき

障害名	アプローチ方法
構成障害 (constructional disability)	日常生活動作の問題と合わせて取り組むことが多い。構成的作業を趣味とする患者にはリハビリテーションに取り入れることもある。復職の場合は困難となるケースが多い。 ・構成課題の反復訓練（手がかり漸減法など） ・内的代償法：体性感覚を利用した構成対象の分析
社会的行動障害 (euphoria：多幸，apathy：無感情，emotional lability：情動不安定など)	この障害は後々にまで残存するケースが増加している。この障害に対しては，薬物治療と並行して行動療法のような手法をとることが多い。リハビリテーションの際，要求の多すぎる課題やゴールが見えない課題は，状態を悪化させる可能性があることを考慮に入れ，環境・難易度・時間への配慮を十分にしながら展開していくことが望ましい。行動修正プログラムとして以下のようなものが挙げられる。 ・トークンエコノミープログラム：望ましい行動を強化するために賞与を出す方法 ・タイムアウト法：問題行動があった場合に治療を一時的に中断する方法 ・TOOTS（time out on the shot）：問題行動に対し一時的にスタッフがその場を離れて患者を無視する。数秒間その場を離れるが，その後何事もなかったかのようにふるまう ・状況的タイムアウト：問題行動のあった場合，患者を他の部屋などに移す
遂行機能障害 (executive dysfunction)	複数の検査から，問題が生じやすい場面を想定し，患者の行動範囲や行動パターンについての適切な助言を与えるほか，周囲からの理解を得られるようサポートする。 ・問題解決訓練：認知思考過程の明瞭な意識化により認知機能制御を強化 ・流暢性訓練：認知機能制御に負荷をかけ，柔軟性や多様性を獲得 ・抽象性訓練：情報の取捨選択などを要求し認知制御力を刺激 ・内的代償法：能力低下を他の機能を介して再編成する ・外的代償法：問題解決手段のマニュアル化，あるいはスケジュールノートなどの外的補助手段を使用

機能障害と福祉制度」178頁参照）。

● 経済状態はどうか

・患者本人が主たる生計者である場合，職場復帰を念頭に置いたリハビリテーションを考える必要がある。また，公的支援（年金，社会手当，生活保護）受給の可能性も念頭に置いて医療ソーシャルワーカー（medical social worker：MSW）★4 とともにサポートにあたる。

● 自宅での具体的な生活は（自宅での役割の確認）

・例えば患者が主婦である場合，家事すべてをこなすことが可能かどうか，難しい場合は家族の支援が得られるか，支援を受けることが，患者自身の役割の喪失とならないかなど，在宅生活を考える際に患者に合わせた，家族の中での役割を考慮してサポートしていくことも必要である。

● 職場復帰を目指す場合

● 現職復帰の可能性の検討

・現職の特性：職種によって，事務作業能力，同時処理能力，あるいはより専門的な能力が求められるものが多く存在する。現職復帰の可能性を検討する際に，その職業でどのようなスキルが求められるのかを具体的に考えなくてはならない（職務分析）。
・本人の能力：日常生活に問題がなかったとしても，仕事のうえで問題が

One Point

★4 医療ソーシャルワーカー（MSW）

MSWとは，医療分野において薬物療法や手術，リハビリテーションで十分にカバーできない心理社会的問題やストレスをカバーして支援する職種のことである。MSWは，健康保険制度や社会福祉制度などの社会資源を有効活用し，必要な専門的情報を患者に提供しつつ，患者や患者家族を包括的に支援する役割をもつ。また，医療費負担や生活費に関する経済上の相談に応じ，そうした問題に対して社会福祉制度の利用や公的保険制度の適用を進めていく。

認められるケースは多い。患者の職業能力についての評価と，職業訓練を受けられる機関の紹介もOTの役割である。また，職場までの通勤に必要な能力の評価も合わせて実施する必要がある。

・職場の受け入れ：OTは，職場に障害を理解してもらうための支援を行うと同時に，必要に応じてジョブコーチ★5としての支援を実施していく。

復帰した後にも，仕事が前のようにこなせない，対人関係がうまくいかないなどの悩みを抱える場合がある。そのため，復帰後も定期的にフォローをするほか，職場関係者へもフィードバックを行う必要がある。

● 福祉的就労への変更と本人の受け入れ

・平成20年東京都高次脳機能障害者実態調査では，198名の対象者中34.2%が作業所等の福祉的就労という結果が報告されている。福祉的就労においても，仕事の特性や本人の能力について評価することは，現職復帰の際と同様である。しかし福祉的就労に際しては，本人の受け入れが得られにくい場合があることを念頭に置くべきである。各々の就労支援に関する具体的方法は，専門書を参考にしてほしい。就労支援の簡単な流れを［図2］に示す。

■──高次脳機能障害と福祉制度

これまで身体障害者手帳や療育手帳に該当ししにくく，福祉サービスなどの制度を利用することが難しかった高次脳機能障害者は，高次脳機能支援モデル事業を通じて診断基準が設けられたことにより，支援を受ける対象として明確に定義された。

また，2013～2014年に障害者総合支援法（障害者の日常生活及び社会生活を総合的に支援するための法律）が施行された。高次脳機能障害に対する支援は，各都道府県で支援拠点機関および支援コーディネーターを配置し，適切な支援が提供される体制の整備と，地域での高次脳機能障害者支援の啓発と普及を図ることが定められている。2013年に発足された高次脳機能障害情報・支援センターは，最新の情報発信を通し広く普及啓発活動を行っている（http://www.rehab.go.jp/brain_fukyu/）。支援における最新情報を入手されたい場合は，上記URLを参考にするとよい。

高次脳機能障害によって生じた社会的・経済的制約に対する主な行政的支援体制は，①介護保険制度によるサービス，②障害者手帳を取得することで受けられる福祉サービスがあげられる。

● 介護保険制度によるサービス

65歳以上で高次脳機能障害をもち，介護が必要なすべての人が利用可能。原因疾患が脳血管障害であれば，40歳以上で利用可能となる。障害が高次脳機能障害のみに限定される場合は，支援者による直接的ケアよりも見守りなどを要する場合が多いようである。身体機能障害を合併する場合は直接的ケアも要する。

One Point

★5 ジョブコーチ（job coach）[3]

職場適応援助者といわれる。障害者が働く職場に出向いて，作業効率やコミュニケーション等の課題を改善し，職場に円滑に適応するためのきめ細かな支援を行うものである。

ジョブコーチが行う支援には，①障害者のアセスメント，②職場開拓，③職場のアセスメント，④ジョブマッチングの調整，⑤仕事支援，⑥ナチュラルサポートの形成，⑦フェイディング（直接的援助を減少させること），⑧フォローアップなどがある。

わが国では平成14年度に厚生労働省がジョブコーチ事業を開始した。さらに障害者雇用促進法により厚生労働省は2005（平成17）年にジョブコーチ助成金を創設し，福祉施設や事業所がジョブコーチを配置して支援を行うことを助成するとともに，ノウハウを有する民間機関を活用してジョブコーチの養成を進めている。

（関連リンク：ジョブコーチ・ネットワーク：http://www.jc-net.jp/）

[図2] 就労支援の流れ

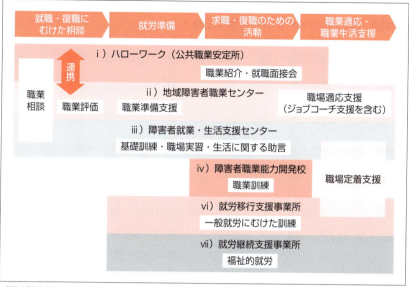

(国立障害者リハビリテーションセンター「高次脳機能障害情報・支援センター」：就労支援について知りたい．http://www.rehab.go.jp/brain_fukyu/how06/〈2016年8月5日アクセス〉より)

● 障害者手帳による福祉サービス

- **身体障害者手帳**：失語症による音声・言語機能の障害，あるいは咀嚼機能の障害などが身体障害者手帳交付対象となる．この手帳取得により，障害者自立支援法に基づいて福祉用具や施設サービス，福祉サービスなどを受けることが可能となる．しかし身体障害を伴わない高次脳機能障害は，身体障害者手帳の対象とはならない．
- **精神障害者保健福祉手帳**：症状が明確に判断できる場合，器質性精神障害として精神保健福祉手帳の対象者となる．申請には精神科医の診断書が必要だが，高次脳機能障害の場合はリハビリテーション医や神経内科医等でも可能な場合がある．

手帳を取得することにより，障害者雇用での求職や障害年金への足がかりとなる．

(宮本礼子)

> **Column**
> **高次脳機能障害者が描く展望—現実とのギャップの有無に注意！**[5]
>
> ✜——ネガティブな展望⇒無為・悲観的
>
> 悲観的な展望をもつ患者の発言は，「行く先がない，頭が悪くなってしまった，誰も相手にしてくれない」などがよく聞かれます．病識があるからこその反応ともいえるでしょう．ネガティブな発言は退院後，復職した際の対人関係問題などに乗じて増加することもあり，高次脳機能障害者の支援は家族をはじめとする周囲へのアプローチも重要です．
>
> ✜——ポジティブな展望⇒多幸的・前向き
>
> 前向きな展望をもつ患者の発言は，2種類に分かれます．
>
> 病識があり，障害受容も経て前向きな場合は「家に帰りたい，復職したい，散歩をしたい」など，より具体的に表現されます．一方，「困ったことはないし，これからも楽しく過ごせる」など，多幸的ともとれる抽象的な発言の場合，患者は自身の障害について正確に把握できているのでしょうか？　障害を受容したうえでの前向きな発言なのか，障害に対する認識が浅いため，現実と乖離した発言となっているのか，OTはその発言の内容に注意を払わなくてはなりません．

文献

1) 宮森孝史：右脳損傷とリハビリテーション．総合リハ16 (11)：855, 1988.
2) 藤城有美子：障害とストレス・コーピング．人間総合科学会誌3 (1)：7-10, 2007.
3) 厚生労働省：民間機関によるジョブコーチの養成がスタートします！
   http://www.mhlw.go.jp/houdou/2006/06/h0601-1.html
4) 厚生労働省・社会福祉協議会：障害者自立支援法に関する資料．
   http://www.mhlw.go.jp/bunya/shougaihoken/dl/10.pdf
5) 埼玉県：高次脳機能障害の理解と支援のために——理解編．
   http://www.pref.saitama.lg.jp/A03/BE01/rihasen/jyouhou/koujinou/rikai.pdf
6) 埼玉県：高次脳機能障害の理解と支援のために——社会資源・制度編．
   http://www.pref.saitama.lg.jp/A03/BE01/rihasen/jyouhou/koujinou/seido.pdf
7) 上田敏：目でみるリハビリテーション医学．東京大学出版会, 1994.
8) 山崎裕司・山本淳一編：リハビリテーション効果を最大限に引き出すコツ——応用行動分析で運動療法とADL訓練は変わる．三輪書店, 2008.
9) Smyth JM, Stone AA, Hurewitz A: Kaell A. Effects of writing about stressful experiences on symptom reduction in patients with asthma or rheumatoid arthritis: a randomized trial. *JAMA* 281:1304-9, 1999.
10) 外里冨佐江：在宅脳卒中後遺症者の心理的適応．*The Kitakanto Medical Journal* 57：59-60, 2007.
11) 外里冨佐江・王治文・飛松好子他：脳卒中後遺症者におけるThe Nottingham Adjustment Scale Japanese Version (NAS-J) の信頼性の検討．*The Kitakanto Medical Journal* 57：29-35, 2007.

Column
高次脳機能障害診断基準[6]

「高次脳機能障害」という用語は，学術用語としては脳損傷に起因する認知障害全般を指し，このなかには巣症状としての失行，失語，失認のほか，記憶障害，注意障害，遂行機能障害，社会的行動障害などが含まれます。しかしこうした人々に対する診断，リハビリテーション，生活支援等の手法が確立していないために，福祉サービスやさまざまな制度の利用が十分にできない状況がありました。そこで行政は平成13年度に開始された高次脳機能障害支援モデル事業において集積されたデータから，表のように高次脳機能障害診断基準を定めました。この診断基準をもとに高次脳機能障害と診断されれば，器質性精神障害として，精神障害者保健福祉手帳の申請等ができます。

[表] 診断基準

Ⅰ．主要症状等	①脳の器質的病変の原因となる事故による受傷や疾病の発症の事実が確認されている。(交通事故などの脳外傷，脳梗塞・脳出血などの脳血管障害，低酸素脳症，脳炎など。) ②現在，日常生活または社会生活に制約があり，その主たる原因が記憶障害，注意障害，遂行機能障害，社会的行動障害などの認知障害である。
Ⅱ．検査所見	MRI，CT，脳波などにより，認知障害の原因と考えられる脳の器質的病変の存在が確認されているか，あるいは診断書により脳の器質的病変が存在したと確認できる。
Ⅲ．除外項目	①脳の器質的病変に基づく認知障害のうち，身体障害として認定可能である症状を有するが上記主症状（Ⅰ－②）を欠く者は除外する。(失語症以外に問題がない場合など。失語症は身体障害者手帳の対象となるため，この基準からは除外されると考える。) ②診断にあたり，受傷または発症以前から有する症状と検査所見は除外する。 ③先天性疾患，周産期における脳損傷，発達障害，進行性疾患を原因とするものは除外する。(発達障害や進行性疾患は別の支援体制が組まれるべきであるため，除外されている。)
Ⅳ．診断	①Ⅰ～Ⅲをすべて満たした場合に高次脳機能障害と診断する。 ②高次脳機能障害の診断は脳の器質的病変の原因となった外傷や疾病の急性期症状を脱した後において行う。 ③神経心理学的検査の所見を参考にすることができる。

＊なお，診断基準ⅠとⅢを満たす場合で，Ⅱの検査所見で明らかな器質的病変の存在を確認できない場合は，慎重な評価により高次脳機能障害と診断されることがありうる。
＊下線部は筆者が加筆したものである。

E トップダウン・アプローチに必要な理論と技法

1. トップダウン・アプローチによる介入の対象と方法

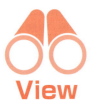

- 身体領域の作業療法において心理的介入の対象となるクライエントは，うつ症状や高次脳機能障害などにより思い込みや負の連鎖から逃れられなくなり，全体の治療に障害を生じた者である。
- トップダウン・アプローチによる心理的介入には認知行動療法，傾聴，ナラティブ・アプローチなどによる，作業療法カウンセリング，セルフモニタリング，見える化を用いて気づきを促す。

(1) 対象となるクライエント

■——作業療法は「心と身体の専門職」

　作業療法の大前提として，身体に病気や障害をもてば，心に多大な影響が及ぶことを決して忘れてはならない。身体領域のOTとして一般病院や回復期リハビリテーション病院などに勤務する場合はなおさらである。現在の日本の医療制度では臨床心理士の一般病院への配置数は極めて限られ，とくに一般病院において患者心理に配慮したリハビリテーションなどはほとんど実施されていない現状がある。そうした現状を省みれば，作業療法の専門性の半分は心理職であり，心理の専門職が少ない（または不在の）一般病院において，生活を基盤とした身体機能と心理の専門職であるOTの役割は極めて明確である。OTは決してクライエントの身体機能だけを診るようなことがあってはならない。

■——身体領域におけるクライエントの「うつ症状」

　人間の考え方，つまり思考はどこから来ているのか？　それまでの人生経験や積み重ねてきたさまざまな記憶，個人に特有の情報処理様式などから，周囲の環境（人，場，状況など）からもたらされる刺激や働きかけを受け止め，判断を繰り返しながら，さまざまな対応を行い続けている[★1]。

　そのときに人間の精神が正常な状態であれば，ほぼ半自動的な対処や対応が可能であるが，何らかの強いストレス状況やちょっとした危機に陥り正常

> **One Point**
>
> ★1　正常性バイアス
> 人間は突発的な事態に遭遇したり，人生の一大事に際して「それでも自分は大丈夫だ」と信じて，心のバランスを保とうとする一種の心理的防衛機制がはたらく。脳血管疾患（CVA）などの患者でも，これと類似した心理状態をもっている場合が多い。

[図1] うつ状態の心のしくみと行動の関係（うつ病スパイラル）

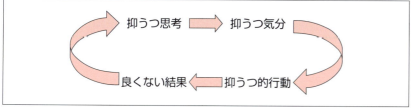

(Wright JH・他, 大野裕訳：認知行動療法トレーニングブック. 医学書院, 2007. を一部改変)

でなくなると，不安感や抑うつ感が強まり，物事の処理に適応できなくなる。普段は考えられないような思考（認知）の偏りが生じ，判断ミスなどが起こりうる。つまり，何らかの原因がきっかけで抑うつ的な思考が生じることで，精神のバランスに歪みが生じて気分が落ち込み，それが人間の行動にまで影響を及ぼすようになる。

　例えば，病気や外傷による入院で強いストレスを感じたり，リハビリテーションで失敗が重なり「ほんとうに自分はダメな人間になった」という思考が生じてしまうと，生きがいや将来への明るい見通しが減少し，徐々にやる気を失ってしまう。さらに転倒など，大きな失敗をしたことがきっかけで，抑うつ的な気分が強まり，やがてリハビリテーションを拒否したくなる，という抑うつ的行動の連鎖に陥ってしまう。こうした悪循環を，いわゆる「うつ病スパイラル」と呼ぶ［図1］。

■──高次脳機能障害者の負の連鎖モデル

　脳卒中患者では運動機能とさまざまな感覚様式の障害に加えて，高次脳機能障害が少なからず存在する。広義の認知リハビリテーションにおいては，脳構造の機能性に起因する問題と「心をもつ人間」としての存在性に対する包括的な理解と対応が行われなければならない[1]。しかし，他の専門職によるリハビリテーションでは機能面を中心とした訓練と評価が介入の中心であり，退院後に障害をもったまま暮らすクライエント（患者）心理の客観的な評価，そうした心理的課題や困難感に対する対処はすべてOTが行う必要性がある。

　通常のリハビリテーションやADLを制限する認知的因子としては，以下のような項目が考えられる[2]。
　①失語症などによるコミュニケーション不全
　②記憶障害によるもの忘れや見当識の低下
　③認知機能障害や知的機能障害による理解や判断の困難さ
　④遂行機能障害による行動の目的性や計画性の困難さ

　こうした機能低下を抱えた結果，高次脳機能障害の患者には心理的緊張状態や慢性化した疲労状態が続くと，やがて神経症的な傾向が行動でもみられるようになる。例えば，もの忘れや見当識障害，理解力の低下などが続けば，周囲の状況把握が困難となり，やがて困惑感や不安感の増大につながる。そうした失敗続きの行動はクライエント（患者）自身の自己効力感を低下させ，無力感や喪失感につながり，やがては抑うつ症状が発生することになる[1]。

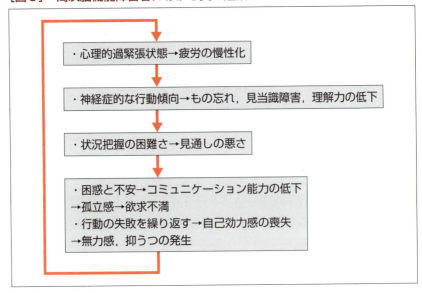

[図2] 高次脳機能障害者における負の連鎖

・心理的過緊張状態→疲労の慢性化

・神経症的な行動傾向→もの忘れ，見当識障害，理解力の低下

・状況把握の困難さ→見通しの悪さ

・困惑と不安→コミュニケーション能力の低下
　→孤立感→欲求不満
・行動の失敗を繰り返す→自己効力感の喪失
　→無力感，抑うつの発生

[図2]。

しかし，そうした抑うつ症状が出現していたとしても，他の高次脳機能障害の影響により，表面的には見えにくくなってしまう場合も多い。さらに，最も大きな課題，問題点として，現状ではOT・医療者側の認識不足があり，患者のうつ状態を把握し，対処する能力が十分に備わっていない点があげられる。そのためOTは高次脳機能障害者の心理状態を適切に把握して，ケース・カンファレンスなどにおいて他の専門職との情報共有体制を構築する必要がある。

One Point

★2　一般病院における「うつ病」対処の現実

CVA後のうつ症状や，整形外科疾患で入院中の高齢者のうつ（や認知症の可能性）など，身体の障害での入院にもかかわらず，こうした症状が原因でさまざまなトラブルが発生する場合が増えている。しかし，残念なことに一般の病院や回復期リハビリテーション病院では，これらの症状の発見は遅れがちである。そのようなとき，OTは専門性を活かし，他の専門職に先駆けて，こうした症状の評価を行うべきである。それはチーム医療の前提でもあり，OTがこういう分野の専門家であることを周知させる機会にもなる。

■——どのような対象者に心理的介入が必要か

●リハビリテーション全分野に共通：うつ症状，不安・神経障害等を呈する患者

通常のリハビリテーション患者であれば，SDS（Self-rating Depression Scale, Zungのうつ病自己評価尺度）やJSS-D（Japan Stroke Scale〈Depression Scale〉，日本脳卒中学会・脳卒中うつスケール）の定められた基準値を超え，観察上も明らかなうつ症状を呈する患者が対象となる。

●脳血管障害者におけるうつ症状★2

脳卒中後うつ状態（PSD）はリハビリテーションを行っている患者にしばしばみられる。PSDは脳卒中患者全体の15～72％に存在するとの報告があり，実際には研究者ごとのばらつきの幅が大きい[3,4]。また，半年以内に高率でうつがみられることや，リハビリテーションの過程においてADLや身体能力の回復に影響を及ぼすとの研究報告もある[3,5]。山川ら[6]によれば，PSD患者ではADLの改善は認められるものの，うつ状態の改善はみられず，QOL（生活の質）は低下したまま経過した事例を報告しており，PSDの状態がリハビリテーションの成果に極めて大きな影響を及ぼすことを示唆している。

[表1] うつ病における各種の身体症状の出現率

症状	出現率（％）	症状	出現率（％）	症状	出現率（％）
睡眠障害	82～100	性欲減退	60～78	胸痛	36
疲労・倦怠感	54～92	月経異常	41～60	腹痛	38
食欲不振	53～94	頻尿	60～70	関節痛	30
口渇	36～75	かすみ目	23～51	四肢痛	25
便秘・下痢	42～76	めまい	27～70	発汗	20～71
悪心・嘔吐	9～48	耳鳴り	4～49	振戦	10～30
体重減少	58～74	異常感覚	53～68	発疹	5
呼吸困難感	9～77	頭重・頭痛	48～89	日内変動	85～95
心悸亢進	37～60	背痛	20～39		

（越野好文：特に注意すべき疾患の診療上の注意　うつ病．臨牀と研究78（12）：2167-2170, 2001. より）

● うつ症状・不安神経症・自律神経症状により各種身体症状を訴える患者

　各種うつ尺度では，何となく身体症状の不調を訴える患者は多い．こうした身体症状は多種多様で，不定愁訴と同様，さまざまな形で出現する（[表1][7]参照）．

● 整形外科疾患・慢性疼痛患者

　単純骨折など回復可能な整形外科疾患では問題は少ないが★3，変形性膝関節症，頸・脊髄神経疾患による頸部痛や腰痛，四肢の切断，関節拘縮など，障害が長期間にわたり生活に影響が出るもの，また，持続的な痛みが続く場合など，潜在的なうつ症状を呈している患者が多い．

　四肢の切断などでは可能な限り早期介入することが有効で，手術後の介入では心理状態のマネジメントを行うなど各部門がばらばらに対応するのではなく，システム的な対応が求められる．特に幻肢や幻肢痛が出現する場合には，他の自律神経症状のチェックも必ず実施する．

　疼痛が主訴の患者では，PTまたはOTが一貫して対応し，必要に応じて疼痛管理プログラムを導入する．

● 頸・脊髄損傷

　できるだけ早期からの心理的介入が必要である．ただし，各部門ごとに複数の介入をできるだけ避けるために，担当医師も含めて，リハビリテーションではチームとして対応することが望ましい．専門の臨床心理士がいればマネジメント担当を依頼し，各部門ごと対象患者の情報共有を行う．

● 神経難病

　神経難病には主要なものだけでも，筋萎縮性側索硬化症（ALS），脊髄性進行性筋萎縮症，パーキンソン病，脊髄小脳変性症（SCD），進行性筋ジストロフィー症，ギラン-バレー症候群などがある．〈症状の進み方〉で分類すると，一過性，非進行性，進行性に分類され，〈障害部位〉では大きく中枢神経系障害と末梢神経系障害に分類される．また，脳神経系の働きからは体制神経系の運動神経系障害，感覚神経系障害，自律神経系障害などに分けられる．このように症状が多彩であること，その多くが進行具合も比較的ゆっくりで病期が長くなることから，患者だけではなく家族も含めた長期的な心理

One Point

★3　疼痛経験からの防衛機制

受傷時に経験する痛みによって人は無意識のうちに防衛肢位をとっている．この肢位は無意識的にとっているため，肢位の解除が難しい．

援助が必要となる。

● 内部障害

内部障害には呼吸機能障害，循環機能障害，消化器系障害（肝疾患，小腸・大腸疾患），泌尿器系障害（腎機能疾患，神経因性膀胱），生活習慣病（高血圧，糖尿病，脂質異常症，肥満）などがあり，ほぼすべてがOTによる心理的介入の対象となる。

特に慢性化した心臓病や呼吸器疾患患者では，抑うつ傾向が強まって自宅に引きこもりがちとなったり，生活全体が不活発でQOLも低下しやすい。また，腎不全による透析患者の多くでも抑うつ傾向が強く，同様に心理的介入の対象である場合が多い。

生活習慣病に対しては運動処方などがなされているが，やはり思考（認知）を根本から変えなければ対象者の生活習慣はなかなか変化しない。よって，こうした患者群についてもOTの有効な心理援助が望まれる[★4]。

● 悪性腫瘍（がん疾患）

すでに「がんプロ」（がんプロフェッショナル養成基盤推進プラン）には臨床心理士や精神腫瘍医が参加し，患者の心理ケアに向けた取り組みが始まっている。

急性期医療から緩和ケアまで，幅広い領域に存在するがん患者にとって，リハビリテーションそのものの存在と役割が現在，大きく変化しようとしている。「回復」のみを念頭に置いたリハビリテーションの時代は変化し，その役割は「治療的関与」から「痛みの軽減」，あるいは予後の「生活の質的向上」に急拡大しつつある。そのなかでは当然，心理介入または心理的援助が必要となる場面がますます増加するものと予測される。

━━心理的介入となる対象者のスキーマと症状

作業療法の遂行上，障害となるスキーマまたは症状をもつ患者とは，どういったものを意味するのだろう。これにはさまざまな考え方があるが，大きく分類して「不安・神経症と思い込み系」と高次脳機能障害を含む「症状群」に分けられる（第Ⅰ部B-4-(4)［表3・4］（111頁）参照）。

（2）トップダウン・アプローチによる心理的介入のフレームワーク

クライエント（患者）に「思考の偏り」や自己能力の「過大評価・過小評価」，もしくは，うつ状態などへの気づきを見いだして，早期に作業活動に順応してもらうためには，対象者の了解のもとでさまざまな心理的介入を行うことが重要である。最終的にはクライエントが自分の能力に気づき，退院後に主体的な生活を営めるようになるために重要なポイントである。

［図3］はトップダウンによる「できる」を図るための作業療法概念である。OTはまず，認知行動療法（CBT）や傾聴，ナラティブ・アプローチなどで

One Point

★4 内部障害と行動変容
行動変容が必要な疾患では，本来OTが行うべき仕事が行われていないが，こうした分野に作業療法カウンセリングと心理的技法でOTが積極的に参入し，問題解決を図るべきと思われる。

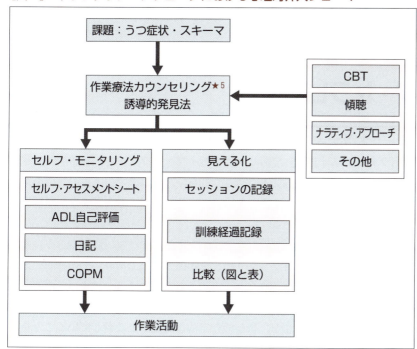

[図3] トップダウン・アプローチにおける心理的介入シェーマ

> **One Point**
>
> ★5 作業療法カウンセリングの内容
>
> 作業療法カウンセリングには，治療的カウンセリングと開発的カウンセリングが含まれる。開発的とは，対象者の能力を引き出しながら対応力を高めるという意味がある。

クライエントの課題と能力，過去の生活歴，価値観などを引き出しながら，目標となる方向性を共有する。さらに，セルフモニタリングで現実への気づきを促すが，その際，気づきへの介入過程をさらに有効とするために，"見える化"により理解を促進する★6。

> **One Point**
>
> ★6 クライエントの意思を引き出す
>
> すべての基盤には，作業療法カウンセリングによる当事者意識の具現化が必要になる。

(3) 傾聴

傾聴は作業療法の面接時，あるいは作業療法カウンセリング時などにおいて，クライエント（患者）の心理状態を把握するために有効な方法である★7。本格的な作業療法カウンセリングの前段階で行うと，スムーズにカウンセリングへと移行できる。

ロジャーズ（Rogers CR）は，クライエント（患者）自身に治療プロセスの舵取りを任せたほうがさらに効果的だと確信し，クライエント中心療法を生み出した。クライエントを治療者が治そうとするよりも，むしろクライエントの話に無条件に耳を傾けるほうがはるかに重要だ，とロジャーズは考えたのである。仮に不可思議で間違った思考であっても，とにかく相手の話を聞くようにする。こういったスタンスで対処すると相手は心のなかで考えていたことをすべて受容するようになり，何回かカウンセリングすると自分の力で立ち直るという理論である。

つまり，OTにとっての傾聴とは，受容的・共感的にクライエントの話を聞く技術であり，行為としての技法を意味する。相手への理解を深めると同

> **Key Word**
>
> ★7 傾聴
>
> 面接官が質問したり，誘導したり，受け身で話を聞くのではなく，クライエントの今の悩み，感情，思いを自由に語れるように積極的に聞く技法あるいは姿勢をいう。

時に，OTに対するクライエントの信頼と理解も深められ，よりよい治療関係をつくり出す。

(4) ナラティブ・セラピー

■──ナラティブ・セラピーの概念

　ナラティブは「語り」であり，ナラティブ・セラピーを「物語療法」と呼ぶ場合もある。クライエントに語ってもらい，これまでの人生の物語をクライエント自身が再構築して新たな物語とすることで，さまざまな問題解決を目指していく治療法である。

　ナラティブ・セラピーでは，クライエントのスキーマ（認知の歪み）や問題は，クライエント自身がつくり出した物語の結果であり，その物語と適合しない認知や体験が否認されたり，歪曲されたりすることによって問題が生じると考える。そのため，セラピストとの対話を通じて，クライエントのスキーマに支配された物語を，新しい肯定的な物語へと改善していくことを目的としている。

　この治療法は，特にPTSDへの治療で有効とされているが，さまざまな症状の除去から人生観[★8]の転換に至るまで幅広い応用が期待されている。

One Point

★8　人生観と死生観
人生観をもつ人は死生観をもあわせもつ。自分自身を物語ることは，自分の人生をステージに例えて，残った時間でやるべきこと，やりたいことを知ることができる。意味ある活動がクライエントから引き出せれば，あとはOTと連携して実行する。

■──ナラティブ・セラピー実施上の基本原則

以下に示す。
①OTは，検討する問題の範囲をクライエントが語った問題の範囲にとどめる。
②OTは，多様な考え方や相矛盾する考え方を同時に受け入れる。
③非協力的ではなく，協力的な言語を選択する。
④OTはクライエントの言語を学習する。
⑤性急にクライエントを理解しない。
⑥クライエントはOTからの質問に応えるが，重要なのはクライエントの応えはOTからさらに新しい質問を投げかけられるのを待っている点にある。
⑦OTは会話のための環境を整える義務がある。
⑧OTは自分自身と対話し，それを維持していく。

■──システムとしてのナラティブ

　ナラティブとは，単純にクライエントの語りを引き出す技法ではない。われわれ人間社会における全体から，さまざまな社会組織（役割や構造），そして近所づきあいに至るまですべてがコミュニケーション，つまり言語的存在として存在するのが，システムとしてのナラティブである。

　そこでのすべての基盤は言語によるコミュニケーションであり，同時に個人における人生の物語でもある。そのつながりがナラティブの境界を位置づ

けて，個人を中心としたナラティブ（組織）は個々が有する意味によってつくられる．そう思考することで，ナラティブ・セラピーの相互作用的な関係性を理解することができる．

話をナラティブに焦点化するが，人間の思考における「意味と理解」は，会話を通じてインター・サブジェクティブに得られていく．そこには何らかの意味づけによってナラティブ・ゾーンが存在し，場の共有，意味の共有を二人かそれ以上の人間が同時に経験を共有しつつ変化していくことを意味する．これを言語システムとしてのヒューマンシステムという．

（大嶋伸雄）

引用文献

1) ライトJ・他，大野裕訳：認知行動療法トレーニングブック．医学書院，2007．
2) 鹿島晴雄・大東祥孝・種村純：よくわかる失語症セラピーと認知リハビリテーション．pp124－125，永井書店，2008．
3) 長田麻衣子・村岡香織・里宇明元：脳卒中後うつ病──その診断と治療．リハビリテーション医学44：177－188，1958．
4) 加治芳明・平田幸一：脳卒中後のうつの病態と診断・治療．脳外科看護4：130－137，2006．
5) Chemerinski E.et al：The effect of remission of post-stroke depression on activities of daily living in a doubleblind randomized treatment study. *J Nerv Ment Dis* 189：421－425，2001．
6) 山川百合子・佐藤晋爾・澤俊二・他：回復期リハビリテーション病棟における脳卒中後うつ状態の予備的研究．茨城県立医療大学紀要9：189－196，2003．
7) 越野好文：特に注意すべき疾患の診療上の注意　うつ病．病床と研究78（12）：2171－2174，2001．

参考文献

1) 菊池安希子・網本和・大嶋伸雄（監訳）：PT・OTのための認知行動療法入門．医学書院，2014．
2) 大嶋伸雄：PT・OT・STのために認知行動療法ガイドブック．中央法規出版，2015．

E トップダウン・アプローチに必要な理論と技法

2. クライエントの行動変容を促す作業療法アプローチ

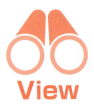

- クライエントの行動変容を促すには，作業療法カウンセリングのセッション，行動的技法・認知的技法などにより，自分のことは自分が主体となって動くSelf help patientをOTがともに目指す必要がある。
- 作業療法カウンセリングは作業療法を円滑に進めるための技術であり，クライエントの気づきと意欲を引き出すことができる。
- セッションにおいて，行動や考え方を変える技法として行動的技法と認知的技法がある。

(1) 行動変容を促すアプローチ

①作業療法本来の役割としての「できる活動」

本書における第Ⅰ部A-4「一般的患者心理とアプローチの基本」の章で述べたことは，作業療法において「治す」と「できる」を並行して行うことの意義と意味の根拠である。別の視点でとらえるとクライエント（患者）が患者役割から脱却し主体性をもつことを意味する。従来の作業療法では，「できることを増やす作業療法」がすぐに対象者の障害受容と重なってしまうと考えられていたが，対象者の障害受容課題は理学療法が主体的に行う「治す」→「治らない」の過程の延長線上に存在する。また，そうした障害受容の課題は結局，クライエント自身の問題として，最終的な受容は当事者本人に委ねるしかない。

よって，「できる活動」を作業療法で推進することは，地域で暮らす当事者にとって必要不可欠であり，同時に喫緊の課題でもある。

②クライエントの行動変容を促す作業療法アプローチ・モデル

作業療法では「対象者は活動を行う人」という前提に立っていた。しかし，わが国の社会では一般的に患者役割や集団への帰属意識が強く，必ずしも，病院で"活動を行う"といった行為とその意味づけ，およびその価値観をすぐには肯定できない人々がいる。そのため，OTはクライエントに，なぜ作

業療法を行うのか，なぜ活動が効果的なのか，を理解してもらい，クライエント自身が主体的に動く意欲を喚起する必要性がある．いい換えれば，クライエントに備わっている能力を引き出すために，「できる部分」と「できない部分」が存在すること，その現実に気づかせるしくみが必要不可欠なのである．

このアプローチ・モデルにおけるクライエントへの評価項目は，[表1]のとおりである．

つまり，身体などの遂行要素を動かす中枢系である精神機能と，それと密接に関わる思考のクセ（性格），身体図式や運動感覚などをすべて包括的にとらえて，セラピスト側が治療する部分とOTとクライエントが一緒に解決するための「できる」課題を統合的に分析する．

この治療部分の多くはボトムアップ・アプローチ（以下，ボトムアップ）の領域であり，OTが予後予測に沿って柔軟に計画する．一方，クライエントとOTが一緒に解決する部分では，「できる」ことを増やすトップダウン・アプローチ（以下，トップダウン）としてクライエントの理解を促通し，理解が得られたら目標達成に向かって協同で対処する．ここでOTはファシリテーターの役割を担い，アプローチ全体を包括的にマネジメントする．

ボトムアップとトップダウンを並行して行い，クライエントの「できる活動」をどんどん増やしていく．その際，作業療法カウンセリングのセッションなどで徐々にクライエントの行動変容を促す．そのために行動的技法や認知的技法を駆使して，作業活動の円滑な実施を援助し，ADL・IADL訓練をクライエント・ベースに進めていく．その過程においてクライエント自身による自己への気づきや自己効力感を醸成させながら，思考（認知）のスキーマ，運動・身体（認知）のスキーマを修正し★1，最終的に自分のことは自分が主体となって動けるSelf help patientへの行動変容を目指す．

[表1] 従来の作業療法項目と行動変容を促すアプローチ・モデルの項目

●従来の作業療法項目
①身体機能
②知的・心理機能
③高次脳機能
④ADLとIADL
⑤社会生活と役割／職業／生活歴
⑥作業遂行
●行動変容を促すアプローチ・モデルの項目
①思考（認知）スキーマ（患者役割も含む）
②運動・身体（認知）スキーマ
③精神疾患（神経症も含む）など

One Point

★1 スキーマの修正は必須か？

ケースバイケースだが，思考（認知）スキーマの修正は必須ではない．基本的に作業療法の進捗や目標達成の妨げになるような場合には実施されるべきである．一方，運動・身体（認知）スキーマの場合には動作の障害に直結する課題なので，こちらは優先的に取り組む必要がある．

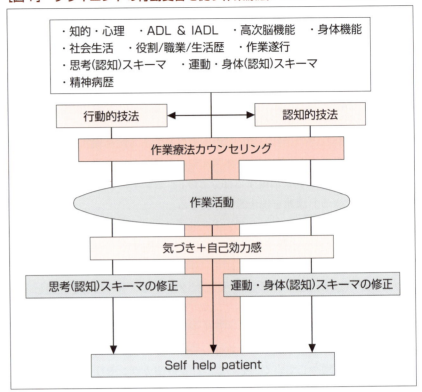

[図1] クライエントの行動変容を促す作業療法アプローチ・モデル

(2)作業療法カウンセリング

①作業療法カウンセリングの定義

『作業療法カウンセリングとは，作業療法を円滑にすすめるために，作業的存在である対象者の「気づき」と「意欲」を引き出し，主体的な生活が営めるよう援助する双方向的な一連の対話をいう』（認知作業療法研究会，2015）とされている。

②作業療法においてカウンセリングを実施する意味と意義

作業療法の専門性は，疾患や障害をもったまま人生を歩むクライエントが主体的に生きることを援助する仕組みにある。主体的に歩む人生とは，ICFを例にすれば，ADLではたとえ他者の介助が必要であっても，活動と参加における役割と目的活動を自ら選択し，よりよい作業的存在として人生を送ることである。

ここでOTはクライエントの心理に配慮した対話や，行動変容を促す思考のファシリテーションを行いながら，クライエントの心の奥に存在する「大事な作業，大事な活動」に気づかせることが何よりも重要な役割になる[★2]。

> **One Point**
> ★2　OTに必須のスキル
> このためにコミュニケーション・スキルはもとより，カウンセリングは必要不可欠な技術である。

③作業療法カウンセリングを行うOT自身のイメージ

　OTが障害をもったクライエントにカウンセリングを実施する場合，臨床家としての経験に基づく推論でもよいので，ある程度自信のある自分なりの意見や見通しをもたなければ，クライエントに対して一貫性のある反応を示すことができない。また，そのために，まず自分なりにカウンセリングの目的と意味，そしてカウンセリング全体のイメージを決めておかなければならない。

　つまり，作業療法カウンセリングの定義を自分なりに解釈して，一貫性のある対応と基盤を各OTがつくらなければならないが，作業療法カウンセリングとはあくまでも作業療法を円滑に進めるための技術であり，臨床心理士が行ううつ病や不安神経症者などを対象にしたカウンセリングとは，やや主旨が異なる★3。

④作業療法カウンセリングの基本事項

　以下は，作業療法カウンセリングの基本事項である。
①一方的でなく相互交流的である（結果として双方への相互作用が生じる）。
②クライエントにはOTへの信頼感がある（信頼関係がなければ，成立しない）。
③OTは，役割上言うべきことを言わなければならない（ただし，身体に障害をもつクライエントに対しては「心と身体」へ二重の配慮と促通する立場から意思を伝える技術が必要となる）。
④クライエントにOTへの依存性が生じてしまう可能性がある（依存から自立へ移行するための戦略が重要である）。

⑤作業療法カウンセリングにおける注意点
①OTがクライエントに思考を促すことで［自己評価↔メタ認知能力↔気づき］が向上する。
②クライエントとOT間の信頼関係を築くためには，OT側にある程度高い専門的能力がなければ成立しにくい。治療など専門の技術面で両者間の信頼関係をうまく築ければ，カウンセリングは比較的順調に実施される。
③障害をもつクライエントに対して，OTは障害への配慮と，クライエントの気づきを促通する立場，視点から行う複合的なカウンセリングが必要となる。「気づき」と「障害の認知」，この相反する能力と感情のコントロールが重要となってくる★4。
④カウンセリングは，クライエント自身が患者役割への依存から脱却し，自立するための基盤となることを常に念頭において行う。

⑥作業療法カウンセリングの中心となる技術「ソクラテス式質問法」

　ソクラテス式質問法とは，認知行動療法（CBT）などで実施されるカウンセリング技術で「誘導的発見法」ともいわれている★5。昔，ギリシャの哲学

One Point

★3　一般的なカウンセリング

カウンセリングの一般的な通念としての定義は，次のように説明できる。
「カウンセリングとは，言語的および非言語的コミュニケーションを通して相手の行動変容を援助する人間関係である」

One Point

★4　気づかせることのジレンマ

クライエントに「気づき」を与えるということは，一方で，できない現実にも気づき，「がっかりする」または「落ち込んでしまう」ことにつながることがある。通常の人間であれば，たとえ「うつ状態」になっても徐々に回復する力があるが，身体に障害のあるクライエントの場合には，なるべく初期のうちに自己効力感を身につけさせてから気づくように仕向けるようにする。

One Point

★5　作業療法カウンセリングの項目内容

誘導的発見法（ソクラテス式），傾聴，ナラティブ・アプローチ（ライフヒストリー法を含む）などがあり，必要に応じてそれらを組み合わせて使う。こうした技術を駆使し，クライエントの心と向き合いながら生活行為に関われる。

者ソクラテスが，弟子に学問を学ばせるために質問を中心に指導教育を実践したことに由来する。

　少し考えれば答えが浮かぶような質問を次々に行い，誤った思考や，停滞した考え方を柔軟にし，徐々に適応的な思考に誘導する技術である。実際にこれをクライエントに行うときには，事前に「今から○○分間，あなたに質問を行いますので答えてください」とクライエントの了解を得ておく。初期の脳卒中患者などに対する面接では，「カウンセリングは脳のリハビリテーションに有効です」と説明する場合もある[★6]。

●ソクラテス式質問法の具体例

　[表2]に示す。相手が考えるために，多く時間を要するような質問は行わない。話し合うテーマにもよるが，少しだけ考えて答えられる内容で，一定の方向づけをしながら行う。

●ソクラテス式質問法による作業療法カウンセリングの基本原則

① あくまでも，クライエント主体により気づきを促すことを目標とする。認知の歪みや自己矛盾に気づくのはクライエント自身である。

② 課題に対する対処方法を考えるのもクライエント自身である。OTはヒントを与えてもよいし，場合によっては選択肢を提示する。しかし，最終的にそれを選択し，実行するのはクライエント自身でなければならない。

③ 質問は丁寧に，こまめに行われる。課題への気づきや失敗の話題だけではなく，うまくいった事実やクライエントが本来もっている長所などを織り交ぜながら，問題・課題にうまく対処して，状況がよりよい方向に進むようにするにはどうすればよいか，適度な時間をかけて話し合う。

④ 小さな成功体験にも目を向けつつ，問題や課題にも向き合う。つまり長所と短所を織り交ぜてバランスよく質問し，会話の流れをつくっていく。

⑤ OTとクライエントは，お互いの理解と価値観が共有されているのかどうか時々確認し合う。「今，私たちはどこにいるのか」についても具体的に話し合う。

⑥ クライエントへの批判に類する質問は禁忌である。クライエントを責めたてることは対話の継続を困難にする。ただし，クライエントが答えられ，促通の段階として必要であると判断した場合においてはこの範疇にはない。「思い当たることはありますか」といった程度であればクライエントの失敗を責めることにはならない。

⑦ OT自身が余裕をもってクライエントの長所と短所をバランスよくみてい

> **One Point**
>
> ★6　作業療法カウンセリングのストラテジー
> 最初に，傾聴から入る場合もあるし，しばらく表出訓練をしてからの場合もある。

[表2]　ソクラテス式質問法の例：悪い質問例と正しい質問例

	悪い質問例	正しい質問例
①	×「いったい，どんなことがありましたか？」	○「そのとき，何が起きましたか？」
②	×「あなたの好きなことは何ですか？」	○「どんな活動をしていると，楽しいと感じますか？」または「具体的に，好きな活動をここから選んで下さい」
③	×「調子はどうでしょうか？」	○「本日は，どんな気分になることが多かったですか？」
④	×「一体どうして，うまくいったり失敗したりするんでしょうね？」	○「これはとても上手でした。あちらはうまく行きませんでしたが，何か思い当たる原因はありますか？」

[図2] ソクラテス式質問法イメージ

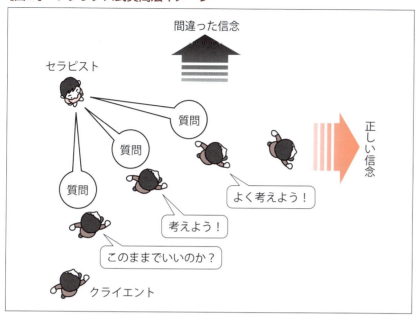

くことで，クライエントも自分自身に対するバランスのよい見方を身につける。

⑧セッションでは，OT側からもたらされた情報や質問を受けて，クライエントはそれをどう情報処理をし，どう考えるのか，といった視点でOTがクライエントを分析する。

⑨セッションでは，話し合った内容を必ずOT側（可能であればクライエントでもよい）が記録（見える化）し，ときどきOTとクライエントが共有する。それをもとに，次回に向けた打ち合わせやテーマの再構築などを行っていく。これはクライエント（患者）の思考を強化し，一種の記録媒体として思考と記憶の外在化を助ける役割をする[7]。

⑦作業療法カウンセリングによる会話例

◎退院に向けた生活上のシミュレーションとカウンセリングの例

OT：こんにちはAさん。本日は自宅の写真を見ながらお話しを進めていきたいと思います。

CL（クライエント）：こちらこそ，よろしく。

OT：まず，こちらの写真を見て，生活上の問題とか課題はありますか？

CL：う〜ん，とくに大変そうなところはないね。

OT：それでは，こちらの玄関ではどうやって靴を脱ぎますか？

CL：そのときは壁につかまって，立って脱ぐよ。

OT：それでは，おなじような環境でやってみましょうか。

（玄関に似せた環境で実際に行ったところ，A氏はよろけてしまった）

CL：あぁ，そういうことか……なるほど，こりゃあぶないね。じゃあ，うちの玄関には手すりをつけてもらって，椅子でも置いておこうかな……。

[解説]

One Point

★7 セッション時のツール
カウンセリングが主体のセッションでは，会話の見える化のためのノートが必須となる。クライエントはセッション後にノートを見て，記入するため，会話中はOTが記述するとよい。その他，セッションの目的によるが，写真，日記，カレンダー，地図など思考を促進するためのパーツ類は，常時使えるように準備しておく。

自分の身体能力の把握に難があるクライエントは，実際にやってみて気づける。そして，OTから指導されるのではなく，自ら対処方法を考えることが実際の対応能力を高めるためのコツとなる。

◎アルコール中毒の患者に自分の状況を気づいてもらう会話の例
OT：こんにちは，Bさん。昨日，主治医とはどんなお話をされましたか？
CL：医者から酒をやめろと言われてるけど，難しいな。
OT：お酒は美味しいから飲むのですか？
CL：……う〜ん，そうだね。酒は楽しくて飲んでるわけでも，美味しくて飲んでるわけでもないなぁ。たぶん，酔いたくて飲んでる。でも，酔ったからといって辛さとかがなくなるわけではないけど。酒がよくないっていう知識はあるんだけど，いざ，行動となると，難しいんだよなぁ。
OT：中毒ですから自分の意志だけでは難しいですよね。退院後にアルコール外来とか専門医の協力が必要だと思うのですが，どうですか？
CL：そうだね〜。断酒会でも友人ができたけどね。外で会うと一緒に飲んじゃうかも……ははは。
OT：例えば，お酒がない生活を送るとすると，どんな生活になると思いますか？
CL：無趣味だから（苦笑）。友人も少ないし，家も妻と二人だから。昔は子どもが3人もいてにぎやかだったけど。今はみんな忙しくて家に来ないんだ。
OT：何か寂しさを感じないようにする必要がありませんか？
CL：言われてみれば，そうかな？　でも何をやればいいんだ？
OT：これから一緒に考えましょうか。

[解説]
自分の現状を理解し，今の自分に何が必要なのか，先に漠然としたイメージを思い起こさせることで，対応方法にまで思考が伸びてくる。そこを上手に引き出して，コーピングを一緒に考える状態をつくる。その結果，次の段階に考え方を移させることができる。

(3)行動的技法と認知的技法

①行動的技法と認知的技法について

認知的技法とは認知療法を基盤とした技法で，一方の行動的技法は行動療法を基盤にしている。これらは，とくにCBTなどで活用されている。このモデルでは作業活動をスムーズに実施するため，作業療法カウンセリングと一緒に，これらの技法を有効に活用している。そのため本書ではCBTの概念をもとに，さまざまな応用モデルを提示する。

まず，うつ状態の人に対しては，偏ったり歪んでしまった思考を変えるために，最初から多くの課題を与えて考え込ませるよりも，まず先に身体を動かし，気分を変えるほうがより効果的であるとされている。その結果，身体活動が気分を変えたという成功体験をもとに，行動を通して現実を見つめる

思考を徐々に育んでいく。

次の段階では認知的技法であり，クライエント自身が自分の思考を見つめながら徐々に気づきを得るためのアプローチを行う。クライエントの症状や重症度で多少の違いは生じるが，基本的には行動的技法から認知的技法への流れが一般的になっている［図3・4］★8。

②CBTにおける行動的技法

CBTの行動的技法には［表3］の内容が含まれる。

行動的技法では［表3］の技法により，患者の歪んだ認知に気づかせ，誤ったスキーマを修正に導いていく。

●行動活性化

やりがいのある行動や楽しい活動をすることで，クライエントのこころを

> **One Point**
>
> ★8 行動的技法・認知的技法の組み合わせ方法
> 通常であれば，まず思考を促すよりも先に動作・活動を取り入れた行動的技法から始めると，その後のストラテジーがつながりやすい。例として，回復期リハビリテーション病院の場合，初期には認知的な「ADLの自己評価」が必須となり，退院間際になると自宅生活でのシミュレーションと生活スケジュールの再構築が重要となるため，行動的技法（シミュレーション）と認知的技法（できる動作の振り返り）の交互利用が最も有効となる。

[図3] CBTにおける行動的技法と認知的技法

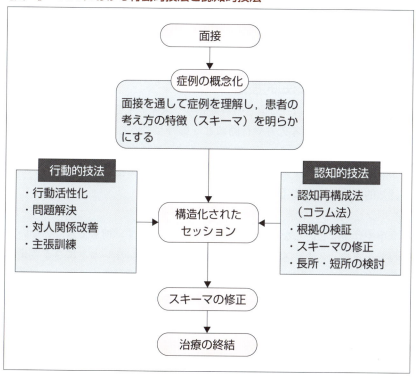

[図4] CBTにおける行動的技法と認知的技法の用い方

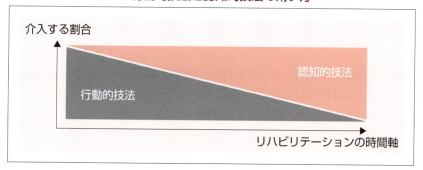

[表3] 行動的技法の内容

①行動活性化：楽しいことや，やりがいのあることを増やす
②活動スケジュール表の作成
③段階的（可能な）作業の割り当て
④問題解決技法：具体的問題の解決スキルを伸ばす
⑤アサーション（主張訓練）：自分の気持ちや考えを相手に伝える技法
⑥イメージ・リハーサル，ロールプレイなど

活性化させる方法である。われわれの意欲は何か行動する，というところから出てくる。「どうせ何をやってもできない」と考えると何もできなくなり，行動を起こさずに「ダメだ」という認知が強化される。そのときにOTが注意すべきことは，難しいことをしようと思わないこと，ちょっとしたことでもできたらクライエントをほめるようにすることである。そうすることでクライエントの「何もできない自分」「ダメな自分」という認知が変わってくる。

ただし，楽しいからといって1つの行動ばかりしていると現実から逃避することになり，問題を解決できなくなる。アルコール依存症やネット依存症はその例である。

③CBTにおける認知的技法

CBTの認知的技法は，対象者の自動思考やスキーマを検討し，それらが実際にクライエントの考え方や行動にどう影響しているのかを判別することで，現実とのズレに気づき，心理のバランスを取り戻す技法である。その代表が，セルフモニタリング法と認知再構成法（コラム法）である。

認知的技法の目的は［表4］のとおりである。

●セルフモニタリング法

家事や仕事など，しなければならないことが進まず「何もできていない」と自分を責め，ストレスを感じる。また，何もしていないときにさまざまなつらい考えが浮かんできたりする。こうしたことを避けるために，クライエントに自分の行動を記録（セルフモニタリング）してもらうことが役立つ［図5］。

具体的には，以下の手順で進める。

①自分の行動パターンを観察して，いつ，何を変えたらよいのかを知る
②楽しい活動，やりがいのある活動を増やし，いつものパターン（習慣）以外の行動を実行してみる
③自分のよい循環，悪い循環を生む行動パターンを知る

●セルフモニタリングの意味と意義

セルフモニタリングを行う意味については，すでにさまざまな次元の領域を問わず，多くの文献でその効果が報告されている。

とくに，自分自身の実際（の能力，行為など）をとらえる，自分を客観的に考える（外在化）ことで，誤った認知（スキーマ）を修正する機会をもたらし，別の視点で現実から離れていた思考を現実に引き戻す役割をすることで知られている。これらの手法を作業療法に応用することで，指導や訓練法

[表4] 認知的技法の目的

①認知(思考,考え方)の存在に気づかせる
②認知が自己の感情と行動に影響を及ぼすことを気づかせる
③エピソードを取り上げて認知と行動との関係を気づかせる
④自動的な思考パターンに気づかせる
⑤否定的で自動化された思考をモニタリングさせる
⑥歪んだ自動思考にあてはまる事実から現実性と妥当性を検討させる
⑦歪んだ認知を現実的な説明に置き換えることで解決できる方法を探索させる

[図5] セルフモニタリングのための日常記録表(例)

		月曜日
午前6時～7時	起床	(P; 0%, M; 10%)
午前7時～8時	朝食	(P; 10%, M; 20%)
午前8時～9時	通勤	(P; 10%, M; 20%)
午前9時～10時	出勤	(P; 10%, M; 30%)
午前10時～11時	会議	(P; 10%, M; 30%)
午前11時～12時	報告書作成	(P; 10%, M; 40%)
午後0時～1時	ランチ	(P; 60%, M; 50%)
午後1時～2時		(P; %, M; %)
午後2時～3時	A企業訪問	(P; 40%, M; 60%)
午後3時～4時	書類作成	(P; 20%, M; 50%)
午後4時～5時		(P; %, M; %)
午後5時～6時	帰宅・買い物	(P; 40%, M; 30%)
午後6時～7時	夕食	(P; 50%, M; 40%)
午後7時～8時	家族と団らん	(P; 70%, M; 40%)
午後8時～9時		(P; %, M; %)
午後9時～10時	テレビ	(P; 60%, M; 20%)
午後10時～11時		(P; %, M; %)
午後11時～12時	入浴	(P; 40%, M; 30%)
午前0時～1時	就寝	(P; 20%, M; 20%)

＊活動を書き,その時の楽しみ／喜び(P),達成感(M)をそれぞれ0～100%で書き込む

▶ E-2 クライエントの行動変容を促す作業療法アプローチ

の有効性を確認することができる。

とくに患者役割に対して,単純に治療を受けている感覚で作業療法を行っていた患者(クライエント)が実際には,自分自身を作業療法の当事者としてどうとらえていたのか,自身の課題としてどの程度向き合っていたのか,などの思考を外在化できる効果をもたらす。OTにとってもクライエントとともに同じ課題を共有する視点をもつことが可能となり,一方でクライエントがそれをどうとらえているのか,という評価のデータとして有効活用できる。

● 過去から現在までのセルフモニタリング
・ライフヒストリー★9：人生をある地点からさかのぼって語る,一種の生活史を想起するための方法で,思いつくままに自由に連想する方法や,テーマ別の想起など,特に制限はない。実施にはクライエントの同意が必要であるが,簡単な記述,またはICレコーダーなどによる記録を行い,

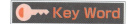

★9 ライフヒストリー
生活歴ともいわれる。クライエントの出生から現時点までの生育歴,学歴,職歴,結婚歴,既往歴,通院歴,入院歴などを時間的経過に沿って記録したものをいう。

!> **One Point**

★10 Photo-Voice

本来のPhoto-Voiceとは，写真を利用した参加型の問題提起手法で，アメリカで始められた。市民が写真を撮影し，それらを持ち寄って議論しながら写真を選び出し，そこに説明をつける。選ばれた写真を並べてストーリー仕立てにして提示することもある。問題発見の手法であると同時に，キャパシティ・ビルディングの手法でもある。ここではクライエント個人による手法として，過去の家族写真を使って意味づけをしたり，自分で撮影した写真の意味を解釈するなど，ナラティブ技法の一環として，応用している。

後に分析する方法もある。
- 写真を使ったナラティブ・アプローチ：Photo-Voice★10という名称で行われている。写真を使った語りから，クライエントの生活上の重要だと思われる行為やイベントを推測したり，日常生活における意味ある作業の探索など，さまざまな応用が可能である。

● 現在に焦点を当てたセルフモニタリング
- セルフアセスメント・シート：CBTにおける認知再構成法（コラム法）を用いる。自己の思考（認知）の偏りや歪みに気づくためのツールで，主にうつ病患者などのセッションで用いられる。
- ADL自己評価：クライエント自身によるADL評価とOTの客観評価との差を導き出し，クライエントがどの程度，過大・過小評価をしているのか明らかにする。
- 日記・メモ：1日の訓練や日常を振り返ったり，1回の作業療法においてどの程度変化があったのか，などを記載してもらう。クライエント自身が記載できない場合は，OTがノートなどに記述したものを自室まで持ち帰り，必ず振り返りを行ってもらう。

● 現在から将来に焦点を当てたセルフモニタリング
- COPM：カナダ作業遂行測定であるが，わが国では，このツールをそのまま用いる場合が多く，クライエントに唐突な印象を与える場合が多い。実際には作業療法カウンセリングと併用して，現実の生活に関するナラティブ（語り）を引き出したりするとスムーズに活用できる。クライエントが話しやすい環境を整えてから，記載する。実施にあたり，以下の項目を遵守しなければならないとされている。
    a）クライエントや家族の選択を尊重する
    b）最終的決定・責任はクライエントや家族にある
    c）コミュニケーションを大事にする
    d）作業療法へのクライエントの参加を促進する
    e）柔軟で個別的な作業療法を行う
    f）クライエントが問題解決できるようにする
    g）人―環境―作業の関係に焦点を当てる

● 認知再構成法（コラム法）

自分自身の考えに縛られているときに，思考のバランスをとることで，こころを軽くするための方法である。

実際のコラム法では，以下の7ステップに分かれている［図6］。
❶状況：不快な感情が生じた場面を具体的に取り出す
❷気分：❶で取り出した状況から気分を抽出し，点数をつけてみる（例：不安80％，悲しい：75％など）
❸自動思考：❶で取り出した状況で，自然と頭に浮かんだ考えを抽出する
❹根拠：❸の自動思考を裏付けする，客観的事実を探す
❺反証：❸の自動思考に合わない，反する客観的事実を探す
❻適応的思考：❹の根拠と❺の反証をふまえて，状況について再度考え，バランスのとれた新しい考えを導く。このとき，物事のよい面だけをみ

[図6] 7つのコラム法の例

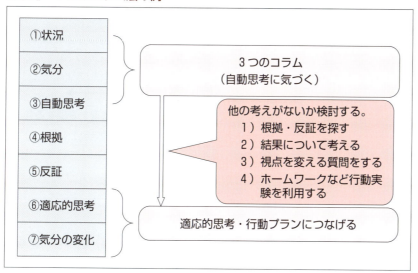

つめたポジティブシンキングはネガティブシンキングの裏返しでしかない。ここで導きたい適応的思考は，よい面も悪い面も適切な重みで考慮した結果未来へつながる考え方であることが望ましい

❼気分の変化：❻の適応的思考をふまえて感情のスコアをつけなおす（点数化する）

最後に，❷でつけた点数と比べてみる。たいていの場合，❷より❼の点数が低くなっている。

● 適応的思考の導き方

①「根拠」と「反証」の文章をつなぎ合わせて，1つの文章にしてみる。
　例：『「(根拠)」しかし「(反証)」という事実もある』

②視点を変える質問を自分自身にしてもらう。
- 第三者の立場に立って…「もし他の人が同じような考えだったら，何と言ってあげる？」
- 過去や未来の自分だったら？…「5年後にいまを振り返ったら，どう考えるかな？」
- 過去の経験をふまえて…「以前にも同じようなことはなかった？　そのときはどうしたかな？」

④作業療法における行動的技法と認知的技法の用い方

作業療法における行動的技法は，①自己主張訓練（患者が自分の高次脳機能障害などの状態を語るための表現方法を一緒に考える），②段階的（可能な）作業活動の割り当て，③退院後の活動スケジュール表の作成と実践，④イメージ・リハーサル（退院後に行いたい活動について）などがあげられる。

作業療法における認知的技法は，①セルフアセスメント・シート（セッション），②ADL自己評価，③日記／なんでもノートなどがあげられる[図7]。

作業療法カウンセリングでは，基本的にソクラテス式質問法で，適度に制限したオープン・クエスチョンを用いて実施される。

[図7] 作業療法における認知的技法と行動的技法（例）

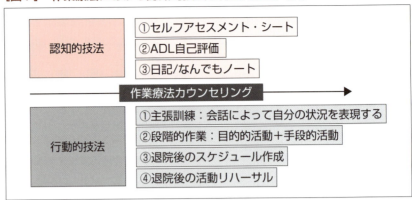

　こうしたCBTセッションと，ボトムアップによる作業療法訓練との組み合わせはまったく自由であり，患者の状態や標的課題によっても異なるため大いに工夫されるべきである。

⑤行動的技法と認知的技法の実際

● ADL自己評価（認知的技法）[図8]

[図8] ADL自己評価（写真を使った例）

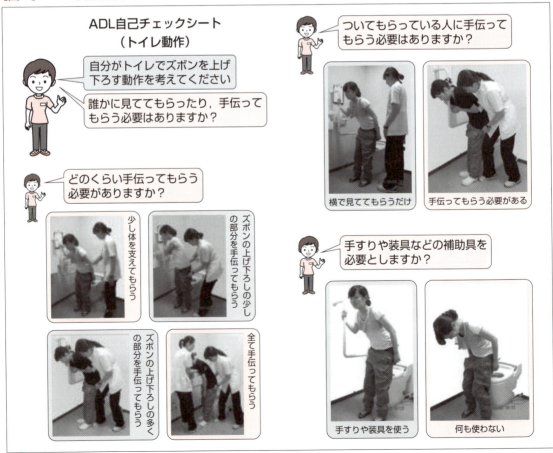

[図9] リハビリテーションなんでもノートによる見える化

```
日時：2015年●月▲日（水）
　　　午後2時30分
面接：○山△男さんと作業療法士・□□
今日の話し合いテーマ
　「退院後の生活について」

（目標）        （方法）
・散歩がしたい   歩く練習
・映画を見たい   バス，タクシー
・妻と温泉に行き 息子の車
　たい

宿題：次回までに自主訓練を
　　　自分で考えてくる
```

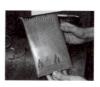

今日は作業療法で皮の財布を作った。

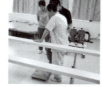

杖なしで10m歩けるようになった。

クライエントが自分のADL能力を評価することで，実際，どの程度客観的に自己の能力を把握しているのかチェックできる。基本的にクライエントは，運動・身体認知スキーマや思考（認知）スキーマがあったり，覚醒度や意識水準が低い状態であったりして正確な自己評価は困難な場合が多い。

自己を過大評価する場合には，上記の原因の他に，病識の欠如や病態失認などが，極度に過小評価する場合には不安やうつ傾向の可能性があるので，チェックが必要となる。この評価がOTの客観評価と近い水準になれば，ADL改善の具体的方法についてクライエントと話し合える土壌ができたことを意味する。

● 日記／なんでもノート（認知的技法）（見える化による意識づけ）

自分の回復を意識していなかったり，思考力や記憶力が落ちている場合（第Ⅰ部A-4-(2)-②参照），メモ帳，ノート，日記，写真，あるいはビデオ等で記録し，一定の頻度でその資料を基に話し合うことで，「忘却」のロスをある程度防ぐことが可能となる。

［図9］は，日常的に患者が携行し，病室などで眺めるツールとして活用している「リハビリテーションなんでもノート」[★11]である。毎週1回行われる，作業療法カウンセリングのセッションを中心に使用される。クライエント（患者）自身が記入できない場合にはOTが記述したりして，両者が自由に相互交流できる機能をもつ。このツールの役割は「外在化された（脳の）外部記憶媒体」であり，毎日の予定や自分の思考，実際の行動記録など，すべてが一覧表示された日常の「見える化」にある。1日ごとのあやふやな"点"でしかなかった記憶と思考が，このツールにより"線"となり，やがて"面"として機能するようになる。とくに記憶障害など，高次脳機能障害を発症した場合，メモリ・ノートとしても活用できる。

また，「見える化」で自分の回復イメージを自覚できれば，多少なりとも「やればできる感（自己効力感）」が芽生え，意欲向上につながる。OTはクライエントに現実の気づきを提示する前に，こうした自己効力感を喚起させ

One Point

★11　リハビリテーションなんでもノート

日常の作業療法を意識化し，毎日のクライエント自身の変化をセルフモニタリングできるため，大きな効果が期待される。このノートの活用方法は無限であり，毎日の作業療法が，点から線となり，将来的にはイメージの面となってクライエントの意識中に占めるようになる。

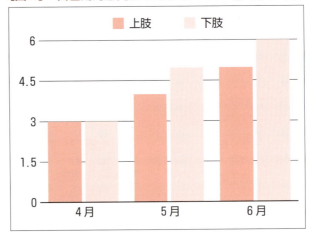

[図10] 自己効力感向上のためのBr.-Stage見える化

> **One Point**
>
> ★12 気づきが優先の場合とは
> クライエントが病態失認など病識に欠けている場合は，運動・身体（認知）を意識づけられるよう，通常よりもやや強めのアプローチを行う。現実の「気づき」を優先し，この自己効力感は後回ししたりもする。

るために，クライエントが経過を理解しやすいように図や表を使って示す[図10]★12。

(4)作業療法によるセッションとホームワーク

①うつ病患者におけるCBTセッション

CBTにおけるセッション（session）★13は，あるテーマのために定められた一定の時間内にセラピストとクライエントが話し合う，能動的で構造化された治療の単位を意味する。週に何分のセッションを何回行い，合計何回実施するのかは，全セッションを実施する前のセラピストとクライエントとの話し合いで決まる。

●セッションの組み立て方

うつ病患者などに対するCBTでは，あらかじめセッションの回数を決めておくことで，クライエントとセラピスト双方がセッション全体を見渡すことができる。回数の妥当性については研究者によってさまざまな意見がある。大野らの研究では，うつ病の治療を6ステージに分けて，合計16回に設定したCBTセッションを推奨している。

1回ごとのセッションはおおむね30分程度が目安となるが，場合によっては15分，30分，45分などで区切る場合が多い[1]。クライエントとセラピストがセッションの流れと時間配分を決め，さらに全体の回数と大まかな目標を最初に設定することで双方に安心感が生まれる。

もしクライエントが入院中の場合には，セッション全体のスケジュールと課題，内容を話し合うことにより，クライエントにとっては退院後の生活におけるスケジュールと自己管理を学ぶ訓練というべき機会にもなる。

●セッションの構造化

クライエントとの話し合いでセッション時間を決める場合，1回ごとのセッションを以下のように構造化することが求められる。

> **One Point**
>
> ★13 セッションという考え方
> CBTでカウンセリングを行う単位をセッションという。作業療法でも定期的に訓練の内容を話し合ったり，退院に向けた作業療法カウンセリングなどを行うセッションが必要となる。訓練で運動や活動を行うことも重要だが，クライエントの脳を鍛えるには思考を促すコミュニケーションが有効である。最低，週に1回，訓練時間を丸ごとセッションとして使うことをすすめる。

[図11] CBTの標準的セッション

```
1．導入
  「前回のセッション後はどうでしたか？」などで心理的リラックスを得る。
  [橋渡し（前回と今回を繋ぐ会話）]→[現状のチェック]→[ホームワー
  ク（宿題）確認]→[その他]
                    ⇩
2．話し合い項目（アジェンダ）の設定
                    ⇩
3．各項目（アジェンダ）の話し合い
                    ⇩
4．まとめ作業
  [セッションのまとめ]→[フィードバック]→[ホームワーク設定]
  →[次回の話し合い項目の予定]→[その他]
```

（伊藤絵美：認知療法・認知行動療法カウンセリング初級ワークショップ── CBTカウンセリング．p76, 星和書店, 2007. より改変）

①導入：前回のセッション内容を確認する。橋渡し的な話し合いから行う。これによりクライエントに前回の内容を想起させ、同時に安心感を与えることができる[★14]。

②現在の状態の確認：前回のセッションの最後に話し合って決めたホームワーク（宿題）の結果について話し合う。

③アジェンダ（項目）の設定：その結果を受けて、その日のセッションで話し合う内容アジェンダ（項目）を決定する。

④アジェンダ（項目）についての話し合い

⑤話し合いのまとめ作業：話し合った内容を再確認する意味で、図示化して提示したり、内容を記述しておくことが重要である。そのようなフィードバック効果を得ながら、クライエントには話し合った内容が深く刷り込まれることになる。

⑥次回セッションの内容確認とそのためのホームワーク[★15]の設定

以上で、このセッションは終了となる。

1回ごとのセッションでは、話し合ったことを受けて、一種の"完了感"と"達成（満足）感"を味わうことが重要である。こうしてセッションを構造化していくことで重要な話題に集中し、限りある時間を有効に使うことができる。

②作業療法セッション

これまでのところOTが行う作業療法セッションの定型はない。通常、病院・施設の身体障害分野のOTは訓練時間をもっているため、その訓練自体をセッションとして転換する方法を推奨する。以下に、いくつかのセッション構築のための例を提示する。

●セッションの組み立て例

●通常のOT訓練前・後にショート・セッションを設定する

機能訓練の前、あるいは終了後に、5分または10分程度のショート・セッ

One Point

★14 自分の状態を表出させる訓練も大事

高次脳機能障害の患者では、うまく自分の脳が感じている状態を表出（表現）することが難しい場合がある。そのため、選択できるカードや代替手段を使って、なるべくコミュニケーション力を身につける訓練も重要になる（ただし、失語症を除く）。

One Point

★15 ホームワーク

ホームワークは次回のセッションまでの宿題のことである。ホームワークの利点は、訓練と訓練、またはセッションとセッションを橋渡しする役割をもつことである。ホームワークにより、クライエントの理解力と思考の継続性が得られ、気づきが促進される。これがなければ、介入効果は点と点の関係でしかない。この点と点を結び、線にするためにホームワークが存在する。ただし、クライエントの能力にもよるが、与える課題は重いものにしてはならない。「来週のセッションまでに、退院後にやりたいことを1つ考えてきてください」あるいは「明日の作業療法訓練までに、今日やったことをノートに記録しておいてください」程度が、安心できる負荷内容である。

ションを設け，その日の訓練について振り返り，乗り越えるべき共通課題を確認してもらう。

　ここで振り返りを行うことで，訓練を強化する意味合いをもつが，やや時間が短すぎて思考のコントロールが難しい場合もある。一方，身体図式や感覚障害など運動・身体（認知）スキーマの課題に対しては十分に有効なケースもある。これらをどの程度の頻度で行うのか，また，30分，45分など通常の作業療法セッションと，どう組み合わせるのか，など課題も多いが，大部分は効果的でかつ複合的な利用も可能である。

● 1週間のOT訓練のうち1回を作業療法セッションに設定する

　40分の訓練を1回まるごと作業療法セッションとする。セッションとは思考を促通する訓練であり，通常の身体機能に対する運動訓練と同等，あるいはそれ以上の効果が期待される。作業療法セッションとしては，作業療法の専門性から，会話だけではなく認知的技法や行動的技法を併用して実施することも可能である。

● 通常のOT訓練以外の時間外に実施する

　通常のOT訓練時間を維持しつつ，その訓練効果をさらに高めたい場合にはこうした病棟のデイルームなどにおけるセッションが選択肢に入る。しかし，将来的には作業療法カウンセリングの医学的エビデンスが高まり，リハビリテーション・チームとして包括的な心理介入を考えたり，OTがクライエントの心理マネジメントを行う必要性があることを勘案すると，これは過度期の形態として存在する可能性が高い。

● 作業療法セッションを誰が担当するのか

　単純に考えると，担当OTがそのまま作業療法セッションを担当すべきであろう。しかし，例えば，ある作業療法セッションの対象者が，やや重いうつ症状の患者であったり，障害の認識において重大な問題を抱えている患者，家族問題を抱える患者などの場合には，柔軟に考えるべきである。場合によっては，OT以外の専門職である臨床心理士と協同で介入したり，医療ソーシャルワーカーを交えて家族と面接する場合なども想定しておく。さらには同じOTだが，そのクライエントの担当ではないベテランのOTが参加し，担当OTと患者との介在役として一緒に作業療法セッションを担当することも考慮すべきである。

（大嶋伸雄）

文献

1）大野裕：認知療法・認知行動療法——治療者用マニュアルガイド．星和書店，2007．

F クロッシング・アプローチの理論と技法

1. 身体と心理を総合的にとらえる作業療法

- 身体領域の作業療法士とは，対象者の「身体と心理」の両面から「できる活動」を支援する専門職である。
- 最終的に自分のことは自分で行う（または行おうとする）自助患者を創ることが，作業療法の役割である。

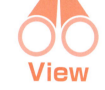
View

従来から作業療法には，「身体と心理」の両方を診る，全人的な視点が必要だといわれながら，その具体的な方法論についてこれまで不明瞭な部分が多かった。

ここでは，ボトムアップ・アプローチ（以下，ボトムアップ）とトップダウン・アプローチ（以下，トップダウン）の概念を回復期作業療法の訓練期間に当てはめて介入の全体的な流れを説明する。そのなかで「身体と心理」の組み合わせがやや複雑化しているが，決してボトムアップが身体，トップダウンが心理という意味ではない。しかしながら，トップダウンの目的である自立した主体性をもつクライエントをつくるという観点からみれば，トップダウンには心理的要因が多く含まれることを理解していただきたい[1]。

One Point

★1 作業療法は発展中「クロッシング・アプローチ」を含め，身体領域における作業療法は，いまだ発展途上段階であり，第Ⅱ部における「対象疾患・障害と作業療法の展開」にすべて反映されているわけではないので注意してほしい。

(1) 脳卒中患者：クロッシング・アプローチ方法

①回復期作業の初期 [図1]

作業療法が処方されて，初期評価を行う段階である。面接も含めて，会話を重視する。ここでいう会話には，作業療法カウンセリング，ナラティブ・アプローチなどが含まれるが，耐久性や意識レベルの課題があるため，会話に慣れる，および信頼関係を築くことを優先する[2]。

そうした会話を行いながらボトムアップの評価を順序どおり実施する。ここでボトムアップの数値的なデータも重要であるが，トップダウンの心理的評価を同時進行で行う。

次に，OTはトップダウン評価による結果をクライエントに返して，「この結果についてはどうですか？」「どう思われますか？」と問い，その反応を記

One Point
★2 「治す」「できる」の説明

障害が残存する可能性が高いクライエントには，初回面接ではっきりと「治療は治療で行います」「一方で，できる生活の訓練も同時に進めましょう」と宣言する。最初だけ「治療」を行い，後で「できる活動」に切り替えると「もう治れません」という宣告的な状態に陥ってしまうためである。最初から並列で行うほうが，後の受け入れがスムーズに進む。また，セラピストが気になる障害受容の問題は「治療」の延長線上にある。これはクライエントが自分と向き合うべき課題であり，OTは強制しない。

録する。これは決して，障害への受容を強制するものではなく，訓練が進んで退院近くになれば課題となる自己の客観的状態への気づきを評価するのである。ここを避けては自律のための作業療法とはいえない。

ただし，十分に話し方を考慮し，クライエントの自己効力感を下げないように工夫する。例えば「今はこれくらいしか，わかりませんね」「今の状態を検査しています。どこも悪くなければリハビリテーションは必要ないですか

[図1]　回復期作業療法・初期アプローチ

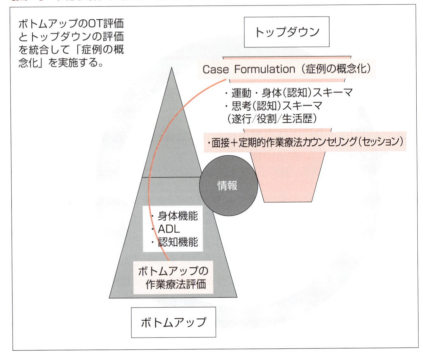

[図2]　初期評価から作業療法アプローチの流れ

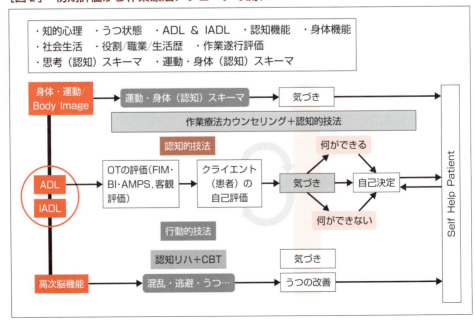

らね」といった，一見淡白な対応にみえる「当たり前」の感覚とその雰囲気をつくりだす場合もある。深刻な雰囲気で「これは大変だ」と思わせるよりも，当たり前の検査の流れとして質問をかさねるようにする。

そうした会話によりクライエントの思考（認知）スキーマや，運動・身体（認知）スキーマをとらえ，クライエント全体の概念化を進めていく。また，この時期には定期的な作業療法カウンセリングのセッションを行う約束を取り付ける。これも自然に当たり前の作業療法の流れとしてセッションを位置づけておく。

[図2]は作業療法アプローチの流れの概念図である。リハビリテーションの初期の段階でクライエントのうつ症状を見つけた場合，ケース・カンファレンスで報告するとともに，関係する医師や他の専門職にその状態を伝え，継続的に評価する役割をOTが担う[★3]。

②回復期作業療法・入院後1カ月頃 [図3]

この時期になると仮のリハ・ゴールも設定され，さまざまな問題点，課題がみえてくる。特に，クライエントの思考と運動・身体（認知）スキーマが明らかになれば，対応する手段として作業療法カウンセリングのセッションが定期的に実施され，同時にボトムアップでは，身体機能に対する患者教育が実施される。

この場合の患者教育とは，クライエントの身体機能に対する教育で，そのためにOTは，PTが行うファシリテーション・テクニックや関節可動域訓練の技術をクライエントに教える役割を担う。「なぜ関節拘縮が起こればADLに支障が起こるのか」「なぜ関節が拘縮するのか，その対策は」といった知識

> **One Point**
>
> ★3 OTと臨床心理士の役割
>
> 基本的に身体領域の病院で臨床心理士が十分配置され，そうした役割を担っている場合を除き，すべてOTが対処する。また，仮に臨床心理士が十分配置されていた場合でも，作業療法の活動を目的としたカウンセリングは臨床心理とは別の課題であり，うつ症状も含めたすべての評価をOTが行っても何ら問題ない。

[図3] 入院後1カ月頃のクロッシング・アプローチ

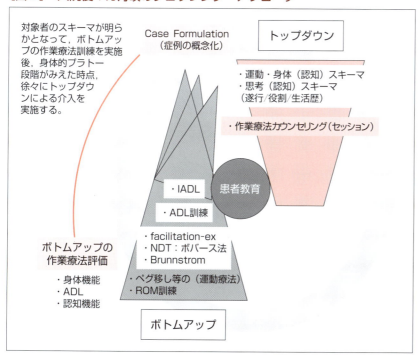

[図4] 作業療法アプローチの基本戦略★4

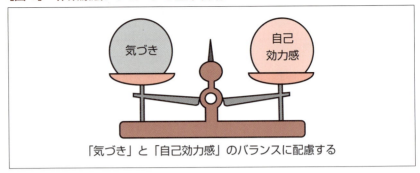

「気づき」と「自己効力感」のバランスに配慮する

> **One Point**
>
> ★4 気づきの押しつけは禁忌
>
> 半側空間無視の患者に左側への無視を気づかせようと何度もカウンセリングを試みて，ついに気づかせることに成功した。しかしその後，患者はうつ状態になった。この場合，自己効力感をうまく織り交ぜながら進めるべきであった。幸いにもこの患者は後日うつ状態から脱し，ADLもすべて自立できた。

を可能な限り提供する。

こうした患者教育は「気づき」にもつながるが，クライエントが知識を得て具体的な自分の問題と対峙し，解決や改善を得るためには，同時に自己効力感を高めていかなければならない［図4］。

③回復期作業療法・入院後2カ月頃 ［図5］

この時期におけるボトムアップの作業療法では，手段的活動による訓練を主体的に行う。回復のための機能訓練よりもむしろ応用訓練を徐々に多くして「機能回復への期待」だけを抱かせないようにする。過大な「回復への期待」はこの時点の心理的バランスを維持することには役立つが，こうした思考（認知）スキーマの増加は，やがて退院後にうつ状態へ移行する原因にもなるので注意する。

むしろ，トップダウンの作業療法として，行動的技法や認知的技法を用い

[図5] 入院後2カ月頃のクロッシング・アプローチ

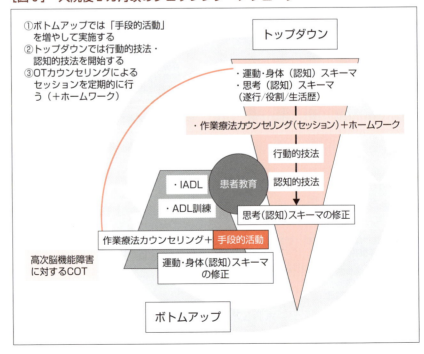

て，クライエントのスキーマの改善と，できる活動に集中する時期である。多すぎる作業療法の介入は逆効果で，逆にクライエントに思考させる機会を増やすようにする。例えば，ADLに支障があれば，「なぜ，できないのか」原因を思考させ，解決方法もOTの指導によるものではなく，クライエントが自分で発見し改善策を実践できるように配慮する。

こうした繰り返しによってクライエントの自己効力感（やればできる感）は向上し，さまざまな活動に挑戦する主体性が芽生えてくる。セッションでは，ノートなどによる「見える化」を活用しながら，クライエントとともにさまざまな課題を解決（解消）していくようにする。

④回復期作業療法・退院前［図6］

この時期にはボトムアップの段階は過ぎて，ほぼすべてトップダウンの作業療法になっている。行動的技法・認知的技法による退院後の生活イメージの構築のための話し合いと生活シミュレーション，そして動作の修正が主な訓練の主流を占める。

一方で，退院後の目的活動をどう構築するのかが重要な課題となる時期でもあり，作業療法カウンセリングのセッションでは，在宅における生活行為向上マネジメント（MTDLP）のテーマである退院後の活動の選択という機会が増える。もちろん，そうしたセッションにおいて，作業療法カウンセリング，ナラティブ・アプローチ，その他の技法を使って目的活動の抽出は可能であるが，それをそのまま終わらせてはいけない。実際にその目的活動を行う場合に，どのような課題・問題点が生じるのか，必ずシミュレーションを実施してから採用する必要がある。

［図6］ 退院前のクロッシング・アプローチ

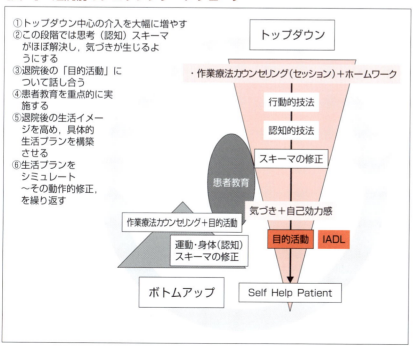

(2) クロッシング・アプローチにおける認知的技法と行動的技法の投入順（例）[図7]

うつ病患者などに対する認知行動療法（CBT）では，行動的技法が先行して行われる場合が多い．しかし，作業療法では作業活動そのものが行動的技法と同様の効果をもつため，手段的作業を先に行うことで「やればできる感」である自己効力感を得ることができる．

入院当初は，「治す」指向性が強いため，OTが期待するほどは得られない可能性が高いが，徐々にクライエントの気づきが得られれば自己効力感が育まれていく．

しかし未だ作業療法において，認知的技法と行動的技法の投入する順序や詳細な内容について，一定の知見は得られていない．しかし，症例数も徐々に増えて効果的な介入過程への分析も進んでいることから，まもなく一定の基準が提言されると思われる[3]．それまでは，OT各自の臨床実践における日常的な経験知が介入の成果に寄与することになる．

[図7] クロッシング・アプローチにおける認知的・行動的技法

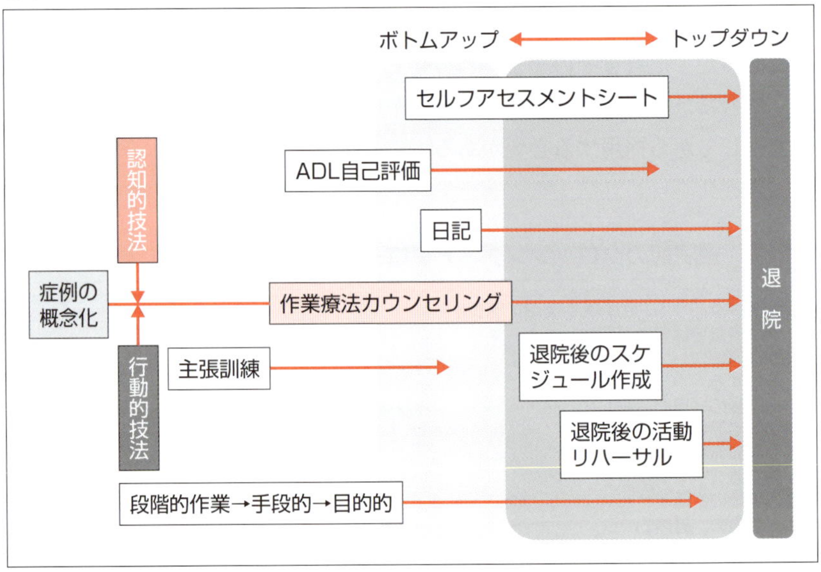

（大嶋伸雄）

文献

1) 石川齊・古川宏編：図解作業療法技術ガイド――根拠と臨床経験にもとづいた効果的な実践のすべて，第2版．文光堂，2003．
2) 矢谷令子・福田恵美子編：作業療法実践の仕組み，改訂第2版．協同医書出版社，2014．
3) 大嶋伸雄編著：患者力を引き出す作業療法．pp36-45，三輪書店，2013．
4) 大嶋伸雄：PT・OT・STのための認知行動療法ガイドブック．中央法規出版，2015．
5) Wright JH, et al，大野裕訳：認知行動療法トレーニングブック．医学書院，2010．

F クロッシング・アプローチの理論と技法

2. 患者教育論

- OTは指導という名目で「教育」を行っている。
- OTが行っている指導は，患者に現状からの行動変容を求めている時点で教育の一環であるといえる。
- OTが行う教育は，患者自身が自己の課題を抽出し，さらに克服するための手段を思考できる「自助患者」を育成していく役割をもつ。

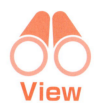

作業療法の臨床業務において「教育」と名の付くことを思い出してみる。「新人教育」「中堅教育」など，先輩の作業療法士（OT）が後輩のOTを育成するために行うOn the Job Trainingや講義，実技研修などであろう。すでに他の専門職では患者教育が実際に行われている。本項では，身体領域のOTが行うべき患者教育について解説していく。

（1）なぜ「患者教育」が必要か

身体領域作業療法の対象者は，日常生活を送る中で，突然病魔に襲われ，今までとは異なる生活を強いられている。私たちの生活は普段，1つひとつの動作を確認しながら行っているわけではなく，ほとんどがautomaticに遂行されている。しかし発症後，あるいは受傷後の患者は以前の身体機能とは異なる新しい自分の身体で生活を送ることになるため，今までのような動作は困難になる。

OTは「新しい自分」となった患者に対して，機能・技能の回復とともに生活の再構築を援助する。特に生活習慣が原因の病気では，病前の生活習慣の問題点も含めて修正しなければならない。そのために，指導ではない教育という観点が必要である。

(2) 教育とは

> **Key Word**
>
> ★1 教育
> 『大辞林』[7]では、「他人に対して意図的な働きかけを行うことによって、その人を望ましい方向へ変化させること。広義には、人間形成に作用するすべての精神的影響をいう。その活動が行われる場により、家庭教育・学校指導・社会教育に大別される」とされている。

　教育[★1]という言葉からは、学校教育を思い出すことが多いのではないか。このイメージでは、先生（教員）から何か学問を教授されるという認識であろう。そもそも教育とはどのようなものなのか。

　長野[1]は「教育が究極において人間形成だとすれば、どのような人間の育成を目指すのかが先決の問題である。そして次に、その教育目的を実現するために何を指導するのかという教育の内容が明確にされなければならない。現実の人間をより自己実現的人間に促進するためには、それにふさわしい教育内容が用意される必要がある」と述べている。つまり教育とは、ある人間に対して意図的に目指すべき目標に向かって進むよう働きかけるという意味がある。これより考えると、OTが行う教育は発達系の障害をもった子どもに対する療育、あるいは後輩への指導、実習指導などだけではないことを知っておくべきである。対象者をよりよい作業的存在へ導くため、という作業療法の目的を踏まえて、臨床のどのような場面で教育が適用されるべきなのか検討する必要がある。

(3) 他の専門職種における「患者教育」の定義

　医師や看護師等において患者教育は定義されている。そこでの患者教育では、説明、実地、グループワーク等を通じて、患者自身が現在の自分の状態、治療内容を理解させるという目的がある。さらに予防的プロセスを基盤として、健康増進につながる行動変容を視野に入れる必要がある。それには患者自身がその教育プログラムへ参加する自発的な活動性（積極性）と、行動変容を促すためのプログラムの提供（プロセス）、その結果としての行動変容（変化）が求められる[2,3]。

　また患者教育の他に「クライエント教育」という用語もある。クライエント教育とは、健康教育活動を行う際のパートナーとなる人に対する教育をいう。学習する者と教える者とが、お互いに教えるべき問題を確認し合い、教育をどのように進めていくのかを決定することが重要となる。クライエント教育という言葉は「学習者の自律性と自己主導的な役割が高まっていることを示す場合が多い」[4]とされている。他にも「消費者教育」という用語などがあるが、学習者が自己判断を基に学習課程に取りかかることが可能なレベルである。このように、学習者の依存度により呼称と意味を若干変えて表現される場合もある。

(4)作業療法における患者教育

■——作業療法で行われている指導

　作業療法では指導★2という言葉を使い，知識伝授と実技指導を行っている．対象は，患者・利用者・介護者（主に家族），場合によっては他の専門職，作業療法学生などである．その内容は，退院前訪問指導・退院時指導・自助具・福祉用具の使用方法，自主トレ指導，生活指導，ADL動作指導，家族指導などである．これらの指導は，患者・利用者等の生活を改善するために，新しい動作の提案，道具使用方法の再学習などを行っている．OTは指導の中で意図的に目標をもって行動変容を促しているので，教育しているといえる．

■——これからの作業療法における患者教育

　現状の作業療法においても，教育と同じ行為を行っている．それに加えて，一部内部障害の患者には生活指導も実施している．しかし，これからは今までよりも踏み込んだ患者教育を行っていく必要がある．

　病気を発症すると身体機能や知的・認知機能の低下が起こるが，人間はそうした状態でも生活を営まなければならない．一例をあげると，脳血管障害による片麻痺患者で，Brunnstrom-Stageが上肢・手指・下肢のすべてでⅢレベルで，寝返り〜端座位まで他者の介助がなければ困難な患者がいる．一方で，同じレベルのStageにもかかわらず，自立している患者もいる．この違いは何であろうか．後者は，病後の自分の身体の使い方を再学習できている，と考えられる．もちろん，体力などさまざまな条件が関与しているが，この事例は患者本人が新しい身体機能を学習できたかどうかである．それでは，学習できるようになるためには一体何が必要となるのだろう．

　答えは，発症後の自分の身体機能，認知機能への「気づき」である．ここでいう「気づき」とは，自己能力の認識のことである．新しい自分への「気づき」と，今までの運動パターンとの部分的な決別，そして新たな運動パターンの再構築になる．現在の医学では，一度損傷した中枢神経組織が元に戻ることはない．そのため，失った機能を追い求めることにより，残存している（新しい）自分への「気づき」を教育的に促す必要がある．これが身体領域の作業療法の核となる．

　一方で，もし自分自身が病魔に襲われたらどのような行動をとるのか考えてみよう．感情的になるのは人として当然の状況であり，また，その表出方法は人それぞれであるが，もし，疾患の特徴や予後を予測できる知識があれば，次に自分は何を行えばよいのか理解できる．田中[5]は，自分自身にリウマチの確定診断がついた際，早々に自宅のリフォームを行った経験を述べている．一方で，医療従事者からの理性的な見解やデータの提示により，患者の現実的な検討能力を促通して視点を広げることができれば，患者自身による思い込みなどの「認知の歪み」を修正する効果が期待できる，とも述べて

Key Word

★2　指導
同じく『大辞林』[8]で，「ある意図された方向に教え導くこと」とされている．

いる。つまり、正しい医学知識をもつことで患者自身が自分の変化を認識でき、病後の生活に自分自身で工夫できるようになると考えられる。

作業療法の専門性は、医学的なアプローチと生活行為へのアプローチを並列して行えることである。保健・医療・福祉の専門職は多数存在するが、医学と人の生活とを有機的に結びつけられる、唯一の専門職である。この特徴を活かして、患者への教育として還元するべきである。

身体領域の作業療法におけるすべての対象患者には、可能であれば病後の身体機能の低下が生活に及ぼす影響を学習してほしい。確かに急性期などでは困難なこともあるが、回復期や維持期では個々の生活の質に関わる重要な知識である。また、活動性の低下が関節拘縮や筋力低下を招くが、それが生活にどのような影響を与えるのかを考える機会を設けてもよい。後遺症で実感できていることもあるが、具体的にどの程度の活動や運動が必要かを伝え、実行していくための手段を一緒に構築していくことも教育の一環である。

生活習慣が原因で発症する疾患では発症前の生活習慣を患者と一緒に分析して、これからの生活スタイルの見直しと再構築が必要となる。今までの生活において何が発症の原因になったか、どうしてその習慣をやめられなかったのか、改善するためにはどのような行動をとるべきかなどを考えるよう促す。同時に、これからの生活を改善しなければどのようなリスクが存在するのか、などの知識も必要となる。つまり、思考は主に作業療法カウンセリングで促すが、これからの生活に必要な知識は学習してもらう必要がある。脳血管疾患であれば、新たな自分（身体）の動作の再学習、セルフケアでできる身体機能の調整方法、再発防止に向けた栄養面での調整なども含めた生活の再構築が必要になる。

内部障害では、疾患のリスクに関して他の専門職からも伝えられることが想定されるが、改めてOTが問いかけてよい。病状説明などは短時間で情報そのものは伝えられるが、医学知識の少ない患者では理解することが難しい。リスクが生命と密接に関連している内部障害では疾患への理解が重要であり、回避的な動作を学習していく上でも欠かせない。そのため、OTは患者の理解度を把握し、それに見合った形で一緒に学習していくことが必要である。これらの学習は、実際に運動・作業を行うこと、じっくりと面接（カウンセリング）★3, 4を行うこと、一緒に調べることなどさまざまな手段を通して実施していく。

以上の作業療法による教育では、患者が自分の状況に気づき、自分の課題を抽出し、それを解決するため、あるいは予防するための基礎をつくることになる。すなわち患者が自身を助けられる存在へと行動変化を自ら促すことである。ただし、すぐに現実を受け入れる準備（レディネス）ができていない患者に、突然、現実への検討を突きつけられない。OTは作業療法カウンセリングなどでその意図を説明し、患者の心理状態、物事の考え方（とらえ方）、背景にどういった生活歴があるのかをとらえ、課題を患者と一緒に共有しながら自助患者へのプロセスへ導いていく[6]。

（下岡隆之）

Key Word

★3　面接（カウンセリング）
カウンセリングには治療的カウンセリング、開発的カウンセリングがある。自己の課題を認識するには、開発的カウンセリングが必要になる。國分[9]は「カウンセリングとは、①問題解決の援助と、②パーソナリティ成長の援助のいずれかを主目標にした人間関係である」と述べている。OTは面接の中で、患者の発言に耳を傾けながら課題認識を促し、課題解決法を一緒に模索するのである。

One Point

★4　「作業療法カウンセリング」と「作業療法患者教育」と「作業療法」
作業療法カウンセリングでは、患者の現状についての気づきを促す。患者教育では、疾患・病状の知識、自分の生活動作の特徴などを伝える。作業療法では、気づいたこと、教育で伝えたことを実感していき、行動変容のための学習を実施していく。

> **Column**
> **地域医療から求められたこと**
>
> 　約10年前のことです。当時,回復期リハビリテーション病棟に勤務していました。回復期リハビリテーション病棟で在宅復帰を促進することは今も昔も変わりません。担当患者が退院するたびに,今後どのような生活を送るのか,退院時の家屋調整はうまくいくのかなど頭をよぎりました。
>
> 　その頃,地域医療で高名な医師の講演を聞く機会に恵まれました。さらに幸運なことに懇親会で同席することができたのです。そこで筆者は,「地域医療から回復期リハに求めることは何ですか?」と質問しました。その医師は「脳血管障害の患者さんには,退院までに筋緊張とは何かを理解させてほしい」とおっしゃいました。それからチャレンジしていきましたが,なかなか理解してもらえなかったことを覚えています。
>
> 　今であれば,その医師は「患者教育」の重要性を示してくれたことがわかります。患者が自身の身体状況を把握しなければ,地域で生活していくことは難しいということです。
>
> 　その教えを受けてからは,少しずつですが患者さんに自身の状況を知ってもらうよう働きかけています。急性期・回復期・維持期と病状期で医療が分断される中でも,作業療法では一貫して患者さんに自分の状態を気づいてもらえる取り組みができれば,と考えています。

文献

1) 長野正:[オンデマンド版]授業の方法と技術——教師としての成長.pp14-15,玉川大学出版部,2007.
2) Falvo DR,津田司監訳:上手な患者教育の方法.pp1-36,医学書院,2007.
3) Barbara Mc Van,武山満智子訳:患者教育のポイント——アセスメントから評価まで.pp2-4,医学書院,2008.
4) Whitman NI,Graham BA,Gleit CJら,安酸史子監訳:ナースのための患者教育と健康教育.pp1-20,医学書院,2002.
5) 田中順子:患者と治療者の間で——"意味ある作業"の喪失を体験して.三和書店,2013.
6) 大嶋伸雄編著:患者力を引き出す作業療法.pp124-125,三輪書店,2015.
7) 松村明編:大辞林,第3版.p644,三省堂,2006.
8) 松村明編:大辞林,第3版.p1125,三省堂,2006.
9) 國分康孝:カウンセリングの原理.pp3-24,誠信書房,1996.

F クロッシング・アプローチの理論と技法

3. 作業療法マネジメント

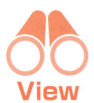

- 「作業療法マネジメント」とは，対象者の回復期から地域・在宅に至るまでの過程を包括的にとらえて，多職種の連携を創造する重要なスキルである。

(1)チーム・マネジメントと職域マネジメント

　マネジメントの本質は，決して対象となるヒト・モノ・環境などの「管理」ではない。対象となる個人個人の能力をいかに有効に活用するか，そして，いかにそうした能力を育てるかという視点が十分に活かせる方法と，フレームワークの全体を表す概念である[1]。その学習結果が，やがて成果に結びつくことになる。

　作業療法の実践において，クライエントに対してOTのみが「できる活動」へ目標をシフトし，働きかけを実践してもあまり大きな効果は望めない。もし，その場所が回復期の病院であり，PTがそこで「治す」治療を行っているため，クライエントはそちらに惹かれてしまう。しかし，あらかじめOTがPTへ自分の専門性を熟知させておきながら，クライエントにも退院前の「できる」アプローチの重要性を認識させれば，作業療法の役割を尊重した理学療法アプローチに切り替わる可能性がある。

　そうした，クライエント中心のためのアプローチを実践できるチーム・マネジメント，ならびに職域マネジメントの基本知識と方略について説明する。

■──チーム・マネジメントのための基礎知識

　多職種連携協働（Interprofessional Collaboration：IPC）の公式な定義は存在しないが，多職種連携教育（Interprofessional Education：IPE）の定義と概念は共通している。英国のIPEの教科書には，IPCにおけるHealth Teamの定義として以下の例が用いられている[2, 3]。

　「ヘルス・チームとは，健康に関するコミュニティのニーズによって決定さ

れた共通のゴール・目的をもち，ゴール達成に向かってメンバー各自が自己の能力と技能を発揮し，かつ他者のもつ機能と調整しながら寄与していくグループである」（WHO，1984）

IPCによる目標達成のためには，以下の3つの要因があるとされている[3]。

①効果的な協働を促進したりサポートを行ったりして，チームをコントロールする能力あるいはそうした意思があるか

チーム・メンバーが目標に向かって相互の専門性を活かした活動を行うこと，そして全体のマネジメントを意識して働く能力と意思をもっているか，という意味である。自分だけよければ，という孤立した専門職が一人でもいればすべてが成立しにくい条件になる。

②協働的実践によって誰が利益を受けるのか，について合意がなされているか

利益を受けるのは，もちろん対象者（クライエント）である。しかし，実際に専門職同士が目先のケアの成否にとらわれてしまうと，つい自分たちの都合のよい方向に走りがちとなる。そうした意味においても，常にチーム全体のことを考え，高い使命感をもてなければ，こうした合意はできない。

③チームがお互いに生産的な活動を提供し合い，かつ満足感が得られるかどうか

日常よくみられるが，いつもチームの仕事の結果に対する反省と注意，義務ばかりを思考していては，こうした価値観は生まれない。チームという有機的な連携を意識して，生産的な活動を遂行するためには，常にチーム・メンバー個々の満足感が必要であり，非常に重要なポイントである。

──IPCのマネジメントに必要な能力

OTなどの保健・医療・福祉の専門職には，自分たちの専門性と他の専門性がいかに向き合うのか，というテーマである"学際性"の課題が常に存在する。これはクライエントにおいて多重の問題をもつケースが頻発し，もはや単一の専門職だけでは物事を解決できないことが現実となっているからである。こうした対処すべき課題に取り組む多職種のIPCは，単純に専門職同士がバラバラに対処する加算モデルではなく，より効果のある乗算モデルが必要となる。

［図1］の加算モデルでは各専門職の総和（1＋1＋1＋1）の力しか発揮できないが，各専門職が調和のとれたIPCを実行することで，総和の2倍・3倍あるいは2乗の力を発揮できることを意味している。

それでは，IPCに必要な知識を含めた能力は，いかにして養われるのだろうか。基本的には，以下のような能力と経験を自らがすすんで育むような姿勢が重要となる。

●情報を共有する能力「一般性（generality）」

OTとして最低限必要な他専門職の専門性と役割についての知識は，書物などのテキスト・ベースで情報が入手可能だが，実際に連携する能力を育むには，各専門性から学び思考するのではなく，各個人における一般性（generality）における知識と経験から，ケース全体の方向性を検討することが妥当である。そして，共有できた目標や問題解決方法に対して，個々の

[図1] 専門職の加算モデルと乗算モデル[3)]

1．加算モデル
専門職ごとの見解の総和
：個別アプローチ，コントロール不可
・活動形態がなければ→活動自体消滅 or 職種間の葛藤

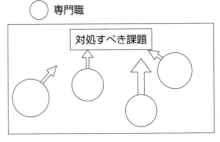

2．乗算モデル
目標達成のため全ての専門職の努力が結晶，総和以上
・活動形態としてIPCがなければ→分裂，分解 or 職種の孤立化

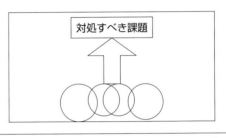

(Audrey L：Going Inter-Professional: Working together for health and welfare. Routledge, London, 1994. より)

[図2] IPCにおける一般性と専門性

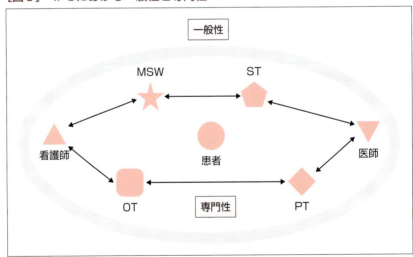

専門的役割の立場から対処方法へと進む過程を推奨する。

　特に地域医療の現場では，症例の一般情報から議論に入ることが多い。また，身体障害や精神障害などの領域では多数の専門職が存在するが，どの専門領域であっても，まず一般性から必要な情報交換を行い，自分の役割について明確にできればとくに専門性について議論することはそれほど多くない。

●一般性（generality）と専門性（speciality）
　IPCを遂行するための能力として最も重要なものが，この一般性（generality）である。なぜなら専門性（speciality）は個々の専門職のテリ

[図3] 多職種連携教育（IPE）の目的別階層性

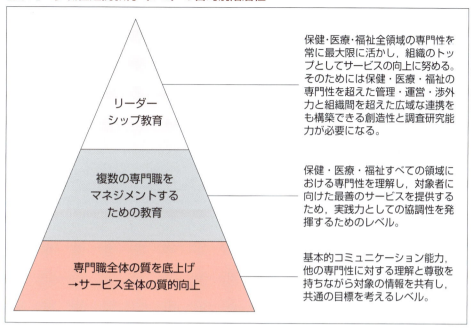

トリーであるが，一般性はIPCを行う専門職全員が共通して使える能力である。英国の一般診療医をGeneral Practitioner（GP）というが，このgeneralityは総合的な思考を意味し，人間すべての機能を診るという意味合いが強い。こうした共通のプラットフォームである一般性の部分から，サービス対象となるクライエントを全員が俯瞰してみる。つまり，そこでは自分たちの専門性から一時離脱し，全員が上方から眺めるような感覚である。じつはこのスタイルは，ケアマネジャーやサッカーチームの監督，管理職の視線なのである。要するに一時的にIPCを遂行する専門職全員がケアマネジャーとなり，全体の目標を確認する。そして，個々の専門性から自分の役割を考えることがIPCでは求められている。

● マネジメント能力を育むIPE

　[図3]はIPE全体の目的を示す階層構造である。大学の学部レベルに相当する最も下の教育目的では，専門職としての質を上げ，チームに貢献できる人材を育成することであり，これはサービス全体の質的向上を意味する。そして次の段階において，さまざまなマネジメントを行うことのできる専門職の育成を目指しており，最終的にはIPEによってすぐれたリーダーを育成する視点と教育目的をもつこととなる。

　ここでの「マネジメントするための教育」の意味は，単なる専門職チームの管理職モデルなどではなく，臨床におけるクライエントの生活・環境マネジメントから，職域マネジメント，チーム・マネジメント，そして地域における多職種連携モデルまで，幅広い概念と手段などを意味する。

　地域においてケアを調整するケアマネジャーとはやや異なった定義になる。さらに上位のリーダーシップ教育では，施設長や管理職といった現実の管理職という意味でのリーダーだけではなく，健康問題の専門家（consultant practitioner）を目指すことが定義される。すべての保健・医療・福祉専門職は段階を徐々にステップ・アップしながら，最終的には健康と生活に関する専門家を目指しており，そのために，IPEの教育段階として学部教育から大学院教育，そして臨床実践なども交互に経験しながらIPC能力を育んでいく。そして，その基盤を成すものはすべて各専門職における"一般性"の能力の向上なのである。

マネジメントの基本は"一般性"にあるといってもよい。そのため，OTは専門性に関する学習だけなく，さまざまな機会を得て自己の"一般性"を磨くための努力を必要とする。

（2）家族・患者マネジメント[4]

通常の回復期病院における臨床であれば，OTが患者家族に関わる機会はそれほど多くない。しかし，行動変容を促す作業療法では患者の心理に深く関与することから，ときには家族問題にも他の専門職とともに関わったり，家族へのアプローチを検討することもある。

■──患者・家族マネジメントにおける重要なポイント

①家族全体のなかで（OT担当）患者をとらえる

複数の問題などを抱えた家族の場合，本質的な要素は患者を単独ではなく，家族全体のなかでとらえる視点にある。よって，その心理的理解も家族の力動のなかで行うことが基本である。

最近，対象者（患者）の治療との関係からみても，家族の人間関係と家庭生活の状況に起因して患者の疾病が発生もしくは増悪している場合や，患者の病状や障害によって容易に家族関係や生活が崩壊の危機に陥ってしまうケースが増加している。これらのケースでは，心理的にも社会経済的にも脆弱な基盤の上に日常生活が成り立っており，患者に対する訓練効果を上げるうえでも，家族への何らかの支援・介入は不可欠である。

②患者と家族とのニーズの違いに配慮する

家族に対する評価にあたって，家族の抱える問題状況によっては，患者の治療や回復が，患者本人を含めて家族内部で最も高い優先度として選択されていないことがある。また，他の家族の問題の解決・緩和がなされなければ患者のQOLが上がらない，といった家族問題のメカニズムがある場合もある。よって，必ずしも患者の問題解決のための手段として，家族を位置づけることはしないほうがよい。あくまでも家族の全体の状況をとらえるなかで，患者本人のQOLの水準も見通されなければならない。

③家族の存在を意識する

各専門領域の立場から，家族の一員である患者個人を個人の単位でバラバラにとらえるのではなく，全体としてとらえる試みは，社会福祉領域における家族システム論の影響を受けて，一部，精神医療や家族療法のなかですで

に取り組まれてきた。しかし，その方法論は地域医療における家族アプローチ一般にまで展開されていない。したがって，いくつかの困難を同時に抱えた多重問題家族をとらえて，その内的葛藤や力動を分析することは，医療福祉に関わるすべての専門職にとって不可欠な要素である。

■──家族におけるキーパーソン

キーパーソンは医療専門職などがアプローチするうえで「最も頼りになる家族員」という意味で用いられがちだが，本来は家族のなかにすでにいて，その力動を支配している人であり，専門職によって決定されるものではない。

例えば，アルコール依存症者の家庭内には「共依存」が存在する。共依存とはお互いが必要とされる関係性のことである。例えば，酒を飲んで妻に手を上げる夫は，酒を飲むことで妻に自分の面倒をみてもらいたがっている，ととらえられ，逆に妻は，酒を飲んだ夫の面倒をみることによって，自分の生きがいを見出している，といった関係である。

妻が夫の飲酒による問題行動の面倒をみることをやめない限り，夫は問題を自覚できない。つまり，本人がアルコールで問題を起こしたときに身近な家族が本人を助けようとすることは，本人が現実に直面化することを妨げているのである。このようにして，家族は二者の共依存関係に巻き込まれ，家族としての機能を発揮できなくなる。

■──家族内における役割の多様性をみる視点

例えば，母親が疾病により育児が困難な状況になれば，遠方から親族がかけつけてサポートに入り，育児を補完することはよくみられる。また，家族内部でも役割が見直され，家族は相互にカバーし合ったりする。家族に機能不全が起これば，外部からの支援が投入されたり，家族内の役割の調整がなされたりするなどして，問題が極限化しないよう，内外の対処システムが連動するのが通例である。

このように，OTは本人たちの能力だけでなく，家族の外部からの支援の提供状況やそうした社会関係の有無を含めて，総合的に生活能力や家族機能をアセスメントしなければならない。よって，家族構成員の役割機能から家族をとらえるということは，それ自体が1つの測定指標となるものではなく，家族の多面的な状況を具体的にとらえようとする際の1つの切り口であり，手がかりでもある。

つまり，家族の機能状況から，家族の考え方や価値観，関係や力動，対処行動の特性などの機能では推しはかれない全体論的な理解へと展開していくことが重要となる。

(3) ジェノグラムおよびエコマップの使い方

■――ジェノグラム（genogram）について[5]

多くの専門職がチームとして集う地域ケア，あるいは1つの専門職同士によるチーム内でも，情報共有は欠かせない。前述したが，地域における対象者（クライエント）の情報共有で最初に必要なのが，「一般性」を基盤にした情報の共有化である。

ここでは原則的に，専門用語をあまり用いないことが重要である。1つの専門性では問題ないが，多職種連携においては他専門職では容易に理解できない専門用語が多く，用語の背景も理解されにくい。特に全体のケア会議などの場ではうまく情報共有ができない。

[図4]は，あるジェノグラム（genogram）[5]を使った症例情報の提示例である。ジェノグラムとは，対象者を中心とした家族関係を理解するために，援助者によって作成される図の名称で，ここでは単に家族紹介ではない，広範な関連情報が提供されている。基本的に，ここでは，難しい専門用語などは使用されていない。

[図4] ジェノグラム使用例

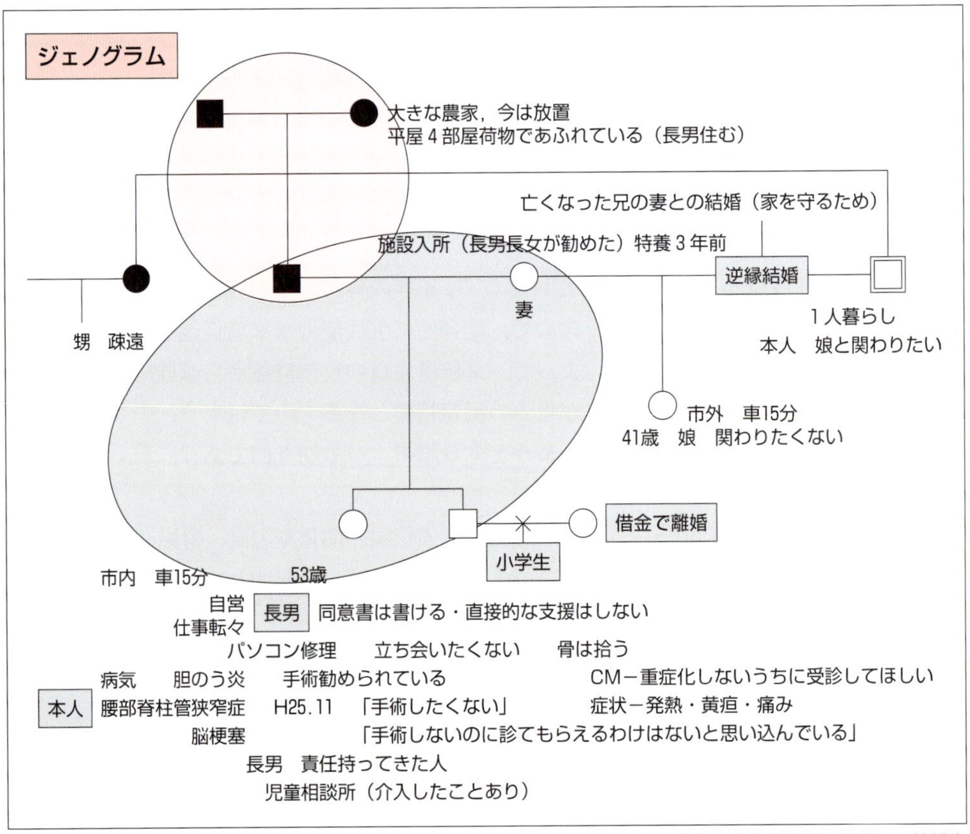

（奥田亜由子：野中方式ケア会議の実践と継承．野中猛・野中ケアマネジメント研究会，多職種連携の技術――地域生活支援のための理論と実践．p102, 中央法規出版, 2014. より）

地域のIPCによる援助のしくみは，通常のリハビリテーション手順とほぼ同様となる．つまり，「評価」「援助方法の検討」「目標設定」から「IPCによる専門職間での情報共有（一般性）」「IPCによる専門職の専門性を活かした連携実践」である．

■──エコマップについて[5]

次に，ケアマネジメントのための地域ケア会議の例を示す．ここでは，IPCによる評価から援助方法の検討場面で，こうした「ジェノグラム」や，クライエント本人を取り巻く社会的資源，特に人的関係や環境を示すための「エコマップ［図5］」ならびに「対象者の能力評価」「援助プラン」などが，全員の前で大きなホワイトボード（またはビデオ・プロジェクターなど）を使って提示される．いわゆる「見える化」された情報を前に，すべての専門職が意見交換を行う．こうした情報共有の場では，専門の領域を超えた一般性を基盤とした手順である．

情報共有の絶対条件は，専門用語の排除，対象者情報をできるだけわかりやすく提供，そして参加者全員の意見が反映される「見える化」が必要条件

［図5］　エコマップの使用例

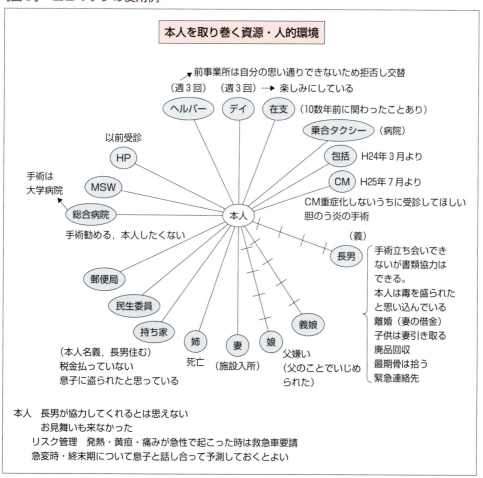

（奥田亜由子：野中方式ケア会議の実践と継承．野中猛・野中ケアマネジメント研究会，多職種連携の技術──地域生活支援のための理論と実践．p105，中央法規出版，2014．より）

になる。この部分がIPCの共通性を構築する「一般性」として，チームを構成する専門職メンバー全員の共通する基盤となり，共通言語ともなる。

（大嶋伸雄）

引用文献

1) ドラッカー PF著，上田惇生訳：マネジメント．ダイヤモンド社，2001．
2) CAIPE：Principles of Interprofessional Education. London，CAIPE，2002．
3) Audrey L：Going Inter-Professional：Working together for health and welfare. Routledge，London，1994．
4) 大嶋伸雄編著：患者力を引き出す作業療法．pp36-45，三輪書店，2013．
5) 野中猛・野中ケアマネジメント研究会：多職種連携の技術——地域生活支援のための理論と実践．p102，105，中央法規出版，2014．

参考文献

1) WHO：Framework for Action on Interprofessional Education & Collaborative Practice. World Health Organization，2010．
2) 野中猛：図説 リカバリー——医療保健福祉のキーワード．中央法規出版，2011．
3) Lowe JI & Herranen M：Understanding team work：Another look at the concepts. *Social Work in Health Care* 7（2）：1-11，1981．
4) 野中猛：図説ケアチーム．p40，中央法規出版，2007．
5) 大嶋伸雄・高屋敷明由美・藤井博之：英国における保健医療福祉教育（IPE）の発展と現状．リハビリテーション連携科学8（1）：16-26，2007．
6) Audrey L：Interprofessional Collaboration：From policy to practice in health and social care. *Brunner-Routledge*，New York，2003．
7) 佐藤智・大嶋伸雄・他：明日の在宅医療 第6巻 在宅医療と人材養成・人材確保．pp27-51，中央法規出版，2008．
8) 大嶋伸雄：チーム医療とチームケア——患者教育を実践する専門職連携協働．CLINICIAN 59（612）：989-994，2012．
9) 大嶋伸雄：災害時のための動的医療ロジスティックスによる保健医療福祉連携訓練方法の開発に向けて——東日本大震災後のアンケート調査．首都大学東京傾斜配分研究費報告書，首都大学東京，2012．
10) 大嶋伸雄・木下正信・繁田雅弘・他：チームで支えるQOL——ひろがる連携教育．文部科学省平成21年度「大学教育充実のための戦略的大学連携支援プログラム」最終事業報告書，新潟医療福祉大学内IPE大学連携統合事務局，pp58-65，2012．

第Ⅱ部 対象疾患・障害と作業療法の展開

1. 脳血管疾患

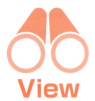

- 脳血管疾患は，作業療法士（OT）が最も担当することが多い疾患である。脳梗塞や脳出血では片麻痺などの運動機能障害のほかに，意識障害や高次脳機能障害などの神経学的症状を示す。このような症状は徐々に回復するものの，完全に回復しない場合も多い。
- そこで，作業療法では片麻痺などの症状が残存していてもクライエントの望む生活行為を再獲得することを目指し，心身機能面だけでなく作業遂行と環境との相互作用にも焦点を当てて幅広い視点で支援をしていく。
- ここでは，脳血管疾患の基礎知識，評価法についてまとめ，介入方法を紹介する。

(1) 脳血管疾患の基礎知識

(a) 脳血管疾患の病型の分類

①一過性脳虚血性発作 (transient ischemic attacks：TIA)

言葉が示すとおり一時的に脳血流量が低下し，さまざまな神経症状を示す発作のことである。上下肢，顔面の麻痺，構音障害などを示し，しばらくすると症状がなくなる。しかしながら，一過性の脳梗塞も発症要因は以下に示す脳梗塞の機序と同じであり，症状がなくなった後に脳梗塞に移行することが多い。そのため，脳梗塞の再発を防ぐためにも早期治療が推奨されている。

②脳梗塞

脳梗塞は病変の違いによって，ラクナ梗塞，アテローム血栓性脳梗塞，心原性脳塞栓症に大別される。近年わが国では，ラクナ梗塞が減少し，アテローム血栓性脳梗塞が増加している。これは，欧米諸国と比較して塩分摂取量の多い食生活に加えて食の欧米化が進み，脂質の摂取量も増加していることが要因といわれている。また，心原性脳塞栓症の割合も多い。加齢と心房細動の発症は比例しており，日本の高齢人口の増加がその背景といえる。

重症度としては，心原性脳塞栓症が最も重症で，次いでアテローム血栓性脳梗塞，ラクナ梗塞の順である。

●ラクナ梗塞

　加齢や高血圧が原因とされている。高血圧は血管内壁に圧力を加えて傷をつけて血管を硬くもろくする。ラクナ梗塞は血管壁が肥大した穿通動脈に生じることがほとんどである。発生部位によって運動障害，感覚障害，言語障害が起こることがあるが，他の脳梗塞より梗塞される範囲が狭いために軽症の場合が多く，意識障害を伴わないこともある。

　高血圧を起因とする血管病変が複数箇所にわたっていることが多いため，多発的に発症することもあり（多発性脳梗塞），その際は仮性球麻痺や認知症，パーキンソン症候群を示すことがある。

●アテローム血栓性脳梗塞

　高血圧や糖尿病，脂質異常などを危険因子とし，脳内の主幹動脈のアテローム硬化病変を原因とする脳梗塞である。アテローム血栓性脳梗塞は発生機序が3つに大別される。

　動脈の一部にできたプラーク（血管において脂質の含有量が増えて限局的に厚くなった部分）が破綻し，末梢の動脈で梗塞を起こす動脈原性塞栓症，血管が閉塞もしくは閉塞に近い狭窄を起こして脳梗塞を生じる血行力学性脳梗塞，プラーク破綻部で生じた血栓が増大して脳梗塞を生じる血栓性がある。

　血流障害を起こした血管の支配領域に対応してさまざまな神経症状を示す。ラクナ梗塞と比べると大血管が梗塞することが多く，症状も重度である。

●心原性脳塞栓症

　心房細動や心筋梗塞によって心臓内に生じた血栓が，頸動脈を通って脳の動脈を閉塞して生じる。高齢者は非弁膜性心房細動★1 に起因することが多い。血栓が脳血管を突然閉塞し，重症化する場合が多い。症状は梗塞部位によって異なり，運動麻痺，感覚障害，失語症，半側空間無視が他の脳梗塞と比べて強いことが多い。

③脳出血

　脳出血も脳梗塞と同じく臨床上の分類があり，脳内出血，クモ膜下出血の2つに大別される。わが国では，欧米諸国と比べて脳血管疾患の頻度に差がないにもかかわらず，脳出血の頻度が高いことが特徴的である。これは，食事で塩分を多く摂取しており，高血圧者が多いことが要因として考えられる。

●脳内出血

　高血圧性脳出血が多く，穿通動脈に小さな脳動脈瘤が生じ，それが破れることが原因とされている。好発部位は，被殻，視床，脳幹，小脳などである。運動麻痺，意識障害が多くにみられ，脳梗塞と比べると発症時に頭痛や嘔吐がみられることも多い。脳室まで穿破している場合は，一般的に予後が不良である。

●クモ膜下出血

　クモ膜下出血の要因は脳動脈瘤である。高血圧などを原因として脳動脈に瘤ができ，それが破れてクモ膜と軟膜の間のクモ膜下腔に出血が生じる。「バットで殴られたような」激しい頭痛と嘔吐の繰り返しがみられることが多い。また，意識消失を伴う場合もある。クモ膜下出血後に再出血を起こす

Key Word

★1　非弁膜性心房細動
心臓の弁に異常があって生じる心房細動を弁膜性心房細動といい，弁に異常なく生じる心房細動を非弁膜性心房細動という。心房細動の原因や持続期間（一時的か継続するのか）によって服薬のためのガイドラインが定められている[1]。

場合も多いため，重症例以外は外科的処置により出血予防をすることがほとんどである。

④もやもや病（Willis動脈輪閉塞症）[★2]

内頸動脈の終末部や，前大脳動脈，中大脳動脈の近位部が狭窄・閉塞することで，脳血流量が低下する。不足した脳血流を補うために発達した側副血行路がタバコの煙のようにもやもやとした様子に見えるために，このように呼ばれている。代償的にできた血管は細く，負担もかかりやすいため破綻しやすい。

(b) 脳血管疾患の臨床症状

①神経学的症状[★3]

●意識障害

脳血管疾患の発症時には意識障害を伴うことが多い。特に，脳内出血とクモ膜下出血では発症時に意識障害を伴いやすい。意識は，上行性脳幹網様体，大脳皮質，視床，大脳辺縁系が相互に影響しあって機能しているため，大脳や脳幹のどの部位を損傷しても意識障害が生じる可能性がある。意識の状態は**昏睡**，**半昏睡**，**昏迷**，**傾眠**の4段階で表現される。

●脳神経症状

脳血管疾患では特に**眼球運動障害**，**視野障害**，**顔面麻痺**が生じやすい。急性期にはこれらの症状が出現しているか確認する必要がある。

眼球運動障害としては，被殻出血による**共同偏視**（障害側を見つめる），視床出血による**眼瞼下垂**（**ホルネル徴候**）が有名である。視神経の経路にかかる脳損傷によって視野障害を伴う場合もある。

●言語障害

主に左の大脳半球の損傷に伴う**失語**や，**構音障害**によって発話の障害が出現する場合がある。失語では発語や復唱，言語理解が障害される。構音障害は口部の運動障害であり，口蓋音（しゃ，ちゃ，じゃなど）や口唇音（ま行，ぱ行，ば行など），舌音（た行，な行，ら行など）において特に発話がしにくくなる。

●高次脳機能障害

大脳に損傷を負うことで，先にあげた言語の障害（失語）をはじめ，**記憶障害**，**失行症**，**遂行機能障害**など，日常生活を送るために重要な機能に障害が生じる。また，うつや意欲の低下，不安など感情の障害を抱えている方も多い（詳細は第Ⅰ部B-3-(2)「高次脳機能評価」参照）。

> **Key Word**
>
> [★2] もやもや病
> 日本人の発症率が高く，男性より女性の発症率が高い。発症年齢は5歳前後と30～40歳代を中心に分布している。小児例では梗塞，成人例では出血が多い。

> **One Point**
>
> [★3] 神経学的症状とは？
> 学生のレポートで評価項目として一般精神機能があげられていることが多いが，書き手によって含まれる下位の評価内容が異なっていることが多くある。ICFでは精神機能として第一コード分類で全般的精神機能と個別的精神機能に分けられている。さらに第二コード分類にて，全般的精神機能の中には意識機能，見当識機能，知的機能，全般的な心理社会的機能，気質と人格の機能，活力と欲動の機能，睡眠機能が含まれる。個別的精神機能についてもぜひICFの分類を一度は参照していただきたい。本項ではすべてを扱ってはいないが，言葉の定義を明確にすることは，クライエントの状態を正確に把握するためにも重要である。

②運動障害

●運動麻痺

運動をコントロールする錐体路に損傷を受けた場合，損傷部位とは反対側（脳幹障害では同側）の片麻痺になることが多い。麻痺症状は，完全に弛緩してしまう状態から，筋緊張が亢進する状態まで幅広く，重症度もさまざまである。

筋緊張が亢進し，上肢内転屈曲，手指・手関節・肘関節が屈曲した姿勢を**ウェルニッケ・マン肢位**という。特に大脳皮質の広範な損傷では，上肢が強く屈曲し，下肢が強く伸展位をとる**除皮質硬直**を示す。中脳・橋上部の両側性障害では，上下肢ともに強く伸展する**除脳硬直**を示す。

麻痺の回復過程では，**連合反応**，**共同運動**のパターンを示す。連合反応は非麻痺側の上下肢の運動時に麻痺側の似た部位にみられる筋の収縮である。共同運動は麻痺側の運動時に，意図しない麻痺側の運動が出現する。例えば，手を前方に伸ばそうと肩関節を屈曲することで肘関節や手関節も屈曲してしまうことがみられる。屈筋群が同時に働く屈曲共同運動と，伸筋群が同時に働く伸展共同運動に分けられる。

●筋緊張

骨格筋は絶えず不随意に緊張した状態にあり，日常生活を送るために適度な緊張を維持している。しかし，脳損傷により姿勢や活動に応じた筋緊張の調整ができずに，緊張が低下してしまったり，反対に緊張が亢進してしまったりする。筋緊張は亢進もしくは低下に大別される。亢進の場合はさらに**痙縮**と**硬直（固縮）**に大別される。筋緊張がさらに亢進し関節の可動域を阻害する拘縮を伴う場合もある［表1］。

●不随意運動

小脳病変に伴う**小脳振戦**がみられることがある。特に小脳と中脳を結ぶ上小脳脚の病変によって**企図振戦**が生じる。指鼻指試験などを行った際に指が目標に近づくと振戦が著明になることを企図振戦という。振戦は上肢，下肢，

［表1］ 筋緊張の分類

筋緊張亢進	痙縮 （spasticity）	●手関節や肘関節，足関節の他動運動に対して強い抵抗を示す ●特に運動の始めの抵抗が大きく，その後抵抗が減弱する。また，速く動かした際にも抵抗が強まる ●一般的に抵抗が強まるのは屈筋か伸筋のいずれか一方向である。痙縮は錐体路障害のため，痙縮以外の錐体路徴候も伴う
	硬直（固縮） （rigidity）	●硬直では屈筋も伸筋も緊張が亢進している ●他動運動中はたえず，屈曲・伸展両方向に抵抗を示す ●例えば，肘を屈曲伸展させる際には始めから終わりまで同程度の抵抗を感じることができる ●大脳基底核に病巣がある場合に発生しやすい
筋緊張低下		●大脳損傷の初期や小脳損傷でみられる ●触れると柔らかく，筋特有の張りが減弱している ●各関節を他動的に動かすと抵抗が減弱もしくは消失している

体幹，眼瞼，頭部，顔と広くみられ，運動時だけでなく静止時にみられることもある。

● 感覚障害 ★4

身体末梢部から入力されるさまざまな感覚（触覚，痛覚，温度覚，深部感覚など）は上行性伝導路によって大脳に伝達される。嗅覚以外の感覚情報は視床を通り，大脳皮質に投射される。伝導路における病変があると感覚障害がみられる。特に脳血管疾患においては，視床や一次感覚野の頭頂葉病変によって麻痺側の感覚障害を示す。

● 反射異常

錐体路障害では，腱反射の亢進がみられることが多い。上腕二頭筋や上腕三頭筋，大胸筋の反射は亢進しやすい。筋緊張が亢進している場合は，腱反射の亢進もみられやすい。幼児期に消失した原始反射が，脳損傷によって再び現れることがあり，**病的反射**と呼ぶ。

作業療法では，腱反射の亢進や病的反射の出現が，日常生活にどのように影響しているかとらえることが重要である。

(c) 脳血管疾患のリスク因子

[表2]に，一般的な脳血管疾患のリスク因子を示す[1]。[表2]に示すようなリスク因子を減らすことで，疾患の発症を予防することができる。また，再発率についての研究もされており，追跡調査の結果，初回発症後の10年間で26%が再発している[2]。脳血管疾患はリスク因子を減らし，再発を予防していくことも重要である。

> **Key Word**
>
> ★4 感覚障害
> 体性感覚の伝導路は伝わる感覚によって伝導路が異なっている。深部感覚（触圧覚，振動覚，深部痛）は脊髄で線維を換えず，後索を上行して延髄の後索核に至る（後索系）。上半身の線維は楔状束核，下半身の線維は薄束核に至る。ここで交叉し，視床腹側核に入りその後大脳皮質の感覚野に至る。皮膚感覚（温度覚，痛覚，触覚）のうち温度覚と痛覚は脊髄ですぐに交叉，触覚は2〜3分節のうちに交叉して脊髄視床路を形成し視床に至る。他に，三叉神経の伝導路や姿勢反射に関する伝導路がある[3]。

[表2] 脳血管疾患のリスク因子

高血圧症	●高血圧は脳出血，脳梗塞共通の危険因子とされている。高血圧の治療をすることは脳血管疾患を予防することに有効とされている ●高血圧者に対しては，服薬治療が行われる
糖尿病	●糖尿病は脳梗塞の危険因子とされている ●2型糖尿病では血糖コントロールにより細小血管症が減少し，血圧管理により脳梗塞発症率は減少する
脂質異常	●海外の研究では，高コレステロール血症は脳梗塞の危険因子とされている ●LDL-コレステロールをターゲットとした治療により，脳血管疾患発症の予防効果が認められた
心房細動	●非弁膜性心房細動は脳梗塞の危険因子とされている ●非弁膜性心房細動をもつ人の脳梗塞発症率はない人の2〜7倍である
飲酒・喫煙	●喫煙は脳梗塞とクモ膜下出血の危険因子である。受動喫煙も危険因子のため，避けることが推奨される ●脳出血やクモ膜下出血の予防のためには大量の飲酒も避けることが推奨されている

（脳卒中合同ガイドライン委員会：脳卒中治療ガイドライン2009. pp21-37, 協和企画, 2009. より作成）

(2)脳血管疾患の臨床評価:ボトムアップ/トップダウン・アプローチ

(a)ボトムアップ・アプローチにおける評価

①スクリーニング*5

　スクリーニングとは,多くのものからふるい分けるという意味がある。作業療法における評価は検査や面接,測定など多種多様であるため,詳細な評価が必要なことが何かということを知るためにスクリーニングを行う。スクリーニングを実施することで比較的短時間にクライエントの全体像をとらえることができ,詳細に評価をする項目を減らすこともできるため,クライエントの負担も軽減できる。

　評価のために所定の評価用紙を各病院や施設にて準備している場合も多い。一般的には,[表3]に示す項目について,作業療法開始の早い段階で大

> **One Point**
>
> ★5　クライエントのできることを見つける
> 病院ではリスク管理のために,必要以上に介助を行ってしまう場合もある。心身機能やADL能力のスクリーニングを実施し,現状の環境でどこまで安全に動作が可能か,リスクはないかを確認することで,クライエントの自立度を高めていくことができる。

[表3] 脳血管疾患のスクリーニング検査(項目例)

基本情報	氏名:　　　　　　　　性別:男・女　　年齢: 診断名:　　　　　　　　　　(　　年　　月　　日発症) 損傷部位: 障害名: 現病歴: 既往歴: 合併症: リスク・リハ中止基準:	
主訴		
病前の習慣		
現在の生活		
意識レベル	JCS:	
麻痺	Br.Stage　上肢　　　　手指　　　　下肢	
ROM・痛み・亜脱臼	肩関節亜脱臼:あり・なし 痛み:なし・あり(部位・動作)	ROM制限(部位・角度)
浮腫・肩手症候群	浮腫:あり・なし 肩手症候群:あり・なし	
感覚	正常・鈍麻・脱失・異常	
筋緊張	亢進・低下(特筆部位:　　　　　　　　　　　　　　　　)	
心理面		
ADL		
高次脳機能	注意障害・記憶障害・失語(発語・理解)・失行・失認・半側空間無視・遂行機能障害・感情と行動の障害 ※日常生活での観察:	

まかに把握している必要がある。

②意識レベル

　意識障害は脳血管疾患の比較的急性期や，急な変化が起こりつつある際に出現する。クライエントの意識レベルが低下している場合，問診や感覚検査などの神経学的検査は実施できないか，実施できても信頼できない。意識レベルから，急性発症後の脳機能の回復，急変の徴候，クライエントの表出の信頼性を判断することができる。

　標準化された評価方法としては，Glasgow coma scale（GCS）[表4]，Japan coma scale（JCS）[表5]が用いられている[3]。JCSは簡便なため広く用いられている。GCSでは開眼，言語，運動反応それぞれを独立して評価することができ，細分化されているため変化をとらえやすい。点数の記載も重要であるが，評価の根拠として検査中の反応などを備考に記載しておくと，質的な変化をとらえることができる。

③麻痺の評価

　脳血管疾患の場合，上位運動ニューロン障害（大脳皮質〜内包〜脳幹〜脊髄〜脊髄前角細胞の経路のどこかの障害）を伴うことが多い。上位運動ニューロンの障害では**痙性麻痺**，もしくは**弛緩性麻痺**を示す。片麻痺は脳血管障害の代表的な症状であり，評価に基づく適切な運動療法や代償方法，環境調整を計画することが重要である。

　代表的な評価方法としては，**Brunnstrom test**と，上田らが標準化した12

[表4]　Glasgow coma scale（GCS）

大分類		小分類	スコア
A　開眼（eye opening）		自発的に（spontaneous）	E 4
		言葉により（to speech）	E 3
		痛み刺激により（to pain）	E 2
		開眼しない（nil）	E 1
B　言葉による応答（verbal response）		見当識あり（orientated）	V 5
		錯乱状態（confused conversation）	V 4
		不適当な言葉（inappropriate words）	V 3
		理解できない声（incomprehensible sounds）	V 2
		発声がみられない（nil）	V 1
C　運動による最良の応答（best motor response）		命令に従う（obeys）	M 6
		痛み刺激部位に手足を持ってくる（localises）	M 5
	四肢を屈曲する（flexes）	逃避（withdraws）	M 4
		異常屈曲（abnormal flexion）	M 3
		四肢伸展（extends）	M 2
		全く動かさない（nil）	M 1

(Jannett B, et al.：Glasgow coma scale（GCS）. Aspects of coma after severe head injury. Lancet　1：878−881, 1977. より)

[表5] Japan coma scale

Ⅰ．	刺激しないでも覚醒している状態（1桁）	
	1．	だいたい意識清明だが，今ひとつはっきりしない
	2．	見当識障害がある
	3．	自分の名前，生年月日が言えない
Ⅱ．	刺激すると覚醒する状態—刺激をやめると眠る（2桁）	
	10．	普通の呼びかけで容易に開眼する
	20．	大きな声や体を揺さぶることで開眼する
	30．	痛み刺激を加えつつ呼びかけを繰り返すと辛うじて開眼する
Ⅲ．	刺激しても覚醒しない（3桁）	
	100．	痛み刺激に対し，はらいのけるような動作をする
	200．	痛み刺激で少し手足を動かしたり，顔をしかめる
	300．	痛み刺激に反応しない

記載例；注　開眼状態による評価に当てはめにくい場合
R：restlessness（不穏），I：Incontinence（失禁），A：Akinetic mutism（無動性無言症），apallic state（失外套状態）
　　100－R（不穏で信頼できる評価が困難）のように表す

段階の片麻痺機能テストがある。国際的にはBrunnstrom testが広く用いられているが，より詳細な回復過程を評価する場合は，12段階の片麻痺機能テストが有効である。

　どちらのテストも，麻痺側の随意運動の可否を確認し，その後に各段階のサブテストを実施することで評価時間を短縮することができる。

④上肢機能

　脳血管疾患後の総合評価として**Fugl-Meyer assessment**★6があり，この評価の上肢の部分の評価を行うことで反射や運動パターン，筋緊張異常や可能な動作，感覚，協調性，スピード，他動的ROMを知ることができる[4]。他に，**脳卒中上肢機能検査（Manual function test：MFT）**，**簡易上肢機能検査（Simple test for evaluating hand function：STEF）**★7がある。クライエントの上肢の機能に応じて評価を選択するとよい。

　STEFは動きやその速さを客観的かつ短時間で把握できるが，複数の物品操作を必要とするため，集団屈曲や集団伸展，物品の運搬が可能な状態になってからの評価のほうがよい。MFTは麻痺が重度な段階から継時的な変化を追うことができる。

⑤感覚

　脳血管疾患では感覚障害を伴うことも多い。末梢神経の損傷とは異なり，分節レベルで細かく評価する必要はない。脳血管疾患のクライエントは，感覚情報を十分に知覚できないために，基本動作や生活行為が阻害されている場合がある★8。クライエントと支援者それぞれが感覚障害に起因するリスクなどを把握しておくことが重要である。

　また，異常感覚の1つの痺れは機能回復を阻害する要因の1つであり，どのようなときに異常感覚が気になり，どのようなときに緩和されるのか（例

Key Word

★6　Fugl-Meyer assessment

Fugl-Meyer assessmentはFugl-Meyerらによって開発された評価で，信頼性・妥当性の検証が行われている。また，わが国の脳卒中治療ガイドラインでも実施する評価として推奨されている。評価に慣れると短時間で実施できる評価である。

Key Word

★7　STEF

STEFは本来，麻痺の有無にかかわらず上肢機能を評価することを目的に開発された評価である。標準化されており，比較的短時間で実施することができるため，麻痺のあるクライエントに対しても臨床では広く用いられている。

One Point

★8　感覚障害の生活への影響

例えば，足底や殿部の感覚障害のために立位や座位で非麻痺側を過剰に働かせて姿勢が崩れてしまう，車いすのタイヤに上肢が当たっていても気づかずに手を巻き込んでしまう，熱い物に触れても気づかずに火傷をしてしまう，傷ができても気づかないなどさまざまなことが想定される。

えば温浴後）などクライエントの主観的な感覚を聴取し，効果的な介入方法を立案する。

評価の際，コミュニケーションが可能な場合はクライエントから聴取する。非麻痺側と比較してどの程度感じるか10段階で聞いたり，閉眼時に触れた指を答えてもらうといった方法が臨床的に用いられている。失語によりコミュニケーションが難しい，または表出の信頼性が低い場合は基本動作や生活行為を観察し，麻痺側への気づきの乏しさがみられた場合には，感覚障害を疑うことができる。

⑥関節可動域

関節可動域の制限は，不動によって生じることが多く，片麻痺の場合，麻痺側の使用頻度が減少することで可動域の制限を引き起こす。片麻痺のクライエントにとって，生活行為の阻害要因が関節可動域の制限のみに起因することは少ないが，可動域に制限がある場合，それがどのようなことに影響しているか他の機能評価や生活行為と関連づけることが重要である。

関節可動域を測定する際は，まず自動運動にて測定することで片麻痺の随意性もスクリーニングすることができる。その後に他動的に関節を動かし，筋緊張や最終域での痛みについても同時に評価する★9。

⑦筋緊張

筋緊張の評価では，Modified ashworth scale（MAS）[5]）が用いられることが多い。MASは他動運動に対する抵抗感を0～4の6段階（0，1，1+，2，3，4）で評価する。各段階の筋緊張の定義を［表6］に示す。この評価では，検査者が他動運動を行ったときの筋緊張による抵抗感をどの程度感じたかについて評価するため，評価の信頼性を高めるためには経験が必要である。

One Point

★9 脳血管疾患後の麻痺があるクライエントの筋力はどう測定するか？

筋力の評価というとManual muscle testing（MMT）が用いられることが多く，学生からは片麻痺の方にMMTを実施してもよいか，と質問を受けることが多い。筆者としては，各テストの開始肢位がとれない，MMT 3～5に必要な運動範囲の運動において異常運動が誘発される場合は推奨しないと伝えている。原著においても，機能と運動の関連を示す必要があるとされており，筋測定の方法だけでなく，立ち上がりや歩行，物の操作などからなる，フィジカルパフォーマンステストが紹介されているので，こちらを実施することで標準値との比較をすることができる。

[表6] Modified ashworth scale

段階	筋緊張の状態
0	筋緊張の亢進はない
1	軽度の筋緊張の亢進がある 引っかかりとその消失，もしくは屈曲・伸展の最終域で，わずかな抵抗感がある
1+	軽度の筋緊張の亢進がある 明らかな引っかかりがあり，それに続くわずかな抵抗を可動域の1／2以内で認める
2	さらにはっきりとした筋緊張の亢進を全可動域に認める。しかし，運動は容易に可能である
3	かなりの筋緊張亢進を認める。他動運動も難しい
4	硬直を認め，屈曲も伸展も難しい

（Bohannon R, Smith M : Interrater Reliability of a Modified Ashworth Scale of Muscle Spasticity. *PHYS THER* 67：206-207, 1987. より作成）

⑧脳神経

大脳の損傷や脳幹の損傷により，脳神経の障害が残存する場合がある。視力や視野の障害，眼球運動障害，聴力障害，顔面の異常感覚，嚥下障害，舌の運動障害など脳神経の損傷により生活行為が阻害される可能性は多くあげられる。

脳神経の評価は，半側空間無視と同名性半盲の鑑別や球麻痺と仮性球麻痺[★10]との鑑別に有効であり，生じている現象の原因を特定し，適切な支援へとつなげる。

Key Word

★10 球麻痺と仮性球麻痺
どちらも咀嚼，嚥下，発語に障害が出る麻痺である。球麻痺は延髄病変による脳神経（末梢神経）損傷が原因であり，仮性球麻痺は皮質延髄路（中枢神経）の損傷が原因で生じる。

⑨バランス

客観的指標としては，**Berg balance scale（BBS）**が用いられることが多い。BBSは椅子から立ち上がる，片脚立位，床の物を拾うなどの動作からバランス能力を評価する方法で，信頼性・妥当性が証明されている。立ち上がりや移乗，リーチ動作，拾い上げなど全14項目のテストがあり，各項目0〜4点，合計0〜56点で評価される。理学療法士（PT）が評価している場合も多いので，情報収集してもよい。情報に基づき，実際の生活場面における立ち座りの状況や，応用的な歩行場面（例えば家事練習や自動車の座席への座り込みなど）におけるふらつきや転倒の危険性の有無を評価する。

⑩心理

クライエントの心理的状況は，日々の関わりのなかで知ることができる[★11]。客観的指標として，**ベックのうつ病評価尺度**や**ハミルトンうつ病評価尺度**が有名だが，自己式のため気分に関する質問を通して自身と向き合うことで，さらに落ち込んでしまう可能性もあるので，実施には注意が必要である。

観察者が評価を行う方法として**脳卒中情動障害スケール，脳卒中うつスケール**（日本脳卒中学会：http://www.jsts.gr.jp）がある。情動障害スケールは，気分，日常生活動作・行動，不安・焦燥，脱抑制行動，睡眠障害，表情，病態・治療に対する対応，対人関係の8項目からなる。うつスケールは，気分，罪責感・絶望感・悲観的考え・自殺念慮，日常活動への興味・楽しみ，精神運動抑制または思考停止，不安・焦燥，睡眠障害，表情の7項目より構成される。気分，不安・焦燥，睡眠障害，表情の4項目は両スケールに共通のため，同時に評価することも可能である。

One Point

★11 心理面に配慮した関わりの大切さ
脳血管疾患後のうつ症状は，研究者によっても報告はさまざまだが15〜60％に生じる。また，高次脳機能障害においても最も多い症状が行動と感情の障害といわれる。うつによってリハビリテーションに意欲的になれず，さらに退院後に閉じこもってしまい活動能力の低下を招く場合もある。また，感情が不安定な場合，高次脳機能の基盤となる注意も働きにくくなり，脳損傷後の学習過程に支障をきたす。

⑪日常生活活動（Activity of daily living：ADL）

臨床ではADLの評価のために**Functional independence measure（FIM）**や**Barthel index（BI）**が用いられることが多い。FIMは日常生活の自立度を示し，しているADLの評価といわれ，BIはできるADLの評価といわれている。どちらの評価も多職種と情報を共有する際に共通言語となる。

FIMとBIはリハビリテーション領域で広く使われており，多職種と情報共有しやすいという利点がある。一方で，どちらもADLの自立度や介助量を評価するためのものであり，各行為の阻害要因を特定するためには，各行為の

分析が必要不可欠である。

そのため各行為の遂行分析や動作分析を通して，阻害要因を特定することで支援方法を立案していくことが重要である。また，時間帯や支援者，環境によって遂行能力が変化することが多いので，OTが訓練室やクライエントの生活環境で評価するだけでなく，実際の生活場面での状況を，支援者から情報収集することが重要である。

⑫手段的日常生活活動（Instrumental activity of daily living：IADL）

IADLはADLよりもさまざまな作業を含み，また複雑な作業であることが多い。金銭管理，携帯電話やパーソナルコンピュータを使ってメールでやりとりをする，手紙のやりとりをする，外出，仕事，家事，趣味活動などが含まれる。入院中にクライエントが行う機会は少ないが，クライエントにとっては生きがいとなる作業だったり，生活にはなくてはならない作業だったりする。

ADLの介助量が軽減したり自立したりすることで，在宅生活を送ることはできる。しかし，IADLを行えない場合，自宅に閉じこもったり，自宅での役割が得られなかったり，無為に過ごしてしまう可能性がある。

入院中からADLだけでなく，クライエントにとって大切な作業が何か評価し，その作業が行えるよう支援していくことが重要である。作業の評価にはCOPMを使うことができる。また，遂行能力の評価にはAMPSが有効である（COPM，AMPSについては第Ⅰ部C‐2「介入過程」参照）。

在宅における評価では，FIMやBIのように大まかに実施状況を知ることも有効である。自己評価式の**改訂版 Frenchay activities index（FAI）**[★12]は介護予防事業の効果判定評価としても用いられている。

⑬習慣

習慣は，クライエントの役割や毎日の作業内容や時間使用を評価する。役割は**役割チェックリスト**，作業内容や時間使用は**作業質問紙**を使用するとよい。作業について困っていることを面接で聞いてもすぐに出てこない場合が多い。

他に，作業バランス自己評価[7]を用いて，主な1日を振り返ってもらうことで，「食べて寝てばかりだ」「この日外出したときは段差があって大変だった」など，日常生活上の困難さや楽しみの少なさを共有することで，作業療法介入のきっかけとなる。役割についても，脳血管疾患後に家庭内での役割を喪失し無為に過ごしている場合があるので，病前と病後の比較をすることも必要である。

⑭環境（住環境，支援者，経済・制度）

OTが評価するべき主な環境としては，自宅やその周囲の住環境と家族などの支援者の状況，住んでいる地域や介護保険などにおいて利用できる社会資源である。

Key Word

[★12] Frenchay activities index[6]
Frenchay activities index（FAI）は英国で開発された評価だが，わが国でも信頼性，妥当性が検証されている。全15項目からなり，過去3カ月もしくは6カ月間の活動頻度について0～3点で評価される。含まれている項目は，食事の用意，食事の片付け，洗濯，掃除や整頓，力仕事，買い物，外出，屋外歩行，趣味，交通手段の利用，旅行，庭仕事，家や車の手入れ，読書，仕事（有給）である。

[表7] OTの住環境に対する基本姿勢

基本姿勢	具体的説明
住環境整備相談を人任せにしない	住宅改修の依頼をする前に，対象者の心身機能や日常生活の状態を把握し，より過ごしやすくなるための環境を考えることが必要
福祉政策・施策，福祉，保健サービスなど行政全般の情報に精通する	対象者の生活全般にわたって支援するため，住環境整備であればそれに関連する施策なども把握しておく必要がある
福祉用具や介護用品，家具に精通する	住宅はもちろんのこと，住まいを暮らしやすくするための用品，家具が増えてきているので，最新の情報を得る必要がある
住環境整備に必要な経費を知る	費用によっては現実的ではない場合もある。また，介護保険でどの程度費用負担が軽減するかも把握しておく
図面の確認	図面を読めるようにしておく必要もある。提案した改修案が反映されているか必ず確認する
完成後の確認	可能であれば，退院後に訪問を行い，改修後の環境で暮らしやすくなったか確認し，記録しておく

（野村歓・橋本美芽：OT・PTのための住環境整備論．pp 2-47，三輪書店，2007．より作成）

　家屋環境は自宅に帰る前に評価する必要がある。野村らは住環境整備における役割として，潜在的なニーズを明らかにする，適切な住環境の下で生活しているか見極める，クライエントと家族を含めた人々の自立と尊厳ある生活を住環境整備の面からも支援することをあげている[8]。OTは住環境に精通しておく必要がある［表7］。住環境については，在宅生活をイメージしたリハビリテーションを実施するために，回復期リハビリテーション病棟の入院直前直後に評価を行う場合も増えてきている。

　周辺環境は，退院後の生活に影響する。屋内の移動が自立していても屋外の環境が厳しければ閉じこもりとなってしまうことが予想される。また，介護保険で通所が可能な施設も希望通りに利用できないことがあるため，少なくとも退院予定の90日前にはソーシャルワーカーと連携し，退院直後からサービスが受けられるよう配慮する。

　家族はよく介護者としてのマンパワーとして考えられがちである。しかし，クライエントを含めた家族全員の生活をバランスよく考えることはとても大切であり，OTは家族それぞれの尊厳を大切にした生活が送れるようクライエントの作業バランスを考慮する必要がある。

　クライエントが家族の経済的中心であることは珍しくない。脳血管疾患によって多くのクライエントの復職が難しいのが現状だが，中には職場内で配置転換が可能な場合や，障害者手帳取得により障害者雇用として勤務が可能となる場合もある。したがって，ソーシャルワーカーや企業など，多職種と連携することが欠かせない（240頁Column参照）。

> **Column**
> **いろいろなことに関心をもつ大切さ**
>
> 　筆者は国際福祉機器展で超低床型の電動ベッドを目にし，取り扱い業者を調べてレンタルにつなげた経験があります．その際，介護保険対象外の一般家具の低床型ベッドも調べ，その方や家族の好み，和式の住宅に合うかも一緒に確認しました．最近は一般の家具メーカーも身体能力に配慮したものを取り扱っているため，日頃から興味をもって情報を得る姿勢が重要です．医療従事者として，福祉用具が第一選択になることは多いが，趣のある部屋に本当にその用具を違和感なく使用できるかも配慮するべきでしょう．
>
> 　また，退院後，家族が介護のために家から出られなくなり，ストレスを溜めてしまったり，家事を十分にできなくなってしまうということはよく耳にします．入院中から家族とも話をする機会を多く取り，家族はどのような生活をされているのか伺うことが大切です．筆者が担当させていただいた方の家族の中には，趣味のゴルフは続けたいと本音を話してくださった方もいました．

(b) トップダウン・アプローチにおける評価

　本書におけるトップダウン・アプローチでは，クライエントの主体性や自己への気づきを重要としている．インフォームドコンセントが浸透しつつあるが，脳血管疾患の病態はとてもわかりにくく，クライエントが十分に評価結果やそれに基づく目標，プログラムを理解しているとはいい難い．OTに言われたとおりに動くだけでなく，クライエントが自身の課題を知り，目標とする具体的な生活像に向けてOTと協業することが重要である．

①インテークの重要性

　インテークとは，作業療法の導入であり，クライエントやその家族からどのようなことに困っているのか伺い，作業療法がどのような助けになるのかという情報を提供する．脳血管疾患後の片麻痺状態では，これからどうしたらよいか不安を抱えている者が多い．そのようなときにまず共感的態度を示し，安心感をもっていただき，信頼関係を構築していくことが大切である．

　また，クライエントが主体的に作業療法に参加するために，インテークは重要である．一般的にリハビリテーションや作業療法のイメージは，マッサージや運動プログラムを「してもらう」というイメージが強く，クライエント自身が課題解決に向けて主体的に働きかけていくということは少ない．

　脳血管疾患後のリハビリテーションは新たな運動パターンの構築や，その運動能力を生かした生活技能を再学習することが目標となる．訓練室だけでなく，実際の生活場面の課題に取り組むためにはクライエントの協力が必要不可欠であり，どのように作業療法を進めていくかを伝え，同意を得ることが重要である．また，作業療法の説明をすることにより，クライエントと一緒に取り組む作業についての面接へとスムーズに移行することができる．

②作業に関する面接★13

　作業療法では，クライエントが課題とする作業に対して支援を行う。そのため，取り組むべき作業について聴取することが重要である。作業の遂行と結びつきの**カナダモデル（CMOP-E）**で作業はセルフケア，生産活動，レジャーに分類される。カナダモデルに沿って面接を行う場合は，COPMを用いて作業の重要度や実行度，満足度を評価する。もし作業について思い浮かぶことがなかった場合は，興味チェックリストを使うこともある。その他に**作業選択意思決定支援ソフト（ADOC），認知症高齢者の絵カード評価法（APCD）**[9]など，作業について聴取・評価するための手段は増えてきている（詳細は，第Ⅰ部B-5「作業療法の専門的評価」参照）。

　生活行為向上マネジメントは，対象者が**したい・する必要がある・することが期待されている**生活行為をできるようにすることを目的としており，このような作業の分類は，クライエントにとっての作業の多面的な意味をとらえることができる。発症初期の頃や病院における患者役割によって，「期待されている作業」「する必要がある作業」としてADLの自立やリハビリテーションをあげるクライエントは多い。「空き時間にしたいことはありますか？」と質問すると，「休みの日に外食してはダメかな？」「妻と歩行練習はできないかな？」と作業に広がりが出てくる。

　作業療法への主体的な参加を促進するためにも，作業に関する面接においてクライエントの主体性を引き出していくことは重要である。

③クライエントが改善を目標とする生活行為の観察
●ADL・IADL

　ADLやIADLの評価をする際に観察を欠かすことはできない。臨床で行われる観察評価には，動作分析と遂行分析があげられる。遂行分析には**AMPS**が用いられることが多い。

　動作分析では，各動作を機能の要素に分析していくことで，介入のためのリーズニングを行うことができる。また，介助を必要としていない場合でも，健常者と比較して動作の不自由さが生じている場合は，その要因を特定していく。特定された要因に対してその能力を高めていくプログラムを立案する。

　AMPSを用いた遂行分析では，遂行の質（努力的か，効率的か，安全か，自立しているか）を評価し，運動技能やプロセス技能の課題をとらえる。遂行が努力的だったり非効率的だったりする理由は心身機能の影響だけでなく，実施の方法や環境の影響を受けることが多い。例えばトイレでふらつきがみられ，何度もふらつくことで時間もかかり転倒のリスクがある場合，もちろん身体機能に着目することもできるが，手すりを使って身体を安定させる方法を習得するというプログラムも立案することができる。

　遂行分析では，**より作業遂行が上手くなるにはどうするか**という視点で介入のためのリーズニングを行う。

●基本動作

　基本動作の動作分析は，動作を理解する上で重要となるキーポイントを押

One Point

★13 クライエントの発言の背景を考える

脳血管障害後の方が「麻痺を治して欲しい」と思うのは当然である。作業について聞き取りたいという想いが強く，クライエントが機能のことについて話しているのに無理やり作業の話へ転換しようとしていないだろうか。このような場合，話を聞いてくれないという印象をもたれてしまう。まずはクライエントの想いに寄り添う姿勢が重要である。

さえることが重要である。動作分析とは，動作がもっている基本的な構成要素を理解し，どの構成要素に能力的に問題があるか判断することである。

例えば，ベッドからの起き上がりで側臥位から起き上がる際，非麻痺側の力が不十分，体幹の筋緊張が低下していて身体を起こせない，前方への重心移動が不十分，などさまざまな影響が観察される。

分析では，その動作を可能にするために回復もしくは環境による代償が必要となる身体機能を具体的にしていく。

④手の使用状況[14]

作業療法においてクライエントから「手をよくしたい」と言われることは多いのではないだろうか。麻痺が残存していて，麻痺手を使用できずに日常生活に困っていれば，治したいという気持ちは当然である。手の麻痺の評価には前述したBrunnstrom testや上田式12段階による評価，MFT，STEFなどがある。これらの評価は定量的に評価できることが利点ではあるが，実際に生活でどの程度使用しているかまでは評価できない。

日本版Motor activity log[10]やNOMAハンドラボ（http://noma-handlab.com）の手・上肢使用状況では，日常生活においてどの程度手を使用しているか（量的評価），使用時の使いやすさ（質的評価）を評価することができる。クライエントと作業療法開始時の手の使用状況を確認し，なんとなくよくなることを目的にするのではなく，日常生活で手を使うという具体的な行動の変化を目標として共有するとよい。

⑤生活行為の観察から必要な機能評価を立案する

作業療法では，人，作業，環境を包括的に評価し，生活行為を改善するためのプログラムを立案する。そのため，生活行為を阻害する機能障害について評価することも重要である。特に急性期や回復期は機能の回復が見込まれるため，生活行為を獲得するために必要な機能について評価し，運動学習を促す適度な難易度の課題を提供することが求められる。クライエントの遂行状況を観察し，特に詳細な機能の評価が必要と考えられた場合は，ボトムアップ・アプローチで紹介した評価を実施する。

(3) 脳血管疾患：ボトムアップ・アプローチ

脳血管疾患では，発症直後は意識障害や注意障害などの高次脳機能障害の影響で，クライエントの自己認知が低下している場合が多い。そのような場合は，OTが主導で目標設定やプログラムを立案するボトムアップ・アプローチになることが多いが，徐々にクライエントの主体性を引き出し，トップダウン・アプローチへと移行していく。この移行していくプロセスは後に続くクロッシング・アプローチの事例で紹介する。

> **One Point**
>
> ★14 手を使用することの大切さ
>
> 入院中も退院後もOTがクライエントに個別で関われる時間は限られている。関節拘縮の予防には十分な関節可動域訓練が推奨されているが，個別の作業療法だけでは不十分となる。クライエントが各時期にできる動きを活かして生活の中で使うことで，個別作業療法で不十分な量を補完することができる。また，麻痺手を使うことの習慣化により学習性不使用を予防することができる。

(a)目標設定

ボトムアップ・アプローチというと包括的な評価に基づき，問題がみられたところに1つひとつ介入し，その機能・能力を積み上げていくイメージではないだろうか。ボトムアップ・アプローチは，OTが評価結果から優先度の高さを判断し，目標とプログラムを立案することをいう。

学生や若手のケーススタディでも，面接評価でクライエントの希望を聞いているが，他に実施した機能評価やADL評価を元に，OTが妥当なニーズへ変更しているケースが散見される。また，OTが活動・参加に焦点を当てた作業活動を用いる場合も，クライエントの話を聞いているとはいえ，OTが主導となっていることが多い★15。

脳血管疾患のクライエントは片麻痺など機能に問題を抱え，発症直後であれば機能改善が見込まれる。OTもその回復のために諸機能の回復を目標にクライエントと協業することは重要である。その際に，どの機能を・いつまでに・どの程度回復することを目標にするかクライエントと共有するべきである。

One Point
★15 クライエントと目標共有できているか？
あるOT学生が卒業研究で行ったインタビューでは，回復期リハビリテーションにおける作業療法の目標について十分に理解していたクライエントはほとんどいなかった[11]。

(b)プログラム

①手段としての作業と目的としての作業

作業療法ではさまざまな作業を用いる。その際用いる作業は，諸機能の回復の手段として用いられる場合もあれば，作業の獲得そのものが目的として用いられる場合もある。

手段としての作業のなかには，ペグボードを用いる場合や，さまざまな物品の把持や移動を行う場合がある。また，身体反応を引き出すために用いられる輪移し，ボール投げ，ハサミの操作，新聞紙をちぎるなどが，手段としての作業にあたる。これらの作業活動を用いる場合にも，生活動作のなかでどのような行為の獲得を目的にしているか明確にして取り入れることが重要である。

目的としての作業は，取り組む作業種目そのものが生活上の目的と合致するものである。例えば，トイレ動作獲得のために環境を調整したり，習得のための技能向上を目指した練習を行う。

②上肢・手指機能改善のためのプログラム
●麻痺回復のためのプログラム

医師やPTが体系化した徒手的な介入を用いることが多い。その多くは身体機能に焦点が当てられ，異常運動パターンからの脱却を目指すものである。OTはこのような知識や技術を学ぶことにより，生活における異常運動パターンの抑制の方法や，クライエントが自主的に行えるプログラムの立案を

するとよい．また，介助が必要な場合では，どのような介助方法なら異常運動を引き起こさないか評価し，病棟での実施や家族との実施に向けた方法を考える．

●随意性が乏しい時期のプログラム

随意性が乏しい時期に配慮すべき点を以下にあげる．
- 関節の拘縮を引き起こさない
- 痛みを引き起こさない
- 四肢（特に上肢）が不良肢位とならないようにする
- 学習性不使用を引き起こさない★16
- 自己管理することを意識する

まず，関節拘縮の予防として，高頻度の関節可動域訓練が推奨されている．一方で，急性期では肩関節の亜脱臼，回復期では肩手症候群による浮腫や痛みへの配慮が必要である．肩の痛みに対しても関節可動域訓練が推奨されるが，訓練中に痛みを引き起こすとそれをきっかけに筋緊張を高めてしまい，拘縮を引き起こすだけでなく，訓練拒否につながる場合もある．浮腫や痛みは，上肢が不良肢位にあることでも出現するため，**ベッド上臥位で手が身体の下になっていないか，肩が後方に落ち込んでいないか，車いす上で過度の内転・内旋位で下垂していないか**，などが観察ポイントである．

学習性不使用は，麻痺側の使用が難しいことから非麻痺側のみを使用して生活行為に取り組むか，もしくはその行為をやらないことを学ぶことをいう．随意性が低いと麻痺側の使用頻度は減少し，廃用性の筋萎縮や大脳運動野の萎縮も生じる．このような状態を引き起こさないためにも，日常生活で手洗いの際に両手を洗ったり，座位で姿勢を保持するために机上に手を置いたりすることで，上肢の参加を促す．また，クライエント自身に自動介助下での関節可動域訓練を行ってもらったり，良肢位にあることを意識してもらうことが重要である．

●随意運動を活用したプログラム

麻痺の回復段階において，屈筋群の共同運動，伸筋群の共同運動，分離運動のうちどの運動が可能か，肩関節，肘関節，手関節，手指のどの動きが随意的に可能かということに配慮する．例えば，屈筋共同運動が可能であれば，手前に何かを引っ張ってくる運動を随意的に行い，上肢を伸展させていく際は非麻痺側を用いるとよい．

また，共同運動が強い時期は，すべての関節をクライエントがコントロールすることは難しいため，手関節の背屈は装具を用いて，肘関節や指関節の自動介助運動を行うとよい．

なお，手段的な作業でも述べたが，繰り返しの運動練習が，生活上のどのような動作と関連があるかということを，クライエントと確認するべきである．そして，訓練室で繰り返し行った動作を生活上でも応用して使うことで，上肢の使用頻度も増えていく★17．

③セルフケアに関するプログラム例

ADLのなかでも特に，移動，排泄，更衣は急性期から回復期リハビリテー

One Point

★16 機能に応じて手を使う

痙性の強い手は全く役立たないと考えているクライエントに出会うことは多い．しかし，軽い荷物なら持っておくことができることに気づき，買い物で非麻痺側が自由になり，歩いて買い物に行けたという方もいる．

One Point

★17 課題の難易度

課題設定においては，クライエントが一人でも努力的にならず実施できるものを考えるとよい．OTと一緒でなくても繰り返せる難易度であれば継続することができる．例えば，ドアノブや水道のレバーを1日3回ずつは麻痺側で扱うことを決めると，全く使用していなかった上肢の使用機会となる．

ション領域で継続的な支援の対象になっている。また，退院後も環境が変わることで介助が必要になったり，更衣の場合は季節によって汗ばんだり，重ね着をすることで介助が必要になる場合もある。病院での動作能力だけでなく，クライエントの生活環境や季節の違い，天候の影響なども考慮した支援が必要である。

● トイレ動作獲得のための段階付けたプログラム

ここでは，トイレ動作について一般的に回復期リハビリテーション病棟で行われているプログラムを紹介する。

■── 事例紹介
・70代男性，脳梗塞右片麻痺
・Br. Stage：上肢Ⅲ，手指Ⅲ，下肢Ⅳ
・急性期病院ではトイレを使用しておらず，作業経験も不足している
・病棟では，看護師か介護職員が介助をしており，FIMは2点
・必要な介助は，ズボンを下ろすこと，上げること（仕上げ），便器と車いす間の移乗時の支え
・主訴「トイレくらいは一人で行きたい」

◎どのように段階付けを考えるか？★18

介助が必要な場合でも，できることはなるべくクライエントに行ってもらう。例えば，ズボンを上げることに介助が必要な場合でも，部分的に上げられるようになってきたら，その部分はクライエントに行ってもらう。次に介助が不要になってきたタイミングで，どの時間帯においてもリスクがないか病棟スタッフと協力して評価を行う（見守りはFIM5点）。その後，病棟スタッフの介助・見守りをなくし，自立して実施してもらう（手すりの使用はFIM6点）。

◎評価結果の解釈

動的立位における不安定性，下方へのリーチ動作能力，片手でのズボンの操作能力，の3点に介入していくことを計画する。

◎プログラム

動的立位の不安定性に対しては，下肢・体幹機能の向上はもちろんのこと，手すりや壁に寄り掛かって安定性を増すことも検討する。

下方リーチの練習では，手段的な作業として，輪移しが用いられることが多い。また，ゴムベルトを腰に巻いて上下させる練習も模擬的な練習として用いられる。特に，ズボンを下げる際は，下方への外力によってバランスが乱される。下方への外力に対して，立ち直り反応を引き出していくことで，ズボンの上げ下ろし時のバランスが改善していく。

◎多職種連携

介助する際の工夫として，ズボンを下げることをゆっくり行ってもらう。これは，下方への外乱に対して麻痺側が立ち直る反応を待つことにつながる。訓練場面以上に病棟でのトイレ回数が多いので，病棟スタッフの協力は不可欠となる。ここでのポイントは，身体反応などの難しい情報ではなく，「転ばないよう，ゆっくりお願いします」とリスクも踏まえた情報として伝えることである。

次に，訓練場面でできるようになってから病棟で自立にするか悩むことが

> **One Point**
>
> ★18 FIMを用いた自立度の分析
>
> FIMは各生活行為の自立度・介助量の程度を評価する。それぞれの生活行為をいくつかの工程に分けて何%の工程を自立できているかで評価する方法が一般的である。今回紹介している事例は，トイレ動作が2点である。トイレ動作は便器への移乗は含まず，ズボンを上げる，ズボンを下げる，会陰部清潔の3動作に分けており，3つの動作のうち，いくつ自立できているかによって得点が変わる。何らかの介助を必要としている場合は，各工程内（トイレであればズボンを上げる，ズボンを下げる，会陰部清潔）でどの程度は自立して行えるか分析し，できる範囲を拡大していくことが重要である。

多い。その際も，病棟スタッフにも評価を協力して行ってもらう。例えば，「トイレ動作評価メモ」を共有できるようにして，いつ評価を行ったか，介助の有無，介助をした場合はどんな介助をしたか記入してもらう。このデータを2週間程度集め，介助の回数が減少し，転倒のリスクもないことが判断されれば，病棟で自立とすることに，他のスタッフからの同意も得られやすい。

④生産的活動に関するプログラム例

生産的活動のなかで，作業療法で行うことが多いのは家事動作ではないだろうか。ここでは，自宅で自分の食事を準備することを目標に段階付けたプログラムを紹介する。

■――事例紹介
- 60代男性，脳梗塞右片麻痺
- Br. Stage：上肢Ⅲ，手指Ⅲ，下肢Ⅳ
- 院内のADLは杖歩行で自立。退院後は介護保険サービスを利用予定
- 元々1人暮らしで身の回りのことはすべて自分で行っていた
- 今回の発症で利き手が麻痺してしまったが，院内ADL遂行のため利き手交換を行っている
- 退院後も1人暮らしのため，OTから朝食を準備するための練習を提案する

■――工程の分析とプログラム
◎食材の準備

退院後の生活をクライエントと想定した際，買い物は訪問介護を利用することにした。病前から，日々の生活で不足したものがあれば大型スーパーではなく，自宅から100mの距離のコンビニエンスストアを利用していたとのことで，必要に応じてこの店舗も利用できることを目標にした。
- 屋外歩行練習（PTと協働してもよい）：100mの屋外歩行（疲労を確認しながら）；疲労を感じなくなれば次の段階へ
  - ▶200mの屋外歩行練習（100mで休憩を入れる）
  - ▶200mの屋外歩行練習（荷物を持っての歩行練習；リュック，手提げ袋）
- 病院売店での買い物練習（杖歩行で品物を選んで運ぶ，片手での支払い）

◎朝食の準備

朝食はトーストと1杯のインスタントコーヒーというメニューが習慣だったとのことで，作業療法でこれらのメニューを準備するためのプログラムを立案。まずは，トーストの準備とインスタントコーヒーの準備を分けて実施し，それぞれの準備に慣れてきたら同時に実施することとした。
- 自宅の台所を想定した模擬的環境での移動練習
- インスタントコーヒーの準備練習：お湯を沸かす，食器棚からコップを取り出す，インスタントコーヒーの容器を取り出し，蓋を開け，コップに粉を注ぐ，湯を注ぐ
- トーストの準備練習：食パンを袋から取り出す，食パンをトースターに入

れ，食器棚から皿を取り出し，焼けたら皿に乗せる
◎後片付け
　これらの工程では，食器を固定したり食パンの袋を閉じるための細かな操作が必要となる。ここでは，自助具を使うことや方法を工夫することも検討する。
・トースト用の皿とコーヒーを飲むために使ったコップの片付け（洗う），食パンの袋を閉じる，
・インスタントコーヒーの蓋を閉じる

●レジャーに関するプログラム例

　実際にクライエントのレジャーに付き添うことは難しいが，いろいろな情報を集めることは大切である。身近なことでは，入院中に面会に来た家族と外食をしたいというクライエントは多い。筆者が勤務していた法人の作業療法部門では勉強会グループを構成して，車いすに対応しているレストランの情報を集めて提供している[12]。他にも，最近はインターネットが普及しているので，クライエントの外出前に外出先の情報を調べるとともに，経路についても確認することができる。このような作業をクライエントと一緒に取り組むことで，退院後やOTの支援がない場合でもクライエントが目的に応じて自身で下調べをすることができるようになる。

　入院中から，車いすでも楽しめる場所が多いということを伝えたり，可能であれば経験することで，退院後に家に閉じこもるのではなく，「こんなことはできないか？」「ここには行けないか？」と目的・目標を社会に向けていくことができる[★19]。

> **One Point**
> ★19　レジャーのための情報
> 車いす生活でも旅行に行かれている方は多い。また，旅行や外出の希望も多い。その際に事前の情報は重要になる。筆者は「車椅子お出かけ応援サイト」[13]を参考にすることが多い。このサイトは当事者である山添清氏が運営しており，交通機関，観光，宿泊施設の情報が充実している。

（4）脳血管疾患：トップダウン・アプローチ

（a）目標設定

　本書におけるトップダウン・アプローチのキーワードの1つがカウンセリングである。カウンセリングというと心理職をイメージすることが多いと思うが，OTはクライエントと言語を介した関わりが多い。そのなかで，励ますことはもちろん，クライエントの主体性を引き出し，自己決定へと導くことも重要である。

　脳血管疾患では後遺症が残存する場合が多い。発揮できる能力を上手に使うことで希望する生活行為の獲得にはどのようなプログラムが必要かOTとディスカッションできるとよい。ボトムアップ・アプローチで紹介した事例をトップダウン・アプローチの視点で紹介する。一人でトイレを済ませることを目標とした場合，どの程度までは達成できているかということをクライエントが客観視できるようOTは話し合う。病棟では介助者がズボンの上げ

下ろしのみ手伝っているとする。そこで話し合いを通して,「下ろすことは安全にできそう。それができれば自分のタイミングでトイレに行ける。まずは安全にズボンを下ろせるようになりたい」といった具体的な目標が立案されると,プログラムへ移行しやすい[20]。

(b) プログラム

■――「朝食は自分で準備したい」と語るクライエントのプログラム

■――事例紹介

- 60代男性,脳梗塞右片麻痺
- Br. Stage：上肢Ⅲ,手指Ⅲ,下肢Ⅳ

COPMで作業の目標を確認すると,「家に帰ってから朝食くらいは作りたいと思うから,病院にいる間に練習できないか？」と目標があがり,クライエントと方法を検討していくことになる。

■――観察評価

評価をする前の面接で,クライエントの生活歴から朝食のためにトーストとコーヒーを用意することは,病前から馴染みのある課題であり,退院後も必要性が高い課題ということが聴取された。AMPSの課題にも「トーストとインスタントコーヒーを準備する」課題があるため,評価の実施にも同意が得られた。

作業療法室の台所は模擬的環境のため,移動することや食器棚から物を取り出すことに慣れてから観察評価を行った。[表8]は,作業遂行上の強みと問題を明確化するための観察結果の要約である[21]。

AMPSの観察評価を元に,本書のトップダウン・アプローチのキーワードとなるクライエントの気づき・主体性を引き出すプログラムを紹介する。

[表8] 作業遂行上の強みと問題点の分析

- クライエントは,台所内での移動でふらつきが多く,たびたびテーブルに手をつき,椅子からの立ち上がりで身体をかがめる際には努力的だった（Bends, Stabilizes, Walks）。
- インスタントコーヒーの蓋や食パンの袋を開け閉めする際はうまく固定することができず,たびたび動いてしまったり,片手での手内操作に拙劣さが観察された（Manipulates, Coordinates）。
- また,インスタントコーヒーの粉を容器から注ぐ際に手首の動きがぎこちなく,勢いが余って粉がテーブルにこぼれてしまった（Flows, Calibrates）。
- 作業場にも同時に皿やパン,コーヒーが置かれ混雑し,何度も場所を置き換えることで時間がかかっていた（Organizes, Paces）。
- これらの問題を防ぐことはできず,繰り返しも観察された（Accommodates, Benefits）。

＊：英語表記はAMPSの技能項目を示す

One Point

[20] 情報はどう共有するか？

職種間での介助方法を統一するために,FIMを元にしたADL表を導入している報告もある[14]。この表によりクライエントが各ADL項目でどこまで到達しているか一目でわかる。このような表をクライエントと共有することで,クライエント自身も現在の到達度を意識し,目標や今後についての見通しを立てていくことに役立つ。

One Point

[21] 観察結果には解釈は含めない

AMPSの観察記述やその要約では見た現象をそのまま記述するということが重要である。例えば,椅子からの立ち上がりが努力的と観察された場面について,「下肢の筋力が低下しており」などの解釈が加わると,プログラムも筋力に着目したプログラムに限定される可能性がある。椅子が低いことが影響している,麻痺側に十分に荷重できないなど行為の阻害要因の仮説は複数考えられる。多くの仮説を立て,効率的に技能を獲得するためのプログラムを立案するためにも,まずは観察段階では解釈を含めないようにする。

◎クライエント自身が，課題をうまくできたか，難しかったかをどのように感じたか確認する
- 「容器を押さえることが難しかった」「パンの袋を結ぶことは難しかった」「まだ歩くときにふらつく」と，クライエント自身が技能の問題を分析した。

◎OTの評価とクライエントの自己評価を照らし合わせる
- まずは，「他には何か大変だったことはありませんでしたか？」と問う。
  ▶クライエントがあげた以外の技能の問題を最初からあげるのではなく，クライエント自身の気づきを促す質問をする。

◎クライエントと共有した技能の問題に対して取り組む
- 容器を開ける際に滑り止めを使用し固定する
- パンの袋はツイストタイではなくクリップを利用して封をする
- 自宅の台所では必ずつかまるところを確保できるような動線にする（病院でも模擬的に設定）

上記について，実際にコーヒーを入れたり，トーストを準備する課題のなかで練習したり，模擬的な作業を用いて練習する。
  ▶プログラムは，身体的な回復を目指す，方法の習得を目指す，代償的な手段を考えるなど，複数想定できる。ここで大切なのが，プログラムの目的は心身機能に焦点を当てるのではなく，作業遂行に焦点を当てることである。

(c) 経過を評価する（経過は"見える化"する）

まず，作業療法で行ったことや生活上の困難さ，工夫によってうまくいったことなどを，クライエント自身が「ひとこと日記」[15]のような形で残しておくとよい。それを振り返ることで，作業療法を通してどのように変化してきているか確認することができる。

次に，OTもAMPSのグラフィックレポートなどを用いて，クライエントがわかりやすい形で評価結果を提示するとよい。これは客観的指標のため，クライエント自身がどのようにとらえているのかという主観についても確認できる。OTとクライエントのとらえる課題が一致することで，協業的にその課題に取り組むことができる。

最後に，目標や評価は「具体的」なものがよい。「上肢機能の向上」「介助量の軽減」「活動量の増大」「自宅退院」というような目標は，特に学生のレポートで見かけることが多い。これらの目標から具体的な生活像をイメージすることはできない。また，上肢機能についてもどのような機能を発揮することを目標としているのかわからない。具体的な上肢機能の目標例としては，「ペットボトルの蓋を開ける際に，麻痺している手で押さえることができる」「書類にサインをする際は麻痺している手で押さえて固定する」など，使用状況がイメージできるものを立案する。

(中本久之)

(5) 脳血管疾患の作業療法：クロッシング・アプローチ

実際の臨床場面では，初期の頃はOTが主導で機能低下・能力低下に対するボトムアップ・アプローチを行うことが多い。クライエントの主体性を引き出しながら，徐々にクライエント主体のトップダウン・アプローチへと移行していく流れについて，事例を通して紹介する。

①病識[22]が低下しているクライエントに対する作業療法導入の課題

作業療法実施の際に，評価結果や課題を説明し，目標やプログラムに対して同意を得る必要がある。そこで課題となるのが，病識が低下しているクライエントの場合である。クライエントによって自己評価の高低は異なることが多く，課題と目標を共有するプロセスが困難であることをよく経験する。そのような場合，OTの客観的評価とクライエントが感じている自己評価について話し合う機会は少なからず必要である。また，話し合う際，クライエントの気づきを援助するコミュニケーション技能が重要である[23]。

②クロッシング・アプローチの事例

■──事例紹介

- 60代男性，右利き
- 診断名：脳梗塞（主に両側の視床，後頭葉，小脳に梗塞巣），発症後2ヵ月
- 障害名：軽度左片麻痺，軽度失語症，失行，見当識中等度低下
- ADL：入院時FIM39／126点。食事と移乗動作以外は介助量が多く，排泄は尿便意が曖昧だったため，トイレでの排泄は行っていなかった。歩行は，膝折れに配慮しつつ中等度介助で，最大10数m可能だったが，自身の身体機能を過大評価する傾向があり，病棟では一人で歩き出してしまうといった危険行為へつながりやすく，安全面への特別な配慮や行動範囲の制限が必要だった。

■──ボトムアップ・アプローチ（入院時～入院後2ヵ月）

◎ボトムアップの視点

方針として身体機能，認知機能，高次脳機能すべての機能回復によるADLや活動量の向上を目指し，OT主導のプログラムを立案した。理由として，①介入時のクライエントの状態は，まだ自分の意思や主張を十分にできなかったこと，②発症後比較的早期であり，心身機能の回復が見込まれたことがあげられる。

◎評価結果

- ROM：著明な制限なし
- MMT：上肢 3～4，下肢 左大腿四頭筋のみ2，他3～4
- Br.stage：左上肢Ⅵ，手指Ⅵ，下肢Ⅴ

One Point

★22 「病識がない」と安易に言わない

主に高次脳機能障害で自己認識が低下しているクライエントに対して，OTを含む医療スタッフは「病識がない」と評価することがある。しかし，クライエントは認知機能が十分に機能していないために，自身を客観的にとらえることができていないのである。「病識がない」というのは一種のスティグマ（烙印）であり，どうすればクライエント自身が自己認識を高めることができるか，という思考が働きにくくなる。本項では便宜上，病識という用語を用いているが，「病識がない」と評価した根拠をあげることが重要である。

One Point

★23 クライエントと良好な関係を築くには？

話し合う際，OTとクライエントの関係性は，上下のない対等な位置関係にあると考えている。クライエントの意見を肯定も否定もせず，クライエントが考える機会を提供し，気づきを促すことが望ましい。常に質問を念頭に置いて，クライエントの考え方を望ましい方向にファシリテートしていく。

- バランス：BBS 47／56点
- 上肢機能：STEF右56／左57点
- 認知機能検査：HDS-R10点（年齢，場所見当識，即時再生，計算，物品記憶において得点），課題時の持続的注意低下を認める。
- 意識レベル：JCS 2
- 知能検査：レーヴン色彩マトリックス検査 6／36点
- ADL：更衣やトイレ動作の途中で動作が止まる，下衣を履かずに動き出すといったような手順の混乱を示し，声かけが必要である。また，膝折れがあり，立位における身体的介助も多く必要としていた。

◎問題点抽出（一部抜粋）

● 心身機能
　左大腿四頭筋の筋力低下，歩行能力低下，失行症状，立位バランス低下，意識レベルの低下，病識・認知機能低下。

● 活動
　移乗・トイレ動作に介助が必要，更衣・整容動作に声かけでの修正が必要，臥床時間が長い。

● 参加
　意識レベルが低く，病院スタッフとの交流が少ない，転倒リスクがあり行動範囲が制限されている（ベッド上で過ごしている）。

◎プログラム★24

● 運動療法
　座位・立位活動を通した運動療法を実施し，回旋動作を伴う立位バランスの向上や下肢筋力強化による膝折れの軽減を図る。それにより，病棟での転倒のリスクを軽減しクライエントの行動範囲の制限をなくすことを目指す。

● ADL訓練（練習）
　病棟環境で，更衣や整容，トイレ動作，移乗動作について動作を分割しながら反復練習を行う。ADL訓練に関しては，エラーレスで反復し，失行の軽減と動作学習を促す。

● 認知機能訓練（練習）
　立位や歩行での粗大動作を通して意識レベルの向上を図る。さらに，身体的な動作の可否における成功・失敗体験を通して，病識の修正を図る。また，見当識については，日付のチェックなどの反復訓練を行う★25。

■——クロッシング・アプローチ（入院後2～4カ月）

◎クロッシングの視点★26
　クライエントが希望する作業課題に対して，OTが可能と評価する動作手段での練習を実施する。その際，クライエントの病識の乏しさに焦点を当て，プログラムの経過や評価結果をなるべく記録や数値で残すことで，気づいたことを振り返り，見ることができるよう配慮した。プログラムはOTが主導で決定しているが，あくまでもクライエントの身体的・思考的な気づきを促すよう支援し，OTからの一方向的な介入にならないよう配慮している。

◎評価結果
- FIM 60／126点（歩行器歩行自立）
- MMT：左大腿四頭筋 3
- バランス：BBS52／56点

> **One Point**
> ★24 クライエント主体の実践
> 介入当初のクライエントは，自発性や意欲の低下を示し，コミュニケーションが十分にとりづらい状況にあった。そのような場合は，OT主体の評価に基づいたプログラムであった。しかし，プログラム実施のなかで，常にクライエントの主体性を引き出す工夫を怠ってはならない。

> **One Point**
> ★25 認知機能の改善
> 高次脳機能障害者に感覚刺激と運動刺激（認知機能面と身体機能面）を並行して行うことは全般的認知機能の刺激となり，望ましい回復へとつながる有効手段となる[16]。

> **One Point**
> ★26 クライエントの主観をとらえる
> クライエントの思考を探るためには，極力OTからの具体的な教示は避けるべきである。「○○ですか？」と具体案を交えて聞きたくなってしまうが，ソクラテス式質問法を元に，クライエントの意見を待つ姿勢が必要である。

- 上肢機能：STEF右88／左85点
- 認知機能検査：HDS-R15点（前回から，日時・場所の見当識，遅延再生において加点）
- 意識レベル：JCS 1
- 知能検査：レーヴン色彩マトリックス検査　27／36点

◎面接でのクライエントの語り[★27]
- 「困っていることはないので，早く退院して息子と暮らしたい」
- 「昔の暮らしも（今の）予定も思い出せないけど大丈夫だと思う」
- 「リハビリは言われているからやっている」
- 「愛犬との散歩が日課だった」

◎プログラム
● 自宅での生活イメージの構築と実践
　自宅写真を見ながら，「今自分ができそうかどうか（身体的な解決）」「どうすればできそうか（代償的な解決）」の評価をしてもらう。再現した環境のなかでクライエントの考えた方法で一連のADL動作を実践し，再度自宅写真を利用して振り返る。

● 歩行自主練ボードの作製と自己管理
　日中の予定を貼り付ける簡易ボードを作製し，毎朝リハビリ時間以外に時間を見つけ，「自主トレ」のマグネットを貼り実践する。愛犬との散歩に向け，歩行量はOTとクライエントが相談して決め，記録しながら振り返りができるようにする。

● ADL自己評価
　いくつかの日常生活動作について1〜5の5段階で自己評価をしてもらう。「なぜそう判断するのか」など，クライエントの思考を尊重しながら記録し，クライエント自身が後から振り返って比較できるように残していく。また，そのADL動作の反復練習を行い，自己評価との比較を行う[★28]。

■──トップダウン・アプローチ（入院後4〜5カ月）

◎トップダウンの視点
　クライエントとの対話のなかで，病識や身体に関して変化してきた気づきを，プログラムに反映させた。自身から生まれた気づきだからこそ，プログラムにクライエントの主体性を反映させやすい。クロッシング・アプローチの経過で得られた，クライエントの気づきを尊重していくとともに，記録や数値に残していくことも継続した。

◎評価結果
- FIM99／126点（補助具なしでの歩行自立）
- バランス：BBS 56／56点
- 認知機能検査：HDS-R22点（前回から，日時見当識，逆唱，遅延再生，物品記憶，野菜想起において加点）
- 知能検査：レーヴン色彩マトリックス検査　32／36点

◎クライエントの語りの変化と作業遂行観察[★29]
● 在宅生活動作
　▶客観的評価：模擬的な環境での動作では，声かけや軽介助を要することが多かった（例：浴室でまたぎ動作を行うが，立位のままでは着脱困難だった）。

Key Word

★27　ソクラテス式質問法
内容をある程度限定した開かれた質問の一種であり，患者の具体的な語りを引き出すための質問のことを指す。ポイントとして次の4点がある。①患者が自問し，自ら発見できるように誘導する，②適度に制約を設けたオープンクエスチョンを用いる，③相手の意見を尊重する，④相手の発言に関心を示す[17]（193頁参照）。

One Point

★28　ADL自己評価
FIMの得点判断基準を写真や図表などで視覚化し，クライエントに自己評価をしてもらう手法を用いているところがある。OTとクライエントが同じ尺度で評価できると，そのギャップが浮き彫りになりやすく，共有に向けた一歩となる[18]（202頁参照）。

One Point

★29　小さな変化を見逃さない
クロッシング・アプローチの時期とは違い，身体機能や自身の作業課題についての弱みにも気づきはじめている。このような気づきを逃さずプログラムに反映し形や数値へ残していくことで，作業療法における課題や目的についてクライエントと共有しやすくなってくる。

▶主観的評価：「(動作は大丈夫と思ったけどやってみると) できないね，手すりか椅子を置いてみようか」
　●散歩
　　▶客観的評価：屋外を歩いてみるが，数十メートルで膝折れが出現する。また，他歩行者や信号などへの配慮に欠け，介助が必要だった。
　　▶主観的評価：「左脚が弱くて体力がないから，歩くと疲れてしまう」「(散歩には) 歩きはまだ足りない，今できることは歩くことくらいかなぁ」
　●予定管理・見当識
　　▶客観的評価：見当識の修正はされてきたが，日々行っていることへの意識は乏しい。しかし，OTの問いかけに対し，すぐ「わからない」と返答せず考える様子が増えた。
　　▶主観的評価：「(リハビリの内容や予定は) やっぱり覚えられない，日記ならやってもいいよ」
◎プログラム★30
　●ADLに関するプログラム
　　本人が困っている入浴動作について，クライエント自身が気づいた代償手段を導入したADL訓練を行う。必要な介助については家族にもポイントを伝える。さらに，退院後に利用する介護保険のサービスや，将来的に自分でできる範囲を増やしていくための段階的な介助方法について検討し，クライエントと確認する。家族や今後の支援者への情報提供についてはMSW★31に依頼する。
　●愛犬との散歩
　　コースを聴取し，その距離を実際に歩けるように歩行訓練を行い，状況に応じて休憩回数や休憩箇所の必要性について話し合う。人通りや交通事情にも配慮し，可能な限りリスクを軽減するように努める。
　●病識と見当識のプログラム
　　日付や1日のリハビリの予定，実施した自主トレの歩行量と感想などを，ノートに「ひとこと日記」として記録してもらう。OTは，リハビリテーション時に内容の確認をクライエントと行い，振り返りを促す。

One Point
★30 家族との協同
この時期は退院の調整に入っている。可能な範囲で訓練場面に家族が同席する機会を設けることで，OTから伝えられる情報提供を行う。また，クライエントにとって家族からの一言は，OTからの一言とは比べ物にならないほどインパクトを与えることも少なくない。家族の介入によるクライエントの気づきにも期待している。

Key Word
★31 MSW（medical social worker, 医療ソーシャルワーカー）
保健医療機関において，社会福祉の立場から患者やその家族の抱える経済的，心理的，社会的問題の解決，調整を援助し，社会復帰の促進を図る業務を担う[19]。

③クロッシング・アプローチのまとめ

　事例を通して，ボトムアップ・アプローチからクロッシング・アプローチ，そしてトップダウン・アプローチへ移行していく流れについて紹介した。
　ボトムアップ・アプローチは，OTの客観的評価からプログラムを立案し，トップダウン・アプローチは，可能な限りクライエントの気づきによるクライエント主体のプログラムを立案・実行する。
　今回の事例のような病識低下の有無にかかわらず，突然の発症や入院生活によって，リハビリテーションに受身的になるクライエントは少なくない。クライエントの状態や病期に沿って，希望する生活行為の習得に向け，ボトムアップ・アプローチとトップダウン・アプローチの比重を徐々に変化させていく必要がある。変化の過程におけるクロッシング・アプローチでは，クライエントが主体的に自己の状態について考える機会をつくり，クライエントの気づき（主観的な評価）をOTの客観的評価と統合してプログラムを立

(6) 病期によるアプローチ分類

脳血管疾患では，入院形態と発症からの経過によって急性期，回復期，生活期と分けられている。OTはこの病期のすべてに関わる幅広い職種であり，時期によって評価の狙いと目標の重点項目が変化する。また制度上，OTが関われる時間数も変化するため，事例を通して述べてきたように，生活期に向けてクライエントが主体的に生活の再構築に関われるよう支援していく★32。

■──脳卒中地域連携診療計画書 [図1]

近年，これらの病期における連携促進のため脳卒中地域連携診療計画書が作成され，説明用資料としても用いられている。病期ごとのアプローチも大切ではあるが，OTも先を見すえた支援を行っていくことが重要である。地域連携診療計画書は「急性期の病院から在宅療養まで切れ目のない医療を受けられるよう診療計画を作成し，医療機関などで共有しているもので，患者が安心して治療を受け続けられるよう，発症後の治療の流れや診療内容の説明書として，また医療・介護関係者間の情報共有ツールとして活用される」[20]ものである。

■──急性期

この時期には対象者の意識レベル，画像診断による障害の把握など，情報収集が重要である。また，介入時は急変などのリスクに留意する必要がある。

意識障害がある場合は，声かけをしながら随意的に動く部位から協力を求めていく。離床できない時期もコミュニケーションをする機会をつくり，脳機能を賦活していくことは重要である。離床段階においては，血圧，酸素飽和度，クライエントの表情や訴えに留意するとともに，各病院のリハビリテーション中止基準に則って自立度を拡大していく。

リハビリテーションの流れは地域連携診療計画にてイメージを共有することが重要である。また，OTが主導となる治療的関わりだけでなく，急性期からクライエントやその家族が主体となり，退院後の生活像をイメージしながら協同する関係性をつくることで，回復期以降もよい関係性が継続される。

■──回復期

この時期は，最もリハビリテーションが提供される機会が多く，先に述べ

One Point

★32　予後予測
脳血管疾患の予後予測は，二木による早期自立度予測[21]が広く知られている。入院時のBrunnstrom Stageのレベルや年齢から，退院時の日常生活の自立度を予測することができる。

- 入院時全介助でも，片麻痺StageⅣ～Ⅵの患者は最終的に歩行自立する。
- 入院時全介助で，完全麻痺（StageⅠ～Ⅱ）でも59歳以下の壮年患者は最終的に歩行自立する。
- 入院時全介助で完全麻痺で，しかも80歳以上の高齢患者は，最終的にも自立歩行不能にとどまる。

近年では，鄭らにより急性期と回復期リハ病棟における退院時FIMの予測式の検討がされている[22]。この研究による予測式の説明力（R^2）はかなり高い。

＊予測は必ずしも個人に当てはまるものではないので，留意が必要である。

(小原朋晃)

[図1] 東京都脳卒中地域連携診療計画書「患者説明用パス」

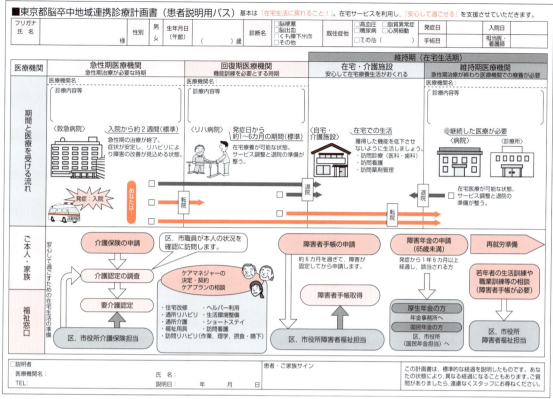

（東京都福祉保健局医療政策部医療政策課地域医療対策係：東京都脳卒中地域連携診療計画書の手引．http://www.fukushihoken.metro.tokyo.jp/iryo/iryo_hoken/nousottyuutorikumi/nousottyuutiikirennkeipass.files/tebiki.pdf．2016/7/1アクセスより）

たクロッシング・アプローチが実践される．クライエント自身の意識レベルや認知機能が低下している時期はOT主導のボトムアップ・アプローチになりやすい．この時期にも，クライエントはどのような情報は認知できるのか，どのような行為は自発的に行えるのか，ということを評価し，主体的な活動を引き出していくことが重要である．

一方で，障害を負って心理的にはとても落ち込んでいる場合が多い．徒手的な技術を用いることで，クライエントの潜在的な機能を引き出すことができ，それによって身体機能の回復に向けたクライエントのモチベーションを引き出すこともできる．また，片麻痺で不自由ながらもクライエントが望む作業が行える経験をすることでも希望をもつことができる．

この時期に重要なことは，作業療法で機能訓練を行ったとしても，その機能の向上によって生活行為を再獲得したり，効率的な作業遂行につながる経験をすることである．そのような経験を通して，具体的な生活行為を作業療法の目標として共有することができる．

■── 生活期（在宅，施設）

筆者は生活期や維持期という言葉が臨床経験からあまり適した言葉とは考えていない．なぜなら，病院や施設もその場所が現在のクライエントの生活の場ととらえ，生活がよりよいものになるように考えるからである．その際

には，病前の価値や習慣にも着目してクライエントの主体性を引き出していく．

生活期では活動や参加の目標をあげることが推奨されている．しかし，最近は在院日数の短縮により自身の状態を受け入れきれずに退院を迎えることも多い．クライエントの想いが追いつかない目標を急に提示するのではなく，じっくり話を聞き，今後どんなことを望んでいるのか共有できるよう，焦らない姿勢が大切である．

(中本久之・小原朋晃)

文献

1) 脳卒中合同ガイドライン委員会・篠原幸人・小川彰・鈴木則宏・他編：脳卒中治療ガイドライン2009．pp21-37，協和企画，2009．
2) Hata J, et al：Ten year recurrence after first ever stroke in a Japanese community：the Hisayama study. J Neurol Neurosurg Psychiatry 76：368-372, 2005.
3) 真島英信：生理学，改訂第18版．pp213-214，文光堂，2003．
4) Plantz T, Pinkowski C, Wijck F, Johnson G, 藤原俊之監訳：上肢リハビリテーション評価マニュアル．医歯薬出版，2011．
5) Bohannon R, Smith M：Interrater Reliability of a Modified Ashworth Scale of Muscle Spasticity. PHYS THER 67：206-207, 1987.
6) 千坂洋巳・佐伯覚・蜂須賀研二：Frenchay Activities Index (FAI)．臨床リハ11 (6)：568-569, 2002.
7) 吉川ひろみ：「作業」って何だろう——作業科学入門．pp19-41，医歯薬出版，2008．
8) 野村歓・橋本美芽：OT・PTのための住環境整備論．pp 2-47，三輪書店，2007．
9) 山田孝監，井口知也・小林法一著：認知症高齢者の絵カード評価法 (APCD) 使用者用手引書．日本作業行動学会，2014．
10) 高橋香代子・道免和久・佐野恭子・他：新しい上肢運動機能評価法・日本語版Motor Activity Logの信頼性と妥当性の検討．作業療法28 (6)：628-636, 2009.
11) 嶺井あかね：患者は作業療法をどう捉えたか——回復期リハビリテーションを受けたデイサービス利用者・外来患者へのインタビューから．首都大学東京健康福祉学部作業療法学科 卒業研究論文集，pp193-198, 2014.
12) 髙野幸・髙尾優希・細貝茉莉江・他：「車いすレストランマップ」の作成に関する経過報告．第3回南多摩福祉機器展抄録集：41, 2014.
13) 車椅子お出かけ応援サイト
http://wheelchair-outing.a.la9.jp (2016年7月1日閲覧)
14) 木村麻奈美・榎本洋司・啓利英樹：主担当患者以外のADL把握状況およびFIMを使用したADLボード導入後の変化．リハビリテーション・ケア合同研究大会，p189, 2009.
15) 小原朋晃・大嶋伸雄・中本久之・他：高次脳機能障害患者の"気づき"を促す認知行動療法の応用アプローチ．日本作業療法学会抄録集49, 2015.
16) 原寛美監：脳卒中リハビリテーションポケットマニュアル．p173，医歯薬出版，2007．
17) 大嶋伸雄編著：患者力を引き出す作業療法．p33，三輪書店，2015．
18) 岩尾武宜・大嶋伸雄：脳血管患者と作業療法士の評価誤差がADLに与える影響——FIM利得群別の傾向．日本作業療法学会抄録集47：891, 2013.
19) 厚生労働省：医療ソーシャルワーカー業務指針．http://www.jaswhs.or.jp/guide/sw.php 2016/8/4 アクセス
20) 東京都福祉保健局：東京都脳卒中地域連携診療計画書 患者説明用パス
http://www.fukushihoken.metro.tokyo.jp/iryo/iryo_hoken/nousottyuutorikumi/nousottyuutiikirennkeipass.files/kanjyasetsumeiyou.pdf (2016年7月1日閲覧)
21) 二木立：脳卒中リハビリテーション患者の早期自立度予測．リハ医学19 (4)：201-223, 1982.
22) 鄭丞媛・井上祐介・近藤克則・他：急性期と回復期リハ病棟における脳卒中患者の退院時FIMの予測式．Jpn J Compr Rehabil Sci 5：19-25, 2004.

2. 頭部外傷

- 頭部外傷は，身体機能より高次脳機能の障害のほうが出現しやすい。
- 頭部外傷の評価は，観察・面接・質問紙による高次脳機能の評定と協調運動などの身体機能を評価する。
- ボトムアップ・アプローチでは，高次脳機能を階層構造かつ情報処理過程としてとらえ，各機能の障害に対処していく。トップダウン・アプローチでは，機能や気づきのレベルに応じて行動的アプローチと認知的アプローチを使い分ける。
- ボトムアップとトップダウンの両アプローチの比率を入れ替えるタイミングと，時期に応じた配分の調整が重要である。

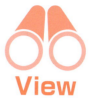

(1) 頭部外傷の基礎知識

(a) 頭部外傷とは

　交通事故，高所からの墜落，階段からの転落，労働災害，けんか，幼児虐待など，頭に外から力が加わることで頭の皮膚，頭蓋骨，脳の損傷をきたすこと，すなわち外傷が原因で頭蓋内に何らかのダメージが加わったことを総称した概念である[★1]。

■——外傷の種類

●皮膚の外傷

　最も身近な頭部外傷として，皮下血腫，いわゆる「たんこぶ」があげられる。打撲部位の皮下に出血するもので，自然治癒が一般的であるが，皮膚が深く裂けた頭部裂創の場合は縫合する必要がある。

●頭蓋骨の外傷

　強い外力が加わると頭蓋骨骨折となる。ひび割れ線が入る程度の線状骨折から，陥没骨折に至る場合もある。骨折がある場合は入院治療が推奨され，複雑な骨折，陥没骨折は手術が必要になる場合がある。骨折部からの出血が多い場合や脳脊髄液が浸潤してくる場合には緊急手術となる。

●脳の外傷

　頭蓋骨の下には硬膜と呼ばれる非常にしっかりとした硬く白い膜があり，脳を包み保護している。重症となるのは硬膜下に存在する脳実質に影響が及

> **One Point**
>
> ★1　障害の特徴
> 頭部外傷では，身体面の障害よりは，精神・心理面の障害のほうが顕在化しやすい。脳卒中と比較すると，運動麻痺などの身体面の障害よりも高次脳機能障害，すなわち精神・心理面の障害のほうが目立ちやすい。

ぶような外傷で，頭蓋内損傷という．特に，交通事故や高い所からの転落事故など，頭部に大きな力が加わる場合には，重症頭蓋内損傷をきたすことが多くなっており，これを高エネルギー外傷といい，頭以外の外傷（胸腹部，四肢など）を伴うことも多く，一見元気そうに見えても注意が必要である．

(b) 頭部外傷の分類

脳神経外科領域では，病態を重視した分類として，CTなどの画像情報なしに臨床症状のみで分類される荒木の分類[1]［表1］がある．

最近では，頭部外傷を，①頭蓋骨損傷，②頭蓋内または脳実質の局在性損傷，③脳実質のびまん性損傷の3つに分けたGennarelliの分類[2,3]［表2］でほぼ統一されているが，そのなかに，外傷性脳損傷という用語は存在しない．持続性昏睡をびまん性軸索損傷として位置づけ，その重症度を昏睡時間と脳幹機能障害の有無で分類している．これを軸索の損傷の程度により，びまん性軸索損傷スペクトラムとして［図2］に示す[4]．

［表1］ 頭部外傷の分類（荒木, 1967）

第1型（単純型）	意識障害，神経症候など脳の症状を全く伴わない
第2型（脳振盪型）	意識障害が一過性のものとして起こり，受傷後6時間以内（多くは2時間以内）に消失する．脳の局所症状はないが，頭痛，嘔吐，めまいなどは短時日続くことがある
第3型（脳挫傷型）	意識障害が受傷後6時間以上持続する．もしくは意識障害の有無にかかわらず脳の損傷を示す局所症状がある
第4型（頭蓋内出血型）	意識清明期を経て意識障害が急激に増悪する．もしくは意識障害が進行して脳圧迫の神経症状が出現増悪し，脳ヘルニア★2の徴候を示す

（荒木千里：頭部外傷の分類．日医新2274：105-106, 1967. より）

One Point

★2 脳ヘルニア ［図1］
脳内に出血や腫脹が起こると，脳を頭蓋の下方へ押し下げる圧力が生じ，脳を上下左右に仕切っているテントの開口部から，脳の組織が外へ押し出され，ヘルニアが生じる．特に多くみられるのは側頭葉と小脳の仕切りにあるテント切痕ヘルニアである．テント切痕ヘルニアが生じると，麻痺，昏迷，昏睡，異常な心拍リズム，呼吸困難や呼吸停止，心停止，死亡などの破局的な状態に陥る．

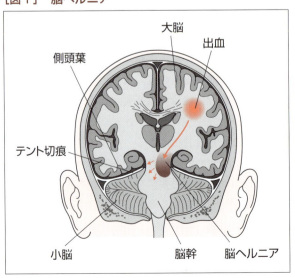

［図1］ 脳ヘルニア

[表2] Gennarelli の分類

①頭蓋骨損傷 （skull injuries）	1）円蓋部骨折　①線状骨折 　　　　　　　　②陥没骨折 2）頭蓋底骨折
②頭蓋内または脳実質の局在性損傷 （focal brain injuries）	1）硬膜外血腫
	2）硬膜下血腫
	3）脳挫傷
	4）頭蓋内血腫
③脳実質のびまん性損傷 （diffuse brain injuries）	1）軽度脳振盪：一時的な神経学的機能障害を認めることがあるが，意識消失は認めないもの
	2）古典的脳振盪：一時的な神経学的機能障害を認めることはあり，また6時間以内の意識消失を認めるもの
	3）持続性昏睡（びまん性軸索損傷） ①軽度びまん性軸索損傷：6～24時間の昏睡と長期ないしは永続的な神経学的ないしは認知的機能障害を認めるもの ②中等度びまん性軸索損傷：24時間以上の昏睡を認めるが，脳幹機能障害を認めないもの ③重度びまん性軸索損傷：24時間以上の昏睡および脳幹機能障害を認めるもの

(Gennarelli TA：Emergency department management of head injuries. *Emerg Med Clin North Amer* 2：749－760，1984．および吉本智信：軽度外傷性脳損傷（MTBI）．臨床リハ22：240－248，2013．より）

[図2] びまん性軸索損傷スペクトラム

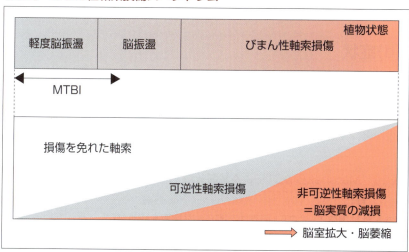

　一方，スポーツ医学，リハビリテーション医学等の領域で軽度外傷性脳損傷は脳振盪に近い意味で使用されているが，報告により意味するものが異なっているのが実情である。

(c)画像所見の特徴[5]

①頭蓋内または脳実質の局在性損傷

　急性硬膜外血腫では，CT上，両凸レンズ型の高吸収域が認められる。急性硬膜下血腫では，CT上，三日月上の高吸収域を認め，脳腫脹・浮腫が強いのが特徴である。脳挫傷では，CT上，脳内血腫や脳浮腫が認められる。脳内血腫では，CT上，前頭葉や側頭葉に脳挫傷による出血，血管損傷などに伴う脳実質の出血を認める。

②脳実質のびまん性損傷

　脳振盪ではCT上明らかな病変を認めないが，びまん性軸索損傷ではCT上びまん性脳腫脹，クモ膜下出血，脳深部の小出血を認める。

③CT画像を用いた分類

　脳槽（cistern）の状態，正中構造偏位の程度，1つ以上の占拠性病変の有無により機能予後をより正確に導き出すための分類［表3］や急性期の分類［表4］がある。
　また，経時的CT撮影により確認される新所見［表5］も有益で，受傷初期の診断には慎重に経過をみながら画像診断を進める必要性が提唱されている。

(d)症状

　頭部外傷は，脳損傷の受傷メカニズムにより出現する症状はさまざまである。受傷メカニズムとしては，局所性脳損傷のうち外力によって脳実質そのものが傷つく脳挫傷には，直達外力による直撃損傷と介達外力による反衝損

[表3]　MarshallらのCTによる診断分類

種類	定義
びまん性脳損傷Ⅰ	CT上頭蓋内に明らかな病変を認めない
びまん性脳損傷Ⅱ	0～5mmの正中構造偏位ではあるが脳槽は描出されるものまた骨片や異物を含む病変を認めてもよい
びまん性脳損傷Ⅲ	0～5mmのmidline shiftとともに脳槽の圧排ないしは消失を認める
びまん性脳損傷Ⅳ	5mm以上のmidline shiftを認めるもの
（Ⅱ～Ⅳではいずれも25cc以上の高ないしは混合吸収域を示す病変を認めないこと）	
病変除去後	外科的に占拠性病変が除去されたもの
病変未除去	高吸収域ないしは混合吸収域を呈する25cc以上の占拠性病変を認め，外科的に除去されていないもの

[表4] 頭部外傷急性期のCT所見

① 硬膜外血腫（epidural hematoma）
② 硬膜下血腫（subdural hematoma）
③ 脳内出血（intracerebral hematoma）
④ 脳挫傷（cerebral contusion）
⑤ びまん性脳損傷（diffuse cerebral swelling）
⑥ 脳室内出血（intraventricular hemorrhage）
⑦ クモ膜下出血（subarachnoid hemorrhage）
⑧ 気脳症（pneumocephalus）
⑨ 異常所見なし（no abnormal findings）

[表5] 経時的CT撮影により確認される新所見

① 硬膜下の液体貯留（硬膜下水腫あるいは慢性硬膜下血腫★3）（decreased density in the subdural space）
② 脳室拡大（水頭症あるいは脳萎縮）（ventricular dilatation）
③ 脳内血腫（遅発性脳内血腫）（intracerebral hematoma）
④ 脳室内出血（遅発性脳室内出血）（intraventricular hemorrhage）
⑤ 脳実質外血腫（遅発性硬膜下あるいは硬膜外血腫）（extracerebral hematoma）
⑥ 脳浮腫（cerebral edema）
⑦ 脳梗塞（cerebral infarction）

傷があり，前頭葉や側頭葉に生じやすい。また，回転加速度による剪断力で引き起こされるびまん性軸索損傷があり，脳梁，中脳背側，基底核などの白質に損傷を認める[5]。

基本的な症状は，意識障害，注意障害，記憶障害，感情のコントロール障害，発動性の低下，人格変化，病識の欠如などの高次脳機能障害と，感覚運動障害として，体性感覚障害，協調運動障害，バランスの障害，言語障害としてコミュニケーション障害，構音障害，などである。脳血管障害による症状との比較を示した栢森の表がわかりやすい[6]。

なお，重症度は一般的にグラスゴーコーマスケール（GCS）（234頁参照）[7]を用い，13～15が軽症，9～12が中等症，8以下が重症と定義している。

One Point

★3 慢性硬膜下血腫とは？
硬膜とクモ膜の間の硬膜下腔に血液が貯留する疾患で，一般的には頭を打ったあと，2週間～3カ月の期間に起こる。男性高齢者に多いが，交通事故でもみられる。外傷以外ではアルコール多飲，脳圧の低下，感染，動脈硬化，貧血などがある。軽い打撲などで発生した硬膜下腔の出血は吸収されずに，1カ月ぐらいかけて徐々に被膜に包まれて硬膜下腔に残ることがある。この被膜は出血しやすく再出血を繰り返して，血腫が徐々に増大する特徴をもつ。このため治療の時期が遅れると，意識障害，頭痛，嘔気，片麻痺，失語，知能障害などの症状が出現し，さらに放置すると死亡することもある。

(2) 頭部外傷の臨床評価：ボトムアップ/トップダウン・アプローチ

(a) トップダウン・アプローチによる頭部外傷の臨床評価

①観察による評定尺度

●注意評価スケール［表6］[8]

　これは，日本版で信頼性と妥当性が検討されており，生活場面での注意障害を理解するには有益である。

●Moss Attention Rating Scale 日本語版（MARS）［表7］[9]

　日本版で信頼性と妥当性が検討されており，因子得点も算出できる特徴がある。多職種で使用でき，注意障害の検出に優れた評価スケールであることが示されている。

●意欲と注意および気分に関する行動評価表［表8］[10]

　Wood[11] が提示した脳損傷患者の行動評定項目を，坂爪が翻訳し改変したものである。得点が高いほど問題が多いことを示す。

[表6] 注意評価スケール（Ponsford and Kinsella's Attentional Rating Scale）の日本語訳（先崎らによる）

	注意の分類	まったく認められない	時として認められる	時々認められる	ほとんどいつも認められる	絶えず認められる
		0	1	2	3	4
①眠そうで，活力に欠けてみえる	覚度					
②言われないと何事も続けられない	持続性					
③長時間宙をじっと見つめている	選択性（情報処理速度）					
④すぐに疲れる	選択性（情報処理速度）					
⑤落ち着きがない	選択性（情報処理速度）					
⑥1つのことに長く集中して取り組めない	覚度					
⑦動作がのろい	覚度					
⑧言葉での反応が遅い	選択性（転導性亢進）					
⑨頭脳的な作業（計算など）が遅い	選択性（転導性亢進）					
⑩1つのことに注意集中するのが困難	選択性（分配性）					
⑪すぐに注意散漫になる	選択性（分配性）					
⑫1度に2つ以上のことに注意を向けられない	選択性（分配性）					
⑬注意をうまく向けられないために間違いをおかす	持続性					
⑭何かする際に細かいことが抜けてしまう（誤る）	持続性					
合計（　　／56）						

（先崎章・他：臨床的注意評価スケールの信頼性と妥当性の検討．総合リハ25：567-573, 1997. より改変）

[表7] Moss Attention Rating Scale 日本語版（MARS）

A. 被検者氏名＿＿＿＿＿＿＿＿ ID#＿＿＿＿＿＿＿＿
B. 評価者＿＿＿＿＿＿＿＿
C. OT／PT／ST／Nrs／CP／CW（いずれかに○をつけなさい）
D. 観察する次の3日のうち2日間に基づいた評定を完成させなさい。

＊注）もしあなたが3日間すべてその患者に従事していたのであれば、2日目と3日目に基づいた評定をしなさい。評価対象とした3日間の日付を右欄に記述しなさい。

 ＆

E. その2日間について、他の評価者と一緒に治療を行っている時の観察を含んでいましたか（どちらかに○をつけなさい）

F. はい／いいえ

下記の番号（1～5）を用いて、評価対象者に各記述がどの程度当てはまるのかを評定しなさい。空欄が生じないように全ての項目に答えなさい。答えに確信がない場合、あなたが最も当てはまると思うものを選びなさい。

1＝明らかに当てはまらない
2＝大部分で当てはまらない
3＝時には当てはまるが、時には当てはまらない
4＝大部分で当てはまる
5＝明らかに当てはまる

1. ＿＿ 何もしていない時には落ち着きがなく、そわそわしている
2. ＿＿ 関連のない、または話題から外れたコメントを差し挟むことなく、会話を継続する
3. ＿＿ 中断したり、集中力を失うことなく、数分間課題や会話を継続する
4. ＿＿ 他にしなければならないこと、考えなければならないことがある時には、課題の遂行を中断する
5. ＿＿ 課題に必要な物が、例え目に見え、手の届く範囲内にある場合でもそれを見落としてしまう
6. ＿＿ その日の早い時間、または休憩後の作業能力が最もよい
7. ＿＿ 他人とのコミュニケーションを開始する
8. ＿＿ 促さないと、中断後、課題に戻らない
9. ＿＿ 近づいてくる人の方を見る
10. ＿＿ 中止するように言われた後も活動や反応を継続する
11. ＿＿ 次のことを始めるために、スムーズに課題や段階を中断できる
12. ＿＿ 現在の課題や会話ではなく、近くの会話に注意が向く
13. ＿＿ 能力の範囲内にある課題に着手しない傾向にある
14. ＿＿ 課題においては分後にスピードや正確性が低下するが、休憩後に改善する
15. ＿＿ 類似した活動における作業能力が、日によって一貫しない
16. ＿＿ 現在の活動を妨げる状況に気づかない（例：車椅子がテーブルに衝突する）
17. ＿＿ 以前の話題や行動を保持する
18. ＿＿ 自身の作業の結果における誤りに気づく
19. ＿＿ （適切か否かにかかわらず）指示がなくても活動に着手する
20. ＿＿ 自身に向かうような対象物に反応する
21. ＿＿ ゆっくりと指示が与えられた時、課題の遂行が改善する
22. ＿＿ 課題と関係のない近くにある物に触ったり、使い始めたりする

因子	項目No	因子合計	因子得点
落着きのなさ・注意散漫	1, 10, 12, 17, 22	/25	/5
開始	7, 13, 19	/15	/5
持続性・一貫性	6, 14, 15	/15	/5

＊因子得点＝因子合計／項目数

総合得点	/110
logit score	/100

＊logit scoreは別紙換算表参照

〈変換後得点欄の網掛け〉
逆の表現が使用されており、点数変換を必要とする項目。
6から評定点を差し引いた点数（6 − x）に変換する。

変換後得点
1. □ → 落着きのなさ／注意散漫 □
2. □
3. □ → 開始
4. □ → 落着きのなさ／注意散漫 □
5. □
6. □ → 持続性・一貫性 □
7. □ → 開始 □
8. □ → 落着きのなさ／注意散漫 □
9. □
10. □ → 落着きのなさ／注意散漫 □
11. □ → 開始 □
12. □ → 落着きのなさ／注意散漫 □
13. □ → 開始 □
14. □ → 持続性・一貫性 □
15. □ → 持続性・一貫性 □
16. □
17. □ → 落着きのなさ／注意散漫 □
18. □
19. □ → 開始 □
20. □
21. □
22. □ → 落着きのなさ／注意散漫 □

因子合計　因子合計　因子合計

総合得点 □

（澤村大輔・他：Moss Attention Rating Scale 日本語版の信頼性と妥当性の検討. 高次脳機能研究32：533-541, 2012. より）

[表8] 意欲と注意および気分に関する行動評価表

Ⅰ　意欲と注意	ほとんどない	たまにある	ときどきある	しばしばある	いつもある
①促さないと自分からは動こうとしない	1	2	3	4	5
②自分からは自発的に会話しようとしない	1	2	3	4	5
③まわりからの働きかけが少ないと眠ってしまう	1	2	3	4	5
④表情の動きが少ない	1	2	3	4	5
⑤動作や動きがゆっくりで遅い	1	2	3	4	5
⑥多動的（落ち着きがない）	1	2	3	4	5
⑦寡動的（動きが少ない）	1	2	3	4	5
⑧課題から簡単に気がそらされる	1	2	3	4	5
⑨集中力がない（周りに気をそらされるような刺激がないにもかかわらず）	1	2	3	4	5
⑩他人がそばにいたり，他人から話しかけられたりしても，無頓着（気にしない）	1	2	3	4	5
⑪"スイッチ・オフ"のようにみえる（ぼんやりしている）	1	2	3	4	5
⑫持っている能力を自分から使おうとしない	1	2	3	4	5
Ⅱ　気分					
①まわりの人にとけこもうとしない	1	2	3	4	5
②ちょっとした注意や指示に対して不適当に反応する	1	2	3	4	5
③気分が不安定で変わりやすい	1	2	3	4	5
④いつも沈んでいるようにみえる	1	2	3	4	5
⑤いつも意気盛んにみえる	1	2	3	4	5
⑥過度に泣いたり，あるいは笑ったりする	1	2	3	4	5
⑦笑ったり微笑んだりすることがない	1	2	3	4	5
⑧感情の動きが少ない（平板）	1	2	3	4	5
⑨感情の動きが不適当（その場にそぐわないような感情を示す）	1	2	3	4	5
⑩暖かみが感じられない	1	2	3	4	5
⑪無関心（感情的に）	1	2	3	4	5

*ほとんどない　1点，たまにある　2点，ときどきある　3点，しばしばある　4点，いつもある　5点で判定
（Wood RLI：Brain Injury Rehabilitation：A Neurobehavioural Approach. p186, Croom Helm, London & Sydney, 1987／坂爪一幸：自立を妨げる精神機能障害とは——感情・意欲・注意障害など．福井圀彦・他編著，脳卒中最前線，第4版——急性期の診断からリハビリテーションまで．pp317-331，医歯薬出版，2010．より）

②興味・関心の確認

●面接での聴取
　言語的な疎通性が得られる状態では，面接や会話のなかで本人の興味や関心について聴取するのが一般的である。

●やる気スコア[12] [表9]
　脳卒中後に出現しやすい自発性の低下を主体としたApathy（アパシー，無感情）という状態があるが，類似した状態である抑うつは感情障害因子であり，アパシーは身体行動因子であり異なった病態であると考えられている[13]。やる気スコアは，脳卒中後の意欲低下についてApathy scaleを翻訳して作成された評価方法で，問診方式と自己記入式のどちらでも実施できる。16点以上をアパシーと評価する。

●興味・関心チェックシート [表10]
　Matsutsuyu[14]の開発したThe interest check listを基に，日本作業療法士協会の生活行為向上マネジメントのプロジェクトメンバーが紹介している[15]。当該チェックシートは，現在している，してみたい，する・しない・できる・できないにかかわらず，「興味がある」の3つに分類し該当する項目をチェックしてもらうことで，本人の興味・関心について確認することができる。

[表9] やる気スコア

	全くない	少し	かなり	大いに
①新しいことを学びたいと思いますか？	0	1	2	3
②何か興味を持っていることがありますか？	0	1	2	3
③健康状態に関心がありますか？	0	1	2	3
④物事に打ち込めますか？	0	1	2	3
⑤いつも何かしたいと思っていますか？	0	1	2	3
⑥将来のことについての計画や目標を持っていますか？	0	1	2	3
⑦何かをやろうとする意欲はありますか？	0	1	2	3
⑧毎日張り切って過ごしていますか？	0	1	2	3
⑨毎日何をしたらいいか誰かに言ってもらわなければなりませんか？	0	1	2	3
⑩何事にも無関心ですか？	0	1	2	3
⑪関心を惹かれるものなど何もないですか？	0	1	2	3
⑫誰かに言われないと何にもしませんか？	0	1	2	3
⑬楽しくもなく，悲しくもなくその中間位の気持ちですか？	0	1	2	3
⑭自分自身にやる気がないと思いますか？	0	1	2	3

合計 _____
16点以上をapathyありと評価

（岡田和悟・他：やる気スコアを用いた脳卒中後の意欲低下の評価．脳卒中20：318-323，1998．より）

[表10] 興味・関心チェックシート

氏名：_____　年齢：____歳　性別（男・女）　記入日：H___年___月___日

　表の生活行為について，現在しているものには「している」の列に，現在していないがしてみたいものには「してみたい」の列に，する・しない，できる・できないにかかわらず，興味があるものには「興味がある」の列に○を付けてください。どれにも該当しないものは「している」の列に×をつけてください。リスト以外の生活行為に思いあたるものがあれば，空欄を利用して記載してください。

生活行為	している	してみたい	興味がある	生活行為	している	してみたい	興味がある
自分でトイレへ行く				生涯学習・歴史			
一人でお風呂に入る				読書			
自分で服を着る				俳句			
自分で食べる				書道・習字			
歯磨きをする				絵を描く・絵手紙			
身だしなみを整える				パソコン・ワープロ			
好きなときに眠る				写真			
掃除・整理整頓				映画・観劇・演奏会			
料理を作る				お茶・お花			
買い物				歌を歌う・カラオケ			
家や庭の手入れ・世話				音楽を聴く・楽器演奏			
洗濯・洗濯物たたみ				将棋・囲碁・ゲーム			
自転車・車の運転				体操・運動			
電車・バスでの外出				散歩			
孫・子供の世話				ゴルフ・グランドゴルフ・水泳・テニスなどのスポーツ			
動物の世話				ダンス・踊り			
友達とおしゃべり・遊ぶ				野球・相撲観戦			
家族・親戚との団らん				競馬・競輪・競艇・パチンコ			
デート・異性との交流				編み物			
居酒屋に行く				針仕事			
ボランティア				畑仕事			
地域活動（町内会・老人クラブ）				賃金を伴う仕事			
お参り・宗教活動				旅行・温泉			

生活行為向上マネジメント

本シートの著作権（著作人格権，著作財産権）は一般社団法人日本作業療法士協会に帰属しており，本シートの全部又は一部の無断使用，複写・複製，転載，記録媒体への入力，内容の変更等は著作権法上の例外を除いて禁じます。

③質問紙による評定尺度

●日常記憶チェックリスト［表11-1, 2］[16]

リバーミード行動記憶検査（RBMT）に添付されている日常生活上の記憶に関するチェックリストである。日常生活での記憶障害の影響について，患者と家族ないしは信頼できる介護者などの周囲の関係者とに実施してもらい，患者本人と周囲の評価とのギャップをおさえておく。

[表11-1] 日常記憶チェックリスト（EMC）

記入法：最近１カ月間の生活の中で，以下の13の項目がどのくらいの頻度であったと思いますか。右の４つ（全くない，時々ある，よくある，常にある）の中から最も近いものを選択して，その数字を○で囲んで下さい。				
	全くない	時々ある	よくある	常にある
①昨日あるいは数日前に言われたことを忘れており，再度言われないと思い出せないことがありますか？	0	1	2	3
②つい，その辺りに物を置き，置いた場所を忘れてしまったり，物を失くしたりすることがありますか？	0	1	2	3
③物がいつもしまってある場所を忘れて，全く関係のない場所を探したりすることがありますか？	0	1	2	3
④ある出来事が起こったのがいつだったかを忘れていることがありますか？（＊）	0	1	2	3
⑤必要な物を持たずに出かけたり，どこかに置き忘れて帰ってきたりすることがありますか？	0	1	2	3
⑥自分で「する」と言ったことを，し忘れることがありますか？	0	1	2	3
⑦前日の出来事の中で，重要と思われることの内容を忘れていることがありますか？	0	1	2	3
⑧以前に会ったことのある人たちの名前を忘れていることがありますか？	0	1	2	3
⑨誰かが言ったことの細部を忘れたり，混乱して理解していることがありますか？	0	1	2	3
⑩一度，話した話や冗談をまた言うことがありますか？	0	1	2	3
⑪直前に言ったことを繰り返し話したり，「今，何を話していましたっけ」などと言うことがありますか？	0	1	2	3
⑫以前，行ったことのある場所への行き方を忘れたり，よく知っている建物の中で迷うことがありますか？	0	1	2	3
⑬何かしている最中に注意をそらす出来事があった後，自分が何をしていたか忘れることがありますか？	0	1	2	3
			得点	／39点

（＊）の例：昨日だったのか，先週だったのか

（綿森淑子・原寛美・宮森孝史・江藤文夫 日本版著者：日本版リバーミード行動記憶検査——解説と資料，2015年改訂版．p21，千葉テストセンター，2015．より）

[表11-2] 日常記憶チェックリスト（EMC）の成績

対象群	健常群	患者群	
評価形式	自己評価	自己評価	介護者評価
59歳以下（平均±標準偏差）	9.2±4.4	11.6±7.7	14.2±9.9
60歳以上（平均±標準偏差）	11.6±5.4	8.8±6.2	17.0±9.3
全体（平均±標準偏差）	10.3±5.0	13.1±7.1	15.7±9.7

（綿森淑子・原寛美・宮森孝史・江藤文夫 日本版著者：日本版リバーミード行動記憶検査——解説と資料，2015年改訂版．p22，千葉テストセンター，2015．より）

●遂行機能障害の質問表[17]

日本版BADS 遂行機能障害症候群の行動評価に添付されている質問紙で，日常生活での遂行機能に起因する問題について，生活健忘チェックリストと同様に，患者本人と周囲の評価とのギャップを把握できる。

●Community Integration Questionare（CIQ）[表12][18]

頭部外傷患者の地域社会における復帰度の評価表で，家庭，社会，生産活動の3カテゴリーの質問で構成されている。電話で患者の代わりに家族が回答可能な質問で，短時間で実施できる簡便な評価である。

[表12] Community integration questionare（CIQ）

[家庭調整]
①家事に必要な雑貨をだれが買い物するか？
②だれが食事の準備をするか？
③毎日の家事をだれがやっているか？
④子供たちの世話はだれがやっているか？
⑤家族や友人たちとの交流をだれが計画しているか？
[社会参加]
⑥預金や支払いなど経済的事務はだれがやっているか？ 月に何回外出し，以下の活動を行っているか？
⑦買い物
⑧映画，スポーツ，食事などのレジャー活動
⑨友人や親類への訪問
⑩レジャー活動の際に，一人か，他の人と一緒か？
⑪信頼できる親友はいるか？
[生産活動への参加]
⑫どのくらいの頻度で旅行をするか？
⑬就労に関して最も適切な状況はどれか？ 　完全就労（週20時間以上） 　パート就労（週20時間以下） 　未就労，求職中 　未就労，求職中でない 　当てはまらない，高齢で引退している 　ボランティア活動中
⑭就学あるいは訓練プログラムに関して最も適切な状況はどれか？ 　完全就学 　パート就学 　学校や訓練プログラムに就いていない
⑮これまで，どのくらいの頻度でボランティア活動に従事してきたか？

*地域社会での統合状況を量的に評価するもので，3つの要素で15項目からなっている。各質問項目を1～3段階，あるいは0～5の6段階に評価する。

(Willer B et al.：The Community Integration Questionnare：a comparative examination. Am J Phys Med Rehabil 73：103-111, 1994／栢森良二：頭部外傷における予後予測. 臨床リハ7：357-368, 1998. より)

(b) ボトムアップ・アプローチによる頭部外傷の臨床評価

■ 神経学的評価

必要に応じて，脳神経の検査を実施する。特に，視覚・聴覚に関する検査は実施したほうがよい。

■ 神経心理学的評価

● 意識障害の評価

覚醒度の評価が中心で，グラスゴーコーマスケール（Glasgow coma scale：GCS）やJCS（Japan coma scale）を用いる。GCSは，開眼反応（eye opening：E），言語による応答（verbal response：V），運動機能（motor response：M）の3つの機能に分け，それぞれの最良反応の合計点で意識レベルを評価する（第Ⅱ部1「脳血管疾患」[表4] 参照）。頭部外傷の予後判定に利用価値が高いといわれ，世界各国で用いられている。

JCSは，①覚醒している意識障害，②覚醒しうる意識障害，③覚醒しえない意識障害の3群に覚醒の程度で大別し，さらに，各群を3段階に分類し，合計9段階としている [表13]。

● 軽症意識障害の評価

[表13] の赤枠の状態，すなわちほぼ覚醒している意識障害では，軽症意識障害の12項目評価法[19] [表14] を用いる。

[表13] Japan Coma Scale（赤枠が軽症意識障害）

■観察項目および評価法

覚醒の有無	目の状態（刺激前（刺激の種類）刺激後）	意識レベル（大分類）	刺激に対する反応	意識レベル（小分類）
覚醒している（青信号）	（言葉）	1桁	大体清明だが，今一つはっきりしない。	1 または Ⅰ-1
			時・人・場所が分からない（失見当識）。	2　Ⅰ-2
			名前，生年月日が言えない。	3　Ⅰ-3
刺激を加えると覚醒する（刺激をやめると眠りこむ）（黄信号）	（痛み）（言葉）	2桁	普通の呼びかけで，容易に開眼する。*合目的な運動（例えば右手を握れ，離せ）をするし言葉も出るが，まちがいが多い。	10　Ⅱ-1
			大きな声，または体をゆさぶることにより開眼する。*簡単な命令に応じる。例えば離握手。	20　Ⅱ-2
			痛み刺激を加えつつ呼びかけを繰り返すと，かろうじて開眼する。	30　Ⅱ-3
刺激を加えても覚醒しない（赤信号）	（痛み）	3桁	痛み刺激にはらいのける動作をする。	100　Ⅲ-1
			痛み刺激に少し手・足を動かしたり，顔をしかめる。	200　Ⅲ-2
			痛み刺激に全く反応しない。	300　Ⅲ-3

[表14] 軽症意識障害の12項目評価法

					第　　回評価 平成　年　月　日実施
ID No.　−　−　　　M・T・S・H　年　月　日生（　歳）　　　（第　病日）						
氏名　　　　　　　　　M・F　教育歴：　　　　　　　　職業歴：						
診断名					

①呼名・挨拶への反応	おはよう○○さん,具合はいかが?	3)全く反応なし	2)多少の反応あり	1)かなりの反応あり	0)ほぼ正常
②見当識（場所）	ここがどこかわかりますか?	3)全く反応なし	2)自宅と病院の区別ができる	1)病院名がわかる	0)ほぼ正常
③見当識（季節）	今の季節は何ですか?	3)季節がわからない	−	−	0)季節がわかる
④見当識(人)	身近な人を指して,この人は誰ですか?	3)全く反応なし	2)周囲のものがわかる （1人でも正解ならよし）	1)医療関係者がわかる	0)ほぼ正常
⑤意欲	家や仕事のことが気になりますか?	3)反応なし	2)うなずく （内容を伴わない）	1)何らかの意欲がみられる	0)ほぼ正常
⑥知識	いとこを説明してください	3)答えられない	2)説明するがまるでダメ	1)了解可能な範囲の解答	0)正解
⑦計算力	100から順々に7を引き算してください	3)100−7　10秒待っても答なし	2)100−7　答をいうが間違う	1)100−7が正しく答えられる	0)93−7　が正しく答えられる
⑧声の調子		3)聞き取れず	2)とぎれとぎれ	1)不活発	0)ほぼ正常
⑨診察中の態度		3)協力得られず(3/3ダメ)	2)困難(2/3ダメ)	1)やや困難（1/3ダメ）	0)ほぼ正常
⑩自発動作		3)なし	2)無目的動作あり	1)目的を伴った動作をするが正常ではない	0)ほぼ正常（身辺処理をする）
⑪自発発語		3)うめき声程度まで	2)痛いなど数語,無意味語	1)簡単な言葉	0)ほぼ正常
⑫注意	目の動きでみる	3)なし	2)呼びかけに目を向ける	1)追視できる	0)ほぼ正常

／36点

軽症意識障害の重症度
軽度の軽症意識障害　　11〜1点
中等度の軽症意識障害　23〜12点
重度の軽症意識障害　　36〜24点

（佐野圭司・間中信也・喜多村孝一・他：軽症意識障害の評価方法に関する統計的研究——評価尺度の妥当性および簡便実用尺度の検討．神経進歩26：800−814, 1982. より改変）

●注意機能の評価

- **標準注意検査法**[20]（Clinical assessment for attention：CAT）[表15]

注意の体系的な検査で，①Span（Digit Span〈数唱〉，Taping Span〈視覚性スパン〉），②Cancellation and detection test（Visual cancellation task〈視覚性抹消課題〉，Auditory detection task：ADT〈聴覚性検出課題〉），③Symbol digit modalities test（SDMT），④Memory update test（記憶更新検査），⑤Paced auditory serial addition test（PASAT），⑥Position stroop test（上中下検査），⑦Continuous performance test（CPT）の7種の検査から構成されている[★4]。

●記憶機能の評価

- **Galveston見当識・記憶テスト**（Galveston orientation and amnesia test：GOAT）[21][表16]

見当識の検査であり，76点以上が正常で，75点以下の状態が2週間以上持続すると予後不良とされている。

- **日本版リバーミード行動記憶検査**[22][表17]

顔と姓名，約束，道順と要件など日常生活に近い状況での評価が特徴である。

- **WMS-Rウエクスラー記憶検査**[23]

言語を使った問題と図形を使った問題で構成され，13の下位検査がある。言語性記憶・視覚性記憶・一般的記憶（言語・視覚の両記憶の総合）・注意／集中力・遅延再生の各指標を算出できる特徴がある。

> **One Point**
>
> ★4 標準注意検査法
> ①は，単純な注意の範囲や強度，短期記憶の検討，②は，視覚的および聴覚的な選択的注意の検査，③〜⑥は，注意の配分能力，変換能力および制御能力が大きく関与している課題であり，特に上中下検査では注意の監視機能が反映される。⑦は，持続的注意の検討が可能である。なお，ADTとPASATでは音声収録がなされたCDを，CPTではパソコンが必要とされる。検査時間が1時間以上かかり，患者負担とともに変動する注意機能を反映しづらいという側面があるので，患者負担を見極めつつ，可能な限り分割して実施することをすすめる。この検査のメリットは，標準化された検査，つまり同一患者の経時的変化をとらえるだけでなく，健常者との乖離が測定でき回復の程度を検討できることである。なお，注意機能を検討する際の背景となりうる意欲に関しても，同時に標準化されているので生活場面での評価には参考となる。

[表15] 標準注意検査法（Clinical Assessment for Attention：CAT）

	下位検査項目	測定可能な注意の側面
①	Span ・Digit span（数唱） ・Taping span（視覚性スパン）	単純な注意の範囲や強度，短期記憶の課題
②	Cancellation and detection test ・Visual cancellation task（視覚性抹消課題） ・Auditory detection task：ADT（聴覚性検出課題）	視覚的および聴覚的な選択的注意の課題
③	Symbol digit modalities test（SDMT）	注意の配分能力，変換能力および制御能力が大きく関与している課題 （⑥は特に注意の監視機能）
④	Memory update test（記憶更新検査）	
⑤	Paced auditory serial addition test（PASAT）	
⑥	Position stroop test（上中下検査）	
⑦	Continuous performance test（CPT）	持続性注意の課題

＊ADTとPASATでは音声収録がなされたCDを，CPTではパソコンが必要
（日本高次脳機能障害学会編：標準注意検査法・標準意欲評価法．p 5，新興医学出版社，2006．より）

[表16] Galveston Orientation and Amnesia Test（GOAT）

氏名＿＿＿＿＿＿＿＿＿＿＿＿＿＿＿＿＿＿　検査日時　　年　　月　　日（　曜日）
年齢＿＿＿歳　性別　男・女　　　　　　　午前・午後＿＿＿時＿＿＿分＿＿＿
生年月日＿＿＿年＿＿月＿＿日＿＿＿＿＿
診断＿＿＿＿＿＿＿＿＿＿＿＿＿＿＿＿＿　受傷日：＿＿＿年＿＿月＿＿日＿

Galveston見当識・健忘検査（GOAT）

正しく答えられない時，（　）内の点数を減点として右の欄に記入。
反応内容は，入院後に周囲から聞き知ったものでも，正しければ良い。

1. 氏名を言って下さい（姓名ともに言えなければ2点減点）＿＿＿＿＿＿＿＿＿＿＿
   誕生日はいつですか（4）＿＿＿＿＿＿＿＿＿＿＿＿＿＿＿＿＿＿＿＿＿＿＿
   どこにお住まいですか（市区町村名）（4）＿＿＿＿＿＿＿＿＿＿＿＿＿＿＿＿
2. ここはどこですか：市区町村名（5）＿＿＿＿＿＿＿＿＿＿＿＿＿＿＿＿＿＿
   「病院にいる」と答える（5）＿＿＿＿＿＿＿＿＿＿＿＿＿＿＿＿＿＿＿
3. いつこの病院に入院しましたか（5）＿＿＿＿＿＿＿＿＿＿＿＿＿＿＿＿＿＿
   どうやってここに来ましたか（5）＿＿＿＿＿＿＿＿＿＿＿＿＿＿＿＿＿＿＿
4. 事故にあってから，思い出せる最初の出来事は何ですか[*1]（5）＿＿＿＿＿＿＿

   その出来事について，例えば，日時や一緒にいた人など詳しく述べてください（5）

5. 事故にあう前で思い出せる最近の出来事について述べてください[*2]（5）＿＿＿＿

   その出来事について，例えば，日時や一緒にいた人など詳しく述べてください（5）

6. 今，何時何分ですか（30分ずれる毎に1点減点，5点まで減点）
7. 今日は何曜日ですか（1日ずれる毎に1点減点，3点まで減点）
8. 今日は何日ですか（1日ずれる毎に1点減点，5点まで減点）
9. 今，何月ですか（1か月ずれる毎に5点減点，15点まで減点）
10. 今年は何年ですか（1年ずれる毎に10点減点，30点まで減点）

　　　　　　　　　　　　　　　　　　　　　　　　　合計減点数
　　　　　　　　　　　　　　GOAT総得点（100－合計減点数）

GOAT総得点≦75のとき外傷後健忘が続いていると判断する。
[*1]：気がついたら病室にいたなど。　[*2]：直前に車を運転していたなど。

(Levin HS, et al：The Galveston orientation and amnesia test：a practical scale to assess cognition after head injury. *J Nerve Ment Dis* 167：675-684, 1979. より)

[表17] 日本版リバーミード行動記憶検査

下位検査課題	検査内容	下位検査項目番号
①姓名	顔写真を見せてその人の姓名を記憶させ，遅延を置いた後に再生させる課題	1 & 2
②持ち物	被験者の持ち物を借りて隠し，検査終了後に被験者にその持ち物の返却を要求させる課題	3
③約束	20分後にタイマーをセットし，タイマーが鳴ったら決められた質問をする約束の記憶	4
④絵	絵を呼称させ，遅延後に再認させる	5
⑤物語（直後・遅延）	短い物語を聞かせ，直後再生と遅延再生をさせる	6a, 6b
⑥顔写真	顔写真を見せて性別と年齢についての判断をさせ，遅延後に再認させる	7
⑦道順（直後・遅延）	部屋の中に一定の道順を設定し，検者がたどるのを覚えさせ，直後と遅延後に被験者にたどらせる	8a, 8b
⑧用件（直後・遅延）	⑦で道順をたどる途中である用件を行う，用件の記憶	9a, 9b
⑨見当識と日付	日付などの見当識を尋ねる	10 & 11

(綿森淑子・原寛美・宮森孝史・江藤文夫　日本版著者：日本版リバーミード行動記憶検査——解説と資料，2015年改訂版．千葉テストセンター，2015．をもとに作成)

- **三宅式記銘力検査**

  簡便に行える聴覚性言語性記憶検査で，意味的関連の深い名詞（有関係対語）10対と意味的関連の希薄な名詞（無関係対語）10対から構成されている。正答数，誤答数，回答時間などから記銘力を評価できる[24]。

- **BVRTベントン視覚記銘検査**

  言語記銘でなく図版記銘のテストである。1つの図版形式は10枚の図版からできており，同質の図版形式が3種類ある。誤謬数は省略・ゆがみ・保続・回転・置違い・大きさの誤りの6部門（63種）に分類される。採点は客観的で迷うようなことはない。

● 前頭葉機能・遂行機能の評価

- **FAB（Frontal assessment battery）**[25]

  FABの得点は，後方脳を障害されても低下するとされているので，前頭葉機能に特異的な検査とはいえない。しかし，比較的高いレベルの脳機能の状態を把握することはできるので，実施する価値はある。

- **日本版BADS 遂行機能障害症候群の行動評価**[17]

  カードや道具を使った6種類の下位検査と1つの質問紙から構成され，各下位検査は，0点〜4点で評価され，全体の評価は各下位検査の評価点の合計，すなわち24点満点でプロフィール得点を算出できる。さまざまな状況での問題解決能力を総合的に評価できる点に特徴がある。

● 構成能力の評価

コース立方体組み合せテストは，近年では軽度認知機能障害（MCI）のスクリーニング検査としても利用されている。積み木を並べるというシンプルな作業で，構成活動の具体的操作面の評価ができる検査である。

● 思考の評価

- **日本版レーヴン色彩マトリックス検査（Raven's colored progressive materices）**[26]

  ①推論を要求しない「マッチング課題」（同一性），②帰納的推論を求める「図形的推論課題」（対照性），③演繹的推論を求める「分析的推論課題」（類推性），の3カテゴリーで構成されている。

- **WAIS-Ⅲ成人知能検査**[27]

  言語性IQ（VIQ），動作性IQ（PIQ），全検査IQ（FIQ）の3つのIQに加え，「言語理解（VC）」「知覚統合（PO）」「作動記憶（WM）」「処理速度（PS）」の4つの群指数も測定でき，WAIS-Rと比べると一層多面的な把握や解釈が可能である。

● 情動の評価

- **SDSうつ性自己評価尺度（SDS：self-rating depression scale）**[28] [表18]

  抑うつ状態の評価に用いる。うつ病の評価には，HDRS（Hamilton Depression Rating Scale）を用いる。

- **POMS 2 日本語版（Profile of mood states 2nd edition）**[29]

  怒り—敵意，混乱—当惑，抑うつ—落ち込み，疲労—無気力，緊張—不安，活気—活力，友好の7尺度と，ネガティブな気分状態を総合的に表すTMD得点から，所定の時間枠における気分状態を評価できる。

[表18] SDSうつ性自己評価尺度

質問	全く該当せず1点	該当する 軽度2点	該当する 中等度3点	該当する 高度4点	点数
①気が沈んで憂うつだ。					
②朝方はいちばん気分が悪い。					
③泣いたり，泣きたくなる。					
④夜よく眠れない。					
⑤食欲がない。					
⑥性欲がない（独身者：異性に対する関心がない）。					
⑦やせてきたことに気づく。					
⑧便秘している。					
⑨ふだんよりも動悸がする。					
⑩何となく疲れる。					
⑪気持ちがいつもさっぱりしていない。					
⑫いつもと変わりなく仕事ができない。					
⑬落ち着かずじっとしていられない。					
⑭将来に希望がない。					
⑮いつもよりイライラする。					
⑯たやすく決断できない。					
⑰役に立つ働ける人間だと思わない。					
⑱生活が充実していない。					
⑲自分が死んだほうが，他の者は楽に暮らせると思う。					
⑳日頃していることに満足していない。					

（福田一彦・小林重雄：SDSうつ性自己評価尺度．三京房，1983．より）

■──身体機能の評価

高次脳機能に偏ることなく，以下の身体機能の各項目も評価する。

①筋緊張：Modified Ashworth Scaleにて筋緊張の状態を把握する
②反射：深部腱反射と病的反射を実施する
③随意運動：意識障害が回復したら，ブルンストロームの回復段階（Brunnstrom's Recovery Stage：BRS）で麻痺の回復段階を評価する。随意運動がほとんど障害されていない場合は，MMTで筋力評価も行う
④協調運動：鼻指鼻試験，転換運動検査，位置保持テスト，線引き試験などの協調運動の検査や，振戦やヒョレアなどの不随意運動の検査を行う
⑤感覚：意識障害から回復したら，表在および深部の体性感覚を評価する★5
⑥ROM：基本は他動的な範囲であるが，上肢などは自動でどこまでリーチできるかを把握する
⑦上肢機能：簡易上肢機能検査（STEF）にて実施する

One Point

★5 意識障害時の麻痺の判別のポイント

意識障害がある状態でも，痛覚刺激に対する反応，arm dropping test や leg dropping testで大まかには麻痺の有無がわかる[30]。

■──ADL評価

●FIM
障害を問わず，一般的なADLの評価法である．5つの認知項目が含まれている点が特徴である．

●FAM [31,32]
FIMに認知，行動，コミュニケーション，社会的活動にわたる12項目を追加し，頭部外傷用に拡張したADL評価法である．

●DRS（Disability rating scale）[表19] [18]
覚醒レベルと反応性，食事・排泄・整容のための認知能力，身体的自立度，社会心理的適応度（就労の可能性）の4つのカテゴリー，8項目を量的に評価したものである．0～29点の総合点があり，0点が障害なし，30点を死亡としている．

[表19] Disability rating scale（DRS）

●TBIの予後予測に必要な評価表(5)　DRS

カテゴリー	項目
覚醒レベルと反応性	開眼反応 言語反応 運動反応
ADLに対する認知能力 （運動障害を考慮しない）	食事 排泄 整容
身体的自立度	介助度
社会心理的適応度	就労／就学レベル

開眼反応		運動反応		言語反応		DRスコア	障害レベル
自発的に開眼	0	指示に従う	0	見当識あり	0	0	なし
声かけで開眼	1	刺激を払いのける	1	やや混乱した話	1	1	わずか
痛みで開眼	2	逃避反応	2	意味の通じない言葉	2	2～3	軽度
なし	3	異常屈曲反応	3	意味のない発声	3	4～6	中程度
		異常伸展反応	4	なし	4	7～11	中～重度
		なし	5			12～16	重度
食事，排泄，整容動作に関する認知能力		介助度		就労レベル		17～21	極重度
						22～24	植物状態
完璧にできる	0	完全自立	0	制限なし	0	25～29	極植物状態
一部可能	1	限られた環境で自立	1	制限あり	1	30	死亡
わずかしかできない	2	少しの介助(a)	2	授産者施設	2		
できない	3	中程度の介助(b)	3	就労不能	3		
		ほとんど介助(c)	4				
		全介助(d)	5				
		a：一部介助（訪問ヘルパー） b：中程度介助（同居者） c：付添い介助 d：24時間看護ケアが必要					

障害評価尺度（DRS）は4つのカテゴリーの8項目を量的に評価したものである．0～29点の総合点があり，0点が障害なし，30点を死亡としている．点数が多くなると障害レベルが高くなっている．

（栢森良二：頭部外傷における予後予測．臨床リハ7：357-368, 1998. より）

（3）頭部外傷：ボトムアップ・アプローチ

■——機能障害に対するアプローチ

　頭部外傷では，運動障害が重度の一部の症例を除き，歩行を含めたADLは自立している者が多いことが特徴である。よって，ごく軽傷で短期間に症状の改善が見込まれる例を除いては，認知面や情動面のリハビリテーションが重要となってくる。

　認知面や情動面，すなわち高次脳機能障害の側面のリハビリテーションであるが，まずは，脳の情報処理過程を理解していなければならない。そして，高次脳機能を並列的にとらえるのではなく，階層構造的にとらえることで初めてボトムアップ・アプローチの考え方が成立する。

　[図3][33)]は，高次脳機能の各機能を階層構造だけではなく，情報の入出力も取り入れた概念図である。複雑多岐にわたる高次脳機能を1つひとつ読み解いていくためには，このような概念図が有益であると考える。

　人間と環境との相互作用は，脳への情報の出入力を基礎に考えるとよい。

　[図3]の中央，すなわちinputとoutputの間に示したものが脳である。環境から刺激が脳に入力され，脳内で何らかの情報処理をした後，環境への働きかけとして出力される。これが基本的な情報処理のシステムである。

　この情報処理システムは，認知心理学で扱うことが多く，人間の脳を限りなく複雑な情報処理システムにたとえ，心を情報処理系のソフトウェア，つまりプログラムのようなものと考えている。そこでは，脳の働き，換言すれば人間の身体内部や外界からの情報を処理する心の働きを，環境から入力される情報と環境に働きかける人間の行動との関係から，人間の心的過程を推測することが主眼となる。その心的過程には，**意識・注意，情動，記憶，認知，言語，思考・概念形成，推論・判断，行為の計画，遂行機能などの統合的能力**が想定される。

　このような情報処理の流れとして理解する認知心理学的解釈は，作業行動

[図3] 情報処理過程としての高次脳機能

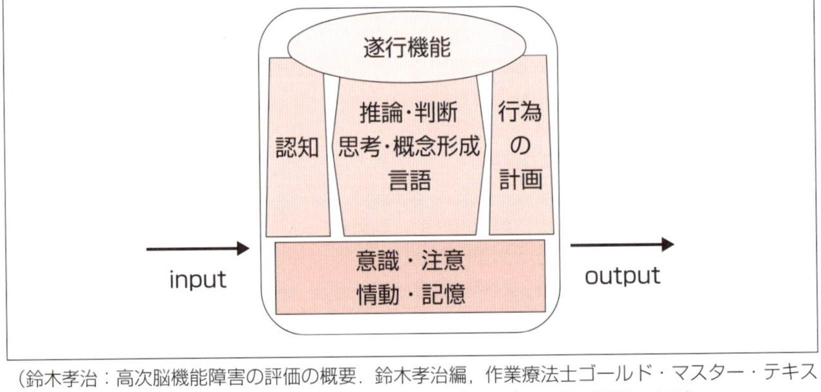

（鈴木孝治：高次脳機能障害の評価の概要. 鈴木孝治編，作業療法士ゴールド・マスター・テキスト7　高次脳機能障害作業療法学，改訂第2版．メジカルビュー社，2016. より）

を評価する上で有益である。まず，情報処理の初期の段階で，感覚レベルの情報入力には，覚醒を中心とする意識や注意，さらには情動が適切に働かなければ情報を入力することが困難である。このため，脳内の最下層に**意識・注意**，**情動**，**記憶**を根本的な機能と位置づけている。

次に，中段の層に移る。感覚レベルの情報を「わかる，理解できる」レベルで処理するのが**認知**であり，これが障害されると失認となる。さらに，情報処理過程の中盤では，認知レベルの情報を，図形などの非言語機能で処理することもあるが，**言語を用いて考え**，**概念を形成し**，**推論し判断を下す**という，より高次の思考を行う。言語機能の障害は失語である。情報処理の終盤の過程では，反応としての行為を組み立てるための**プログラムづくり**の段階があるが，この機能が障害されると，失行などの高次の動作性障害が出現する。

最後に，最上段の層であるが，これらの心的過程にまとまりをもたせ，認知・行為の統合を図る最高次の機能として，**遂行機能**が考えられる。

この心的過程には，入力から出力方向に向けての一方向だけではなく，双方向のよりダイナミックなつながり，さらには，最下段，中段，最上段の間での双方向のつながりのなかで情報の流れが考えられる。脳損傷者の特異な行為には，**知覚と運動との統合過程での障害を思わせる現象が多く**，人の知覚—運動機能は双方向のよりダイナミックなつながりを詳細に検討する必要がある[33]。

(4) 頭部外傷：トップダウン・アプローチ

頭部外傷による脳の広範囲の障害は，脳機能全般に影響を与え，特に最高次である前頭葉の機能不全をもたらす。前頭葉機能の1つである感情面の障害は，最も基盤となる脳機能の障害であり，検査や面接の際に協力を得にくくする要素の1つで，ボトムアップ的な関わりが十分にできないことも多い。

しかし，意欲や興味もすべてが障害されているわけでもなく，覚醒レベルが向上してくるにつれ，何かしら適応的な反応を引き出せることも不可能ではない。このような場合は，観察を中心とした行動学的な側面の評定を基に環境を調整しつつ，本人の希望する作業行動を考慮した上で，できそうな行動に焦点を当ててアプローチしていくことが重要となる★6。

また，1つひとつの活動を達成できるようにするだけではなく，最終的には社会への参加に向けたアプローチに進めるのであり，そこには必ずといっていいほど家族ないしは周囲の関係者の協力が必要であり，そのためにOTは家族への支援も初期から行っていかなければならない。

①観察による行動の評定

行動の特徴を把握するには，前述の注意評価スケール，Moss Attention Rating Scale日本語版（[表7] 参照），意欲と注意および気分に関する行動評

> **One Point**
> ★6 本人の希望する作業行動をどのように導くか？
> 家族や受傷前の状況をよく知っている関係者から，本人の趣味・嗜好などの情報が入手できれば，その情報を基に本人に確認する。また，言語的な疎通性が得られる状況であれば，重要度・遂行度・満足度が明らかにできるCOPMを導入することをすすめる。

価表（[表8] 参照）などを用いて，次に確認すべき患者本人の興味・関心を推測するとよい．具体的には，周囲の人に視線を向けることが多いのか，家具・道具などの物品を見つめることが多いのか，などを手がかりにするとよい．

②環境調整（物的・人的）

●物的環境調整

　最も中心となるのは，刺激の調整である．覚醒はしているものの注意が散漫な状況はよく見受けられると思うが，このような場合は，刺激の遮断が最優先である．静かな個室を利用するか，個室が利用できないようであればパーテーションで仕切るとか，部屋の隅の利用や作業療法の時間帯の変更などで対処するとよい．

　また，逆に覚醒状態も低く，ボーッとした状態に対しては，聴覚・体性感覚（特に運動覚）などの刺激を入力することで覚醒度を向上させ，注意持続時間を向上させることがアプローチの中心となる．覚醒度が低い場合は，閉眼時間が多いため視覚刺激は利用しづらい．

●人的環境調整

　これは主に家族および周囲の関係者の調整および支援である．障害の理解を深めるため，高次脳機能障害の症状と，退院後に予想される生活状況について説明を行う．患者にとって身近な存在である家族の接し方も，社会的行動障害の出現に影響を及ぼすので，心理面へのサポート，退院後の支援についての情報提供を行っていく．

③興味・関心の確認

　健常者でも，嫌いなことや関心のないことには着手しづらいものである．前述した患者への直接的な聴取，やる気スコア（[表9] 参照），興味・関心チェックシート（[表10] 参照）を活用して，1つでも患者本人の興味・関心を把握することが大きなポイントである．

④気づきの促進

　患者教育の基本となるアプローチである．患者本人と家族など周囲の関係者とのギャップの確認から始める．このギャップがあることを認めなければ，病態への気づきは生まれない．この早期より家族など周囲の関係者の協力は欠かせない．

　このギャップを感じられるようになるためには，前述の日常記憶チェックリスト（[表11-1，2] 参照），遂行機能障害の質問表を中心に自己記入もしくは問診で確認する．その結果は，折れ線グラフ化し一目でギャップがわかるようにプロフィールとして本人にみせると気づきが生じやすい [図4]．

⑤認知行動的アプローチ

　原則として，患者の機能や気づきのレベルが低いほど行動的アプローチが中心となり，反対に機能や気づきのレベルが高いほど認知的アプローチの導入が可能となる [図5][34]．以下，衝動コントロールが不良のAnger burst

[図4] 日常記憶チェックリスト（EMC）

	全くない	時々ある	よくある	常にある
①昨日あるいは数日前に言われたことを忘れており、再度言われないと思い出せないことがありますか		1	2	
②つい、その辺りに物を置き、置いた場所を忘れてしまったり、物を失くしたりすることがありますか		1	2	
③物がいつもしまってある場所を忘れて、全く関係のない場所を探したりすることがありますか		1	2	
④ある出来事が起こったのがいつだったかを忘れていることがありますか（＊）		1	2	
⑤必要な物を持たずに出かけたり、どこかに置き忘れて帰ってきたりすることがありますか		1	2	3
⑥自分で「する」と言ったことを、し忘れることがありますか		1	2	
⑦前日の出来事の中で、重要と思われることの内容を忘れていることがありますか		1	2	3
⑧以前に会ったことのある人たちの名前を忘れていることがありますか		1	2	3
⑨誰かが言ったことの細部を忘れたり、混乱して理解していることがありますか		1	2	
⑩一度、話した話や冗談をまた言うことがありますか		1	2	3
⑪直前に言ったことを繰り返し話したり、「今、何を話していましたっけ」などと言うことがありますか		1	2	
⑫以前、行ったことのある場所への行き方を忘れたり、よく知っている建物の中で迷うことがありますか		1	2	3
⑬何かしている最中に注意をそらす出来事があった後、自分が何をしていたか忘れることがありますか		1	2	
		得点		／52点

（＊）の例：昨日だったのか、先週だったのか
●─● 本人　　●─● 家族など周囲の関係者

（綿森淑子・原寛美・宮森孝史・江藤文夫 日本版著者：日本版リバーミード行動記憶検査──解説と資料, 2015年改訂版, p21, 千葉テストセンター, 2015. より一部改変）

[図5] 機能・気づきのレベルによる認知行動的アプローチの方向性

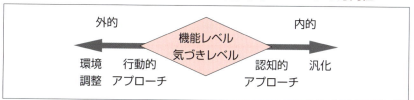

（三村將：社会的行動障害への介入法──精神医学的観点からの整理. 高次脳機能研究29：26-33, 2009. より）

に対する2つのアプローチについて三村[34]のアプローチを紹介する。

　行動的アプローチは、気づきの強化や認知的枠組みの是正を含めた全般的なコーピングで、Anger burstに直面してのアプローチとAnger burstを防ぐための普段のアプローチに分けられる。直面してのアプローチでは、予測、気づき、立ち去りなどの方略があり、防ぐためのアプローチでは、自己チェックや報酬系の活用がポイントである [表20][34]。

　認知的アプローチは、Anger burstが生じるパターンについて考えていくアプローチとAnger burstの帰結について考えていくアプローチに分けられ、前者では怒りの身体的前駆症状を見出し、近い将来を的確に予測できること、後者ではプラス面・マイナス面の記述を基に損得での行動判断がポイントである [表21][34]。

[表20] Anger burstに対する行動的アプローチ

①Anger burstに直面してのアプローチ
- 自問自答：声を出して自分に尋ねる
- Reminding：はっと思い出す
- 小道具の利用：メモ，お守り札，写真etc.
- 環境調整：
- タイムアウト：その場からの立ち去り
- リラクセーション：深呼吸，体を動かすetc.
- Anger-cue card：SOSカードを出す

②Anger burstを防ぐための普段のアプローチ
- 自己チェック：日記etc.の記録
- Reward：トークンエコノミー（自分へのごほうび）

（三村將：社会的行動障害への介入法——精神医学的観点からの整理．高次脳機能研究29：26-33, 2009. より）

[表21] Anger burstに対する認知的アプローチ

①Anger burstが生じるパターンについての認知的アプローチ
- 脳損傷と怒りとの関係を理解する
- 状況因的なストレッサーを見出す
- 怒りの身体的前駆症状を見出す
- 怒りを爆発させないとどうなるか？を考える

②Anger burstの帰結についての認知的アプローチ
- 怒りを爆発させた場合のマイナスを書き出す
- 怒りを抑えられた場合のプラスを書き出す

（三村將：社会的行動障害への介入法——精神医学的観点からの整理．高次脳機能研究29：26-33, 2009. より）

---

⑥社会参加アプローチ

公共交通機関の利用，職場・学校の要素的・模擬的な訓練，家族・職場・学校の職員への症状・障害の特性についての説明，疲労を考慮した段階的な復帰が主なアプローチ内容である。

(5) 頭部外傷の作業療法：クロッシング・アプローチ

One Point

★7 機能障害へのアプローチのプロフェッショナルであるPTとの協働を！

OTの発想は，どちらかというとトップダウン・アプローチであるが，機能障害へのアプローチを実践することも少なからず遭遇する。このよ

ICIDHを用いている時代は，機能障害→能力障害→社会的不利，という疾患に起因する障害を一方向的にとらえて，まさにボトムアップ・アプローチ一辺倒で理解すればよかった。しかし，ICFが普及してきた現代においては，障害を双方向的に，しかも健康な部分（すなわち利点）も十分に評価する考え方が主流となり，トップダウン・アプローチの発想が受け入れられる状況となった★7。

日本の作業療法では，近年，「生活行為向上マネジメント」が始動し，トップダウン・アプローチを推奨しているが，特に，頭部外傷では，機能障害をしっかりととらえていなければ，社会復帰にはつなげられない。すなわち，

[図6] クロッシング・アプローチ

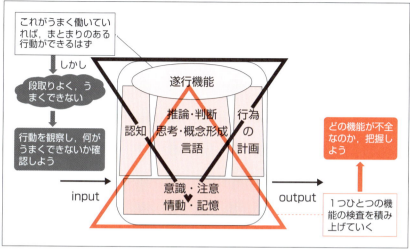

(鈴木孝治:高次脳機能障害の評価の概要.鈴木孝治編,作業療法士ゴールド・マスター・テキスト7 高次脳機能障害作業療法学,改訂第2版.メジカルビュー社,2016.より一部改変)

うな場合は,OTでは全く機能訓練をしないというのではなく,PTとの協働を考えることがチームにとっても有益である。

ここで取り上げるクロッシング・アプローチが重要となり,以下に[図6]を用いて解説する。

　頭部外傷の急性期では,意識,特に覚醒の障害が背景にあり注意機能が全体的に低下しているときは,適切な反応が得られず,何から手を付けていけばよいかがわからないと思う[★8]。遂行機能が十分に働いていれば,まとまりのある行動ができるが,段取りよくうまくできない状況である。そのようなときに威力を発揮するのがトップダウン・アプローチである。ここでは前述した,注意評価スケール([表6]参照),Moss Attention Rating Scale日本語版([表7]参照),意欲と注意および気分に関する行動評価表([表8]参照)などで,観察を中心に行動を把握する。

　しかし,徐々に覚醒度が向上し,周囲の状況を理解しはじめると,患者の意思とは無関係にOTから提案し実施する従来型の機能訓練を思い浮かべるだろうが,ここでまず先にトップダウン・アプローチを導入する。すなわち,インタビューで確認できるレベルとなれば,人的・物的な環境を調整し,患者本人の希望・意思・趣味・嗜好などを考慮したプログラムにしていく。そして,本人の「したい,できる」活動を中心に,「気づき」を促進させ,機能や気づきのレベルに応じて,認知行動的アプローチを使い分けて,将来問題となりうる社会的行動障害に対処していく。

　しかし,本人の「したい,できる」活動を用いて治療を展開していくだけでは,いずれ顕在化してくる分割的注意,記銘力障害を中心とした記憶障害,遂行機能障害の効率的なアプローチを組み立てることが難しい。ここに正確な機能評価,つまり神経心理学的評価を実施することが必要となる。1つひとつの機能検査を積み上げていくことで,どの機能が不全で,何がうまく機能しているのかを把握することである。前述したボトムアップ・アプローチによる神経心理学的評価や身体機能の評価,ADL評価を実施しなければならない。

One Point

★8 思考能力が低下している患者へのアプローチ

認知行動療法的アプローチを基礎に,まずは,患者を一人の人間として理解する姿勢を保つ。つまり,その人の悩みや問題,ストロング・ポイントを確認し,患者と共有する。次に,行動的技法を活用して,優先的に行う活動や好きな活動,楽しめる活動,ルーティンに行う活動などを導入する。ここで,COPMなどを用いると患者・OTともに了解が得られやすく,訓練が導入しやすくなる[35]。

つまり，この神経心理学的評価ができる段階がボトムアップ・アプローチの導入のタイミングで，以後，適宜2つのアプローチを組み合わせ，徐々にトップダウン・アプローチを中心に組み立てていく［図7］。

このように両アプローチの比率を入れ替えるタイミングと，時期に応じた配分を考えていくことが，頭部外傷の作業療法におけるクロッシング・アプローチである。

(6) 病期によるアプローチ分類

トップダウン・アプローチとボトムアップ・アプローチの病期による変化について，［図7］を用いて以下に説明する。

①急性期

まずは，意識レベル・注意機能の評価と興味・関心を把握することである。そして，安静度に合わせて，体性感覚を中心とした刺激を入力し覚醒レベルを向上させることに主眼を置く。また，早期から家族や周囲の関係者などへ高次脳機能障害の症状や対応方法について説明し，家族の心理的サポートも実施する。本人の興味・趣味，したいことを確認し，それらの活動を用いて，できることを増やしていく準備段階であるといえる。トップダウン・アプローチが主流となる。

②亜急性期

意識や注意機能の障害による混乱と，記憶の再生障害により，感情コントロールの障害，意欲・発動性の低下が問題となる。患者本人の気づきが不十分なまま無理に介入すると，拒否やさらなる発動性の低下を招き，治療の妨げとなる。まずは，覚醒・注意レベルの回復と，気づきの促進を目標に，ボトムアップ・アプローチ導入のタイミングを図ることが重要である。家族・身近な周囲の人々との定期的な面談も進めていく時期である。

［図7］ トップダウン・アプローチとボトムアップ・アプローチの病期による変化

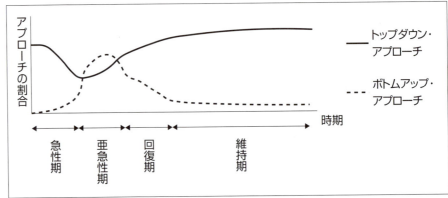

③回復期

　徐々に周囲の状況がわかるようになり，自身の障害に気づきはじめる時期である．身辺処理の活動訓練や規則正しい生活リズムを確立させ，退院後の社会生活の再開に向けたアプローチが中心となる．また，記憶障害が前景となる患者では，見当識の確認，メモ帳や日記，チェック表などの代償手段の検討を行う．学業への復帰や職場復帰の準備もこの時期から行う．

　アプローチの中心がボトムアップ・アプローチから再びトップダウン・アプローチへと切り替わる時期である．

④維持期

　積極的な治療が終了し，記憶障害や社会的行動障害が残存しながらも家庭生活・社会生活を再開する時期である．

　障害者手帳の取得では，著明な身体障害・失語症が認められず，主となる後遺症が高次脳機能障害である場合は，身体障害者手帳ではなく精神障害者保健福祉手帳の取得となる．主治医や**医療相談員**（Medical Social Worker：MSW）と相談し，適切な診断に基づいて障害者手帳の交付を受けることが望ましい．生活環境を整え，社会的行動障害を最小限に収めていく工夫を見出していくことで，社会復帰への可能性を高めていきたい．

　社会での行動障害が顕在化している時期であるので，トップダウン・アプローチ中心で進めることが多い．

　　　　　　　　　　　　　　　　　　　　　　　　　　（鈴木孝治）

文献

1) 荒木千里：頭部外傷の分類．日医新2274：105-106，1967．
2) Gennarelli TA：Emergency department management of head injuries. *Emerg Med Clin North Amer* 2：749-760，1984．
3) 吉本智信：軽度外傷性脳損傷（MTBI）．臨床リハ22：240-248，2013．
4) 益澤秀明：びまん性軸索損傷と'脳外傷による高次脳機能障害'の特徴．高次脳機能研究35：265-270，2015．
5) 前島伸一郎：頭部外傷の重症度を知る．石田暉編，ケアスタッフと患者・家族のための頭部外傷——疾病理解と障害克服の指針，pp42-49，医歯薬出版，2005．
6) 栢森良二：頭部外傷と脳卒中の比較障害学．リハ医学32：502-505，1995．
7) Jannett B, et al：Glasgow Coma Scale（GCS）. Aspects of coma after severe head injury. *Lancet* 1：878-881，1977．
8) 先崎章・他：臨床的注意評価スケールの信頼性と妥当性の検討．総合リハ25：567-573，1997．
9) 澤村大輔・他：Moss Attention Rating Scale日本語版の信頼性と妥当性の検討．高次脳機能研究32：533-541，2012．
10) 坂爪一幸：自立を妨げる精神機能障害とは——感情・意欲・注意障害など．福井圀彦・他編著，脳卒中最前線，第4版——急性期の診断からリハビリテーションまで．pp317-331，医歯薬出版，2010．
11) Wood RLI：*Brain Injury Rehabilitation：A Neurobehavioural Approach*. p186, Croom Helm, London & Sydney, 1987．
12) 岡田和悟・他：やる気スコアを用いた脳卒中後の意欲低下の評価．脳卒中20：318-323，1998．
13) 木村真人：脳卒中後のうつ病とアパシー．日本神経救急学会雑誌24：71-77，2012．
14) Matsutsuyu JS：The interest check list. *Am J Occup Ther* 23：323-328，1969．
15) 一般社団法人日本作業療法士協会：生活行為向上マネジメントについて．事例で学ぶ生活行為向上マネジメント，pp18-28，医歯薬出版，2015．

16) 綿森淑子・原寛美・宮森孝史・江藤文夫日本版著者：日本版リバーミード行動記憶検査——解説と資料，2015年改訂版．千葉テストセンター，2015．
17) 鹿島晴雄監訳：日本版BADS 遂行機能障害症候群の行動評価．新興医学出版社，2003．
18) 栢森良二：頭部外傷における予後予測．臨床リハ7：357-368，1998．
19) 佐野圭司・間中信也・喜多村孝一・他：軽症意識障害の評価方法に関する統計的研究——評価尺度の妥当性および簡便実用尺度の検討．神経進歩26：800-814，1982．
20) 日本高次脳機能障害学会編：標準注意検査法・標準意欲評価法．新興医学出版社，2006．
21) Levin HS, et al：The Galveston orientation and amnesia test：a practical scale to assess cognition after head injury. J Nerve Ment Dis 167：675-684, 1979.
22) 前掲16)
23) 杉下守弘：WMS-Rウエクスラー記憶検査．日本文化科学社，2001．
24) 滝浦孝之：三宅式記銘力検査（東大脳研式記銘力検査）の標準値——文献的検討．広島修大論集人文編48：347-379，2007．
25) 佐藤正之：前頭葉の機能解剖と神経心理検査——脳賦活化実験の結果から．高次脳機能研究32：227-236，2012．
26) 杉下守弘・山崎久美子：日本版レーヴン色彩マトリックス検査（手引）．日本文化科学社，1993．
27) 日本版WAIS-Ⅲ刊行委員会：WAIS-Ⅲ成人知能検査．日本文化科学社，2006．
28) 福田一彦・小林重雄：SDSうつ性自己評価尺度．三京房，1983．
29) 横山和仁監訳：POMS 2　日本語版．金子書房，2015．
30) 杉浦和朗：イラストによる神経検査法の理解．pp220-221，医歯薬出版，1993．
31) 藤原俊之：FAM（Functional Assessment Measure）による外傷性脳損傷患者のADLの検討——Short Behavior Scale, Mini-Mental State Examination, Disability Rating Scaleとの関係および脳血管障害患者とのADL構造の比較．リハ医学38：253-258，2001．
32) 三田しず子・他：Functional Assessment Measure（FAM）の使用経験——ADL及びIADL評価法としての有用性．総合リハ29：361-364，2001．
33) 鈴木孝治：高次脳機能障害の評価の概要．鈴木孝治編，作業療法士ゴールド・マスター・テキスト7　高次脳機能障害作業療法学，改訂第2版．メジカルビュー社，2016．
34) 三村將：社会的行動障害への介入法——精神医学の観点からの整理．高次脳機能研究29：26-33，2009．
35) 国立研究開発法人国立精神・神経医療研究センター：認知行動療法センターHP
http://www.ncnp.go.jp/cbt/about.html

3. 脊髄損傷

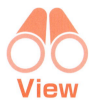

- 脊髄損傷者の作業療法目標は，残存レベル別ADL自立度表などから予測が立てやすいが，「作業」の問題を明らかにすることによって取り組む課題を明確にする。
- 脊髄損傷者の「作業」を考える際に「できる」「できない」だけではなく，心理状態を把握し，「自分のために進んで行う」患者となるよう支援する。
- ボトムアップ/トップダウン・アプローチ双方からのアプローチにより脊髄損傷者の「作業」の可能性を広げることでQOLの向上を目指す。

(1) 脊髄損傷の基礎知識

(a) 脊髄損傷の臨床症状

　脊髄損傷とは脊柱に加わる外力による脊髄の損傷である[1]。その原因は，交通事故や転落などの外傷性によるものと，腫瘍やヘルニア，脊髄梗塞などによる非外傷性によるものがある。症状は，損傷部位や損傷の程度により大きく影響する。脊髄を損傷すると，損傷部位以下の①運動の伝達，②知覚の伝達，③自律神経の制御に障害が起こる。また，運動も知覚も完全に麻痺しているものを「完全麻痺」と呼ぶのに対し，運動や知覚が残っているものを「不全麻痺」と呼ぶ。

　脊髄損傷は残存機能とADLが密接に関連しており，残存レベルを考慮した目標設定が重要である。臨床での残存レベルとは，どの部分までの機能が残されているかのラインを指している［表1］。脊髄損傷者が「私は，右はC6BⅢで左はC6BⅡです」と言うと，第7頸髄の損傷によりC7レベル以下の機能に障害が出ており，C6レベルが残存しているという意味である。そのなかでも左右の筋力に差があることを示している。

■──運動障害

　脊髄をどの部位で損傷したかにより，麻痺する筋肉が決まる。胸髄損傷以下では対麻痺となり，体幹機能，下肢機能の運動障害が起こる。

　頸髄損傷では四肢麻痺となり，残存レベルの差が上肢機能の差としてあら

One Point

[1] 脊髄損傷のアウトカム[1,2]

- 外傷性脊髄損傷の発生頻度：1年間に40.7人/百万人（日本では年間約5000人）
- 男性80.5%，女性19.5%
- 受傷の平均年齢：50.4±21.2歳（20歳代と50歳代・60歳代にピーク）
- 受傷原因（頸損）：転落（36%），2輪含む交通事故（21%），転倒（16%）
- 頸髄損傷63.0%，胸腰仙髄損傷37.0%
- 完全麻痺40.7%，不全麻痺59.3%

[表1] 脊髄の各髄節に支配されている筋群

	支配筋	残存機能
C1～C2	高位頸筋群	首の運動
C3～C4	胸鎖乳突筋	首の運動
	僧帽筋	肩挙上，上肢屈曲，外転（水平以上）
	横隔膜	吸息
C5	肩甲骨筋群	上腕屈曲外転
	三角筋	肩関節外転
	上腕二頭筋	肘関節屈曲
	腕橈骨筋	肘関節屈曲
C6	橈側手根屈筋	手関節背屈
	円回内筋	手回内
C7	上腕三頭筋	肘関節伸展
	橈側手根屈筋	手関節屈曲（掌屈）
	総指伸筋	手指伸展
C8～T1	手指屈筋群	こぶしをにぎる
	手内筋群	母指対立保持，つまみ動作，手指外転内転
T2～T7	上部肋間筋群	強い吸息
	上部背筋群	姿勢保持
T8～T12	下部肋間筋群	強い吸息
	腹筋群	有効な咳
	下部背筋群	座位姿勢保持
L1～L3	腰方形筋	骨盤挙上
	腸腰筋	股関節屈曲
	股内転筋群	股関節内転
L3～L4	大腿四頭筋	股関節伸展
L4, L5, S1	中殿筋	股関節外転
	大腿二頭筋	膝関節屈曲
	前脛骨筋	足関節背屈（踵歩き）
L5, S1～S4	大殿筋	股関節伸展
	腓腹筋	足関節底屈（つま先歩き）
S1～S4	肛門括約筋	排便，排尿コントロール

（柴崎啓一・他：脊髄とは．日本せきずい基金，脊損ヘルスケア・基礎編．p15，日本せきずい基金，2008．より）

Key Word

★2 随伴症状と合併症
随伴症状とは，主疾患に伴って起きる症状を指す。そのため脊髄損傷における痙性は随伴症状であり，臨床上よくみられる肺炎や褥瘡，尿路感染症は合併症である。

One Point

★3 脊髄損傷による痙性（痙縮）
痙性とは中枢性麻痺に伴う筋緊張異常であり，姿勢の変化などさまざまな刺激で起こる。痙性の特徴は，❶発症後2～3カ月でピークとなる，❷不完全損傷の方が強くなる，❸自分ではコントロールできない，などがあげられる。このため，ADLの遂行に影響を及ぼし，場合によっては異常知覚のように痛みとして訴えることもある。そのため，観察からどのようなときに生じるかを評価することが重要である。

われるため，自立可能な動作，必要な自助具や福祉用具など作業療法プログラムが大きく異なってくる。また，随伴症状[★2]として痙性（痙縮）[★3]が出現する。痙性による運動障害も個人差が認められ，自立度に影響を与える。

■──知覚障害

運動障害同様，どの部位で損傷したかにより，脊髄分節性支配（デルマトーム）（65頁[図1]参照）によって知覚障害の範囲が決まる。知覚障害部位では痛みを感じない，関節がどのような肢位を取っているかわからないなどにより外傷や褥瘡を起こしやすい。特に，知覚障害の範囲が大きい完全頸髄損傷では，知覚残存域のみで身体を支えているように感じるため，頸部や肩甲

帯をベッドに押し付けることで感覚入力を増やそうとすることによる筋緊張亢進，他動体動時の恐怖感などにも影響を及ぼすため注意が必要である。

■——自律神経障害

自律神経は交感神経と副交感神経からなり，血圧，汗腺，膀胱，消化器系，生殖器などの働きに拮抗的に作用する。交感神経の中枢は胸髄〜腰髄にあり，副交感神経の中枢は脳幹と仙髄にある。そのため，脊髄損傷を起こすことで自律神経系のバランスが崩れ，さまざまな症状が現れる。特に，頸髄損傷者や高位胸髄損傷者（特にTh5レベル以上の損傷）では中枢が脳幹にある副交感神経が優位に働くため，自律神経症状が強く現れる。

●起立性低血圧

自律神経の異常により血管収縮が不十分となり，急な起き上がりや長時間座っている状態では，血液が内臓や下肢に溜まりやすくなる。そのため，貧血のような症状を呈する。

●体温調節機能の障害

頸髄損傷者や高位胸髄損傷者では，麻痺部の血流障害や発汗障害により熱が体内に溜まりやすく，体温が上がり，うつ熱を呈しやすくなる。

●自律神経過反射

尿や便の溜まりすぎ，外傷などを引き金として，自律神経反射が起こったときに，上位中枢からの抑制がきかず，反射が過剰に続く自律神経過反射を生じることがある。これは，突然の血圧上昇，発汗，頭痛，鳥肌，顔面紅潮，徐脈などを引き起こすことがあるため注意が必要である。しかし，これらの軽い症状を便や尿の溜まった合図（代償便意・代償尿意）★4として利用している脊髄損傷者もいる。

●排泄機能障害

- **排尿障害**：自律神経の異常により膀胱の働きが妨げられ，神経因性膀胱となる。そのため，尿を膀胱に溜める，尿を排出する機能に障害が起こり，尿失禁や尿閉を起こす。また，尿が溜まった信号を大脳に送れないため，尿意がなくなる。脊髄ショック期★5には尿閉となるが，脊髄ショック期を過ぎると，損傷の部位により排尿反射が残存する核上型膀胱と，排尿反射が消失している核下型膀胱の2つの型に分けられる。
- **排便障害**：自律神経の異常により腸の蠕動運動が弱くなることや，運動障害により腹圧がかけられないことで便が出にくくなる。また，便意も感じなくなる。

(b) 脊髄損傷の二次障害

二次障害として合併症と併発症がある。合併症は発生を予防できるものであり，併発症は発生の予防が困難であるものである。今回は合併症に焦点を当てて説明する。

🔑 **Key Word**

★4 排泄のサイン
排泄機能障害を有する脊髄損傷者が尿意・便意の代わりに利用するものの1つが自律神経過反射である。血圧上昇や発汗も大事な徴候であり，その他腹部の膨満感などと合わせて判断することが多い。

🔑 **Key Word**

★5 脊髄ショック
脊髄ショックとは，脊髄が何らかの外傷を受けると，脊髄の機能が損傷部位以下で一時的に停止することである。症状としては，損傷部位以下の反射の消失，弛緩性麻痺，尿閉，血圧低下，徐脈などである。

[図1] 損傷高位と生じやすい拘縮肢位および手指拘縮

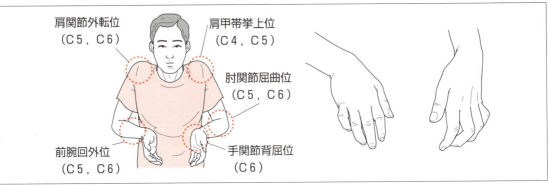

（濱田哲郎他：理学療法──急性期．岩崎洋編，脊髄損傷理学療法マニュアル．p73，文光堂，2006．より）

■──拘縮

脊髄損傷では，損傷部位により麻痺する筋肉が決まる．それにより，筋力の不均衡が発生することに加え，筋緊張の亢進が起こることで残存レベルごとに特徴的な拘縮を起こしやすい．また，頸髄損傷者では，感覚障害による身体の不安定感を，頸部・肩甲帯・上腕を押し付けることで感覚情報を増やそうとする反応を起こしてしまい，［図1］のような拘縮を起こすとも考えられる．脊柱や胸郭の拘縮は呼吸機能の低下につながり，四肢の拘縮はADL低下につながることがあるため注意が必要である．

■──褥瘡

脊髄損傷者は車いす生活による殿部の持続的な圧力，知覚障害による痛みや傷の気づきにくさなどにより褥瘡を起こしやすい［図2］．特に頸髄損傷者では，プッシュアップによる除圧が困難，殿部をずらしながらADL動作を行う，失禁などによる衛生管理の困難さ等により褥瘡を起こしやすくなる．そのため，除圧の方法［図3］・福祉用具の種類を検討するなどの対処が必要となる．

[図2] 褥瘡の好発部位とポジショニング

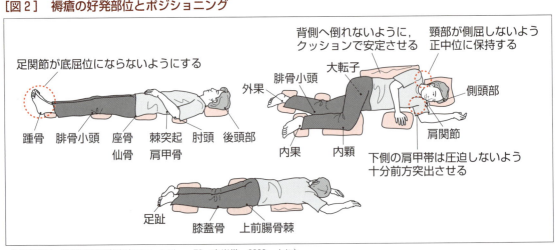

（岩崎洋編：脊髄損傷理学療法マニュアル．p72，文光堂，2006．より）

[図3] 頸髄損傷者の除圧動作

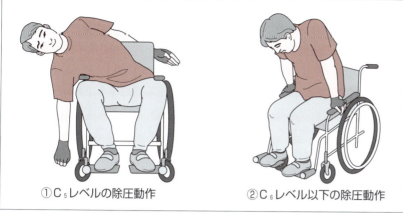

①C₅レベルの除圧動作　②C₆レベル以下の除圧動作

(菅原洋子:頸髄損傷.岩崎テル子編,標準作業療法学 身体機能作業療法学,第2版.p206,医学書院,2011.より)

褥瘡ができるということは,治療による入院期間が長くなるだけではなく,精神的にも挫折感を味わうこととなり,安静確保のために「作業」★6が剥奪された状態になってしまう。特に高齢者では,抑うつ状態や精神機能の低下を引き起こすなど不利益が大きいため注意が必要である。

(2)脊髄損傷の臨床評価:ボトムアップ/トップダウン・アプローチ

①他部門からの情報収集

作業療法の評価・訓練を実施する前に,医師や看護師など患者と既に関わっている他部門スタッフから情報を得ることは重要である。

●医師・カルテからの情報
- **基本情報**:性別,年齢★7,既往歴など
- **受傷原因**:「自損による事故か他損による事故(相手がいる)か」「労働災害かどうか」「自殺企図(精神疾患の既往の有無を含む)によるものではないか」★8などを知ることは,初めて患者と会い,評価を行いながら関係をつくっていく際に重要な情報である。また,社会復帰の方向性や金銭的な補償の面でも重要になってくることが多い。
- **治療方針およびリスク管理**:手術直後は装具による固定がなされ,作業療法介入をベッド上から開始することが多い。損傷部の固定性・安静度,気管切開の有無,呼吸障害の有無,血圧などの自律神経症状,合併症の有無など訓練を行う際に気をつけるべき点について確認する必要がある。特に急性期では運動の制限もあるため,固定期間や装具の変更などを確認し,リスクを軽減する必要がある。装具の有無は,ADLの遂行や訓練に極めて影響が出やすい。
- **合併損傷の有無**:交通事故や転落という原因が多い特性上,頭部外傷や骨

Key Word

★6 作業[7]
本項でいう「作業」とは,以下の定義を参考にしてほしい。「作業とは,日々の生活の中で行われ名づけられている一群の活動や課題で,個人と文化によりその価値と意味が付与されたものをいう。作業とは,自分の身の回りのことを自分で行うセルフケア,生活を楽しむレジャー,社会的,経済的活動に貢献する生産活動など,人が行うすべての営みの事である」(カナダ作業療法士協会,1997)

One Point

★7 高齢者の脊髄損傷
高齢者では,加齢による靱帯骨化などの脊椎変性に加え,筋力・バランス機能の低下による転倒により,頸椎の過伸展を起こし中心性頸髄損傷(★10参照)を起こすことが多い。また,基礎体力の低下に加え,脳卒中や内部疾患などの基礎疾患を有していることも多い。長期臥床による認知機能の低下や喪失感などによる抑うつ状態,肺炎や感染症の合併症を起こすことも少なくない。認知機能を把握し,能力に合った可能なADLを増やしながら,トップダウン・アプローチでの本人の満足度向上や,障害への適応状態を促すことも必要となる。

> **One Point**
> ★8 自殺企図による脊髄損傷
>
> うつ病や統合失調症を有する人の自殺企図による転落受傷も多い。精神疾患に加え、脊髄損傷を受けたことによる辛さにより、精神的に深刻な状態になることが多くみられる。また、陽性症状や陰性症状により訓練参加への制限が出てくることがある。この時期に、無理に機能訓練やADL訓練を行うことは難しく、傾聴や支持的対応が必要になる。

折などを同時に受傷している可能性があるため、その有無と程度を把握する必要がある。

- **麻痺の状況**：完全麻痺か不全麻痺★9かの神経症状の状態をFrankel分類［表2］やASIA機能障害尺度［表3］で示されるため、その把握が必要である。
- **予後説明の有無とその反応・理解度**：患者・家族に対する予後説明の有無は特に必要な情報である。どのように説明しているのか、どのような反応を示しどの程度理解しているのかを確認する。そのうえで、話し方や話の内容に注意すべき点を明確にしておく必要がある。また、訓練目標の立案や訓練実施の際にも、患者自身が自分の身体がどのようになっていくのかということを理解しているか否かが大きく影響してくる。

●**看護師（病棟や施設での介護者を含む）からの情報**

食事や整容といったセルフケア情報に加え、ケアへの協力度や反応、家族との関わりなどは普段の生活から得られる重要な情報である。また、受傷直後であれば、精神状態もリハビリテーションの進行具合に大きな影響を及ぼす可能性がある。

職種によって対応が異なる患者も多く、訓練で行ったことがどの程度達成

[表2] Frankelによる分類

A：運動・知覚喪失	損傷部以下の運動・知覚機能が失われているもの
B：運動喪失・知覚残存	損傷部以下の運動機能は完全に失われているか、仙髄域などに知覚が残存するもの
C：運動残存（非実用的）	損傷部以下に、わずかに随意運動機能が残存しているが、実用的運動は不能なもの
D：運動残存（実用的）	損傷部以下に、かなりの随意運動が残されており、下肢を動かしたり、あるいは歩行などもできるもの
E：回復	神経学的症状、すなわち運動・知覚麻痺や膀胱・直腸障害を認めないもの。ただし、深部反射の亢進のみが残存しているものはこれに含める

損傷の程度を完全麻痺（A）、不全麻痺（B〜E）に分類する。（B）は知覚温存、（C）は運動、知覚温存するも非実用的、（D）は実用的、（E）は神経機能は回復するも深部反射の亢進がある

（津山直一監：頸髄損傷のリハビリテーションマニュアル、p22、協同医書出版社、2001.より）

[表3] ASIA機能障害尺度

□A＝完全：S4〜S5仙髄髄節の運動・感覚機能の欠如	
□B＝不全：運動機能の欠如、感覚は神経学的レベルからS4〜S5仙髄髄節にかけ残存している	
□C＝不全：運動機能は神経学的レベル以下で残存、標的筋群の大多数は3以下である	
□D＝不全：運動機能は神経学的レベル以下で機能残存、標的筋群の大多数は3かそれ以上である	
□E＝正常：運動・感覚機能障害は完全に回復、反射の異常はあってもよい	
臨床症候群	□脊髄中心 □ブラウン−セカール □前脊髄 □脊髄円錐 □馬尾

（American Spinal Injury Association, 1992／岩谷力・飛松好子編：障害と活動の測定・評価ハンドブック――機能からQOLまで. 南江堂, 2005. より）

できているかを確認するうえでも，普段の生活状況は頻回に情報収集するべきである。

②面接

初回面接は，初めて作業療法を受けることになる患者に対し，作業療法ではどのようなことを一緒に考え，どんな訓練や支援をしていくのかという説明を行う場である。作業療法が患者に対し何を提供するものなのかを明確にしたうえで，それに必要な以下のことについて聴取しながら関係づくりをしていく。

●**受傷前の生活について**
- **役割・習慣・価値**：「仕事をしていたのか」「学生であったのか」「家事への参加」「世話する人（子ども・親）やペットはいたか」など受傷前の役割や習慣は重要な情報である。その役割・習慣にどのような思いがあり，どのような価値を置いていたかを知ることは，患者の生活を再構築することに直結する情報である。また，影響を及ぼす通勤・通学方法，職場・学校環境，自宅環境に合わせた家事の方法なども聴取していく。
- **趣味**：スポーツや読書，手芸などの遊び・レジャー作業について知ることは，患者の「作業」を広げるための有効な情報提供となる。

●**作業ニーズ**

作業ニーズを聞き出す際に，「COPM」を用いることも多い。しかし，ニーズが明確ではない場合には「作業に関する自己評価改訂第2版（OSAⅡ）」のほうが作業ニーズをうまく引き出せることもある。また，高齢者や認知症を合併している場合には，作業ニーズを想起することが困難なことも多いため，「認知症高齢者の絵カード評価法（APCD）」，「ADOC」（116頁参照）などで視覚的手がかりを活用することも有効である。

●**環境**
- **社会的環境**：キーパーソンの確認から家族関係，介護力などについて把握する必要がある。また，身体的介護や福祉用具の操作を行う場合の家族に対しては，介護能力も評価対象となるといえる。
- **物理的環境**：脊髄損傷の場合，車いす生活となる場合が多く，家屋環境は大切な情報である。そのため，賃貸か持ち家か，マンションか一戸建てか，エレベーターの有無，福祉用具設置可能かなど，住宅改修制限の有無を知ることは重要である。また，外出のしやすさに関わる家屋周囲の環境，家屋内外の段差・傾斜，廊下や建具の有効幅，洋室か和室か，使用する部屋の動線などについて把握しなければならない。場合によっては転居も視野に入れるため，早期からの情報・資料（写真や図面）収集が必要である。

　住宅改修や福祉機器の導入に関しては経済面の情報収集も必要となる。経済面の聴取はナイーブなことであり，保険の状況や労災かどうかなども含めMSWなど多職種と連携して情報を得る方がよい場合もある。

●**可能性を広げるツール**

以下の3項目の使用経験は生活範囲や活動性を広げることにつながりやすい。そのため，これらのツールをどれぐらい使用・活用できるかという情報

One Point

★9　不全麻痺

不全麻痺は，中心性脊髄損傷★10，半側性脊髄損傷★11，前部脊髄損傷，後部脊髄損傷などにより起こる。それは，脊髄横断面での上行路・下行路の局在のどの部位に損傷が起きたかにより分類され，それぞれの型で特徴的な臨床像が現れる。不全麻痺では痙性が亢進する傾向が強く，痙性のピークを迎える前に可能であった動作が，疼痛や可動域制限により妨げられてくることもある。疼痛に対する支持的対応や，早期からの関節可動域訓練の指導，状況にあった自助具の導入が重要である。

Key Word

★10　中心性脊髄損傷

頸椎の過伸展時に起こりやすく，主に脊髄の中心部分が損傷される（中心性頸髄損傷）。下肢よりも上肢の麻痺が強く，痙性麻痺を呈する。また，感覚は触覚・深部感覚は保たれるが，温痛覚が障害されるという特徴がある。下肢の機能は温存されやすく，歩行可能となることが多いが，手指機能の低下が強くセルフケアでのOTによる工夫が必要となることが多い。また，痙性が強く出現することが多いため，上肢の拘縮を起こしやすく，特徴を踏まえたROM訓練が必要である。

Key Word

★11　ブラウン・セカール症候群

脊髄の左右どちらか半側を損傷したものであり，脊髄横断面における上行路・下行路の局在と経路により特徴的

な臨床像を呈する。運動は，下行路が遮断されるため，損傷側の損傷部以下で運動麻痺（痙性麻痺）を呈する。感覚は，感覚の種類による経路の違いにより解離性感覚障害を生じる。温痛覚は，脊髄後根から入り，同レベルの灰白質で交差するため，反対側の脊髄視床路を上行する。深部感覚は，脊髄後根から入り，同側の後索で上行する。そのため，損傷側では，損傷部の感覚脱失，損傷部以下の深部感覚を起こし，反対側では，損傷部以下の温痛覚を起こす。

💡 One Point

★12 役立つ携帯電話の機能

携帯電話（スマートフォン）の機能は大きく進化している。以下に，頸髄損傷者にとって便利な携帯電話の機能の例を3つあげる。今後も，さまざまな機能が登場すると予測され，何かの場面で頸髄損傷者に有効に働くかもしれない。
①音声入力機能：タッチによる操作がうまくできない場合，音声による検索など有効に使える
②Magic Reader：電子書籍のページめくりを，顔を左右に動かすことで行うことができる非常に便利なツールである。手の操作が困難な場合は有効な方法である
③おサイフケータイ機能：買い物や電車に乗るなどの際に財布からお金を取り出すことなく，レジや改札の読み取り機に携帯電話をかざすだけでお金の支払いが済む

を知っておくことは，今後のプログラム立案・実施に有効である。

- **携帯電話（スマートフォン），タブレット**：携帯電話はさまざまな機能を有したツールであり，頸髄損傷者には有効に働く機能も多い。最近ではスマートフォンやタブレットの保有率も高く，手軽にインターネットなどを利用できる点でも脊髄損傷者への利点は高い。残存レベルによっては，ボタンの形状，タッチ方法および把持（固定）方法などの操作法への介入が必要である。スマートフォンでは，有用なアプリ★12の紹介などニーズに合わせて介入することが生活の幅を広げるといえる。
- **パソコン**：パソコンでの作業が可能かどうかは，脊髄損傷者の就労・就学には重大である。また，余暇活動の充実にも欠かせないツールでもある。必然的に個人用パソコンを用意する必要があり，操作方法や便利な自助具の紹介などを行う。また，ノートパソコンを保有している場合は，病室など身近に使用できる環境にしてもらうことで「パソコンスキル」の向上が「今後の作業」の拡大へとつながる可能性となる。
- **車の運転**：車いす生活となる可能性が高いため，バリアの多い交通機関の利用よりも車による移動が主体となる。そのため，患者本人・家族の自動車運転免許の有無も重要な情報である。必要に応じて自動車免許の取得を勧める場合もある。

③コミュニケーション

肺活量低下により声量が少なくなることや，高位頸髄損傷者で気管切開がある場合はコミュニケーションが困難となる。そのため，コミュニケーション手段★13の検討が必要なことがある。また，受傷後しばらくはショックで，あまり他者とコミュニケーションをとりたがらない者も多い。そのため，支持的に関わり，話ができる関係性の構築が必要である。

④認知機能・プロセス技能

高齢者では，その認知機能がADL獲得に大きな影響を与える。認知機能のスクリーニングを行うとともに，正しい順序で行えるか，問題に気づき対処することができるかなど作業遂行におけるプロセス技能★14も確認していく必要がある。これは，ゴール設定を行う際や高齢患者に失敗感・喪失感を与えないためにも必要な情報である。ただし，認知機能検査に抵抗感をもつ患者も多い。日常の会話や作業遂行のプロセス技能の観察に重点を置いた評価が好ましいこともある。

⑤ROM

急性期では弛緩関節に負担がかからないよう慎重にゆっくりと行う。また，股関節の可動域制限はADL自立の阻害因子となりやすいため確認が必要である。特に，ハムストリングスの短縮，体幹の柔軟性低下は，長座位での前屈制限を起こすほか，車いす座位姿勢に影響を及ぼす。回復期以降は車いす姿勢が多くなるため，股関節や膝・足関節の拘縮に注意すべきである。頸髄損傷の拘縮しやすい肢位は［図1］を参照。

⑥MMT

ROM同様，急性期では，患部に負担のかかる評価は無理に行わないようにする。頸髄損傷では，MMTの評価によりZancolli分類［表4］★15を把握することが，作業療法を展開していくうえで重要となるため，筋別の評価を行う必要がある。また，不全麻痺や胸腰仙髄損傷者では起居動作などに生かされる筋力があるかも評価すべきである。

⑦知覚

知覚障害による接地感減少により筋緊張異常を起こしていないか，褥瘡・外傷・熱傷などを起こしやすい状況にあるかを把握するために，知覚障害の範囲を評価する必要がある。

⑧筋緊張

受傷直後は脊髄ショックにより弛緩性麻痺となるが，2～3カ月で痙性のピークを迎える。痙性による拘縮の予防，痛みの軽減に努める必要があるため，深部腱反射の亢進などのサインを見逃さないようにする必要がある。また，筋緊張が亢進しやすい肢位や動作の把握も必要である。

⑨上肢機能

握力・ピンチ力・簡易上肢機能検査（STEF）等を上肢機能の指標とする。

> **One Point**
> ★13　コミュニケーション手段
> 気管切開のある患者では，透明文字板などで初期からコミュニケーションを可能にすることが重要である。

> **One Point**
> ★14　プロセス技能
> AMPSの処理技能は，物事を進める際に時間と空間を効率よく使うことができるかということをみるものである。記憶や注意力の評価とは違い，ADLなど物と環境との関わりのなかでみられる技能を観察するものであり，この視点があると幅広く遂行の様子をとらえることができる。

[表4]　頸髄損傷者の上肢機能分類（Zancolli分類）

グループ	機能髄節レベル	残存運動機能	サブグループ		分類
①肘屈曲可能群	C5～C6	上腕二頭筋 上腕筋	A．腕橈骨筋機能なし		C5A
			B．腕橈骨筋機能あり		C5B
②手関節伸展可能群	C6～C7	長・短橈側手根伸筋	A．手関節背屈力弱い		C6A
			B．手関節背屈力強い		
				Ⅰ　円回内筋 　　橈側手根屈筋　機能なし 　　上腕三頭筋	C6BⅠ
				Ⅱ　円回内筋機能あり	C6BⅡ
				Ⅲ　円回内筋 　　橈側手根屈筋　機能あり 　　上腕三頭筋	C6BⅢ
③手指伸展可能群	C7～C8	総指伸筋 小指伸筋 尺側手根伸筋	A．尺側指完全伸展可能		C7A
			B．全指伸展可能だが母指の伸展弱い		C7B
④手指屈曲可能	C8～Th1	固有示指伸筋 長母指伸筋 深指屈筋 尺側手根屈筋	A．尺側指完全屈曲可能		C8A
			B．全指完全屈曲可能		
				Ⅰ　浅指屈筋機能なし	C8BⅠ
				Ⅱ　浅指屈筋機能あり	C8BⅡ

(Zancolli E：Structural and dynamic bases of hand surgery. pp229－262, JB Lippincott, 1979／陶山哲夫：ASIA・Frankel・Zancolli．赤居正美編著，リハビリテーションにおける評価法ハンドブック──障害や健康の計り方，p195，医歯薬出版，2009．より)

> **One Point**
>
> ★15 Zancolli分類
> この評価は, 外傷性完全頸髄損傷による各傷害高位の上肢機能を分類したものである。そのため, 不全麻痺の患者には当てはまらない場合が多い。また, この評価作成の本来の目的が頸髄損傷者の手の機能再建のものであるため, 上肢機能のなかでも肩関節周囲筋に関する内容が入っていない。

これらは, 数値で改善度がわかるため, フィードバックに適している。その反面, 具体的なADL・IADLの遂行に結び付かないこともあるため, ADL・IADL場面での運動技能(支える・つかむ・押さえる・持ち上げる・操作するなど)★16を評価する必要がある。

⑩心理・QOL

脊髄損傷者の心理・QOLは, 時期やその人が置かれている背景により異なってくる★17。時期別には最初のショックから始まり, 回復への期待, 混乱, 適応への努力とそれぞれ変化がみられるのが特徴である。基本的には言動から心理状況を推測することとなるが, 場合によっては紙面でのQOL評価などを用いることもある。

⑪ADL・IADL

現状のADLを把握することが必要である。胸腰仙髄損傷者では上肢の機能は保たれているため, セルフケアは早期より行いやすい。頸髄損傷者では,

[図4] 評価：統合と解釈の例

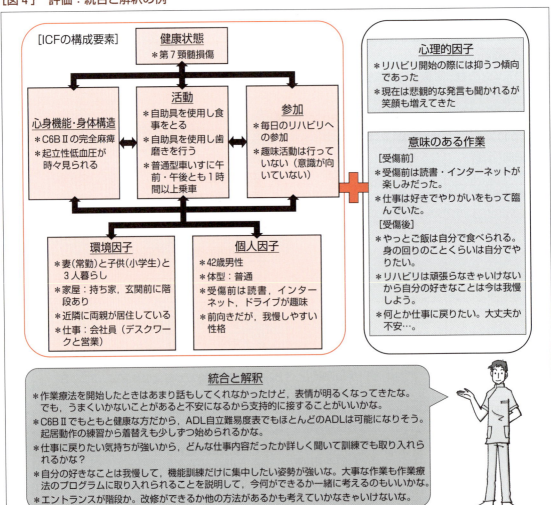

ADL・IADL場面での上肢機能とMMT・ROMをとらえることで、どのような道具（自助具・福祉用具）の適応があるかが評価できなければならない。

⑫統合と解釈 [図4]

脊髄損傷ではFrankel分類，Zancolli分類，ASIA評価法などから得られる情報が重要な指標となる。これらの結果からおおよそのADL到達度を予測したものに加え，社会での役割や本人・家族のニーズなどを踏まえて，具体的な生活および社会復帰の目標設定をしていくことが重要である。

これらの得られた評価結果は，ICFを利用すると理解しやすい。特に，背景因子である環境・個人因子は，脊髄損傷者が置かれている状況や価値を把握するのに大いに役立つ。各要素が両方向に結ばれ相互に影響しあっていることを利用することで，OTは心身機能へのアプローチに限らず，各方面からアプローチすることが可能である。また，現状の目標を達成するために，ボトムアップ・アプローチとトップダウン・アプローチのどちらに比重を置いたアプローチが有効か理解しやすくなるだろう。

このICFに加え，脊髄損傷者自身の心理的因子（Column①参照）など主観的な側面や，面接で得られた「受傷前の生活」「価値」をもとに，「今できること」「退院後の生活」を患者とともに整理することで，OTの目標がより明確になる。

> **One Point**
> ★16 運動技能
> AMPSの運動技能には，ADLなどの場面での患者の動きや，患者が物を操作する様子を16の技能で表現することができる。One point 13のプロセス技能も含め，AMPSの視点をもつことは観察力をつけることにつながる。

> **One Point**
> ★17 自傷行為への対応
> 障害への適応に関係するが，自傷行為に対して注意する必要がある。心理的に不安定さがあることも多く，周囲の環境への配慮が必要である。特に動きが少しずつとれる段階であれば，ひもや刃物などの管理は検討が必要である。

Column①
心理的因子の特徴

❖──受傷原因による違い

自分に原因がある事故なのか，他者に原因がある事故なのかによって脊髄損傷の状態への適応やリハビリテーションへの参加意欲に影響を及ぼすことは少なくありません。他者に原因がある場合は，「なぜ自分がこんなことになるのか」という怒りや落ち込みが強くなる傾向があります。また，脊髄腫瘍など病気が原因で進行の可能性のある場合には，不安な状態になりやすいことを把握しておく必要があります。

❖──麻痺の状態による違い

完全麻痺なのか不全麻痺なのかによって，障害を持ちながら生活を再構築していくことに影響する場合があります。不全麻痺の場合，歩けるようになる脊髄損傷者も少なくないため，「もっとリハビリテーションすれば…」と機能訓練に固執してしまう傾向があるからです。また，機能訓練への固執は，リハビリテーションの目的を「生活の質を向上させること」から「機能訓練そのもの」へと変えてしまうため，時期により大切なことを見極めてアプローチしていく必要があります。

❖──どのような時期にあるか？

障害を受けた後，人の心は大きく変化していきます。回復への期待から過度にリハビリテーションを行おうとしたり，医師からの予後説明の後，怒りや落ち込み，現状からの逃避などさまざまな精神的な変化を身体の反応で示します。どのような心理状態にあるかを考察し，一緒に頑張れる仲間を見つけることや活動的な脊髄損傷者と話をする場を提供するなどの援助が必要となる場合もあります。

(3) 脊髄損傷:トップダウン・アプローチ

脊髄損傷を負うと何らかの障害が残存することは前述のとおりである。したがって，機能低下への介入が有効である場合もあるが，それだけで目標を達成することは極めて難しい。つまり，何らかの活動制限や社会参加制限が否応なく認められるのである。そのなかでOTが何に焦点を当てて介入していくかを考えるには，トップダウン・アプローチの考え方は重要である。

脊髄損傷者へのトップダウン・アプローチでは，①患者の価値を知り，作業との結びつきを考えることから始まる。そして，その価値を置く「作業」が可能となるかということを考察するために，②患者の残存レベルで可能なことの範囲を知っておくことが重要となる。次に，患者と協業[★18]しながら，その価値を置く「作業」をどのように可能にしていくかという③方法の選択と，④生活の組み立てについて考え，介入していく。また，⑤価値を置く「作業」を，将来も続けて可能にするための継続性について考えることが重要である。それらの経過のなかで，適宜⑥心理面へのアプローチが重要になる。

脊髄損傷を負った方でも，損傷レベルにかかわらず，さまざまな場面で活躍されている者がいる。また，病院内でも前向きに取り組む者もいる。共通しているのは，何かしらの役割をもち，自分が価値を置く作業に従事していることである。トップダウン・アプローチによる作業療法により，患者の価値にあった「意味のある作業」の可能性を広げる手伝いができるといえる。

①患者の価値を知り，作業との結びつきを考える

患者の価値を知るためには，その情報を最ももっている患者自身の話を聞くことから始まる。Kielhofner[10]は『人間作業モデル──理論と応用，第4版』（以下，MOHO）のなかで，「機能障害は，人々がこれまで行ってきた多くの事柄を不可能にすることによって，自分にとって最も重要なことは何かを検討するよう強いるかもしれない」「能力障害は個人的価値や根本的な生活観を考え直させる原因となる可能性がある」と述べている。

つまり，障害をもったことにより自分にとって大切な「作業」は何かを考えることになる。患者がどのような「作業」をどのように行いたいと思っており，その「作業」を行うことがどのような意味があるかというように，人の生活を「作業」という観点で聞き取る意識をもつことが大切である。

高位頸髄損傷者など，頭頸部などのわずかな残存機能で作業の可能化を図らなければならない者は，作業の遂行に大きな制限がある。そのような場合，作業遂行と結びつきのカナダモデル（以下，CMOP-E）[★19]における「作業との結びつき」という概念は重要である。患者にとって意味のある作業を遂行することができなくても，それに関われる（結びつく）時間をどのように提供するかを考えることも必要である。

このような場合，作業療法における実践モデルであるMOHO[★20]の評価や

One Point

★18 協業
OTは，患者が障害をもちながら生活をしていくということを支援していく必要がある。そのため，生活の主体者である患者がどのような「作業」を大事にしたいかというトップダウンの考えを，OTが知ることが重要である。それを実際行うことができるのか，それを行うことで困難となるかもしれない事柄があるか，作業選択に伴うメリットとデメリットなどを患者に情報提供しながらアプローチを一緒に決めていくという協業の姿勢が大切である。

Key Word

★19 作業遂行と結びつきのカナダモデル（CMOP-E）[11]
2007年にCMOPからCMOP-Eへと改定された。改定後は作業遂行に加えて，「作業との結びつき」という広範囲な意味をもつ語を使用し，自分自身が関わる，専念する，参加するために行うことすべてという意味合いをもつ，より広義なものとなった。「人」と「作業」と「環境」の相互作用の結果として作業参加との結びつきを概念化している。

CMOP-Eを背景としたCOPM[21]などの利用は脊髄損傷者においても有効である。

重要なのは，「障害をもった自分像」をどれだけ作り上げているかということである。そのため，患者によっては「機能を回復すること」「歩けるようになること」など，機能向上優位となることも少なくない。しかし，このような価値をもっているということを知り，機能訓練を行いながら「作業」について一緒に考え，「障害をもった自分像」を一緒に組み立てていく努力をすることが大切である。

②可能なことの範囲を知る

患者の価値，作業の問題を把握した後，その「作業」が可能かどうかという判断材料が必要になる。そのため，損傷レベルにより可能なこと，困難なことをOTが知り，患者がさまざまな選択を行っていく上での情報を提供していくことが重要である。また，患者自身も同じ残存レベルの人がどのような生活をしているのかを知ることが，障害をもちながらの生活に適応し，その生活を再構築していくことに有効に働く[22]。

以下に，脊髄損傷者の可能な「作業」の例を紹介していく。

●外出

脊髄損傷者の外出は車での移動が多い。[図5]のような福祉用具を利用することで，C6Bレベルの方では車を運転し，外出することができる。車の運転が実用的に可能なレベルは，移乗動作・車いすの積み上げなどを考慮すると，C6BⅡレベル程度と考えられる。条件が整えばC6BⅠレベルで可能となる者もいる。車いすで屋外を移動する際には，キャスター上げによる段差昇降やスロープ下りなども行えると外出の幅が広がる。また，社会の環境としても整備が進んできており，電車や飛行機などで旅行，映画鑑賞やスポーツ観戦などさまざまな場所へも行きやすくなってきている。

●仕事・学業

上肢機能に障害をもつ頸髄損傷者は，パソコン操作を獲得することで就労・進学・復学と社会参加への可能性が拡大される。

さまざまな形で社会参加をなしえている脊髄損傷の者がいる。NPO法人日本せきずい基金から『脊髄損傷者の社会参加マニュアル』[12]という刊行物

> **Key Word**
>
> **★20 人間作業モデル（MOHO）**
>
> MOHOは作業療法におけるトップダウンの実践モデルである。脊髄損傷における作業療法の急性期では機能訓練が重視されるため，早期からトップダウンのモデルで患者をとらえることは，「脊髄損傷という疾患」から「脊髄損傷をもつクライエント」へと視点を移してくれる。完全麻痺の場合には機能的予後が立てやすいため，心理的に問題のある状態でなければ，入院生活の満足度を向上させたり，早期から退院後の生活を踏まえたアプローチを可能にする。また，障害によって心理的に問題があり，作業機能障害の状態のある時期に，MOHOの枠組みにおける意思・習慣化・遂行技能・環境を評価することで，良循環を生む介入の糸口を探ることができる。

> **One Point**
>
> **★21 COPM**
>
> COPMの詳細については第Ⅰ部C-2-（3），145頁参照。脊髄損傷者のADLをFIMやBarthel indexで評価することも重要であるが，限界がある。例をあげると，C5レベ

[図5] 車の運転に関する福祉用具・自助具

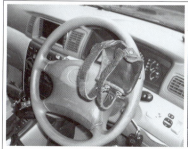

①回旋補助具

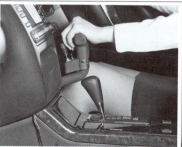

②手動運転装置（手動レバー）
（ニッシン自動車工業）

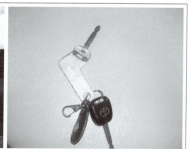

③鍵の工夫

ルでのADLでは排泄や更衣など多くのセルフケア項目に介助を要する。したがって，FIMやBarthel indexの得点で作業療法の効果は認められない。しかし，作業に着目しCOPMにより，その作業の「遂行度」「満足度」の向上を目指すことが有効である。COPMにて「ブログを作成し，1週間に1度更新する」という作業をあげたとすれば，作業療法で自助具の選定や操作方法の練習，環境調整を行い，その作業の「遂行度」「満足度」を上げていくことができるということである。また，これは作業療法による効果を示すことにもなる。

One Point

★22　障害を知ること
受傷後間もない患者は，自分の体で可能なこと，困難なことがわからない状況にある。脊髄損傷者が多く入院しているリハビリテーションセンターなどでは，自分と同じ残存レベルの他患と比較する，目標にする，競争するなどグループダイナミクスを活かしながら，自分の可能性について考え，相談することができる。脊髄損傷者が少ない病院でも，脊髄損傷者と話をする機会をつくることや，脊髄損傷者のスポーツを見学すること，脊髄損傷者のホームページを一緒に見ることなどで，同じ障害をもつ人を知ることや交流をもつことが有益に働くことが多い。

が出されており，社会復帰の総論と，20の事例などが記されている。この事例から，多くの困難やバリアを克服する強い気持ちが可能にすることの幅広さを教えてくれる。

● **結婚・出産・子育て**

NPO法人日本せきずい基金から『私もママになる！』[13]という刊行物が出されている。この本のなかでは，10人の脊髄損傷女性（C5完全損傷〜L2完全損傷）の結婚・出産・子育てについての体験談と，医師・看護師などの専門的視点や指導などについて記されている。家族からの反対やさまざまな不安と闘いながらも，周囲のサポートを受け，出産・子育てを決意した脊髄損傷女性の姿が見える。

● **スポーツ**

日本障害者スポーツ協会のホームページには，陸上競技，車いすバスケットボール，車いすテニス，ウィルチェアーラグビー，車いすツインバスケットなど脊髄損傷者が行うスポーツが写真付きで掲載されている。脊髄損傷者では，これらのスポーツに参加することは，身体の運動機能の向上，体力の向上を図り，仲間づくりや充実感など心理的な面への働きかけも大きい。

③アプローチ方法の選択をする

患者が価値を置く「作業」が決まったら，その「作業」を可能にするための手段を考えていく。例えば，「食事が一人でできるようになる」という作業の問題があがったとする。その際に，筋力や関節可動域を改善させることで可能にするような「**回復モデル**」を選択したり，自助具や環境調整によって可能とするような「**代償モデル**」を選択したり，目的の動作を繰り返して練習する「**習得モデル**」などを選択する。また，それらのいくつかを組み合わせていくことを考える。また，必要に応じて脊髄損傷者や家族のグループに対して情報提供するなどの支援をする「**教育モデル**」を選択する。

④生活の組み立てについて考える

脊髄損傷者の生活の組み立てを考える際には，「時間」と「エネルギー」のバランスを考えることが重要である。OTは，各レベルの脊髄損傷者が行うADLが可能か不可能かの判断だけではなく，どのくらいの「時間」と「エネルギー」を要して可能となるのかという視点でADLを見ていく必要がある。

例えば，C5レベルではADLでの介助量が多い反面，自由な時間が多くつくれるのに対し，C6Bレベルでは可能なADLが増える反面，その動作に多大な時間とエネルギーを要すために自由な時間をつくりにくいことも考えられる。

自立できる動作を可能な限り増やすことが有効な脊髄損傷者は多いが，可能なADLのみで生活を組み立てることは，生活の質を下げる可能性もあるということを知っておく必要がある[★23]。

⑤「作業」の継続性について考える

頸髄損傷者は車いすとさまざまな福祉用具，工夫された自助具を駆使して

日常の生活を構築している。つまり，患者本人が選択した「作業」を，OTの工夫で可能にしたとしても，その作業は「道具」に依存しており，「道具」の不具合や損失が，その「作業」の満足度や遂行の質に大きな影響を与えることになる。そのため，「作業」の継続性を考えた関わりが必要になってくる。「作業」の継続性を考える際のポイントを以下にあげる。

●市販品のすすめ

OTは，身体機能を評価することで，ある「作業」を可能とする自助具の選定や制作をすることが得意な職業である。しかし，患者の長い生活を考えると，「あるOTしか作れない道具」に依存することは危険である。そのため，OTは，どのような市販の自助具が販売されているかを知ることや，自助具代わりとなる市販品を発見することに関心をもつべきである。

●再現性の容易さ

市販品のすすめを前述したが，患者によってはその道具を工夫せざるを得ない場合もある。その際に注意することは，ドリルやスプリント廃材など一般の家庭では用意することが難しい道具・材料をなるべく使用しないように工夫することである。患者本人，またはその近くにいる人が，OTの行った工夫を再現することができるように，作成のポイントを指導することも必要である。

●相談先と患者をつなげる

車いすやリフターなどメンテナンスを必要とする福祉用具も多い。そのため，患者または家族と，福祉用具・自助具について相談できる人とをつなげることが重要である。医療機関と関わることがない時期は，修理や変更などについて，患者が自ら業者と相談する関係も必要になってくることが多い。

⑥心理面へのアプローチ

トップダウン・アプローチにより行うべき「作業」が特定され，実践に移る場面で重要なのが心理面へのアプローチである。支持的であるだけでなく，時には偏っている思考に対して，新たな「気づき」を導くためのカウンセリング技術もOTに求められている。「心が動けば体が動く」と言われるように，気持ちの変化ひとつが「作業」の達成に最も近道となることもあり，OTこそが機能面だけでなく心理面へのアプローチも重要視したい★24（Column③参照）。

- **急性期**：急性期で最も重要なことは安心感を与えることである。患者自身が自分の状況を理解できないこの時期は医療職者の言動に左右されやすい。さまざまな不安に対して丁寧に対応するなど，自分が最善の方法を尽くされていると感じられるよう尽くすことが重要である。
- **回復期**：回復期では，身体機能の改善への期待と現実の問題に大きな混乱や不安を抱える。そのため自己効力感を低下させ，そのことが訓練へ大きな支障を与えることもあるといえる。少しでも前へ向けるよう，患者・家族の訴えをよく聞き，生活上での悩みごとがあればタイムリーに具体的アドバイスを行うことが求められる。また，同様の障害をもった方がいれば話ができる場をセッティングするなど，ピアカウンセリングの要素も有効

One Point

★23 作業の選択

ADLの自立度とQOLが必ずしも比例しているとは限らない。トイレ動作，入浴動作が自立しているC6レベル患者を例にあげる。彼は，「仕事」と「家族（妻・子ども）との時間」に従事する時間を大事にしており，それらを行うために，入浴動作と座薬挿入の介助を妻に頼んでいる。このように，「エネルギー」と「時間」をどんな「作業」に注ぎたいと思っているかという視点も大切である。

One Point

★24 認知行動療法の応用[14]

近年，認知行動療法を応用して効果を上げた報告がみられるようになってきた。従来，うつ病患者に使用されてきたものだが，脳卒中をはじめ，その他の疾患にも有用である可能性も高まっている。OTとの関わりのなかで認知の歪みに気づき，自らが修正を加えていくという手段は，脊髄損傷者でも有効であると思われる。

である。
　特に抑うつ状態であれば，気分が和らぐ話しやすい環境を準備し，そのような環境のなかで感情を表出すること自体が必要な場合もあり，話のなかから前を向けるためのヒントをつかもうとすることが重要である。この時期では，本人がやってみようと思えることを少しでも引き出せることが望ましい。

- **社会参加の時期**：社会参加の時期でも患者の心理状況には個人差が大きく出る。新たな作業へ挑戦する者もいれば機能の回復へ固執する者もいる。また，尿路感染や褥瘡で悩まされている者もいる。生活の選択決定は当事者であるが，できうることなら生きがいをもって生活に臨んでもらいたい。医療者との接点が乏しくなる時期でもあり，早い時期からさまざまな作業に挑戦する機会を提供し，新たな発見をしてもらいたい。

　脊髄損傷者のQOLを向上させる要因として，外出頻度やスポーツへの参加および日常生活の移動能力があげられるとの報告もある[15]。また，痙性の有無や抱える疾患数もQOL低下の要因である。できるだけ合併症を引き起こさないためにも，自己管理を学習することや残存機能に合わせた移動手段の確立など，ケースごとに考慮することが，QOLを維持するために重要であるといえる。

(4)脊髄損傷：ボトムアップ・アプローチ

　脊髄損傷の作業療法では，頸髄損傷者，高齢の胸腰仙髄損傷者へのアプローチが中心となることが多い。それは，若い胸腰仙髄損傷者では，上肢・体幹の残存機能を活かすことで車いすでの生活がすべて自立することが多いからである。そのため，以下には頸髄損傷の作業療法を中心に記していく。
　頸髄損傷のボトムアップ・アプローチによる作業療法の目的は，❶基礎的な身体機能（関節可動域・筋力・耐久性・バランスなど）の維持・向上を目指す，❷作業が行える基盤である車いすの調整を行う，❸可能な範囲のADLを獲得することである。

①基礎的な身体機能の維持・向上を目指す
●離床（ベッドギャッチアップ→ティルト・リクライニング車いす→車いす）
　頸髄損傷者の離床で最も悩まされるのが起立性低血圧である。そのため，ギャッチアップなど抗重力位を取り入れて早期から対応する必要がある。このときに注意すべきなのが起立性低血圧による意識消失と知覚障害による褥瘡である。適切に離床を進めるうえでもティルト・リクライニング型車いす［図6］を有効に利用することを勧めたい。
　また，リハビリテーションの時間だけでの離床では頻度が足りないことも多い。多職種で連携し，低負荷・高頻度に離床を進めることが望ましいといえる。徐々にティルト・リクライニング型車いすを使用し起立性低血圧の対

[図6] ティルト・リクライニング型車いす

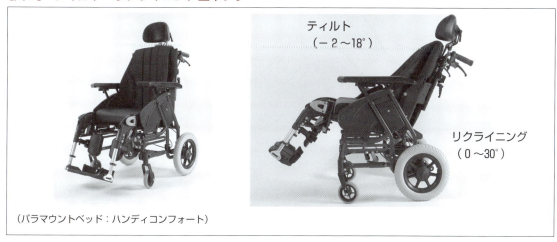

(パラマウントベッド:ハンディコンフォート)

[図7] 起立性低血圧への対処と除圧

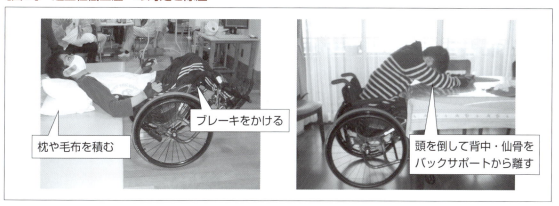

処を行いながら段階的に乗車時間や角度を変更していく。さらに30分程度の座位時間が確保できれば普通型車いすに移行していく。この時期は起立性低血圧への対応が困難なため [図7] のような対処を行いながら、少しずつ乗車時間を延長していく。また、これらの対処は除圧にもなる。

さらに注意すべき点として、頸髄損傷者が外界からの刺激をどのように感じているかを理解することも重要となる。完全麻痺の場合、残存部分のみの知覚でしか自分自身の状況を把握することができない。したがって、「宙に浮いている」や「風船の上に乗っている」というような訴えも聞かれる。このような不安定な感覚が恐怖感となり異常な筋緊張を生み出すこともある。順応の状況なども評価しながら、離床を含めて起居動作や姿勢変換の準備を進めるべきである。

● 関節可動域(ROM)訓練

急性期からの拘縮予防は重要であり、[図1] に示す拘縮しやすい肢位に注意しながら行う必要がある。その際、異所性骨化を起こさないように愛護的に行う。一方、C6・C7レベルではテノデーシス・アクションを利用するため、適度な手指屈筋群の短縮がなければ効果的な把持が行えない。そのため、[図8] に示すようにROM訓練を行い、適度に手指の屈筋群の短縮を作る必

[図8] テノデーシス・アクション利用患者へのROM訓練

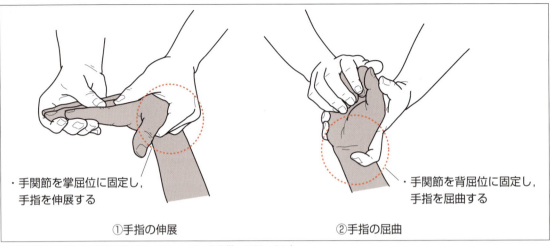

・手関節を掌屈位に固定し，手指を伸展する
①手指の伸展

・手関節を背屈位に固定し，手指を屈曲する
②手指の屈曲

(岩崎洋編：脊髄損傷理学療法マニュアル，p74，文光堂，2006．より)

要がある。

　受傷前から長座位での前屈が固い患者も多く，体幹・下肢のROM制限が更衣動作や床上動作，座位バランス獲得の阻害因子となる。そのため，ADL拡大への準備として，体幹・下肢の柔軟性を得ることも必要となる。このように，ADLを遂行する際に必要な可動域を知り，どの動作でどの位，ROMが必要かをイメージすることが重要である。

● 筋力強化訓練

　残存筋を有効に発揮できてこそ，残存レベル別の遂行可能なADLが行えるようになる。つまり，移乗動作やプッシュアップ訓練を行えるようになるのは，筋力強化訓練による基礎的な筋力がついた後になる。移乗動作などは瞬発力が必要なのに対し，食事動作などでは筋持久力が必要となる。そのため，行う動作をイメージしながら，必要な筋力強化訓練を行うことが大切である。

● 上肢機能訓練

　脊髄損傷者にとって上肢は，「移動：車いすを駆動・操作する」「支持：体幹を支える，バランスをとる」「作業：ADL，仕事，遊びなどを行う」という重要な役割をもつ。

　ここでのポイントは，手関節背屈が可能かどうかである。C6Bレベル以下のように手関節背屈によるテノデーシス・アクションが可能であることは，物のつまみや把持動作が可能となり使用する自助具が減ることにつながる[図9]。

　C5レベルでは，手関節背屈が行えないため，両手で物品を把持する[図10]。

　また，[図10]のように両手を離すということは，上肢で支持することなく座位を保持しなくてはならない。そのため，段階的に両手を離していけるように，難易度を変化させていく。

　このように，残存機能を活かした対応を行う必要がある。特に座位保持が困難な頸髄損傷者にとって姿勢と上肢機能の関連は深く，上肢の運動範囲を活かすためにも姿勢や作業環境（机・車いすなど）に着目する必要がある。

[図9] テノデーシス・アクションを利用した物品操作

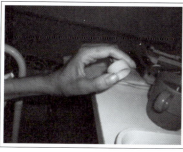
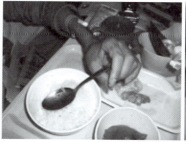
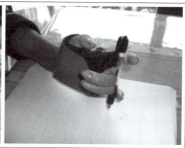

[図10] 重いものの両手保持（C6レベル），両手での把持動作（C5レベル）

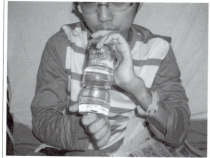
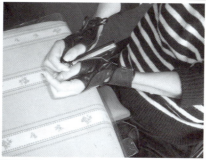

②車いすの選択および調整[★25]

　脊髄損傷者にとって車いすは，動くための「移動手段」であり，作業するための「いす（生活の場）」である。そのため，身体と目的に合った車いすを選択し調整することが必要となる。目的（離床・駆動性・褥瘡予防など）を考慮したうえでティルト・リクライニング型から普通型・モジュール型車いすまで，さまざまな場面で車いすを選択することが求められる。車いすを変更することでトランスファーや更衣，導尿方法などが変わる脊髄損傷者も多く，変更後のADL動作の評価も必要である。

　身体状況と使用環境などが具体的に検討でき，退院が視野に入った時期に車いすを用意（作製・レンタル）することが多い。特に最初の車いすは，セラピストの意向が反映されやすい傾向にあり[★26]，その後の数年間の生活を考慮して選択すべきである。福祉用具業者と連携し，デモ品などを通してさまざまな車いすを実際に体験することも可能な限り勧めたい。

●POINT1：座位姿勢による影響を考える

　脊髄損傷者へのシーティングで重要な点は，骨盤を安定させ機能的なポジションをとることである。骨盤後傾位で安定を得ようとすることが多いが，褥瘡や変形など二次障害を招くおそれがある。適切に骨盤を安定させる［図11①］ことが下部体幹を安定させ，機能的な上肢の操作性を発揮させる。また，一度，不良姿勢で慣れてしまうと修正は難しく，変形・褥瘡などの二次障害へつながりやすくなる。

> **One Point**
>
> ★25　OTによるシーティング
>
> 本来，シーティングはOT単独の専門領域とはいい難い。調整が困難な場合には，依頼すべきところに調整を依頼できることが重要となる。しかし，患者にとって必要な作業を特定し，本人の生活環境をしっかりと評価していれば，その知識を車いす選定やシーティングに役立てることは多い。車いすの調整状況が主体的な生活へつながれば，「意味のある作業」への参加を促進することになる。得意分野の異なる多職種と関わりながら調整するポイントを見極めたい。

> **One Point**
>
> ★26　車いすの選択
>
> 車いすの選択は脊髄損傷者にとって重要なことである。初めての選択は知識も少ないため，デザイン（スタイル）重視に陥りやすい傾向が強い。デザインも重要であるが，将来的な予後を踏まえ駆動性や変形予防，生活環境に合わせた選択が必要である。OTは十分なアドバイスができるように包括的に評価し検討する必要がある。

[図11] 車いす座位姿勢による変化

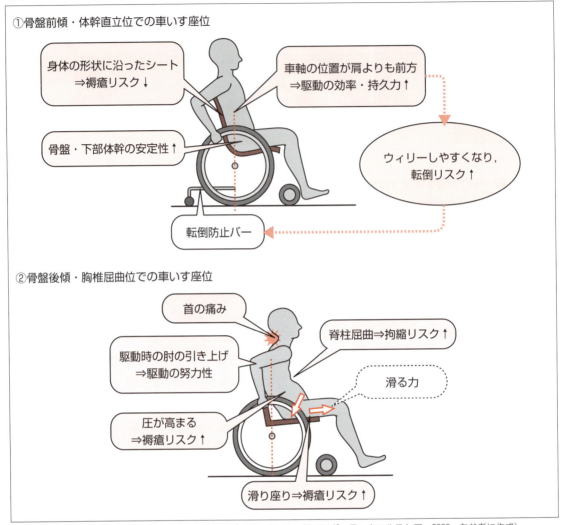

（ベンクト・エングストローム：車いすのためのエルゴノミック・シーティング．ラックヘルスケア，2003．を参考に作成）

One Point

★27 フレーム構造からみた車いすの種類

車いすのフレームは，フォールディングフレーム（折り畳みタイプ）とリジッドフレーム（固定タイプ）に分けられる。フォールディングフレームの特徴は，タイヤを外さなくても積み込みができる。部品が多く，たわみが出ることがあげられる。リジッドフレームは駆動性に優れ座位姿勢が保ちやすい。積み込みでタイヤを外してバックサポートを外すことなどであ

● POINT 2：駆動性について考える★27

車軸の位置を肩の真下～やや前方にすることで，車いす駆動における上肢の動きが機能的なポジションとなる。しかし，車軸の位置を前方へ移動すると，後方への転倒リスクが高くなる。逆に，車軸の位置を後方へ移動すると，安定した状態となるが，効率の悪い駆動となり，疲労しやすく，頸部や肩の痛みなどを起こしやすい[図11②]。

このように，車軸の位置により「駆動性」と「安定性」のバランスが変わるため，対象者の目的，安心感や活動しやすさの好みにより調整していく必要がある。また，頸髄損傷者では，転倒防止バーや体幹ベルト，車いす用グローブ，ビニールコーティング・ハンドリムなど段階的に駆動に慣れていくための設定が必要である。

● POINT 3：車・家・介助者などとの適合を考える

車の運転を行う脊髄損傷者では，乗降の際の車いすの積み込みなど，普段の生活様式に合わせて車いすを選択する必要がある。特に運転が可能となる

C6レベルの頸髄損傷者にとって，重労働である積み込み作業は時間を要し疲労感を伴いやすい。

また，屋内の環境や収納の関係なども考慮し，車いすの重量や折り畳み方法などを考慮した選定を行っていく。ティルト・リクライニング型車いすなどでは，介助者による操作方法の簡便さなども選定理由となる。る。どちらもメリット・デメリットがあり，ニーズや環境に合わせて選択したい。日本では，フォールディングタイプの使用者が多いのが現状である。

● POINT 4：褥瘡予防を考える

脊髄損傷者の褥瘡予防は必要不可欠である。褥瘡予防ではクッションに目を向けやすいが，実際にはバックサポート，アームサポート，フットサポートなど殿部以外を含めた分圧が重要である。このような車いす座位姿勢による分圧に加え，除圧に対する意識や，年齢，残存機能に左右される除圧能力も車いす選定に大きく関係する。

以上のPOINT 1～4を考慮したうえで長期的な視野で車いすを選定・調整したい。また，経年変化による体力低下や他の疾病，身体の変形などが生じてくれば，随時車いすを見直す必要があることを忘れてはならない。脊髄損傷者のなかには慣れている車いすを変更することに抵抗感を示す者も多い。車いすの変更によりADL自立度が全く異なることもあるため，優先順位を考慮して対応していく必要がある。

③可能な範囲のADL獲得

重要なのは，残存レベルにより達成可能な範囲のADLを獲得することである。ADL自立度［表5］やADL自立難易度表［図12］を利用して目標設定するが，目標設定は残存レベルの他にも年齢や体型・性別・環境・他の合併症の有無など考慮すべきであり，心理的要因も大きく関与する。また，病期別に目標設定をしながら進めることが重要である。

本項では，ADLに焦点を当て，ADL訓練に大きく関与する自助具・福祉用

[表5] 対象者全体のADL自立度

残存機能レベル	人数(人)	平均年齢(歳)	寝返り(%)	起きあがり(%)	更衣(%)	直角移乗(%)	横移乗(%)	車いす駆動(%)	排尿動作(%)	排便動作(%)	自動車運転(%)
C4	14	36.0	0	0	0	0	0	0	0	0	0
C5A	10	33.5	0	0	0	0	0	60	0	0	0
C5B	21	29.0	24	10	19	10	0	86	5	0	0
C6A	16	23.9	47	40	60	25	6	94	20	7	9
C6B1	15	24.7	73	67	73	67	27	100	40	7	14
C6B2	19	27.7	89	89	89	95	69	100	81	25	41
C6B3	24	27.9	96	96	100	96	70	100	76	67	35
C7A	3	40.0	100	100	100	100	100	100	100	100	67
C7B	1	47.0	100	100	100	100	0	100	100	0	0
C8A	6	34.2	80	83	80	83	80	100	80	80	40
C8B	13	28.3	92	92	92	92	83	100	92	92	50
全体	142	29.1	59	55	60	55	35	84	44	29	23

(神奈川リハビリテーション病院脊髄損傷マニュアル編集委員会編：脊髄損傷マニュアル――リハビリテーションマネージメント，第2版．医学書院，1996．より)

[図12] 頸髄損傷者のADL自立難易度表

(機能レベル) Zancolli	C4	C5		C5・6	C6				C6〜C8	
ADL 自家例	両側 C4	両側 C5A	両側 C5B	C5B C6A	両側 C6A	C6A C6BⅠ (自立境界)	両側 C6BⅠ	C6BⅠ, C6BⅡ	両側 C6BⅡ	両側 C6BⅢ
コミュニケーション										
ナースコール	◎→									
書字			●	◎		◎→				
電話			●		◎→					
食事										
固形物摂取		●	◎		◎→					
液状物摂取			●	◎→						
整容										
歯磨き			●	◎	◎→					
髭剃り			●		◎→					
整髪			●		◎→					
爪切り				●		◎→				
更衣										
上衣			●		◎→					
下衣					●	◎→				
靴・靴下					●	◎→				
起居・移動										
座位(起き上がり)					●	◎→				
座面までの足上げ					●	◎→				
ベッド〜車いす移乗					●	◎→				
排泄										
集尿器着脱(♂)						●	◎→			
自己導尿(♂)				●			◎→			
(♀)									●	◎→
座薬挿入						●	◎→			
便座移動						●	◎→			
後始末						●	◎→			
入浴										
洗い場移乗						●	◎→			
洗体・洗髪						●	◎→			
浴槽出入り						●		◎→		
自動車運転										
主導装置での運転						●	◎→			
運転座席移乗						●	◎→			
車いす積み込み						●				◎→

◎→：阻害因子がなければ，90〜100%の症例が自立した機能レベル　●----◎：50〜90%未満の症例が自立した機能レベル

注）阻害因子：上肢の非機能性，関節可動域制限，痛み，褥瘡，高齢など．

*国立身体障害者リハビリテーションセンター作業療法室，1991

(国立身体障害者リハビリテーションセンター作業療法室，1991．を一部改変／小渡充：頸髄損傷に対する作業療法．坪田貞子編，身体作業療法クイックリファレンス．p212，文光堂，2008．を改変)

具などの補助用具を合わせて説明していく．

●**食事・飲水**

ベッド上，早期から導入されるADL訓練であり，すべてが全介助である患者にとっては，最初に達成感を得ることのできる作業にもなり得る．各残存レベル，食事訓練導入時の筋力により必要となる道具や食べる方法が異なる[図13]．

[図13] 食事に関連する自助具

[C 4 レベル]
- 全介助，または福祉用具（左図はセコム株式会社製の「マイスプーン」）のセッティングで可能なことがある
- 飲水については，長いストローなどを工夫することで，寝たままでも飲水が可能となる

[C 5 レベル]
- 手関節背屈を保持し，スプーンを固定するカフを利用する（左図はアビリティーズ社製の「ホルダー付き手首スプリント」）ことで可能となる
- 上肢の挙上が不十分であれば，前腕中間位ですくい，回外位で口へ運ぶというように，肩の外転を利用しないほうがよい
- ポータブルスプリングバランサー[図14]を利用し，上肢の挙上を補助しながら行うこともある
- 飲水はハンドル付きのコップを利用するか，ロンググローブを着用し，両手で持ち上げるなどで行える

[C 6 レベル]
- 万能カフの利用で可能となる
- 慣れるとテノデーシス・アクションを利用した把持で可能となる
- 飲水は両手での持ち上げ[図10]，またはテノデーシスアクション＋補助で可能となる

[図14] ポータブルスプリングバランサー（PSB）の利用

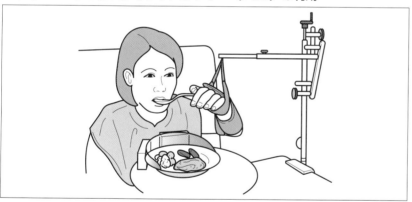

（大塚進：脊髄損傷作業療法学全書　改訂第3版　第4巻作業治療学1　身体障害，p110，協同医書出版社，2008．より）

- **補助用具選定のポイント**：残存レベルによってさまざまな自助具を導入する。道具の選定に関しては，三角筋や肘関節屈筋群の筋持久力が低い場合には一時的にポータブル・スプリング・バランサー（PSB）[図14]の使用や，肘の下に台を置いて固定し挙上動作の補助などを行うこともある。また，[図13]を参考に自己着脱ができるかということも考慮し，リングやループを付けるなどの工夫を行う。C 6 レベル以下では，[図9][図10]のようにテノデーシス・アクションの利用や両手把持などを利用し，自助具を使用せずに食事ができるようになることが多い。

[図15] 結束バンドを利用した整容器具の工夫

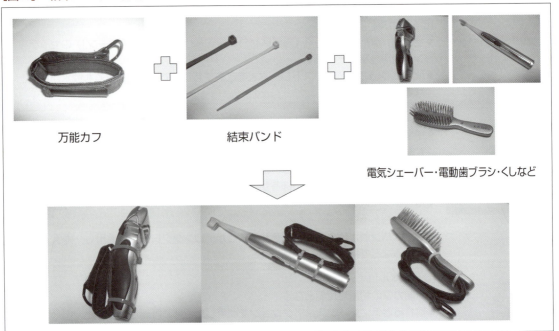

万能カフ　　　結束バンド　　　電気シェーバー・電動歯ブラシ・くしなど

● 整容

C5Bレベル以下では，万能カフや両手把持など食事同様の工夫で行う。万能カフと結束バンドを利用し，手軽に歯磨き，整髪，髭剃りを把持することが可能になることがある［図15］。また，電動歯ブラシ，電気シェーバーが有効である。化粧や爪切りは手指の運動障害・知覚障害により，他の整容動作よりも制限が出ることが多いが，台付き爪切りなどの自助具で可能となる場合もある。

- **補助用具選定のポイント**：ADL到達度表によると，C5Bレベル以下で自立の可能性がある。基本的には食事同様のポイントを考慮する必要がある。脊髄損傷・頸髄損傷者に役立つ『福祉用具ガイドブック』（http://www.rehab.go.jp/ito/h_catalog/）のホームページに写真付きで掲載されているため参考にしていただきたい。

● 更衣

頸髄損傷者では，上衣・靴・靴下はベッド上または車いす上で行い，下衣はベッド上で行うことが多い。ベッド上での更衣動作は，寝返り・起き上がりが必要であり，車いす上での更衣動作は，足組み動作・プッシュアップ動作，動的座位バランスが必要である。そのため，C6レベルからが実用的なレベルとなり，更衣動作訓練の前にそれらの動作獲得が必要となる。

- **補助用具（衣類）選定のポイント**：C6レベルから自立度が高くなり，補助用具よりも前述した衣類の選択・工夫が重要である。上着に関しては，ゆったりとした伸縮性のあるものから始めるほうがよい。ズボンでは伸縮性は特に重要であり，固い生地のものは褥瘡のリスクが高まるため避けるべきである。また，ズボンや靴下にループを付ける，ボタンの部分をファスナーやベルクロに改良するなど機能に合わせて準備する必要がある。

●起居・移動

C6Aレベルでは，半数程度の患者が起き上がり動作が可能になる。起き上がり動作はいくつかの方法があるが，いずれも肩関節，肩甲帯，脊柱の可動性が保たれていることが重要である。また，長座位での体幹前屈は十分に行える必要があり，ハムストリングスの柔軟性獲得が必須である。起居・移動に関しては理学療法士と連携し介入すべきである。

●排泄★28

排泄は，［移乗⇒下衣の上げ下げ⇒排泄（自助具の使用）⇒清拭］という複合的な動作である。排尿は，排尿障害による排尿管理方法の違いや，男女による違いがあるため，その状況に合った指導が必要である。排便は，腹圧の低さや蠕動運動の弱さに加え，食事や運動などの生活習慣による影響も大きい。

- **補助用具選定のポイント**：排尿に関しては，医師の管理と方針が大きく影響するため，医師と連携をとりながら用具・方法の選定を行っていく。排便に関しては，C6BⅡレベル以下で実用的になることが多く，座薬挿入器を使用することが多い。姿勢や身体機能により座薬挿入器のタイプを選択していく。

●入浴

入浴は，［衣服着脱⇒移乗⇒洗体・洗髪（シャワー浴または浴槽浴）］という複合的な動作である。入浴方法は，長座位で入浴できる高床式，椅座位でのシャワーチェアなどがある。素肌で移乗やいざりを行うため，傷を作らないような床材など環境への配慮も必要である。［図16］に入浴に関連した自助具を紹介する。

- **補助用具選定のポイント**：C6Aレベル以下で洗体・洗髪・移乗の一部またはすべてが可能となる。テノデーシス・アクションを利用することで，用具の形状によってはカフなどを利用せずに可能となる動作もあるため，用具の形状も考慮する必要がある。

●その他の自助具・福祉用具などの紹介

- **移乗用福祉用具**：高位頸髄損傷や高齢者など全介助の場合に利用する。適切な使用により，介助者の身体的負担を軽減するとともに，腰痛などの介助による疾病から身を守ることができる。

> **One Point**
>
> **★28 排泄による疲労**
> 排泄の中でも排便は特に頸髄損傷者にとって多くの時間とエネルギーを要する作業である。個人差はあるが，半日以上費やすこともある。かなりの労力を要し，排便後は迷走神経反射のために低血圧などを起こす可能性もある。そのため，仕事や外出などのスケジュールを考慮した計画が必要である。

［図16］ 入浴に関連した自助具・福祉用具

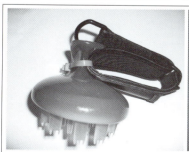
①万能カフ付き洗髪ブラシ

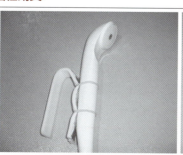
②ハンドル付きシャワーヘッド

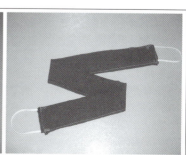
③ループ付きタオル

[図17] 書字・読書用福祉用具

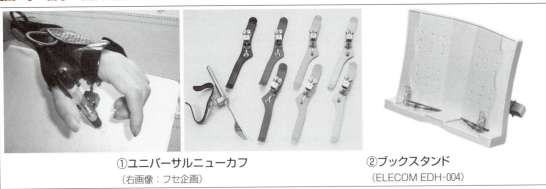

①ユニバーサルニューカフ
（右画像：フセ企画）

②ブックスタンド
（ELECOM EDH-004）

[図18] マウス・スイッチの福祉用具

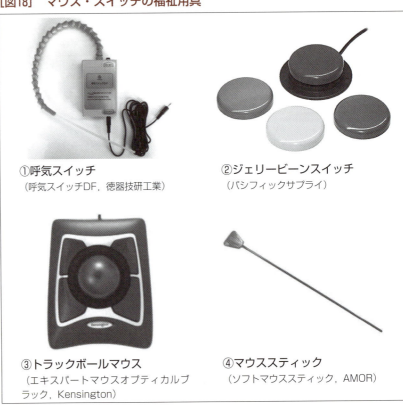

①呼気スイッチ
（呼気スイッチDF，徳器技研工業）

②ジェリービーンスイッチ
（パシフィックサプライ）

③トラックボールマウス
（エキスパートマウスオプティカルブラック，Kensington）

④マウススティック
（ソフトマウススティック，AMOR）

Key Word

★29 環境制御装置（ECS）
ECSとは，残存機能を利用してテレビの操作，エアコンの操作，電話をかけるなどを可能にする機器のことである。残存機能を利用するため，息の吸う吐くで操作する呼気スイッチや，口角を横に引くなどによりセンサーのひずみを利用するセンサースイッチなどを利用する。ECSの使用でさまざまなことがベッド上で可能となり，介助者の負担軽減とともに，患者自身の生活の質向上につながる。

- **書字・読書用福祉用具** [図17]：書字用の自助具の例としてユニバーサルニューカフをあげる。これはカフ部分やキャッチャー部分を自由に調整し，手の形に合わせることができ用途は多岐にわたる。読書ではページをめくることが困難であればブックスタンドとマウススティックなどを利用するとよい。最近はタブレットが普及しており，固定することで画面操作が可能であれば電子書籍もお勧めしたい。
- **マウス・スイッチ** [図18]：高位頸髄損傷により上肢操作が困難になるとマウスやスイッチなどの工夫が必要となる。
- **環境制御装置（ECS）** [図19] ★29：高位頸髄損傷者の少しでも可能な作業の拡大のためにも環境制御装置の紹介は欠かせない。高齢者など機械に対し

[図19] 環境制御装置

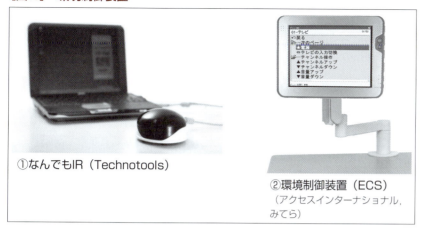

①なんでもIR（Technotools）

②環境制御装置（ECS）
（アクセスインターナショナル，みてら）

て抵抗感があることも多く，OT自身が使用に慣れ，利便性を説明できることが重要である。

(5) 脊髄損傷の作業療法：クロッシング・アプローチ

　脊髄損傷の作業療法において最も特徴的であるのは，年齢や合併症による影響もあるが損傷部位で予後が予測しやすいことである。Zancolli分類に基づく残存レベル別ADL達成度のように，損傷部位からOTが具体的なADL動作を予測しやすく，それを患者と共有しやすい点が大きなポイントであることは間違いない。また，ADL，仕事，遊びなどさまざまな作業において「工夫」することが，その可能化に結びつきやすいのではないだろうか。

　どの程度障害に適応している時期なのかということにもよるが，患者自身が自らの生活を考え，自分にとって本当に大事な作業へ焦点を当てられるように支援すること，患者の可能な限りの能力を発揮できる準備をすることが，脊髄損傷者へのアプローチとしてOTの重要な役目であると考える。そして，患者自身がセルフヘルプペイシェント（self help patient）[30]になることを支援することが望ましい。

①ボトムアップ・アプローチとトップダウン・アプローチの対比と相乗効果

　脊髄損傷の作業療法における，ボトムアップ・アプローチとトップダウン・アプローチを対比した表を示す[表6]。この表からわかるように，どちらのアプローチにも長所と短所があり，どちらがよいというものではない。

　基本的にはどちらのアプローチも必要不可欠であり，評価した内容からどちらに比重をかけることがよいのかを考察していく。特に急性期・回復期では，ボトムアップ・アプローチにて身体機能の向上を図ることは重要であり，よく身体が動く状態にするための介入が必要である。同時に，OTが患者の

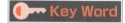

[30] セルフヘルプペイシェント[13]

セルフヘルプペイシェントとは「"自助"患者」のことである。これは，作業療法を「やらされている」状況から「自分のために進んでやっている」状態の患者を指す。目標に向かうために，患者自身に「何ができるか」を考える機会を提供することが重要である。

[表6] 脊髄損傷の作業療法における，ボトムアップ・アプローチとトップダウン・アプローチの対比

	ボトムアップ・アプローチ	トップダウン・アプローチ
基本的な考え方	●評価により，問題となる運動機能・認知機能などの部分を明らかにし，その解決に取り組む ●残存レベル別の遂行可能なADLを可能な限り獲得することで，生活の能力向上を図る	●患者にとって意味のある作業が行えるか否かという問題を明らかにし，その解決に取り組む ●意味のある作業を可能にすることで，生活の質の向上を図る
患者が行うこと	●OTの立てたプログラムを行う ●可能なADLを増やす	●自分にとって必要なことを考える ●OTと一緒に取り組む問題を決める ●OTと一緒に問題解決に取り組む
OTが行うこと	●身体機能，認知機能評価により問題点を明らかにする ●目標設定・プログラム立案を行う ●その機能で可能な生活を提案する	●患者が決定できるよう情報提供する ●患者と一緒に取り組む問題を決める ●重要な作業ができない理由を考える ●患者と一緒に問題解決に取り組む
長所	●残存レベルに応じたゴール設定が行いやすい ●残存レベルに応じた生活能力に近づける ●機能の向上を最大限可能にする	●個別的な作業療法が行える ●退院後の生活のビジョンができる ●作業療法による効果が示しやすい
短所	●問題点が多くなりすぎた場合，達成できないことがある ●必要のない訓練を行う可能性がある	●機能の最大限の向上をはばむ可能性がある ●特定の作業を見出すのに時間がかかる

(吉川ひろみ：COPM・AMPSスターティングガイド．p107，医学書院，2008．を参考に作成)

トップダウンの考えに関心をもち，その考えを引き出していきながらアプローチ方法について一緒に考えていけることが理想的である。トップダウンの考えに関心をもつと，「早期からスマートフォンでメールができるようになりたい」と思っている患者もいれば，「病室で映画を見たい」と思っている患者もいるといった，作業の問題における取り組むべき順番を示唆してくれることにもなる。

このように，ボトムアップ・アプローチにより身体機能の最大限の向上を図ることも，トップダウン・アプローチにより作業の問題を解決することも，脊髄損傷者の生活の質の向上と，「作業」の可能性を広げることに貢献することになる（Column②参照）。

②ボトムアップ・アプローチとトップダウン・アプローチの比重における具体例

●ボトムアップ・アプローチに比重を置くとよい例

ボトムアップ・アプローチでは，［機能の向上⇒動作の向上⇒生活の向上］と考えてアプローチを進めていくため，「機能」「能力」的側面へのアプローチが主となる。時期や状況によっては，先のことや，やりたいことに目が向けられないことがあるため，トップダウン・アプローチを考えながらも，ボトムアップ・アプローチに比重を置きながら対応することがよい場合がある。以下にその例をあげる。

●訓練初期の基礎的な身体機能・能力の獲得が必要な時期

> **Column②**
> **クロッシング・アプローチの実際例**
>
> 　以前，自宅での転倒事故により中心性頸髄損傷となった70代の女性Aさんを担当しました。負けず嫌いな性格で，真面目なAさんと出会ったのは，受傷後1カ月が経過したときであり，病院でも一生懸命に機能訓練に取り組み，食事や歩行器での介助歩行が何とかできるようになっていました。この時期からずっとAさん自身の目標は，「一人で歩くこと」「トイレに行くこと」であり，ADL以外の「作業」に焦点は当たらず，黙々と訓練に励んでいました。筆者も最初のうちはAさんの目標をかなえるべく，ボトムアップ・アプローチにて機能の向上，可能な限りのADLの獲得を目指しながら，退院後自宅で何をして過ごすかということについて話し合いながら，トップダウンの考えを引き出そうとしました。
>
> 　COPMでは「作業」をセルフケア，生産活動，レジャーに分類し，この3つのバランスが大切ととらえます。そのなかで，Aさんはセルフケアのことのみを考えられていたため，COPMを用いて生産活動，レジャー領域のことについて掘り下げていきました。そのなかで，「仏壇の世話ぐらい私がやりたい」という言葉を聞くことができました。「仏壇の世話をする」という作業に対して，Aさんの身体面・情緒面に働きかけながら環境設定を行っていきました。
>
> 　具体的には，ADL室で自宅を想定した環境設定を行い，ペットボトルに水を入れ，それを歩行器の横の袋に入れて運ぶ，仏間の段差解消を改修プランに入れるなどの「仏壇の世話をする」という"作業の可能化"に向けたトップダウン・アプローチを，ボトムアップ・アプローチと並行して実施していきました。退院時には，室内は歩行器で1人で歩くことができ，トイレも1人で行えるようになりました。また，「仏壇の世話をする」という役割をもてたことにも喜んでもらえたようです。

- 身体機能回復への期待が強く，それが最善の方法と考えている患者
- 医師の予後説明を納得できず，訓練に熱中することで自我を保っているような患者

●トップダウン・アプローチに比重を置くとよい例

　トップダウン・アプローチでは，[患者の行いたい「作業」⇒それに必要な機能・動作向上⇒自助具などの代償手段の獲得⇒環境調整]へと進めていくため，「生活」「生き方」的側面へのアプローチが主となる。時期や状況によっては機能訓練の訓練効果が低くなることや，退院への不安が強くなることがあり，ボトムアップ・アプローチを行いながらも，トップダウン・アプローチに比重を置きながら対応することがよい場合がある。以下にその例をあげる。

- 退院後，何をしていけばよいのか不安が強い時期
- 機能訓練への意欲が低い患者
- 入院期間の長期化により，退院後の生活が想像できず，とりあえず目の前の課題であるリハビリテーションを頑張っている患者

(6) 病期によるアプローチ分類

病期（時間軸）を❶急性期，❷回復期，❸自宅復帰への準備，❹社会参加（維持期）の4つに分け，上に記したボトムアップ・アプローチとトップダウン・アプローチの関連について図示する（[図20] 参照）。

①急性期
- 患者・家族の精神的フォローを行いながら離床の準備を行う
- 医師の予後説明の有無や，障害・予後に対する認識について把握する
- ベッド上で，患部の安静度を考慮しながら関節可動域訓練，筋力強化訓練を行う
- ナースコールの操作やTVリモコンの操作などの方法について検討し，必要な自助具の提供を行う
- ベッド上の安定した座位を確保することができれば食事・整容動作へ介入する（ギャッチアップによる褥瘡リスクがあるため予防を考慮）
- ティルト・リクライニング型車いすで，起立性低血圧に対処しながら離床を進める
- 価値の聞き取り・情報提供を行うことで，患者の選択を支援する
- 介助者の指導（介護法や二次的合併症予防）を行う

●**急性期におけるクロッシング・アプローチ実際例**

サークル活動中の事故で頸髄損傷となった大学生がいた。起立性低血圧により座位時間が確保できず，ティルト・リクライニング型車いすを利用し何とか座位時間の延長を図りたいが，思うようにうまく進まない。患者自身もやりたいことが思いつかない状況であった。サークル仲間から励ましのメールが来ているが，返信ができないでいることがわかった。

本人も何とか返信したい気持ちがあり，「パソコンでメールができる」ことを介入プランに加えた。マウスやタイピングのための自助具を利用し，環境調整下でパソコン作業が可能となった。作業に夢中になることで座位時間が急激に伸びたケースである。

②回復期
- 患者の行いたい作業を把握し，可能なものからアプローチしていく
- ROM訓練，筋力強化訓練を継続する
- 物の把持・両手操作など上肢機能訓練を行う
- 座位時間の延長に伴いパソコン操作，携帯電話（スマートフォン）などの操作方法について検討し，必要な自助具の提供・練習を行う
- 座位姿勢・褥瘡予防を考慮した車いすへの移行を進める
- 車いす操作訓練（自走・電動）を行う
- 寝返り，起き上がり，座位バランス，プッシュアップ訓練を行う
- 車いす上動作訓練（足組み，除圧など）を行う

- 床上動作，車いす上動作を獲得後，更衣動作訓練を行う
- 更衣動作，移乗動作獲得後，トイレ動作・入浴動作訓練を行う
- トイレ動作（座薬や導尿）・入浴動作（洗髪や洗体）の部分自立に対して，自助具を提供する
- 獲得したADL・価値から今後の生活について一緒に考え，情報提供を行うことで，患者の選択を支援する

◉ 回復期におけるクロッシング・アプローチ実際例

　解体作業中の事故により脊髄損傷となった男性がいた。人当たりはよく訓練にも参加するが，無気力な面もあり，何かを自己決定するということがほとんどなかった。病院にいてもしょうがないという本人と家族の意向もあり，早期に退院する方針になった。これから先のことを自分で決定する機会がほとんどなかった患者ではあったが，OTは，自分でこれからの生活のことを考え，選択していってほしいと考えていた。そのなかで車いすには興味がありそうな発言が聞かれたため，その選定についてできるだけ本人の意見が出やすいように配慮して関わった。

　その後，「あれはデザインが悪い」「あの車いすに乗っている人は姿勢が悪いな」など自分の意見を述べるようになってきた。そして，どの車いすならどのような生活になるかなど自分なりの考えを徐々に持ちはじめた。車いすの選定から自己決定機会が増え，少しずつ生活全般への意識が変化していったケースである。

③自宅復帰への準備

- 価値の聞き取り，情報提供を行い，患者の選択を支援する。また，患者固有の「作業」（仕事・学業・家事・子育て・趣味・スポーツなど）の獲得について支援する
- 外出（車の運転含む），交通機関の利用への支援を行う
- 家屋環境の調整・アドバイスを行う
- 外泊への支援を行う
- 自己管理（ADL・車いす管理・褥瘡予防など）・自主訓練（関節可動域・筋力など）の指導を行う
- 介助者の指導（介護法や二次的合併症予防）を行う

◉ 自宅復帰への準備期におけるクロッシング・アプローチ実際例

　自宅退院が近くなり，不安な様子を見せる頸髄損傷の女性がいた。生活全般に介助が必要であり，夫に迷惑をかけるというのが本人の一番の悩みであった。また，夫は自分の運転する自損事故で妻が障害を負ったという，自責の念が強くあった。

　彼女と夫との面談のなかで，窮屈な暮らしとならないようサービスを利用し，うまく息抜きの時間をつくることを一緒に考えた。退院後，彼女が電動車いすを操作し顔を出してくれたときに，「夫は私をほっといて，またゴルフに行ってるわよ」と笑顔を見せてくれたのはとても印象深く残っている。

[図20] 病期によるアプローチ分類

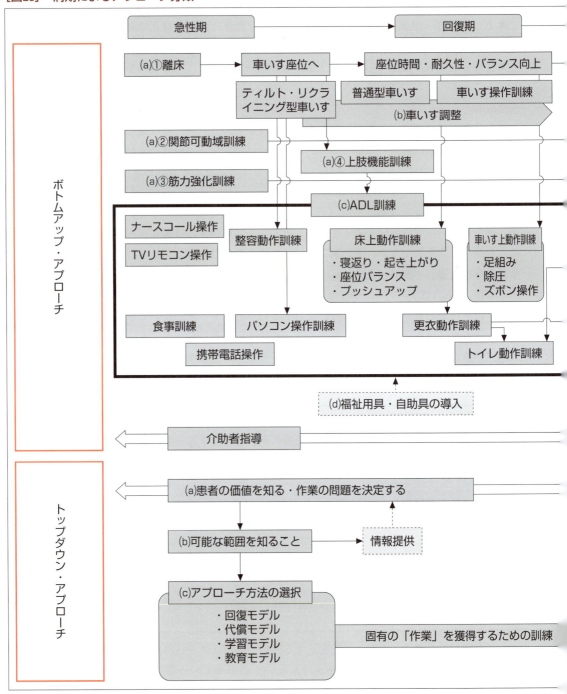

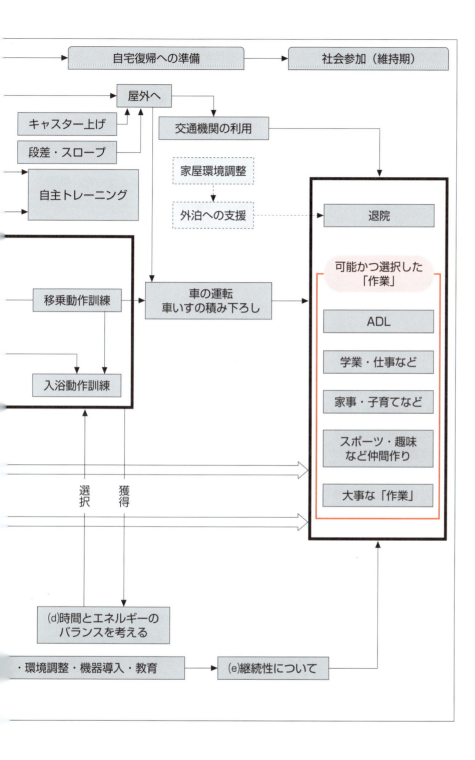

④社会参加（維持期）

この時期以降は，病院での作業療法を提供することは少なくなる。社会や家庭のなかで自分の役割や居場所を見つけ，仲間を見つけ，さまざまなことに参加・チャレンジし，充実した生活が送れることを期待したい。

●**社会参加におけるクロッシング・アプローチ実際例**

退院したが，外出を控える脊髄損傷の男性がいた。ADL動作全般は自立しているが，排便コントロールが体調によって不良となり，「外出したいが，もし外出先で失禁したらどうしよう」という不安が強いとのことだった。排泄に関しては服薬や食事の管理でコントロールが必要である。

もう一度，排泄のスケジュールやどのようなときに失敗しやすいか検討することから助言した。また，外出機会が少ないこの患者は，同様の障害をもつ者とも接触機会が少なく限られていた。そのため，同じ失敗を経験した仲

Column③

食事の自立はカレーパーティー

高校3年生のとき，体育の授業で頸髄損傷（Zancolli：C5B）を受傷し，四肢麻痺になったA君という男の子がいました。彼は受傷から4カ月が経過したときも，訓練は言われたことだけを何となくやり，自分のことを何も話さず，殻に閉じこもったように病棟で過ごしていました。筆者は，A君が一人で食事ができることが自信につながり，心理的によい循環を生むことを期待しながら毎日のように食事訓練を行っていましたが，一人での食事はなかなかできずにいました。このときは，ポータブル・スプリング・バランサー（以下，PSB）と自助具を使いながら何とか食べられている状況でした。

そこで，この状況を打破しようと臨床心理士と相談しました。臨床心理士は，A君との会話のなかで「カレーが好き」という言葉を聞きのがさなかったのです。この彼から唯一出た「カレーが好き」という言葉をもとに作戦を立てました。A君とスタッフの好きな食材・嫌いな食材を書いた裏返しのカードをA君が選択し，その食材は必ず入れ，食べるためには何かの工程を手伝うというカレーパーティーを開催したのです。このパーティーのねらいは，楽しい作業に参加することで，スタッフとA君の心の距離を近づけ，前を向いているスタッフと一緒にA君が前に進める状況をつくることでした。当日，楽しそうな表情で「うまそう！」「腹減った！」と話すA君。病院食で出るカレーとは違い，つくっている最中のカレーのよい匂いは，空腹のA君を素の高校3年生に戻してくれたようでした。そしてカレーが完成して，みんなで食べようとなったとき，筆者はPSBを持ってきていないことに気づきました。しかし，自助具をセッティングし，肘の下に上肢を支持する台を置くだけでペロリと一人でカレーを食べ終えたのです。その食事場面を見たとき，A君の大きな潜在能力を感じました。その後，彼はスタッフと一緒にいろいろなことを考え，行動し，退院後は大学への進学，1人暮らしへの挑戦をしていきました。

彼に必要だったのは食事訓練ではなく，モチベーションへのアプローチだったのです。「何か」をきっかけによい循環が起こることがあります。元気な頃を呼び起こす「何か」を，患者の過去の経験や語りから提供することの大切さを学んだ一例でした。

間の紹介や，その仲間からの外出への誘いは彼の支えになった．外へ出たいニーズをかなえるためにピアカウンセリングが有効に働いたケースである．

(岩尾武宜・老川良輔)

文献

1) 住田幹男・他：脊髄損傷のoutcome——日米のデータベースより．医歯薬出版，2001．
2) 出田良輔・植田尊善：脊髄損傷データベースシステムの構築——データバンク設立にむけた取り組みとして．日職災害誌57：168-172，2009．
3) 日本せきずい基金：脊損ヘルスケア．日本せきずい基金，2008．
4) 岩崎洋編：脊髄損傷理学療法マニュアル．p73，文光堂，2006．
5) 岩崎テル子編：標準作業療法学　身体機能作業療法学，第2版．p206，医学書院，2011．
6) 津山直一監：頸髄損傷のリハビリテーションマニュアル．p22，協同医書出版社，2001．
7) 吉川ひろみ：「作業」って何だろう——作業科学入門．医歯薬出版，2008．
8) 岩谷力・飛松好子編：障害と活動の測定・評価ハンドブック——機能からQOLまで．南江堂，2005．
9) 赤居正美編著：リハビリテーションにおける評価法ハンドブック——障害や健康の計り方．p195，医歯薬出版，2009．
10) Gary Kielhofner，山田孝監訳：人間作業モデル，第4版．協同医書出版社，2012．
11) 斎藤祐樹：作業で語る事例報告——作業療法レジメの書きかた・考えかた．pp48-49，医学書院，2014．
12) 日本せきずい基金：脊髄損傷者の社会参加マニュアル．日本せきずい基金，2008．
13) 日本せきずい基金：私もママになる！——脊髄損傷女性の出産と育児．日本せきずい基金，2008．
14) 大嶋伸雄編著：患者力を引き出す作業療法．三輪書店，2013．
15) 三木由美子：脊髄損傷者の健康関連Quality of Lifeの向上に関する研究．広島大学大学院総合科学研究科博士論文，2013．
16) ベンクト・エングストローム：エルゴノミック・シーティング．ラックヘルスケア，2003．
17) 吉川ひろみ：COPM・AMPSスターティング・ガイド．p107，医学書院，2008．

4. 末梢神経損傷（手外科）

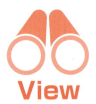

- 手の末梢神経は，正中・尺骨・橈骨神経から構成されている。
- 手における末梢神経損傷は，選択的な支配筋麻痺と各神経損傷特有の手や手指の変形をきたす。
- 手・手指筋の支配神経は，ひと度障害を受けると日常生活動作（活動）における手・手指の使用は，著しく困難になる。
- 末梢神経損傷の治療過程において，手のスプリント療法は非常に重要な位置を占める。

　手外科領域のリハビリテーション（以下，ハンド・リハ）は傷害を負ってしまった手の機能訓練から対象者の社会復帰に至るまでのトータルサポートが必要であるため作業療法の専門分野として位置づけられている。

　しかし，ハンド・リハは対象者ごとの術式に応じた術後管理や修復された組織の治癒特性に応じた治療訓練が求められるなど臨床における「経験知」や「暗黙知」が特に重要視される分野でもあり，敷居を高く感じている作業療法士（OT）は少なくはない。

　また，末梢神経損傷に限らず手外科疾患の患者は一側上肢の受傷の者が多く，その障害は日常生活活動（ADL）を完全なる困難にしてしまう状態ではなく，動作の「質」の低下を顕著化させてしまう。

　そのため対象者のハンド・リハにおいては「useful hand：使える手・生活する手」の獲得のために患者の生活背景を適切に評価し，術後早期から復帰先を意識した治療訓練を展開していくことが重要となる。

（1）末梢神経損傷（手外科）の基礎知識

　末梢神経が損傷を受けると損傷部位以遠の運動障害や知覚障害，自律神経障害を呈する。手・手指における末梢神経は正中・尺骨・橈骨神経から構成され［図1］，損傷高位による分類では中枢位での傷害によるものを高位型麻痺，より遠位での傷害によるものを低位型麻痺と診断される［図2～4］。

　ひとたび傷害を受けると選択的な支配筋麻痺と各神経損傷特有の手や手指の変形をきたす［図5］。

　そのため末梢神経損傷患者のADLにおける手・手指の使用は，著しく困難になるため病期に応じたOTの適切なかかわりが重要となる。

　末梢神経損傷では知覚神経麻痺の出現もADLに大きな支障を与える。［図

[図1] 手・手指　支配神経

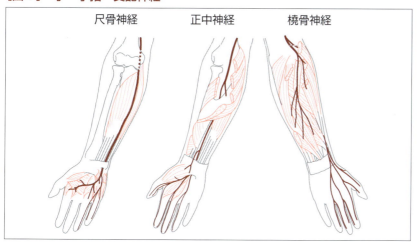

[図2] 正中神経の支配と神経損傷高位

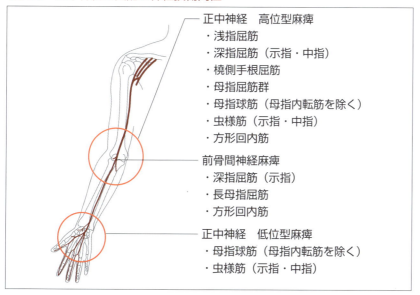

[図3] 尺骨神経の支配と神経損傷高位

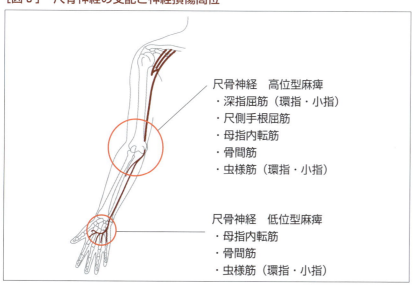

[図4] 橈骨神経の支配と神経損傷高位

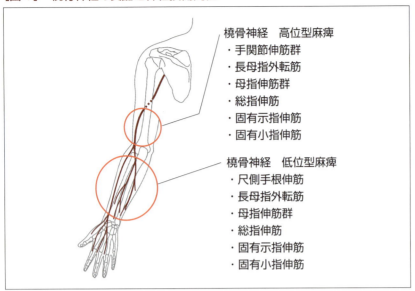

橈骨神経　高位型麻痺
・手関節伸筋群
・長母指外転筋
・母指伸筋群
・総指伸筋
・固有示指伸筋
・固有小指伸筋

橈骨神経　低位型麻痺
・尺側手根伸筋
・長母指外転筋
・母指伸筋群
・総指伸筋
・固有示指伸筋
・固有小指伸筋

[図5] 末梢神経損傷における手の変形

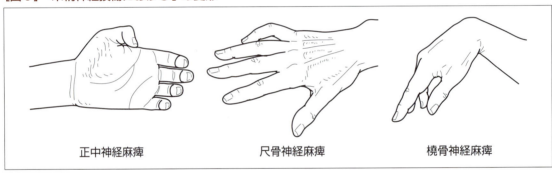

正中神経麻痺　　　　尺骨神経麻痺　　　　橈骨神経麻痺

[図6] 各神経における知覚支配領域

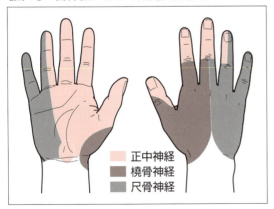

正中神経
橈骨神経
尺骨神経

[図7] 手の固有神経領野

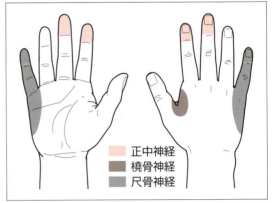

正中神経
橈骨神経
尺骨神経

6]には各神経における知覚支配領域を示しているが，知覚神経には単一神経の皮膚知覚枝のみが分布している固有神経領野が存在する［図7］。

　運動機能が良好であっても知覚障害が存在する場合，動作の拙劣さが表出するだけでなく動作遂行に対して臆病になってしまったり重篤な外傷を負ってしまう可能性が高くなるなど運動機能とも密接な関係をもつため，評価においては運動障害のみならず知覚障害についても見落とすことなく，その状態をとらえておくことが必要である。

■──神経損傷の分類

　神経損傷の種類は，有連続性神経損傷と無連続性神経損傷（神経切断）の2つに大区分される［表1］。有連続性神経損傷は手根管症候群や肘部管症候群などに代表される絞扼性神経障害（entrapment neuropathy）[★1]や薬物や外傷などにより誘発される神経炎などがある。さらに神経組織損傷の分類としてはSeddonとSunderlandの分類［表2］が一般的に用いられる。

　前者は軽度障害からneurapraxia（一過性伝導障害），axonotmesis（軸索断裂），neurotmesis（神経断裂）の3段階，後者は軽度障害から第1度損傷（一過性伝導障害），第2度損傷（軸索・髄鞘損傷），第3度損傷（軸索・髄鞘・神経内膜損傷），第4度損傷（軸索・髄鞘・神経内膜・神経周膜損傷），第5度損傷（神経断裂）の5段階で評価判定される。これらは損傷手の予後予測や神経移植術の適応などの判断において重要である。

　観血的対応の必要な損傷患者においての代表的な神経修復術を［表3］に示す。さらに運動麻痺の残存が明確である場合には，健常神経支配筋を力源に

> **One Point**
>
> **★1　絞扼性神経障害と圧迫性神経障害**[1)]
>
> 末梢神経幹が外部から，または骨や靱帯などの周囲の構造物によって局所的な圧迫を受けることにより末梢神経の脱髄や軸索の障害が生じることを「圧迫性神経障害」，さらに手根管や足根管のような狭い部分で締めつけられるような圧迫により末梢神経幹障害が出現するものを絞扼性神経障害という。

［表1］　神経損傷の種類

①有連続性神経損傷
1）絞扼性神経障害（entrapment neuropathy）・圧迫性神経障害（compression neuropathy）
末梢神経幹がその走行中に何らかの原因で周囲組織により局所的な機械的刺激を受け，その結果生ずる限局性神経障害をいう。
（1）正中神経：①円回内筋症候群，②前骨間神経麻痺，③手根管症候群
（2）尺骨神経：①肘部管症候群，②ギヨン管症候群
（3）橈骨神経：①後骨間神経麻痺，②回外筋症候群
2）その他，神経炎など
②無連続性神経損傷（神経切断）

［表2］　神経組織損傷の分類（Seddonの分類とSunderlandの分類）

末梢神経の基本病変	節性脱髄	ワーラー変性				軸索変性
Seddonの分類	neurapraxia	axonotmesis		neurotmesis		
Sunderlandの分類	第1度損傷	第2度損傷	第3度損傷	第4度損傷	第5度損傷	
病理組織学的変化	髄鞘	軸索 髄鞘	軸索 髄鞘 神経内膜	軸索 髄鞘 神経内膜 神経周膜	軸索 髄鞘 神経内膜 神経周膜 神経上膜	軸索

[表3] 神経の修復法

```
①神経縫合
    （1）神経上膜縫合（epineurial suture）
    （2）神経束縫合（funicular suture）
②神経移植
    （1）有茎神経移植
    （2）ケーブル移植
    （3）神経束間神経移植（interfascicular nerve graft）
    （4）血管茎付神経移植
③神経移行
④神経剥離
    1）神経幹外剥離術（external neurolysis）
    2）神経幹内剥離術（internal neurolysis）
    （1）神経上膜切開術（epineurotomy）
    （2）神経上膜切除術（epineurectomy）
    （3）神経線維束間神経剥離術（interfascicular neurolysis）
⑤神経絞扼部各種開放術
```

用いて運動回復をねらう各神経損傷に応じた運動機能再建術が、実施検討される。

これらの神経学的な診断により組織状態やその予後について適切にとらえ、的確な対応が肝要である。

(2) 末梢神経損傷（手外科）の臨床評価

①問診・視診・触診

整形外科的の初期評価では、まず「問診」「視診」「触診」により手や手指状態の全体像をとらえておく必要がある。聴取した内容や手の状態観察から得られるものは非常に多く、発症機転やハンド・リハにおける治療訓練・指導の指標が存在しているといっても過言ではない。

問診では、受傷（発症）状況や原因、経過、手の症状などの現病についての確実な聴取が重要である。症状については運動障害や知覚障害、疼痛やしびれ感など、これら以外で運動障害を引き起こす原因についても評価していく。また糖尿病など現病の治療に影響を及ぼす可能性がある疾患の有無といった既往歴についても聞き出しておかなければならない。

また、手においての外傷の負いやすさなど患者自身の身体管理力についても、問診のなかで評価できていると社会復帰のための指導においては有用である。

視診では、手の形態や色調などの変化について観察していく。特に典型的な変形や浮腫の部位や程度、また形態の変化のみではなく手や手指の皮膚の色調、しわの増加や減少・消失、創傷部瘢痕の程度、発汗異常についてとらえておくことが大切である[★2]。

> **One Point**
>
> ★2 手の皮膚
> 手の皮膚は手掌面と手背面ではその機能的性質が異なる。手掌面は表皮が厚く、真皮層が手掌腱膜と結合しているため移動性に乏しい。物体を強力に把持したり、皮線（crease）の存在により折れ曲がる運動に適している。手背面は薄く柔軟で移動性に富んでおり、深い手指の屈曲に対して十分な伸張性を発揮する。手背部はこの伸張性が災いしてひと度、運動障害が発生してしまった場合、浮腫の好発部位となってしまうことが多い。

手の状態管理においては腫脹，発赤，熱感，疼痛などの炎症症状発生の部位・程度を適切に評価しておく。さらに傷害を負った手や手指の具体的な動作へのかかわりの変化についても，観察や問診を通してとらえておかなければならない。機能障害が存在する手や手指の動き，その手・手指以外の同側上肢の動きや動作へかかわる割合の違い，さらに反対側との動きの違いや姿勢の崩れなどについての確認も必要である。

各神経麻痺による特徴的な手の変形を見分けると同時に，骨変形や筋萎縮，組織の腫脹・浮腫，熱感などについても，視診と触診によりとらえておく。特に筋の触診は触知可能な細かな手内在筋の位置関係を確実にとらえ，徒手筋力テスト（MMT）等において脆弱な対象筋の稼働状態を確実にとらえる触診技術を身につけておくことも重要である。

②手の形態観察

ヒトの手は縦・横・斜めのアーチ[★3]が形成されることにより，把持に適した形態を示している［図8］。日常生活における手の機能発揮は，さまざまな形状の把持や手指による緻密な操作に必要な形態保持のみならず，さまざまな対象物への対応が求められる。その場合，目的の動作に求められる手のフォームの柔軟な変化が必要である。

［図9］に鎌倉の分類[1)]を示しているがこれらの鍵となるのが手のアーチの存在である。複数の関節を適切に調節して変化させ，目的位置での安定保持こそが手や手指による動作の基盤である。末梢神経損傷の評価においては，この手の正常なフォームからの逸脱を的確にとらえていくことが重要である。

③関節可動域テスト（ROMtest）

末梢神経損傷の場合，重度の外傷による骨や関節などの組織破壊がない限り，他動関節運動よりもむしろ自動関節運動障害による手・手指動作が問題となる場合が多い。このことからも末梢神経損傷による関節可動域検査においては他動運動による可動域と自動運動による可動域の差を対比的にとらえていくことが重要である。

この自動可動域の減少または消失はどの筋に生じた麻痺により発生したものであるか，必要な手のフォームを形成・保持する関節機能があり，保持することが可能であるか，さらに形成したフォームから目的とする動作の形態

> **One Point**
>
> ★3　手のアーチ
> 手には本文中に示した通り，3方向のアーチが存在する。縦方向のアーチは近位より手根骨－中手骨－指骨からなり，機能的には示指・中指列が特に重要である。横方向のアーチは遠位と近位で区別されており，前者は遠位手根列で形成された固定性の手根アーチ，後者は中手骨頭で形成された可動性の中手骨頭アーチである。斜め方向のアーチは母指と各手指との対立のアーチである。

［図8］　手のアーチと手の形態変化

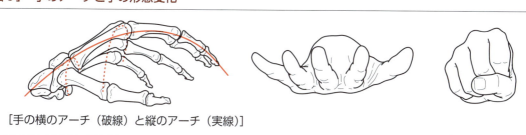

［手の横のアーチ（破線）と縦のアーチ（実線）］

[図9] 手の用途分類（鎌倉[1]）

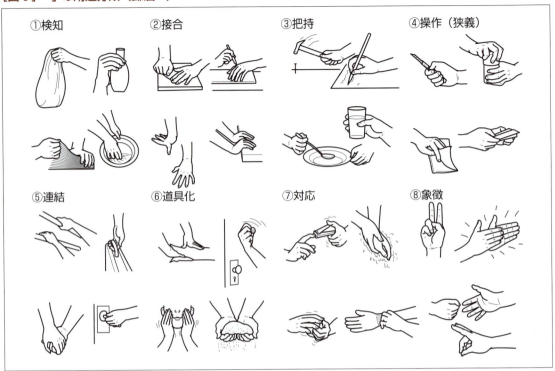

（鎌倉矩子：手のかたち手のうごき．p6, 7, 医歯薬出版, 1989. より）

へと変化させるために必要な機能が存在するのか，についての評価が必要である。

また，他動運動においての可動性が減少している場合には，その制限は創傷瘢痕などによる「皮膚性拘縮［図10］」なのか，腱の皮下癒着による「腱性拘縮［図11］」なのか，筋萎縮などにより発生する「筋性拘縮［図12］」なのか，麻痺や疼痛が原因として生じる「神経性拘縮［図13］」なのか，重度の外傷や関節損傷により生じた「関節性拘縮［図14］」なのかの判断が求められる[★4]。

制限の著しい関節が，手関節などの小関節による複合関節である場合には，関節の構造を適切に理解し，構成する関節の可動比の違い［図15・16］による制限組織の診断も必要である。

④筋力検査

末梢神経損傷における筋力検査の意義は単に筋出力を評価するだけではなく，麻痺の影響による手の運動性の低下をできる限り筋単位でとらえることで，神経損傷の部位を特定していくことが重要である。

また関節可動域テスト（ROMtest）の項目でも述べたように，可動域内においていかに大きな自動可動性を生み出すことができるのかという筋の収縮効率と，その収縮効率をいかに持続できるのかという筋持久力について，とらえておく。特に筋持久力の高さは，短時間で消耗してしまう強力な筋出力よりもADL遂行において重要である。

> **One Point**
>
> **★4 浮腫と拘縮**
>
> 浮腫は関節拘縮の原因であり早期からの適切な管理が必要である。運動機能が低下した手は循環機能を失い，リンパ液などが貯留し，循環させることなく長期間貯留・停滞させることによって非弾性の線維組織沈着（フィブリン形成）をきたし拘縮に至る。浮腫改善のためには，①挙上（elevation），②圧迫（compression），③運動（motion）を可能な範囲で徹底していくことが肝要である。

[図10] 拘縮の組織別分類（皮膚性拘縮）

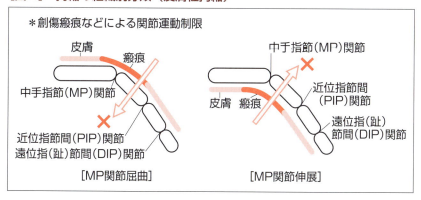

[図11] 拘縮の組織別分類（腱性拘縮）

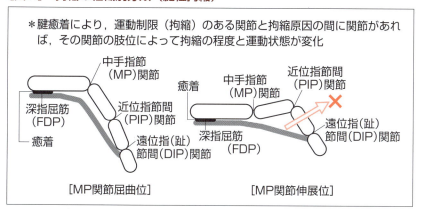

[図12] 拘縮の組織別分類（筋性拘縮）

①持続的に関節が特定肢位に固定された場合
②筋実質の疾患によるもの
　◇筋炎後の瘢痕化
　◇阻血性拘縮
＊腱性拘縮と同様の現象として判断できる

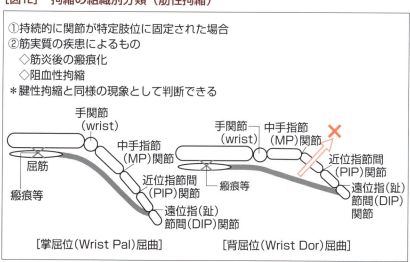

[図13] 拘縮の組織別分類（神経性拘縮）

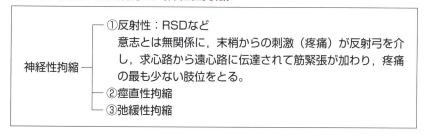

[図14] 拘縮の組織別分類（関節性拘縮）

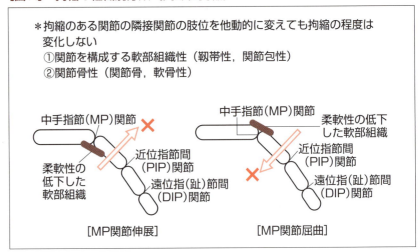

[図15] 手関節の掌背屈運動の可動比

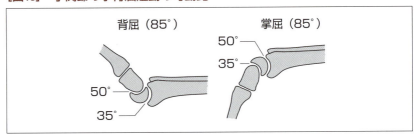

（中村隆一他：基礎運動学，第6版．p221，医歯薬出版，2003．より改変）

[図16] 手関節の橈尺屈運動の可動比

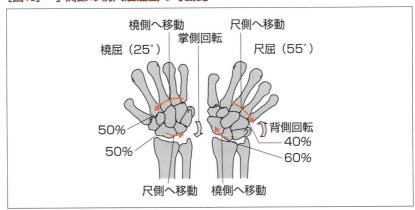

（中村隆一他：基礎運動学，第6版．p221，医歯薬出版，2003．をもとに作成）

● **徒手筋力検査**（manual muscle test：MMT）

　MMTは検者が徒手的に加える抵抗や重力を基準として0～5までの6段階で評価していく方法である。手や手指は下肢や体幹と比較しても明らかに小さな分節構造であり，重力の影響を受けにくいことからも，大関節を稼働させる高出力筋の判定基準とは明確に区別して，その出力状態を判断していく。健常側が存在する場合には対側と比較を行い，健常側が存在しない場合

には対象者の性別や年齢，体格，生活背景などを勘案してまずは「5（normal）」の定義づけを行う。

一般的に抗重力運動の可否により判断される「3（fair）」の定義では，重力の影響を受けにくい指の稼働筋において不十分な判断基準となってしまう。手指における「3（fair）」の定義は自動運動により全可動域の運動が可能である状態，「1（trace）」は関節運動の確認はできないが，筋収縮のみ確認できる程度，「2（poor）」は「可動域内の全可動は不可能である状態」として定義づけしておくことが，手指筋の適切な筋出力判断を行うためには大切である。

● 粗大筋力検査

実際の手の使用において必要とされる筋出力は，同一運動方向への作動筋（群）のみの評価ではとらえづらいため，計測器具を用いた粗大筋力の評価を行う。粗大筋力検査においてはさまざまな手のフォームでどの程度の出力を発揮し，そのフォーム間でどの程度の出力差が存在するのかということと，それらのフォームで行う対象者のADLの頻度と関連させて対象者にとっての障害度をとらえていく。市販されている把持力測定機器も多様な測定肢位により計測が可能なものもあるため，対象者の手の使用形態に応じて複数の測定機器を組み合わせて評価していくことが好ましい。

● 筋持久力について

強力な筋出力を発揮することが可能な状態であっても短時間で消耗してしまう場合，動作を持続することが困難となるため，ADLの確実な遂行においては，この筋持久力の高さが特に重要である。筋持久力の評価はMMTもしくは粗大筋力検査において最大筋力がどのくらい持続して発揮することができるのかといった評価とともに，最大筋力（maximum voluntary contraction：MVC）の70～80％程度を設定した出力持続値，つまりMMT 4程度の筋出力がいかに持続的に発揮できるのかといった耐久性に対する評価視点が，生活のなかで「使える手」であるのかを明確にとらえる筋機能評価であるといえる。

⑤知覚検査

末梢神経損傷における知覚検査は，損傷神経の特定とともにその障害部位や程度，範囲をとらえるために必要な評価である。また障害された知覚機能が，手の使用においてどの程度実用的であるのか，その評価はその手の予後予測において重要である。

また損傷を受けた末梢神経の回復は，神経線維の太さと関連して回復状態をとらえることができるため，丁寧に評価を進めることでその回復状態の確認や知覚再教育訓練，知覚障害に対する注意指導につなげていくことができる［図17］[2]。

特に温痛覚は最も早期に回復が認められる知覚モダリティであるため，回復段階で注目しておく必要がある。温痛覚障害に対しての丁寧な対応がない場合，対象者は手の使用に対して臆病になってしまいハンド・リハの進行の妨げになってしまう可能性はある。

検査に際してはparesthesia（外的刺激に対する錯感覚）やdysesthesia（自発的な異常感覚）などの異常感覚や自律神経症状の有無など，検査実施に影響を及ぼす可能性のある症状について，確認しておかなければならない。

●知覚機能

知覚評価を行っていく場合，その機能を司る受容器から神経線維と連続するそれぞれの組織の機能を理解して総合的にその知覚障害をとらえていく[表4]。

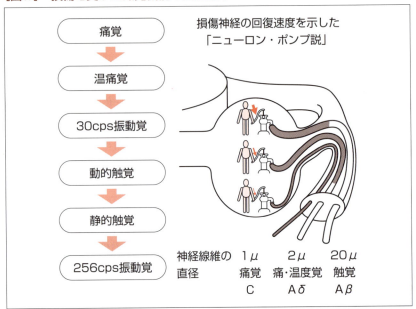

[図17] 損傷を受けた知覚機能の回復順序

（Dellon AL, 内西兼一郎監訳：知覚のリハビリテーション. p115, 協同医書出版社, 1994. より引用改変）

[表4] 知覚機能と検査項目

知覚機能	検査項目				神経線維	受容器
防衛知覚	痛覚検査				Aδ・C	自由神経終末
	温度覚検査				Aδ・C	自由神経終末
識別知覚	触覚検査	静的触覚	閾値	SWM	Aβ	メルケル触盤，ルフィニ終末
			密度	S2pd		
			局在	SWM4.31等代用		
		動的触覚	閾値	音叉（30cps・256cps）	Aβ	マイスナー小体（30cps），パチニ小体（256cps）
			密度	M2pd		
			局在	SWM4.31等代用		
固有感覚	位置覚検査	母指探し試験				
	運動覚検査					
識別能	Moberg's picking up test					
	Dellon's object recognition test					

＊S2pd：静的二点識別検査（static two point discrimination）
＊M2pd：動的二点識別検査（moving two point discrimination）

手の末梢神経損傷においては「防衛知覚」「識別知覚」「固有感覚」「識別能」のそれぞれの機能を適切にとらえて，対象者の生活にとってその障害がどのように影響するのか考察できなければならない。

- **防衛知覚**：防衛知覚は痛覚や温度覚など身体への侵襲刺激の感知機能であり，熱傷や外傷などにより重篤な傷害を回避する身体保護において非常に重要な機能といえる。それ故にこの機能障害が存在する場合，対象物への接触を極端に避けたり，熱傷や外傷発生の可能性がある手指動作に対して臆病になってしまうことが多い。

　逆に身体管理能力が低い症例においては，侵襲刺激を感じないため，痛みや熱さへの危険性に対して無頓着である者も少なくない。そのため機能障害を的確に評価してどこまでの手の使用を許可し，どのように障害手の管理を徹底させるか，指標を明確にしておくことが重要である。

- **識別知覚**：識別知覚は物体の接触やその性質を感知するだけではなく，ヒトが対象物を把持または操作していく場合に，対象物の性質や形状に応じた把持力の調節を司る機能でもある。特に静的触覚が障害された場合，過剰な把持力で対象物の操作を行ってしまうため，著しく操作性の低い拙劣な手・手指の動作となってしまう。また物体の接触を感知できない状態は，特に身体背側面や頸部直前面などの視野外での操作が不可能であるか，著しく時間を要してしまう状態となる。

　識別知覚機能障害を定量的にとらえておくことは，知覚再教育訓練を進めていくためには不可欠であるため，Semmes Weinstein Monofilament test（SWM）によりカラーマッピングしてその障害状態を的確に把握しておくことが必要である。

- **固有感覚**：固有感覚の障害は，空間においての手の位置を決定したり，手先の対象への円滑な到達動作を困難にしてしまう。簡便な評価法として，検者が対象者の手部と肘関節部を支持して，母指が立てられた状態の上肢を空間の任意の位置へ移動させ，対側手により立てられた母指を閉眼にて正確に探索することができるかをスクリーニングする「母指探し試験」が用いられる。これは臨床における上肢の到達機能障害の評価として非常に有用性の高い評価手法である。この評価法は上肢の各関節から入力される固有感覚情報の統合をとらえることも可能であり，単に手・手指動作の拙劣さの原因をとらえるだけではなく，特に職務作業など広い空間においての自由な上肢の到達性を必要とする職場への復帰を果たさなければならない対象者において，その障害度の把握は重要である。

- **識別能**：識別能の障害は，物品操作において著しく拙劣な状態にするだけではなく，重篤な症例においては，物品の認識が困難となり操作不能になってしまう。特に閉眼時や視野外での手指動作においてその障害を露呈してしまう。

　その評価では物品操作に対する知覚機能のかかわりを明確にスクリーニングすることが求められる。Mobergのピックアップ検査（Moberg's picking up test）やDellonの物体識別検査（Dellon's object recognition test）は，閉眼被検により障害手の知覚機能障害による認識能力の低下を

スクリーニングすることができる。また開眼時と閉眼時の物品認識性を比較することにより，上肢動作の拙劣さに対する知覚障害の寄与を判断することができ，知覚障害が実際の動作にいかに関与しているのかを具体的にとらえることができる。

⑥神経誘発テスト

誘発テストは，神経損傷部位に叩打刺激や伸張刺激などを入力することにより，誘発される神経症状で損傷神経と損傷部位を特定していく検査法である。各神経ごとに幾つかの誘発テストがあり状態に応じて選択的に用いる。

正中神経損傷においてはファーレンテスト（Phalen test），手関節90°屈曲テスト（wrist flexion test）★5，スピナーテスト（Supinner test）など，尺骨神経損傷では肘屈曲テスト（elbow flexion test），橈骨神経損傷においては中指伸展テスト（middle finger extension test）などがある［図18］。

神経の走行に沿って叩打刺激を入力することで神経再生部に生じる蟻走感をとらえるチネルサイン（Tinel sign）や損傷部分の叩打により生じる放散痛をとらえるチネル様サインなどを駆使して診断へ導いていく。

⑦スクリーニングテスト

スクリーニングテストは，特定の手や手指の形（肢位）をとらせることにより損傷神経を断定する検査法である。尺骨神経損傷例では母指内転筋麻痺に対する長母指屈筋の代償であるフロマン徴候（Froment sign），前骨間神経（正中神経）損傷では母指および示指により整った丸の形を指示してその不整形状態を評価するパーフェクトOの観察などが代表的な検査である［図19］。

Key Word

★5 ファーレンテストと手関節90°屈曲テスト
手関節90°屈曲テストをファーレンテストと臨床でもよく混同して用いられているため注意が必要である。両法ともに手根管においての絞扼性を増強しているものであるが，ファーレンテストは手関節掌屈位にて脱力を継続させるもの，手関節90°屈曲テストは両手背を押しつけて，さらに大きな掌屈位をとらせるものである。

[図18] 神経誘発テスト

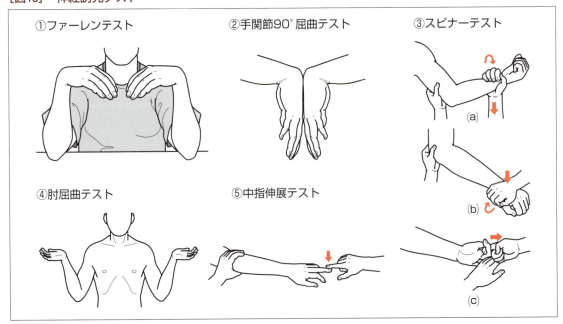

[図19] スクリーニングテスト

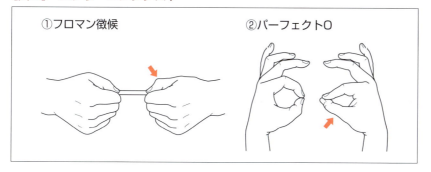

①フロマン徴候　　②パーフェクトO

[図20] 代表的な電気生理検査（NCV）

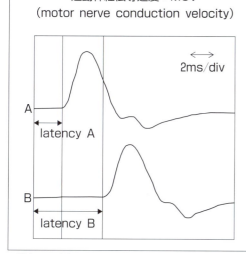

運動神経伝導速度：MCV
(motor nerve conduction velocity)

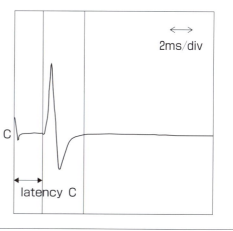

感覚神経伝導速度：SCV
(sensory nerve conduction velocity)

＊導出した活動電位の潜時（latency）を指標として求めた伝導速度と導出波形の形状と大きさ等をもとに，神経の傷害状態の判断を行う

⑧電気生理検査

　障害を受けている神経の伝導性の評価は，筋活動電位や神経活動電位の潜時（latency）を指標とした検査により明らかにすることができる。末梢神経損傷においては筋活動電位の潜時を指標とした運動神経伝導速度（motor nerve conduction velocity：MCV）[★6]と神経活動電位の潜時を指標とした感覚神経伝導速度（sensory nerve conduction velocity：SCV）について評価する［図20］。

　いずれも経皮的に電気刺激を入力することにより導出した活動電位の潜時を指標として求めた伝導速度と導出波形の形状や大きさ等をもとに傷害の状態の判断を行う。特に末梢神経損傷における評価として電気生理検査は有用性が高い。

Key Word

★6　運動神経伝導速度（MCV）測定時の導出筋

運動神経伝導速度（MCV）の測定における筋活動電位（M波）導出筋は，正中神経で短母指外転筋，尺骨神経では小指外転筋を用いる。実際にOTが測定する場合もあるため筋の位置と走行を確実に触知できる必要がある。

（3）末梢神経損傷（手外科）：
ボトムアップ・アプローチによる評価

■──作業療法プロセス

　作業療法は評価結果に裏打ちされた根拠に基づく治療でなくてはならない。一般的な作業療法プロセス［図21］は，担当患者へ初期評価に各種検査測定や情報収集を行い，その評価結果から対象者の障害像を構築し，解消すべき問題点を明確にしたうえで目標設定を行い，治療計画の立案・実施に至る。

　また治療が実施された後にも，対象者の身体的な機能や能力の変化，期待通りの結果に至っているのかについて繰り返し再評価を行い，対象者の状態に応じた適切な作業療法が行われているのかを適宜確認しておかなければならない。得られた情報を基に，適切な作業療法プログラムを組み立て，対象者を社会復帰へ導いていくことがOTとしての役割である。

■──ボトムアップ・アプローチ

　手外科疾患におけるボトムアップ・アプローチは，問診や医学的情報より受傷部位の組織状態から損傷を受けている神経の機能に従って機能評価を進めていく［図22］。

　この際，損傷神経の障害の知識に基づいた網羅的な作業療法評価を行い，得られた結果を分析・統合・解釈することで問題点の抽出を行う。得られる情報や評価結果は要素的・羅列的であるため適切な問題点の連結を行っていけない場合，統合過程において対象者の障害像を構築していくことは容易で

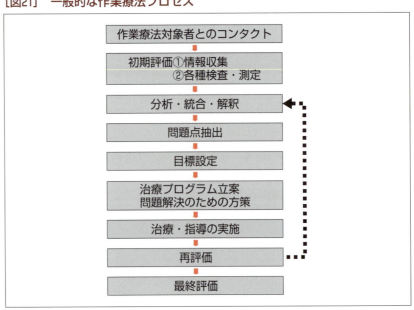

［図21］　一般的な作業療法プロセス

[図22] ボトムアップ・アプローチによる評価プロセス

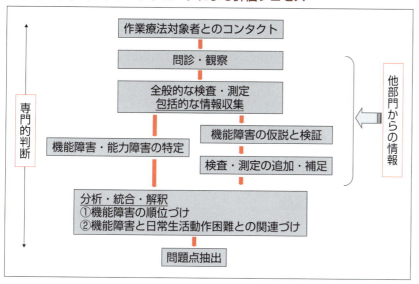

はないが，評価項目がすでに明確であるため経験の浅いOTにとっても容易な思考過程であるといえる。

この過程においては病態から導き出した全ての評価項目を列挙して優先順位づけできなければならない。包括的な評価計画において存在する対象者の問題点に見落としがないように評価を実施し，段階的にその障害像を構築していく。計画した1つひとつの評価項目を丁寧に実施していくことにより構築された障害像は明確な障害構造として階層表示され，この構築された障害像に対してOTとしてのかかわりを決定づけていくことになる。

末梢神経損傷患者の評価においても同様で，すでに述べたように一側上肢のみの損傷で対側肢により代償されることで自立度の非常に高い対象者の動作に潜在する「質」の低下や手段的日常生活活動（instrumental activity of daily living：IADL）といったより高い身体機能を求められる活動評価結果と機能障害との丁寧な関連づけが重要となる。

■──正中神経損傷

正中神経損傷患者に対するボトムアップ・アプローチにおいては，まず正中神経損傷の病態を正確に把握しておく。対象者とのかかわりが始まった直後では，その神経損傷により引き起こされる損傷部位以下の運動障害や知覚障害，自律神経障害の有無やその程度についてとらえ，手や手指の機能障害により引き起こされる正中神経損傷に特有な生活動作障害（困難）に対する評価項目を列挙し，動作評価を加えていく。

運動障害においては，母指内転筋を除く母指球筋，示指・中指の虫様筋の運動麻痺を確認することにより低位型麻痺であると判断し，さらに上記の筋に加えて浅指屈筋と示指・中指の深指屈筋，母指屈筋群の運動麻痺の発生を確認することができれば高位型麻痺と判断していくことになる。また運動障害とともに知覚検査において得られた麻痺範囲，さらに発汗障害範囲や皮膚

温度の異常とその程度などと照合することにより，正中神経損傷であることと損傷高位や損傷程度について推考していく。

また特徴的な手の変形として出現する猿手（ape hand）変形は，母指対立，母指屈曲，示指と中指の屈曲の各機能障害によるものであると関連づけられる。

具体的な動作障害として，母指の対立障害から引き起こされる把持機能障害や手内在筋麻痺により引き起こされる手指巧緻動作障害についての評価を実施していく必要性が高く，いずれにしても病態や機能障害から推察される動作障害について評価を進めていく。

■──尺骨神経損傷

尺骨神経損傷患者に対しても同様に，尺骨神経損傷の病態把握が重要である。選出した評価項目とその病態においての障害との整合性の一致が必要である。当該神経においても，その神経損傷により引き起こされる損傷部位以下の運動障害や知覚障害，自律神経障害の有無・程度と引き起こされる特有な生活動作障害（困難）に対する評価項目を列挙して，動作評価を加えていかなければならない。

運動障害においては母指内転筋，骨間筋，環指・小指の虫様筋の選択的な運動麻痺から低位型麻痺，さらに低位型の麻痺筋に環指・小指の深指屈筋，尺側手根屈筋の運動麻痺が加わった場合には，高位型麻痺と診断していく。

また特徴的な手の変形として出現する環・小指の鷲爪手（claw hand）変形は，環指小指の屈曲，母指内転，MP関節屈曲，手指の内転と外転，手関節屈曲の各機能障害と関連づけられる。

尺骨神経損傷においての具体的な動作障害としては，母指の内転障害や環・小指屈曲機能障害から引き起こされる把持機能障害や手指巧緻動作障害の評価を実施していく必要性が高い。

■──橈骨神経損傷

橈骨神経損傷患者に対しても同様に，病態把握により選出した評価項目の実施から，その神経損傷の損傷部位以下の運動障害や知覚障害，自律神経障害の有無・その程度と引き起こされる特有な生活動作障害（困難）に対する評価項目を列挙し，動作評価を加えていく。

運動障害においては母指伸筋群，手指伸筋群の選択的な運動麻痺により低位型麻痺，さらにこの低位型の麻痺筋に加え手関節伸筋群の運動麻痺が加わると，高位型麻痺と診断される。

また特徴的な手の変形として出現する下垂指（drop finger）変形や下垂手（drop hand）変形は手指MP関節伸展，母指の伸展と外転機能，手関節伸展の各機能障害と関連づけられる。具体的な動作障害としては，母指や手指の伸展障害や手関節背屈機能障害から引き起こされる把持機能障害の評価を実施していく必要性が高い。

いずれの神経損傷においても，神経そのものの機能とともにその支配筋や知覚の固有支配領野などの基礎知識を熟知できていること，また出現した機

能障害を適切に能力障害と関連づけ，実際の生活上の障害をもれなくとらえていくことが肝要である。

（4）末梢神経損傷（手外科）：トップダウン・アプローチによる評価

　末梢神経損傷手患者へのトップダウン・アプローチは，損傷手の動作が健常な手の使い方の範囲からどのくらい逸脱しているかをとらえることから始まる。ボトムアップ・アプローチでは網羅的機能評価から障害像を構築したのに対して，トップダウン・アプローチは動作観察によりいくつかの動作障害にターゲットを絞り，その動作を構成している機能に限局した障害が存在しているといった仮説のもと，限定的に評価を進めていく方法である。

　対象者のADLにおける困難などの問診結果を受けて，実際に設定した任意の動作を通じて具体的な能力障害をとらえる。そこからその能力障害がどのような機能障害の存在により目の前で行われている「病的な手の使い方」として具現化されているのかを仮説的に定義づけする。さらにこの仮説に対し損傷神経の障害の知識に基づき，優先順位づけした項目設定で限定的な機能評価および能力評価を行う。得られた結果を分析・統合・解釈することで対象者の障害像の明確化を行う。

　トップダウン・アプローチは仮説に基づいた限定的な評価となるため，選出された検査項目の目的が明確な状態で進めていくことができる。このアプ

[図23] トップダウン・アプローチによる評価プロセス

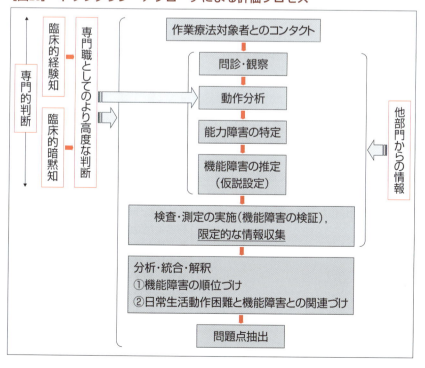

ローチは熟練した観察視点が必要であり，臨床経験で培った経験知や暗黙知により適切なかかわりが可能になるため，経験の少ないOTにとっては多少困難な思考過程であるともいえる．しかし，トップダウン・アプローチが可能であれば患者にとって必要な評価を短時間で完了させることができるため，OTは健常手・損傷手を問わず常に動作を分析的にとらえ，どのような機能で構成されている動作であるのかを明確にできるように観察能力を研鑽しておく必要がある．

■──動作分析

手外科疾患患者の動作分析において，動作実施が自立して行えるのかといったADL評価の施行の意味は希薄であり，useful hand（使える手，生活する手）を目標とした場合にはむしろ高次の上肢機能であるIADL評価が重要である．手部においての軽度の機能障害は，同側もしくは反対側の上肢機能により容易に補われてしまうため，損傷手が任意の動作においてどのような役割を果たすのかを理解しておく．

生田は両手動作と片手動作の関係について[表5]のA～Dに区分できると述べている[3]．これらを基に，動作において損傷手がどのようにかかわっているか？ 利き手もしくは非利き手として動作への本来的なかかわりがあるか？ 損傷手単独で十分な機能を発揮することができているか？ 非損傷手とともに協調して動作が行えるか？といった手単独の機能や動作に必要な手の機能について，あらかじめ分析できていることが前提で対比的に動作を通して能力障害を抽出することができる必要がある．患者の実際の生活にある家事，金銭の取扱い，電気製品や生活用具の操作，復帰を目標としている職務にある工具や電子機器の操作など実動作に基づいた具体的な動作評価を行っていくことが，重大な見落としを招かないためにも重要である．

[表5] 両手動作と片手動作の関係

片手動作	A	本来的片手動作	1側上肢のみの利用で可能な動作．	利き手側が受傷側の場合は利き手交換を考慮する． 非利き手側が受傷側の場合は問題なく行える．
	B	両側片手動作	同時に用いるのは1側上肢のみ，しかし，不連続的に両側上肢を用いて行う動作． 受傷側の上肢を用いて問題なく行える．	受傷側上肢で非受傷側上肢の爪を切る場合など操作対象が非受傷側である場合は道具・方法の工夫や自助具の利用を考慮する．
両手動作	C	片手化両手動作	両手を同時に用いる動作ではあるが，片手動作化が可能な動作．	利き手が受傷側でない場合は問題なく片手動作化できる． 利き手が受傷側の場合は巧緻性や力を必要とされる動作において非利き手の片手動作化では不十分な場合がある．利き手交換と道具・方法の工夫や自助具の利用を考慮する．
	D	両手同時使用動作	両手を同時に用いなければ行えない動作．	一側上肢に非回復性の障害が存在する場合は遂行困難な動作となる．

（生田宗博：基礎技法 作業の分析．作業療法学全書第2巻，基礎作業学．pp99-138，協同医書出版社，1994．より）

IADLへの評価視点に基づく任意の手指動作において、手指動作の特徴とともに、[図9]に示すような用途や手と各手指、母指との位置関係が健常範囲からどのように逸脱しているかを適切にとらえていくことが重要である。そのためには健常範囲を理解しておくことが重要であり、どこまでの範囲が健常な手や手指の使い方であるのかを明確にできていなければならない。

■──末梢神経損傷の場合

手の末梢神経損傷のトップダウン・アプローチは、前述の通り任意に設定した損傷手の動作を通して行う。対象者がADLで特に困難を訴える動作に着目して実施すると、具体的な障害像の構築において有利である。

以下に末梢神経損傷患者に対するトップダウン・プロセスにおける評価対象筋の抽出について例示する。

「ボタンかけができない」「指の感覚がわからない」などを訴える患者へ、その主訴の1つである「ボタンかけ動作」に着目して初期評価を進めていく。評価の流れについて[図24]に示す。

条件の違う複数の動作評価により、その障害像はより明確になる。本例で

[図24] 末梢神経損傷患者に対するトップダウン・プロセスにおける評価対象筋の抽出：ボタンかけ動作困難を訴える対象者の場合

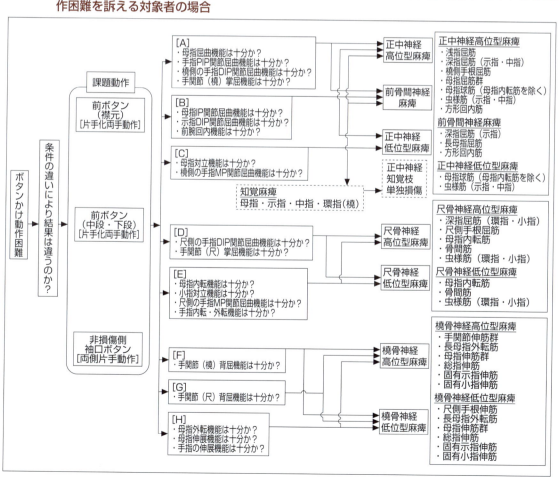

[図25] 末梢神経損傷患者に対するトップダウン・プロセスにおける評価対象筋の抽出：ボタンかけ動作困難を訴える対象者の場合（条件1：襟元の前ボタンの操作）

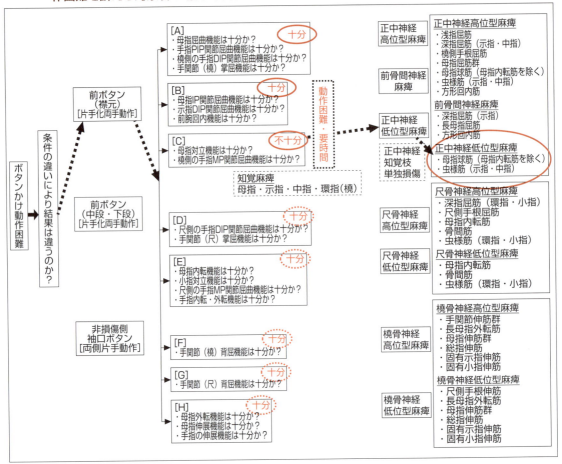

はボタンかけという動作の中に3つの条件の違いを見いだすことができるため、1動作を例示する。動作観察中には動作中の手のフォームとともに、図中に示すA〜Hの8分類の機能障害の項目についてとらえる必要がある。健常動作との相違からなぜこのような方法で行っているのか？　このような方法で行わなければならない状況はA〜Hに当てはまるものはあるのか？　という視点により神経損傷の絞り込みを行っていく。

一般的な前開きのオープンシャツの場合、前ボタンと左右の袖口のボタンがある。生田の分類と照合した場合、前ボタンは「片手化両手動作」、袖口ボタンは「両側片手動作」であり、前者は非損傷側により損傷側の機能障害をほぼ代償してしまう動作で、後者は損傷手に健常な手の機能と同等の機能を要求される動作である。

「襟元の前ボタンかけ」動作を［図25］に、「中下段の前ボタンかけ」動作を［図26］に、損傷手単独での動作となる「袖口のボタンかけ」動作を［図27］にそれぞれ示す。

評価の結果は動作困難が1課題動作中、2つの違う条件において「困難〜要時間」という結果であったが、ここで重要なのは動作の自立度合いではなく、

[図26] 末梢神経損傷患者に対するトップダウン・プロセスにおける評価対象筋の抽出：ボタンかけ動作困難を訴える対象者の場合（条件2：中下段の前ボタンの操作）

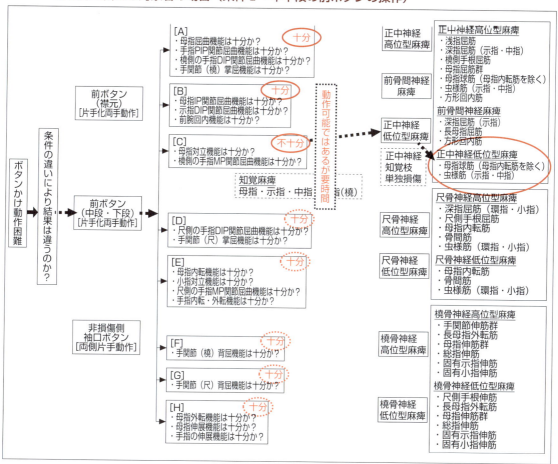

このチャートでは動作自体が可能であっても，その動作に潜むA～Hに示す機能障害が基になって起きている動作の拙劣さを的確に抽出していくことである。特に母指・示指・中指の各列に知覚障害が存在している場合，視覚的代償を得られない襟元や身体背部での動作では困難になったり著しく拙劣となってしまう [図28]。

手外科疾患のトップダウン・アプローチにおいての動作分析は単なる動作分析ではなく，動作の特徴や動作への手のかかわり方，代償の特徴などを十分に理解したうえで取り組まなければ多くの見落としを招いてしまう。損傷神経によっては，損傷手のすべての機能障害を代償できる可能性が高い。それだけに動作の「質」にこだわったIADL評価の視点に立った動作評価が重要である。

前述したように動作分析の対象とする課題は，特に対象者が困難を訴える動作に着目することが好ましい。代償の得られにくい動作であったり，代償されたとしても損傷手が動作にかかわる割合が多い課題であると考えられるからである。前記図説の動作は対象者の生活で反復して行われ，特に頻度の高い優先的に解決すべき問題点を内在している重要な動作であるともいえ

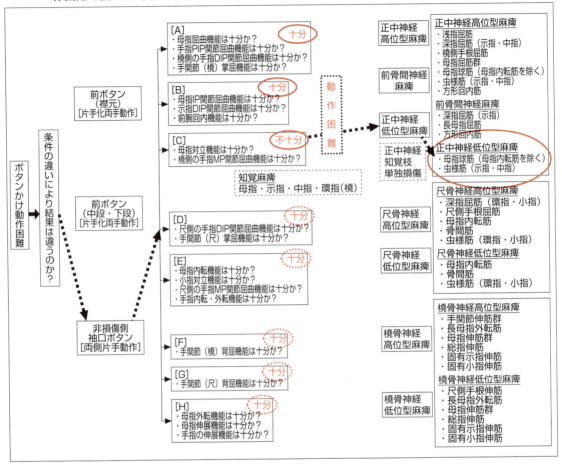

[図27] 末梢神経損傷患者に対するトップダウン・プロセスにおける評価対象筋の抽出：ボタンかけ動作困難を訴える対象者の場合（条件3：非損傷側・袖口ボタンの操作）

る。手外科疾患である対象者の場合，その訴えの多くは職業や生活の質の部分に関連しているため，対象者の価値観についても評価前にとらえておく必要がある。

(5) 末梢神経損傷（手外科）の作業療法：クロッシング・アプローチ

これまでに手の末梢神経損傷患者に対する2アプローチの特徴について述べてきたが，それぞれに利点および欠点が存在している。ボトムアップ・アプローチは網羅的に行う評価により見落としは少ないが，評価に時間を費やし治療訓練への時間配分が減少してしまったり，体力の低い患者にとっては著しい疲労を招いてしまう可能性が高い。それに対してトップダウン・アプローチは効率よく評価を行え，対象者への負担が少ない反面，経験が浅く動作分析能力の低いOTである場合，抽出すべき機能障害を見落としてしまう

[図28] 正中神経知覚枝単独損傷による動作困難例：ボタンかけ動作困難を訴える対象者の場合

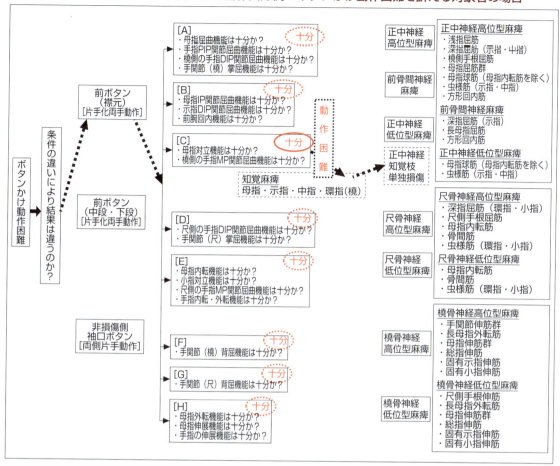

可能性は否めない。

両方ともに患者の障害像を構築していくうえで重要な視点であり，特に作業療法アプローチにおいて不可欠である。

熟練したOTにおいてはボトムアップ・アプローチに示したごとく網羅的な評価から着手する者は少なく，患者との会話（問診）や簡単な動作を通してある程度の障害像を構築することから始めるが，必要とする詳細評価をおろそかにしているわけではない。手外科疾患において，複合組織損傷や治療状況が不明確な場合，個人差が大きい可能性がある場合，また定量的にとらえておかなければならない項目に対してなど状況に応じた評価を選択的に行っていく。つまり，熟練したOTであってもトップダウン・アプローチのみを画一的に行っている訳ではなく，トップダウン・アプローチとボトムアップ・アプローチを使い分けていると考えてよい。

手外科疾患の対象者において，複合組織損傷や治療条件不明確な場合などでは，治療初期においての対象者の障害手の状態が十分に把握できないため，トップダウン・アプローチにより収集した情報をできる限り活用し，併走的に損傷状態や病態に応じたボトムアップ・アプローチを展開していく「クロッシング・アプローチ」を実施する。

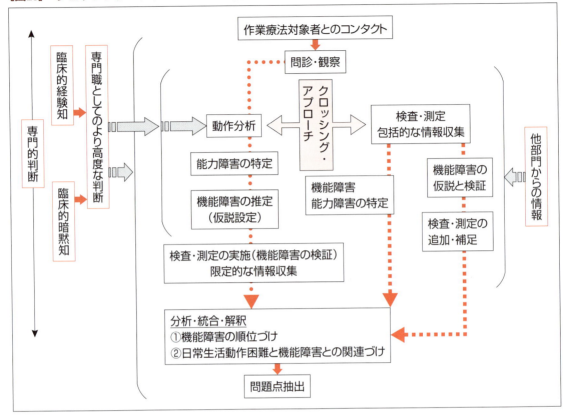

[図29] クロッシング・アプローチによる評価プロセス

　末梢神経損傷であれば，麻痺筋の伸張訓練や末梢神経損傷に限らず修復された組織の状態はすべての患者において画一的ではないため，特に治療開始後間もない手外科疾患の対象者においては「クロッシング・アプローチ [図29]」により作業療法を展開しているといっても過言ではない（345頁Column参照）。

　末梢神経損傷に限らず手外科疾患の対象者は国際生活機能分類 (International Classification of Functioning, Disability and Health：ICF) での位置づけにおいて特に「心身機能・身体構造」部分へのアプローチが強調される内容となってしまうことは否めない。

　手外科疾患の場合，急性期のアプローチでその後の手の機能が決定づけられ，アプローチ次第ではその後の生活において機能障害による大きな困難を強いてしまう可能性がある。そのため受傷前から術後急性期のかかわりは，修復対象となった組織の機能改善に全力をあげなければならない時期が存在している。しかし重要なのは，機能訓練だけでuseful handにはなりえないということであり，復帰後実際に手を使用していくことを前提にしたアプローチが重要である。

　useful handの獲得を目標として治療訓練を進めていく場合，対象者の損傷手の情報とともに生活機能や背景因子を正確にとらえておく必要があり，「心身機能・身体構造」の変化がそれらに及ぼす影響について十分に考慮したかかわりが重要である。

> **Column**
> ### クロッシングの実際例
>
> 　介護職のAさん（37歳，女性）は，経過観察中であった手根管症候群の増悪が認められ手根管開放術施行への運びとなりました。術後評価では，MMT2～3→3～4，SWM紫→青と機能回復していましたが，依然動作の拙劣さが残存し，さらに増悪が認められていました。動作評価では，困難動作の内容（種類）が術前と比較して若干変化していました。特に母指の内転運動や環指と小指がかかわる把持動作で著しく困難であり，把持動作時の強い脱力感を訴えていました。上記より尺骨神経麻痺の疑いにて尺骨神経支配領域の選択的な評価を行ったところ肘部管症候群と診断されました。Aさんは，術後，無意識に手部を保護的に抱きかかえるように肘関節屈曲位にて長時間過ごしていたため，尺骨神経が肘部にて牽引・圧迫された結果の症状出現でした。保存療法の方針のもと，Aさんへは過剰な保護とならないように，手の管理方法や機能訓練の方法を記載したAさん専用の図示パンフレットを作成し，自宅で自己管理できるように教育的な関わりを持ちました。その結果，適切な肢位や自主訓練の方法を十分に理解でき，寛解に至りました。
>
> 　臨床においては，術前からの症状と術後管理不足のため生じる機能低下が混在していることも少なくはないため，リスクや機能訓練に対する自己管理の方法を適切に教育しておく必要があります。手の機能変化とともに常に最終目標である対象者の生活背景における固有の手の使用方法を意識し，機能・能力訓練のみならず，対象者自身による主体的な取り組みによる「適切な自主訓練」の設定と実施が重要です。対象者の価値観を適切にとらえ，可及的早期から導入していく「適切な自主訓練」こそが対象者の損傷手をusefull handへと導くといえます。

　機能訓練から社会復帰に至るまでのトータルサポートを目指す手外科分野の作業療法において「クロッシング・アプローチ」による評価視点はuseful handの獲得の「鍵」となりうると考えている。

(6) 病期によるアプローチ分類

　末梢神経損傷の病期は「急性期」「回復期」「維持期」の3期に分類することができる。「急性期」は損傷された神経に対して保存的にでも観血的にでも整形外科的処置が施されてから修復組織の強度が安定してくる時期まで（修復後3～6週程度），「回復期」は修復効果出現後，その効果が安定するまで（修復部から効果器までの距離を勘案して決定するがおおむね修復後3～12カ月程度），「維持期」は修復効果に変化が認められなくなり残存する障害が明確になった時期である。

　手外科領域の作業療法治療・介入でも機能訓練を中心に進めていくものをボトムアップ・アプローチ，対象者のADL評価に基づいた能力向上訓練を中心に進めていくものをトップダウン・アプローチとして位置づけることができる。ただし，ハンド・リハの最終到達点はあくまでもuseful handでなけれ

ばならない．いくら修復手が高機能であったとしても，その手が対象者の生活動作において有効に活用されていなければ意味がないといえる．OTは，修復手をいかにすれば対象者にとって使える手となり得るのかを常に考えた損傷手の使用訓練の実施が重要である．つまり，クロッシング・アプローチと位置づけられる，可能な限り早期からの対象者自身により主体的に取り組んでいく「損傷手の使用へ方向づける自主訓練」が，useful handへつなげていく重要な「鍵」となる．

病期とともに末梢神経損傷におけるハンド・リハの流れについて［図30］に示す．

(a) 急性期・回復期

きめ細やかに評価を進めていくことで，損傷神経の状態をとらえ必要な機能訓練やスプリントの処方，実際の動作訓練などを適宜進めていく．神経縫合や運動機能再建術後のハンド・リハにおいては選択した縫合法や再建法などを確認し，縫合部に過度のストレスを加えないように，修復した軟部組織のtensile strengthを考慮し展開していく．

観血的な処置が行われた場合には，術後のリスク管理とともに対象者の「手の使用」の許可と禁止事項について教育的なかかわりをもっておくことが重要である．またそのかかわりのなかで，どの時点にどのような手の使用が許可されるのかについてなどの大まかなスケジュールもオリエンテーションの機会をもっておくと円滑に治療訓練を進めていくことができる．

以下に手根管開放術を施行した手根管症候群症例を供覧する．供覧症例は術創に大きなストレスを与える動作や不潔な状態にしてしまう動作以外の禁忌はなしとし，積極的な機能訓練と手指動作訓練を行った．当症例は術前からのかかわりをもち，術後3日で訓練再開となる．

術後しばらくの間は徒手療法による筋機能向上訓練［図31］を中心に，さまざまな形状・大きさの物体の把持・操作訓練［図32～34］を施行した．

母指対立を伴う手指動作訓練では，最も対象筋の活動が誘発できる肢位への設定が重要であるため，必ず対立装具の装着を義務づけている．図中にて装着しているのはランチョ型短対立装具である．手根管症候群は正中神経低位型麻痺であり特に母指球筋（母指内転筋を除く），虫様筋（示指・中指）を中心に筋機能の向上を目指していく必要がある．

末梢神経損傷に対する装具療法については別項で示す．

発症からの経過が長い症例においては関節拘縮を生じている場合が多く，当症例も手関節と手指に軽度の関節拘縮を生じていたため，リストラウンダーによる手関節の関節可動訓練［図35上段］と病室や自宅でも実施可能なホームプログラム［図35下段］の指導も行っている．

知覚鈍麻に対しては知覚再教育訓練を行う［図36］．

また各種アクティビティを用いた手指動作訓練を行っている［図37］．機能訓練的内容が中心で単調とならないように複数のアクティビティを組み合わ

せて実施している。

[図30] 末梢神経損傷（手根管症候群）に対するハンド・リハの流れ

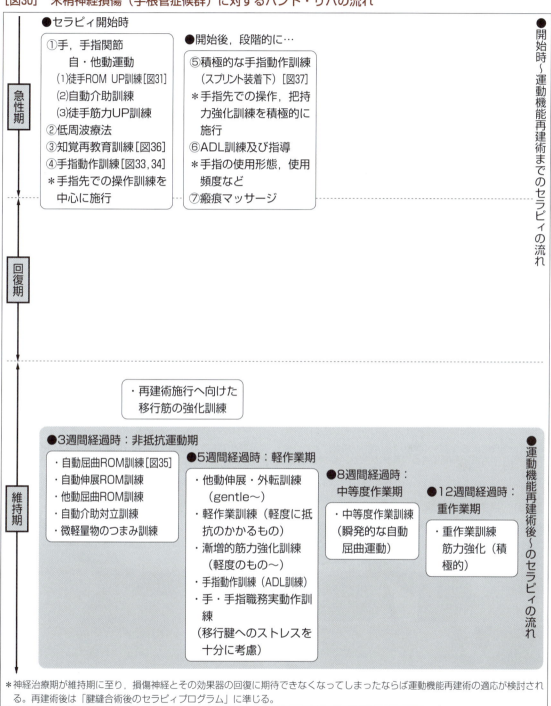

[図31] 徒手療法

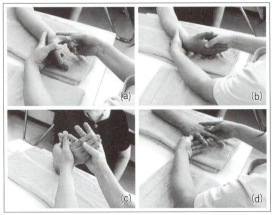

＊関節可動域拡大訓練，自動介助運動・自動抵抗運動による筋機能向上訓練

[図32] 治療用粘土を用いた訓練

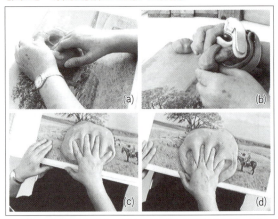

(a)手指MP関節屈曲運動へ抵抗，(b)手指・母指対立運動へ抵抗，(c)手指外転運動へ抵抗，(d)手指内転運動へ抵抗

[図33] 手指動作訓練1

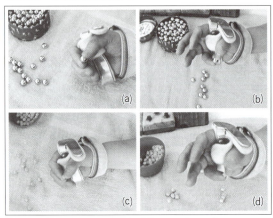

(a)示指と母指によるつまみ（中粒），(b)小指と母指によるつまみ（中粒），(c)示指と母指によるつまみ（小粒），(d)小指と母指によるつまみ（小粒）

[図34] 手指動作訓練2

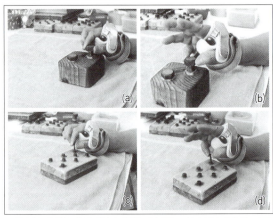

(a)示指と母指によるボルト操作（中型），(b)小指と母指によるボルト操作（中型），(c)示指と母指によるボルト操作（小型），(d)小指と母指によるボルト操作（小型）

[図35] 自主関節可動訓練

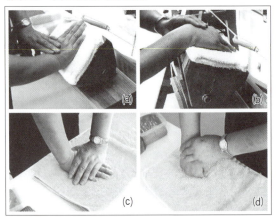

(a)リストラウンダーによる手関節背屈運動，(b)リストラウンダーによる手関節掌屈運動，(c)テーブル上での手関節背屈運動，(d)テーブル上での手指屈曲運動

[図36] 知覚再教育訓練

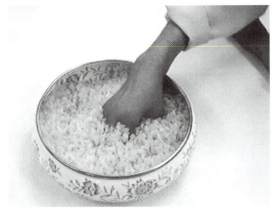

＊コンタクト・パーティクル（contact particles）

[図37] アクティビティを用いた手指動作訓練

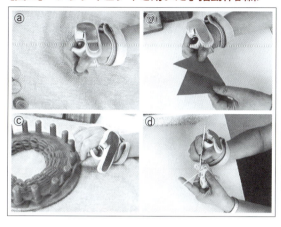

ⓐ：コイン操作
ⓑ：折り紙
ⓒ：シュプールウィービング
ⓓ：あみもの

(b)末梢神経損傷に対するスプリント療法

　各神経損傷において，固有支配筋麻痺の出現により特有の手・手指の変形を呈することになる。そのため末梢神経損傷に対するスプリント療法は，その神経，筋の状態と損傷された神経におけるそれぞれの病期の目的に応じたスプリントの選択が重要である。特にハンド・リハにおいてスプリントは損傷手の治療用具としての役割だけではなく，装着直後から生活動作への実用的な損傷手の参加が期待できるため，作業療法手段として非常に有用性が高い。

　末梢神経損傷に対するスプリント療法の目的を［表6］に示す。スプリント作製に際しては損傷手の状態や生活環境なども勘案して，適切な形態・材料・作製方法等を総合的に検討して合目的的に作製していくことが重要である。

■——正中神経損傷

　正中神経損傷に対するスプリント療法は，第1指間腔を保持し，把握動作を促すために作製される。母指球筋や虫様筋による母指対立位保持や示指と中指MP関節の屈曲機能を補い，ADLおよびIADL向上を目指す。母指対立位

[表6] 末梢神経損傷に対するスプリント療法の目的

①手の良好な機能を獲得するための他動的関節可動域の維持
②部分的に麻痺した手においては，適切な位置に手関節，母指，手指を保つことにより，関節周囲組織や麻痺筋の保護と関節の円滑な可動性を保持する
③神経回復が起こるまでの良肢位維持と麻痺した筋の拮抗筋に生ずる変性を予防して神経が回復するまで，手を使用できる状態に保持する
④神経修復が行われている場合，修復部を減張位に保持して断裂や緊張から縫合部を保護する
⑤末梢神経の炎症を伴う疾患の場合，損傷部位の安静支持による炎症反応の消退
⑥手・手指使用の必要性に応じた手・手指・母指の動作補助
⑦手・手指・母指の筋力増強訓練

保持のために長・短対立スプリント等がよく処方される。正中神経損傷に対して処方される代表的なスプリントを［図38］に示す。

■──尺骨神経損傷

　尺骨神経損傷に対するスプリント療法は，MP関節の過伸展を制限し，把握動作を促すために作製される。骨間筋や環・小指虫様筋のMP関節屈曲とIP関節伸展を補い，ADLおよびIADL向上を目指す。尺骨神経損傷に対して処方される代表的なスプリントを［図39］に示す。

■──橈骨神経損傷

　橈骨神経損傷に対するスプリント療法は，手関節や母指・手指を伸展位に

[図38]　正中神経損傷の代表的なスプリント

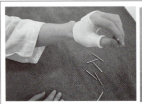
[short opponens splint (gauntlet thumb spica splint)]

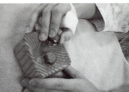
[modified rancho型 short opponens splint]

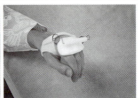
[modified knuckle bender splint]

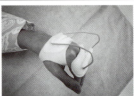
[modified knuckle bender splint]

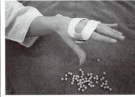
[elastic flexion splint]

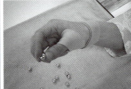
[opponens dynamic splint]

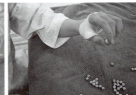
[short opponens splint]

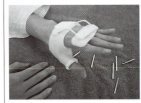
[elastic flexion short opponens splint]

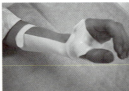
[long opponens splint]

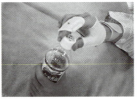
[modified RIC型　把持splint]

[図39]　尺骨神経損傷の代表的なスプリント

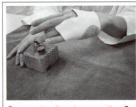
[elastic flexion splint]

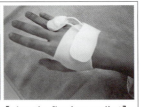
[elastic flexion splint]

[図40] 橈骨神経損傷の代表的なスプリント

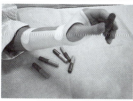
[thumb hole wrist cock-up splint]

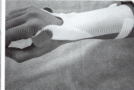
[dorsal wrist cock-up splint]

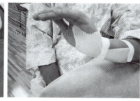
[wrist cock-up splint]

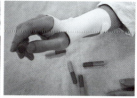
[thumb hole dorsal wrist cock-up splint]

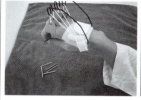
[short dorsal outrigger extension splint（低位型麻痺）]

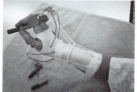
[elastic dorsal outrigger extension splint（高位型麻痺）]

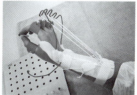
[elastic dorsal outrigger extension splint（高位型麻痺）]

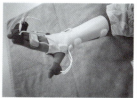
[thumb & finger extension dorsal outrigger static splint]

保持し，把持動作を促すために作製される．低位型麻痺では手指の伸展と母指の伸展・外転機能を補い，さらに高位型麻痺では手関節を伸展位保持し，ADLおよびIADL向上を目指す．下垂手変形を呈するためカックアップスプリントがよく処方され，母指・手指の伸展や外転機能障害に対してはアウトリガーからのRBT（rubber band traction）により伸展位を支持する．橈骨神経損傷に対して処方される代表的なスプリントを［図40］に示す．

（c）維持期

　この時期には神経とその効果器の回復がピークに達し，残存する障害が明らかになる．そのため代償方法等に関して指導し，援助とともに運動機能再建術等の適応についても検討する．

　各神経損傷における運動機能再建術として正中神経では，①Enna法，②Camitz法，③Bunnell法など［図41］，尺骨神経では，①Boyes法，②Neviaser法，③Burkhalter法など［図42］，橈骨神経では，①Riordan法［図43］，②津下法，③Boyes法などがある．運動機能再建術の適応を確認したならば積極的な移行筋の強化を目的としたスプリント療法を行う．

■──母指運動機能再建術（Bunnell法）の場合

　重度の正中神経低位型麻痺患者に対して母指運動機能再建術をBunnell法により実施する場合を例示する．母指対立筋や短母指外転筋などの麻痺による対立位保持不能に対して，Bunnell法は停止部で切離した環指の浅指屈筋腱を尺側手根屈筋腱をプーリーとして方向を変え，母指の基節骨底部へ埋没縫合することで対立機能再建を図るものである．

[図41] 正中神経損傷の代表的な運動機能再建法

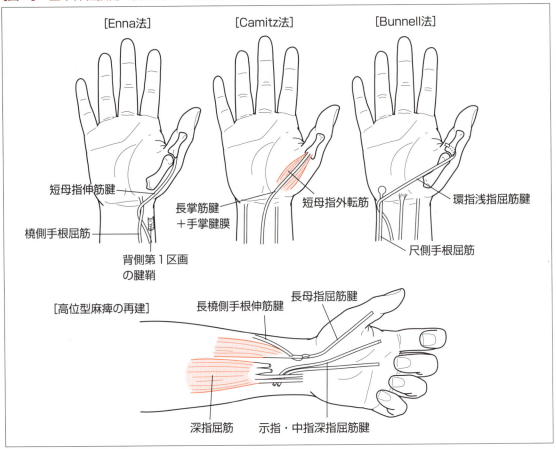

(石井清一編：図説　手の臨床．p135，メジカルビュー社，1998．より)

[図42] 尺骨神経損傷の代表的な運動機能再建法

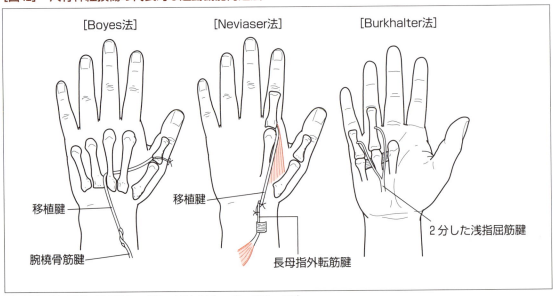

(石井清一編：図説　手の臨床．p132，メジカルビュー社，1998．より)

[図43] 橈骨神経損傷の代表的な運動機能再建法

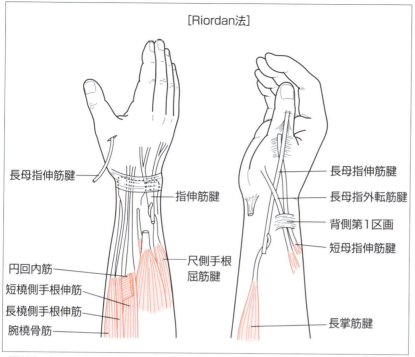

(石井清一編：図説 手の臨床．p134，メジカルビュー社，1998．より)(Riordan DC. Radial nerve paralysis. *Orthop Clin North Am* 5：283－287，1974．を参考に作成)

[図44] 母指運動機能再建術術前訓練

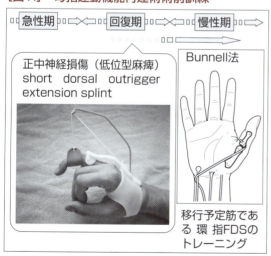

その術前訓練において移行筋である浅指屈筋の徹底強化を行う．その際に[図44]に示すようなダイナミックスプリントを用いた筋力強化が有効である．

また，Bunnell法に限らず予定する再建法に応じてスプリントを用いた術前訓練[図45]は有効であることを理解しておかなければならない．

運動機能再建術後のハンド・リハおよびスプリント療法は選択した再建法や腱の縫合法，組織状態等を確認し，縫合部に過度のストレスを加えないよ

[図45] 各運動機能再建術に応じたスプリンティング

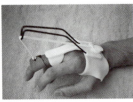
屈筋筋力増強訓練（単指用）
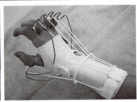
屈筋筋力増強訓練（全指用）
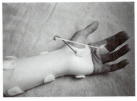
伸筋筋力増強訓練（単指用）
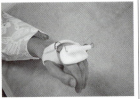
伸筋筋力増強訓練（全指用）

うに，修復した軟部組織のtensile strengthを考慮し，実施しなければならない。

■──末梢神経損傷例への関わり

末梢神経損傷に対するハンド・リハは，弛緩性麻痺や筋力低下を呈する麻痺筋への積極的なアプローチが重要である。弛緩性麻痺が存在する場合，適切に麻痺筋の保護を行い，二次的に発生する関節拘縮の予防を行っていく必要がある。また，知覚障害が存在する場合には，知覚再教育訓練の導入とともに熱傷や外傷を負ってしまう可能性についての教育や定期的チェックを励行させなければならない。

OTは著明な運動麻痺が存在して手の変形が生じていても良肢位保持を行い積極的なADLでの手の使用を促すことの重要性を理解し，スプリントの有効性を熟知できていることが重要である。

末梢神経損傷に対するスプリント療法は，個々の手の機能評価のみならず，対象者の生活環境など総合的な評価に基づいた合目的的なスプリントをデザインすることが大切である。ここで各神経損傷における「いわゆる一般的なスプリント」を対象者に押しつけることのないように総合的に症例をとらえなければならない。より高い治療効果をあげるためには，スプリント療法の目的を十分に説明し，理解を得ることが必要である。また，対象者には徹底したリスク管理を指導するとともに，スプリントを適切な期間，的確に装着させることが大切である。

(7)末梢神経損傷（手外科）：クロッシング・アプローチ介入

前項まで末梢神経損傷手に対する基本的な介入方法を示したが，これまで述べているとおり，ハンド・リハの目標は，「単なるよく動く手」ではない。「単なるよく動く手」が「使える手：useful hand」とは限らないため，確実な機能訓練の実施とともに，対象者のADLへ確実につなげていくことができる損傷手の使用訓練が重要となる。

ハンド・リハは，そのほとんどが外来診療により実施されることとなり，

[図46] ハンド・リハにおいての主体的訓練の重要性

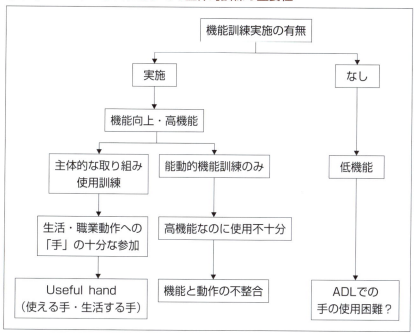

　現代の医療事情からも十分な訓練時間の確保が困難である場合が多い。そのため，治療訓練室における訓練や指導とともに自宅で実施する効果的な自主訓練の指導が重要である。特にuseful hand（使える手・生活する手）を対象者とともに目指すOTは，身体機能のみならず，対象者の価値観や生活背景についても考慮し，適切に対象者自身の主体性を引き出し，良好な結果へと導いていくことが重要である。

　手に限定された障害の場合，ADLで損傷手を使わなくても多くの動作は成立してしまう。たとえ損傷手が高機能になり得たとしても，最終的に目的動作へ損傷手が使用されない結果となってしまうこともある。この現象については，適切な時期に損傷手の使用訓練が導入されていなかったことが原因であることが示唆されている。また，知覚障害による影響も否めないが，いずれにしても，適切な損傷手の使用を意識づけるためには，可及的早期からの積極的な自主訓練の指導を実施するなど，対象者自身による主体的な取り組みによる機能訓練や意識的なADLでの損傷手の使用・使用訓練が，手外科領域の作業療法において非常に重要となる。

■──ハンド・リハにおける自主訓練の重要性

　手外科領域におけるクロッシング・アプローチ介入は，徹底的な対象者の生活・職業動作における手の使用方法の分析結果が基本となる。対象者の生活背景において，固有の手の使用形態や価値観などを確実にとらえ，必要とされる機能レベルの低限について明確にしておくことが重要である。

　特殊な手の使用形態である場合，機能到達できなければリスクを伴う場合も少なくはないため，動作代償が不可能である特殊操作等を伴う動作においては，可及的早期に現実をとらえておかなければ，損傷手の実用的な使用が

難しくなってしまう可能性が高い。

　対象者の生活環境について十分な評価のもと社会復帰を具体的にイメージし，どこまでの自主訓練がリスク管理上，可能であるのかといった介入計画を明確にしておくことが重要である。これを前提に対象者自身にて主体的な取り組みへ方向づけていくことこそが，クロッシング・アプローチ介入の基本的な考え方となる。対象者の生活における固有動作の存在を意識させることができる自主訓練の設定が特に重要である。

■──機能訓練と使用訓練のつながり

　ハンド・リハでは，機能訓練に限定せざるを得ない時期も存在するが，OTである限り単なる機能訓練屋であってはならない。対象者の価値観や生活背景を的確にとらえ，治療対象となっている手が対象者の生活のなかで十分に活用できるように，医療施設内に限らず，自宅や職場で行う自主訓練により方向づけていくことこそが大切である。主体的な実施を方向づけ，確実に効果を上げていくための仕組みづくりが重要となる。

■──指導用パンフレット

　口頭のみでの運動指導では具体的な運動の「質」と「量」の確保が難しい場合が多いため，対象者の理解度に応じた「指導用パンフレット」を用いると効果的である。できる限り具体的な内容として示したパンフレットを作成し，活用することが望ましい。特に高齢者へは，適切な対応がなければ，主体的な取り組みに期待することそのものが難しくなると考えられる。

　筆者は，対象者の手の状態や理解度に応じて［図47］のような「写真付きパンフレット」を作成し，対象者へ指導している。指導は，以下を念頭に実施することが重要である。❶指導用冊子を提示し，自宅での練習イメージを明確にもたせる，❷反対側の手により支持・介助し，適切な関節運動方向を設定させる，❸運動強度も自己調整させ，自宅でも無理なく実施できる設定とする，❹無理なく実施できる「運動強度」と「セット数」および「セット内回数」も個別に設定する，❺毎日実施させ，1日に複数回行わせる，❻対象手部のみがよくなるという説明ではなく，機能向上により具体的な動作のどの部分が改善されるのかを明示して対象者のモチベーションを高める。

　訓練用具は特別な物を使用せず，日常よく目にする物品を用いることで，機能訓練を日常の一部として無理なく実施できるようにし，必要にして十分な運動の「質」と「量」を充足させるように導くことが可能になる。機能訓練をいかに自宅で確実に実施できるように導けるかが重要であり，実施においては簡単で飽きずに根気強く取り組める自主訓練の設定が望まれる。

　指導する訓練内容は，シンプルで目的にかなった訓練方法を提供し，十分な効果を生み出していける内容および実施説明等の工夫が必要である。医療施設内にて実施する断片的な治療ではなく，OTの監視外である自宅や職場などでも確実に実施できる連続的な訓練設定が大切である。適切な内容の運動療法を対象者自身で疼痛を調節しながら進めていくことができれば，自主訓練こそが安全で効果的なハンド・リハとなる。

[図47] 指導用写真付きパンフレット

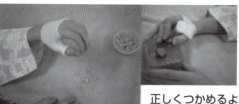

○○さんの手の訓練（正中神経損傷）

正しくつかめるようになるための訓練
　　　　　　　　　　（　月　　日〜）
　　　　　　　___分/回×1日___回
◇必ず装具を装着してください
◇様々な大きさの対象物で練習を！

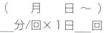

しっかりと使えるようになるための練習
　　　　　月　　日からは，
　　　手を積極的に使って大丈夫！

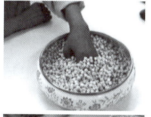

手の感覚の練習　　（　月　　日〜）
　　　　　　　___分/回×1日___回
◇さまざまな物に触れる練習をしましょう
◇練習や使用後にはケガのチェックを！

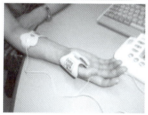

低周波　　　　　　（　月　　日〜）
　　　　　　　___分/回×1日___回
◇動きにくい筋肉に刺激を与えましょう
◇低温火傷に注意！

■──運動の量的充足と実施のタイミング

　関節運動が制限されている場合，運動器周囲における軟部組織の柔軟性低下や疼痛などが原因として考えられるが，いずれの場合にも機能停滞や増悪の因子として，適切な関節運動入力の不足があげられる。機能改善の可能性が高い修復手であっても，必要な運動量に満たない「安静」状態が続けば，運動器の機能向上は期待できない。休ませ過ぎない設定にしていくことが機能訓練において大切である。

　指導においては，運動量の充足のためにその運動の具体的な実施量（セット内回数とセット数）を明示し，確実に自宅で実施できるように指導しなければならない。

　指導では具体的な目標として「運動範囲」のみならず，明確に「運動量」を示し，さらに運動を行うタイミングも同時に示しておくことが必要である。特に対象者への主体的な取り組みを期待するためには，この「タイミング」の明確化は重要である。指示どおりの運動内容が実施できるのであれば，そ

れを「朝」「昼」「夕」の食後に必ず行うなど，条件反射的に取り組めるような方向づけと，対象者自身による自主練習の習慣化が重要である。運動器の機能回復は，必要運動量の充足と組織の過剰な安静を避け，疼痛をコントロールすることにより自主練習の効果が期待できる。

■——疼痛への対応

ハンド・リハ導入時期における運動療法では，不可避的に発生する疼痛をいかに調整できるかが，円滑な治療訓練の進行において重要である。対象となる手の状態を包括的にとらえ，運動内容や運動強度を調節していく必要がある。また，疼痛が存在しても運動療法を行わなければならない場合，対象者自身が自動運動の範囲で実施する適切な自主訓練と，手の管理方法についての対象者への教育が重要となる。適切なリスク管理に基づき実施されるハンド・リハは，必要にして十分な関節運動の「質」と「量」の充足へつなげていくことを可能にする。

自宅においていかに的確で安全な訓練を実施させることが可能であるかが，損傷手を機能向上させ，確実に生活動作での使用へとつなげていく「鍵」となる。

知覚障害や疼痛が存在する手である場合，対象者自身による主体的な取り組みに期待できないことが非常に多い。また，このような経緯のある対象者は治療者に依存的になってしまう場合も多く，能動的な機能練習に身を委ねてしまい，主体的に進めていくことが困難になってしまう者も少なくはない。修復手の状態が十分に管理できていれば，施設内で実施する訓練よりも，対象者自身による自動運動の範囲内にて実施する自主訓練が有効である。

疼痛の存在する手への運動指導は複雑な内容であってはならない。感覚器としても優れている手は特に疼痛においても敏感であり，疼痛が存在すれば

[図48] 損傷手の「機能」と「動作」の不整合

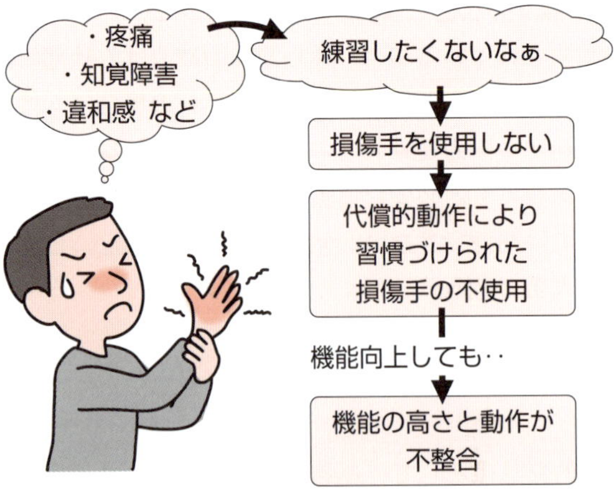

・疼痛
・知覚障害
・違和感 など
→ 練習したくないなぁ
↓
損傷手を使用しない
↓
代償的動作により習慣づけられた損傷手の不使用
↓
機能向上しても…
↓
機能の高さと動作が不整合

「不整合」の修正には…
◇主体的にすすめる「適切な自主訓練」が大切！
◇心理的抵抗感をも見据えた「使用訓練」が大切！

過少な運動量の入力となってしまうことは否めず，運動療法の内容が複雑であればさらに実施を困難にさせてしまう。さらに，高齢者への対応では少しでも複雑であれば，その取り組みそのものを期待することができなくなってしまう。あくまでも単純なプログラムで，運動を加えているその手が今どのような状態にあるのかの確認が容易であることが重要である。

■──おわりに

　ハンド・リハの対象者に限らず，外来での院内リハを実施しても，限定的な時間設定において効果を上げることはかなり難しい現代の医療事情もあり，損傷手の機能改善には，主体的な自主訓練の実施が重要であると考えられる。十分に治療訓練時間を確保していくために，対象者自身により積極的に取り組める効果的な自主訓練の設定が重要である。さらに，useful handへつなげていくためには，対象者自身による主体的な取り組みが不可欠であり，確実な実施への方向づけと適切な実施こそが大切である。外来診療時には機能訓練をOTが実施し，時間を使用するのではなく，対象者が確実に設定どおりの自主訓練を実施できているかと，その効果についての確認と次段階のプログラム再設定が肝要である。より効果的な外来でのハンド・リハを実施していくためにも，自主訓練は非常に重要であると考えられる。

　ハンド・リハ対象者への自主訓練の指導は，修復部の治癒状態に応じた慎重で安全かつ確実な運動療法とADLへつなげていくための方向づけの手段として重要な位置づけとなる。明確な目標設定とともに修復手の改善状態に応じた自主訓練は有効であり，円滑で良好な結果への到達を可能とさせる。修復手をusefull handにつなげていくためには，機能訓練のみを実施するのではなく，早期より対象者の生活環境においての「手の使用」を意識した機能訓練を実施していくことが重要である。

　また，疼痛が存在する場合，治療訓練に対象者の主観的な要素が多く関与してしまうため，機能訓練に対して強い抵抗感をもたないように，阻害因子を確実にとらえ，きめ細やかな治療設定における自主訓練を充実させることが必要である。

（齋藤慶一郎）

引用文献

1）南山堂医学大辞典，第19版．南山堂，2006．

参考文献

1）鎌倉矩子：手のかたち手のうごき．医歯薬出版，1989．
2）Dellon AL，内西兼一郎監訳：知覚のリハビリテーション．協同医書出版社，1994．
3）生田宗博：基礎技法 作業の分析．作業療法学全書第2巻，基礎作業学．pp99-138，協同医書出版社，1994．
4）鈴木俊明監：脳血管障害片麻痺に対する理学療法評価．厚生社，2001．
5）和島英明：理学療法のための臨床問題解決法．協同医書出版社，1997．
6）石井清一編：図解手の臨床．メジカルビュー社，1998．
7）中田眞由美：作業療法士のためのハンドセラピー入門．三輪書店，2002．
8）内西兼一郎編：末梢神経疾患，改訂第2版．日本医事新報社，2001．

9）日本ハンドセラピィ学会：ハンドセラピィセミナー「手の評価」テキスト2006・2009．
10）長野昭編：図説整形外科診断治療講座13，末梢神経障害．メジカルビュー社，1991．
11）上羽康夫・他編著：手―その損傷と治療．金芳堂，1993．
12）齋藤慶一郎編：リハ実践テクニックハンドセラピィ．メジカルビュー社，2015．
13）平澤泰助編：神経手術と機能再建．メジカルビュー社，1991．
14）津山直一・他監訳：ハンター新しい手の外科．協同医書出版社，1990．
15）齋藤慶一郎：手指屈筋腱修復術後のADL評価について．日本ハンドセラピィ学会誌2，2008．

5. 整形外科疾患：肩関節，股関節，膝関節障害

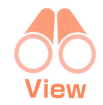

- 肩関節，股関節，膝関節に問題を抱えた対象者は，疼痛を主訴に受診することが多い。
- 生活・活動制限は，機能障害により引き起こされている場合と疼痛によって引き起こされている場合があり，どちらにおいても生活の工夫によりADLやQOLの改善が可能である。
- 下肢の整形外科疾患は機能訓練を主体とした理学療法が主流であるが，機能訓練の効果を最大限に発揮させADL・QOLを向上させるために，作業療法士のトップダウン・アプローチが必要となる。

人体の関節において肩関節・股関節・膝関節のような大きな関節は，加齢に伴い，筋力の低下や積み重なる負荷により変形をきたす。変形性関節症として代表的な「変形性股関節症」や「変形性膝関節症」，また明らかな変形を認めることはないが，男女問わず多くの罹患者がいる「肩関節周囲炎（いわゆる五十肩）」について，解説を含め作業療法の評価から介入までを紹介する。

ここで運動機能体としての骨，関節，筋，腱および筋の運動と知覚を司る末梢神経系，さらにその機能をコントロールする脊髄の機能とともに，人間らしい活動・行動を制御する高次中枢機能において，特に痛みにまつわる苦痛の問題に着目する。なぜなら痛みへの対応と痛みに伴って生じる心理・情緒に対するケアは，整形外科領域における作業療法のなかで主要な分野でもある。また，整形外科の慢性疾患の多くは「疼痛」を主訴に来院することが多く，疼痛管理が重要である。治療を進める上で疼痛の意味と対処方法を知ることが治療の基礎となる。

（1）整形外科疾患の基礎知識

本項で解説する「肩関節周囲炎」「変形性股関節症」「変形性膝関節症」は，事故などのような明確な受傷機転がなく，進行すれば関節の変形を伴う場合もある。受傷機転が明確でないことから，対象者自身が身体の変調に気づくまでに病期は進行しており，リハビリテーションの対象となる多くの場合が「疼痛」の自覚（動作時の痛みや夜間の痛み）から，「疼痛」による生活障害が引き起こされた状態であることが多い。

ここで作業療法の役割は，疼痛にさいなまれた生活状況の改善，機能訓練や物理療法を用いた疼痛の改善，または疼痛を回避[★1]した行為の獲得，進行

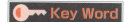 Key Word

★1 痛み行動
痛みとして知覚された刺激は，恐怖や不安などの苦悩を生むが，その痛みを回避しようとする行動

性の疾患であれば予防への意識づけであり，重要な介入項目となる。

ここでは整形外科疾患を理解する上で，まず知っておくべき項目として「疼痛」と「精神心理的反応」について理解を深めていく。

痛みとは

痛みの定義は，「「痛み」は，実質的または潜在的な組織損傷に結びつく，あるいはこのような損傷を表わす言葉を使って述べられる不快な感覚・情動体験である」(国際疼痛学会，1986)とされている。

一般的には時期によって「急性痛」と「慢性痛」に分類されてきたが，病態や発生メカニズムが全く違うものであることが解明されてきた。近年では痛みを原因で分類し［図1］，「侵害受容性疼痛」と「神経障害性疼痛」，「心因性疼痛」と表現されている。特に侵害受容性疼痛と神経障害性疼痛の鑑別が重要視されているが，双方の要素を合わせた「混在(合)性疼痛」が存在する。

リハビリテーションを実践していくなかで対象者から「痛いからやりたくない」というような訴えはよく耳にし，疼痛が原因でリハビリテーションが妨害されることがある。

セラピストはリハビリテーションを実施する際に，必要な筋の伸張痛(stretching pain)と侵害受容性疼痛などの有害な痛みを区別しなければ，対象者にリハビリテーションの効果をもたらすことは難しくなる。対象者は，「疼痛」を自覚したときに，筋の伸張痛のような必要不可避な痛みも不快刺激としてとらえている。そのため，OTが痛みの「種類」と「意味」を理解し，リハビリテーションを実施する上で身体からの信号として必要な痛みと有害な痛みを理解し区別できるように対象者に指導する必要がある。

［図1］　疼痛の原因分類

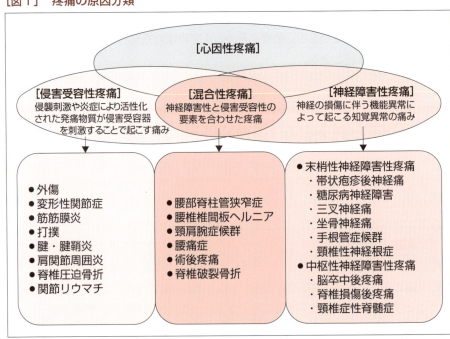

● **侵害受容性疼痛**

　組織が損傷したときに感じ，治ると消える痛みである。組織の損傷などの外的要因がつくり出した痛み刺激が神経系を通って脳に送られ，痛みとして認識される。損傷を受けた部位そのものが発する不快刺激である。生体防御機構の一部で炎症と密接に関わる痛みととらえられたりしている。これらの日常診療で診る痛みの大半は侵害受容性疼痛である。

　代表的なものとしては，外傷，変形性関節症，筋筋膜炎，打撲，腱・腱鞘炎，肩関節周囲炎，脊椎圧迫骨折，関節リウマチの疼痛などがある。

● **神経障害性疼痛**

　難治性の慢性痛の代表的なものと考えられており，疼痛伝達・抑制機構に関わる中枢神経系および末梢神経系の一時的障害，または機能異常によって生じる痛みで，「体性感覚神経系の病変や疾患によって生じている痛み」と定義されている。脳卒中や脊髄損傷などの中枢神経疾患でも生じる。さまざまな感覚異常を伴う。

　代表的なものとしては，帯状疱疹後神経痛，糖尿病神経障害，三叉神経痛，坐骨神経痛[★2]，手根管症候群，頸椎性神経根症や脳卒中後疼痛，脊椎損傷後疼痛，頸椎症性脊髄症の疼痛などがある。

● **心因性疼痛**

　『アメリカ精神医学会の診断・統計マニュアル　第4版　改訂版（DSM-Ⅳ-TR）』では，疼痛性障害・身体化障害に含まれており，心理的要因が大きく影響する痛みをいう。器質的にも機能的にも病変がないのにもかかわらず痛みを知覚する「心理的要因と関連した疼痛障害」と，病変があったとしても痛みの訴えと合致しない場合などの「心理的要因と一般的身体疾患の両方に関連した疼痛障害」に分けられている。

疼痛が引き起こす精神心理的反応

　変形性関節症は，侵害受容性疼痛が起きている状態であり，初期の状態から神経障害性疼痛や心因性疼痛が起こることは稀であるが，変形が重篤化すると重大な生活障害をもたらす場合がある。引き起こされた生活障害は，対象者の活動レベルを低下させ，不活動状態を引き起こす。

　これが，疼痛が引き起こすもう1つの問題の不活動症候群［図2］であり，これに伴い「認知の歪み」が疾患以上に生活へ影響を及ぼすと考えられている。したがって，臨床場面で遭遇する「疼痛」を適切に理解し作業療法を展開する必要性がある。

　何らかの組織損傷を負った場合，ヒトは「痛み」を体験し，この痛みに対して恐怖心を抱いた場合は，疼痛の悪循環（Fear-avoidanceモデル）と「認知の歪み」が生じる［図3］。

　疼痛が引き起こす心理的反応が生じた場合，痛みに対する恐怖心が強まり，しだいに日常生活のなかでの活動量が低下していくと考えられている。活動量が低下することにより生理学的に拘縮や筋萎縮などが引き起こされ，機能的に関節可動域制限や筋力低下などが引き起こされることから，関節にかかる負担が大きくなり疼痛を持続・悪化させる。さらにこの状況が続くことか

> **One Point**
>
> ★2　坐骨神経痛
> 下肢（膝・腰・股関節）に問題が生じると，歩容が変容し坐骨神経痛が生じることがある。坐骨神経痛に対してのストレッチングは梨状筋を伸ばすと効果的である。

[図2] 不活動症候群と運動がもたらす身体的変化

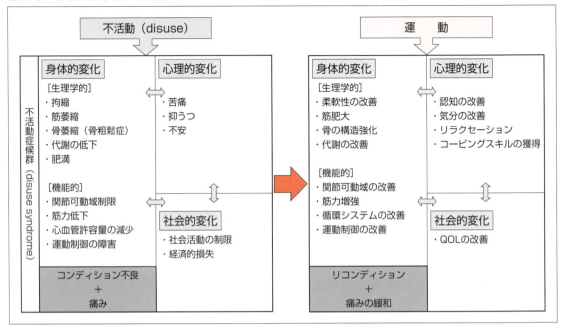

（松原貴子：ペインリハビリテーションをどう考える？――既成概念からの脱却．松原貴子・他編，ペインリハビリテーション，p367，三輪書店，2010．より改変）

[図3] 疼痛が引き起こす心理的反応の悪循環（Fear-avoidanceモデル）

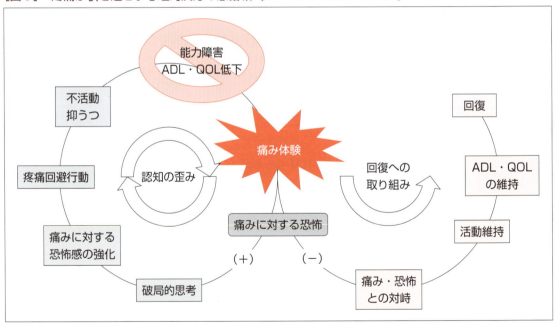

ら，心理的変化である不安や抑うつなどが惹起され，社会活動までの制限へと波及していく。

侵害受容性疼痛を知覚すると，時間の経過に伴い（疼痛にさいなまれた状態が長期化すると）抑うつや不安が強まり，神経障害性疼痛や心因性疼痛が加わり，心因性の要素が強まっていくことがある。これらの疼痛は個々に存

在するものではなく混在して存在することが多いと考えられている。

■──整形外科領域における疼痛治療

侵害受容性疼痛の治療では，まず障害部位の治療を進め，疼痛を長引かせないために薬物療法，温熱療法や電気刺激などの物理療法，もしくは徒手療法（マニピュレーションやマッサージなど）を行う。これらにセルフケアや活動への助言もしくは最小限の固定や安静の指導を併用する。

神経障害性疼痛の治療では，対象者が痛みに固執せず，認知の歪みによる不活動状態から脱し，ADLやQOLの向上のために運動療法や認知行動療法などを用いる。必要に応じて薬物療法や物理療法，徒手療法なども使用して活動を促していく。この痛み体験に対してOTは，ADLの維持・向上，QOLの向上を目的として介入する。

心因性疼痛の治療は，侵害受容性疼痛や神経障害性疼痛の治療方法を合わせた形で行われる場合が多い。しかし，心因性疼痛の場合は器質的な問題が少ないことから認知行動療法（CBT）★3などによる介入をするとよい。

認知の歪みを修正し活動的な状態へと導くために，OTはカウンセリングなどを用いて疼痛と対峙させ，活動を維持し，ADLやQOLを維持・向上させ，余暇活動などへの参加を維持・促進し，回復へと導いていくことが期待されている。

■──肩関節疾患（肩関節周囲炎）

肩関節周囲炎とは，有痛性の可動域制限と拘縮を主訴とする疾患で，「いわゆる五十肩」と呼ばれ，運動時痛の他に，安静時痛や夜間痛★4があるのが特徴的である。また，放散痛★5が三角筋・上腕外側・肘橈側に出現し，母指にまで影響が及ぶ場合があり，握力の低下などを引き起こす［図4］。

> **Key Word**
> ★3 認知行動療法（CBT）
> 疼痛の多くは侵害受容性疼痛から知覚し，疼痛を知覚する時間・頻度が長期化することなどから神経障害性疼痛や心因性疼痛へと変容することがあり，これらの状態の多くは認知行動療法などの介入が効果的とされている。

> **Key Word**
> ★4 肩関節周囲炎の夜間痛
> いわゆる五十肩の夜間痛の多くは，夜間背臥位をとると肩関節がやや伸展することにより関節内圧が徐々に上昇し，疼痛を引き起こすとされている。姿勢変容により円背が進んでいる場合は顕著にみられる。肩が伸展方向に入らないように肘を枕などに載せて対応する。

［図4］ 放散痛の出現部位

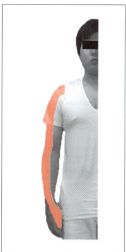

重症化すると母指まで影響が出現する

［図5］ 圧痛点

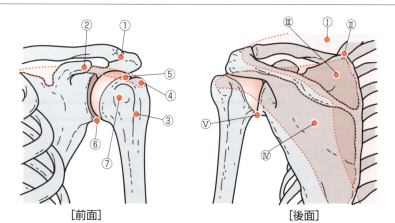

［前面］　　　　　　　　　　　　　　　　　　　　　　　　　　［後面］
①肩鎖関節　②烏口突起（多くの腱のターミナルで，各方向へ牽引されている）　③結節間溝（上腕二頭筋長頭炎）　④大結節（腱板損傷）　⑤棘上筋　⑥肩関節裂隙（関節唇前下方の損傷による疼痛と不安定性）　⑦小結節
Ⅰ僧帽筋　Ⅱ肩甲骨内上角　Ⅲ棘上筋　Ⅳ棘下筋　Ⅴ後方四角（上腕三頭筋腱や広背筋の疲労により緊張，肩関節拘縮による関節包の癒着）

> **One Point**
>
> ★5 放散痛
> 放散痛が重症化すると物を落としやすくなるなど握力が低下することがあるため，生活の中での注意喚起が必要である。

圧痛点は発症 1 カ月以内は烏口突起部であることが多く，その他として結節間溝（二頭筋長頭腱）と大結節にみられる [図5]。発症 3 カ月以降になると烏口突起部から後方四角に移っていく。

疼痛に関しての予後は良好だが関節可動域制限を残すことも多い。予後は平均 1 年程度かかり長期化することも特徴的である。

一般的に筋痙縮期（freezing phase）は痛みが強く，夜間痛や安静時痛の訴えが多い時期である。筋拘縮期（frozen phase）は，最終域での疼痛の訴えに変わり，治療は運動療法が主流となる時期である。最後に回復期（thawing phase）へと移行し，炎症によるものではなく拘縮による疼痛となる [表1]。

肩関節周囲炎の機序は明確にされていないが，「明らかな受傷機転がない」「画像所見上，筋，腱，骨，靱帯に損傷がない」「疼痛と多方向の可動域制限を主な症状とする」とされている。

治療で注目すべき点は「疼痛」と「関節可動域」である。拘縮肩の制限因子は肢位によって区別することができる。肩関節を評価する上で，肩関節の回旋運動を 1st Plane★6，2nd Plane，3rd Plane の 3 相 [図6] に分ける。この 3 つの方向での制限の違いにより，関節のどの方向の軟部組織が制限因子となっているかを判断することができる [図7]。

> **One Point**
>
> ★6 可動域の優先順位
> 肩関節の関節可動域制限において，1st Plane の外旋可動域の維持・拡大がADL上必要となる肩関節挙上120°を確保する。

急性期（筋痙縮期）では，軟部組織の硬さが現れ，拘縮を引き起こす。この時期は疼痛が強く積極的な関節可動域訓練をすすめられない。筋拘縮期以降は拘縮を除去するために，正確に可動域制限の因子を評価し可動域の拡大をすすめる必要がある。

疼痛による生活障害をきたしている場合は，疼痛を誘発する動作を聴取しながら動作のなかで疼痛を誘発している運動方向を同定し，その動作を回避する方法を提案していく。

疼痛を頻回に経験することで，筋性の拘縮を強めるだけではなく，動作に

[表1] 肩関節周囲炎の病期と疼痛，対処法

	筋痙縮期 （freezing phase）	筋拘縮期 （frozen phase）	回復期 （thawing phase）
安静時痛 夜間痛 運動時痛 関節拘縮	→ →		→ →
機能訓練 生活指導			
症状	●関節に炎症が起きており疼痛が非常に強い ●1〜2カ月間続く	●炎症が治まり始め疼痛は軽減し夜間痛は解消される ●運動制限が著明で運動時に伸張痛が出現する	●疼痛はおおよそ消失する ●徐々に可動域が拡大していく
対処法	●固定などにより安静にする ●生活指導などによる除痛指導を図る	●疼痛に合わせて関節可動域訓練を行う ●激しい疼痛は筋拘縮を助長するので注意が必要である	●積極的に全方向へ関節可動域訓練を行う ●必要に応じて腱板訓練を行う

[図6] 肩関節外旋運動の3相

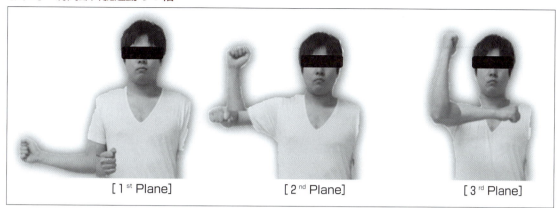

[1 st Plane]　　　[2 nd Plane]　　　[3 rd Plane]

[図7] 肩関節の制限因子

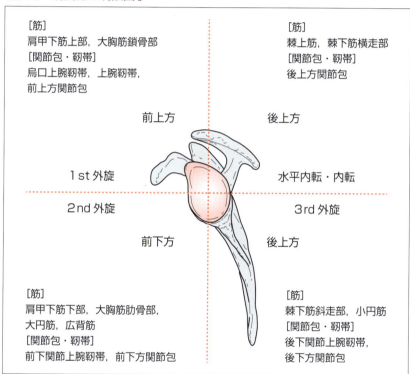

対する認知の歪みを生み出し活動を自ら制限してしまうことへもつながるため，疼痛の訴えが強いときは回避を選ぶことも重要である。

　また，疼痛発生時に速やかに疼痛を除去する方法を指導することも，痛みに対する恐怖心を強めないために行う。OTは対象者が疼痛を訴えたときに何をすれば疼痛が低下するかを探していく必要がある。

■──変形性関節症（OA）

　変形性関節症は，関節軟骨の変性・摩耗とその後の軟骨・骨の増殖，および二次性滑膜炎に基づく進行性の変性関節疾患とされている。発生機序としては，何らかの原因で起きた軟骨の摩耗や損傷を修復する過程で，正常とは

異なる状態に軟骨や骨棘が作られる。このときに負荷のかかっている部位に繰り返し症状が起こる場合は，徐々に関節の変形が進む。

関節の変形は全身の各関節に起こりうる症状で，荷重や負荷のかからない関節では疼痛などの自覚がないこともある。加齢に伴い発症する可能性は増加する。他の疾患を原因に引き起こされることもある。

変形性関節症の中でも手指関節の遠位指節関節（DIP関節）に生じる「ヘバーデン結節」が最も多いとされているが，本項では股関節・膝関節に生じる変形性関節症について説明する。

●変形性関節症の治療

変形性関節症の治療には，❶外科的治療，❷運動療法，❸物理療法，❹装具療法，❺薬物療法，❻日常生活指導などがある。OTの介入分野としては日常生活指導が主となるため詳細は後述する。

- **外科的治療**：外科的治療としては，関節内視鏡手術，骨切り術，人工関節置換術が代表的で，病期によって異なる。

  関節内視鏡手術は，比較的病期が早い（軽い）膝関節に対して行い，滑膜の除去や変性した半月板などの除去を行う。

  骨切り術は，股関節や膝関節に行われ，摩耗や適合性が不十分な場合では関節の適合性を改善するために行われる。

  人工関節置換術は，股関節や膝関節に対して人工股（膝）関節全置換術が行われる。適応は関節軟骨が完全に消失するか高度に変形を呈した関節が対象となる。

- **運動療法**：運動療法は筋力強化と筋の柔軟性の維持と拘縮予防のためにストレッチングを行い（[図14・15・16] 参照），機能低下を予防し，症状が軽度なものでは改善も期待できる。

- **物理療法**：物理療法は，疼痛緩和と筋の緊張を緩めるために行い，ホットパックなどの温熱療法や電気刺激を用いた治療が主流である。

- **装具療法**：装具療法では，変形により引き起こされた脚長差（脚の長さの違い）を補うために補高靴の処方や関節の保温や保護が行われ，関節の運動時の運動補助のために装具（サポーター）などが用いられる。股関節や膝関節に疼痛が起きると，対象者は疼痛を回避するような姿勢を取りがちになるため，全身の姿勢評価も必要となる。脚長差や運動のアンバランスは骨盤の上下運動を強め，腰部などへの負担の増大や，他の下肢の関節へ負荷がかかり，二次的に障害を生じる場合があるため，修正や保護が必要である。

- **薬物療法**：薬物療法は，関節内へ潤滑作用や鎮痛作用のあるヒアルロン酸注射やステロイド薬の使用が検討される。その他には消炎鎮痛薬や外用薬での疼痛緩和を行う。

- **日常生活指導** [図8]：日常生活指導は，作業中の荷重や負荷，過度な運動を避けることを目的とする。例えば和式の生活様式であれば洋式の生活様式へと変更することで，立ち上がり動作や床上動作などから受ける関節への負荷を軽減させる。

  また，靴下履きや床に落ちたものを拾い上げる動作は，困難かつ疼痛を

[図8] 日常生活での注意点

日常生活の中で股関節へ負担がかかりやすい動作は代償動作の学習により負荷を軽減することが重要である。

人工関節全置換術を実施した者に対しても、術式においては脱臼防止となるので術前から身につけておくことが大切である。

> 股関節を屈曲させる動作において、注意を喚起する必要があるため、これらの基本動作を元にその他の応用動作を対象者の生活をイメージした環境下で指導していくことが重要である。

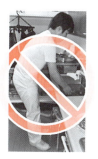
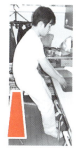
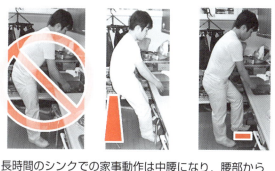

長時間のシンクでの家事動作は中腰になり、腰部から股関節への負担は大きい。スツールなどを利用し腰をかけながら行う、もしくは片足ずつ7cm程度の台に載せることで負荷は軽減できる。

立位のまま直接拾い上げるときは、痛みのある足を後方へ引き、健側でしゃがみこむ。

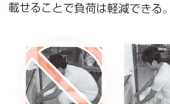

椅子などに座った状態で下の物を取るときは、浅く座り、痛みのある股関節を曲げずにかがむ。

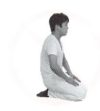
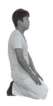

正座は極力避けるべき肢位であるが、正座を行わないといけない環境下では、立膝で行うことで負荷と股関節屈曲を抑止できる。

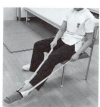
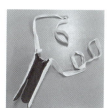
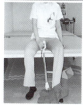
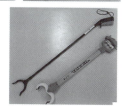

靴下履きはソックスエイドなどの自助具を活用する。
床に落ちたものを拾うときはリーチャーなどの使用も検討する。

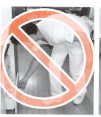
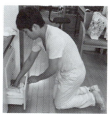
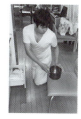

箪笥や冷蔵庫の下部の使用におけるしゃがみ－立ち上がり動作は負担が大きい。
使用頻度の高い物は取りやすい段へ移動する。
下の段を使用する場合は両膝立ちで無理に股関節を曲げない。
荷物を持ち上げるときは小分けにするか、一度椅子などに置く。

強めるため，自助具の活用が検討される。リーチャーやソックスエイドなどがよく用いられる。

さらに生活指導の一環として，関節への負荷を軽減させるために体重の減少も効果的であることから，活動性の維持と生活全体を通した体重管理も重要である。

■──変形性股関節症

変形性股関節症とは，関節の表面を覆う関節軟骨が摩耗し，痛みや関節可動域制限などの症状を呈する疾患である。それらの症状は，関節を構成する骨・軟骨の破壊・関節包・滑膜の炎症や股関節周囲筋の攣縮により引き起こされる。痛みは局所的な鈍痛が主で，運動により増悪される。病期が進行していくと安静時痛も出現する。

骨・軟骨の変性・破壊に伴い，回復の過程で骨棘や骨堤が形成され，大腿骨頭が球形から不正形へと変形することや，痛みなどによる筋の拘縮により運動障害が生じる。この運動障害は，外転・内旋・伸展や外旋制限を引き起こし，最終的には屈曲も制限される。これにより，股関節の運動を過剰に要求される動作の爪切り・階段昇降などのADLの制限が生じる。

●変形性股関節症の分類

- **二次性変形性股関節症**：先天的に大腿骨頭に対して臼蓋の形成が不十分な臼蓋形成不全の状態で，荷重時に一部の軟骨に負荷が集中して変形性股関節症が生じるものをいう。二次性変形性股関節症のなかには出生時の臼蓋形成不全による新生児の先天性股関節脱臼がある。この他にも二次性変形性股関節症の原因となる要因として結核や細菌感染などのように，炎症性の関節炎や大腿骨頭壊死，成長期の大腿骨頭すべり症，ペルテス病などがあげられる。臼蓋形成不全などに起因し，欧米人に比べ日本人に多いのが二次性股関節症である。

  病期は，前期は何らかの原因で臼蓋が狭い状態ではあるが，軟骨や関節の適合性に問題がない状態としている。疼痛を知覚することは少ない。初期は狭い臼蓋へ過度な運動や負荷が重なることなどから，一部の軟骨へ負担が集中し摩耗され関節裂隙が狭くなる状態であり，軟骨の摩耗により疼痛が出現してくる。進行期は軟骨がさらに摩耗され関節裂隙がなくなり骨と骨が摩耗しはじめ，骨嚢胞ができ，疼痛は最大となる。末期は手術が必要とされ，軟骨は消失し骨と骨が接している状態で，痛みは進行期と比べると軽減することもある［図9］。

- **一次性変形性股関節症**：関節の適合性に問題がなく，起因となるような疾患もないにもかかわらず変形を生じる変形性関節症を一次性変形性股関節症という。加齢に伴い関節軟骨が損傷を受け徐々に進行していく疾患であり，高齢者に多い。

■──変形性膝関節症

変形性膝関節症（osteoarthritis of the knee）は，膝関節疾患のなかでも非常に多く，関節軟骨の変性，摩耗に始まり，軟骨下骨の硬化，骨棘や骨嚢

[図9] 二次性変形性股関節症の病期

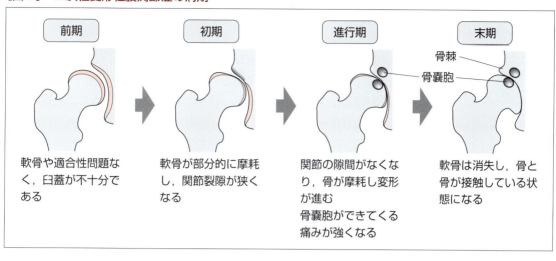

[図10] 変形性膝関節症の病期別変形

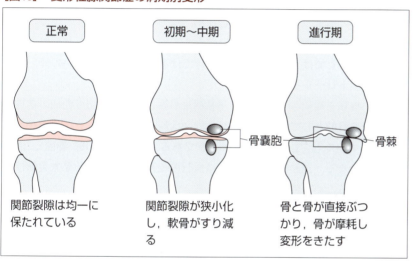

胞の形成，関節液の貯留や軟部組織の弛緩や拘縮，関節面の陥凹などにより，関節の変形に至る疾患である［図10］。

　発症や進行過程の因子は明らかにされていないが，発症には力学的な要因が大きいと考えられている。男女の罹患率は1：4で女性が多い。

●変形性膝関節症の分類

　明らかな病因があるものを二次性とし，それ以外を一次性とすることは他の疾患と同様である。二次性に分類されるものは，骨折や靱帯損傷・半月損傷などの外傷や，化膿性炎症などの感染症の後遺症として発症する。

　内側型膝関節症（O脚に変形していく）が圧倒的に多く，膝蓋大腿関節症が次に多い。外側型（X脚に変形していく）は比較的少ない。

■──変形性関節症のリハビリテーション

　変形性関節症は，変形した骨を正常な状態に戻し，摩耗した軟骨を修復し疼痛がなくなれば根治となるが，実際は変形を正常に戻したり，摩耗した軟

骨を修復することはできない。

変形性関節症の診断後すぐに手術が適応されるというわけではない。第一選択としては保存療法で経過をみていくことが優先されるため，作業療法は症状の悪化を防ぎ，疼痛（疼痛は組織の損傷を起こしているため）を極力感じない生活を送ることが重要である。

変形性関節症では，病期の進行に伴って生じる痛みが増大し，最終的には安静時にも疼痛を感じるようになる。初期では最大可動域で疼痛の自覚があるが，しだいに疼痛の増強とともに可動域の制限が増大する。疼痛や運動制限によって正しく歩けない，階段の上り下りが辛い，長時間立っていられない（家事ができない），しゃがみ込めない，夜間の痛みで目が覚めるなどの日常生活に影響を及ぼす。

この変形性関節症に対するリハビリテーションの目的は，「関節にかかる過剰な負荷を調整できるような身体づくりをサポートすることで痛みの軽減を図る」ことになる。作業療法は，この状況のなかで可能な限り疼痛を軽減させ，日常生活を問題なく過ごせるようにすることが目的となる。

そのために体重の管理，杖などの使用，屋内であれば手すりの設置などの生活環境の工夫が重要である。脚長差がある場合は，補高靴などの処方も行う。痛みに対しては生活様式の変更だけでは不十分な場合が多いので，服薬によるコントロールを行う。

また，疼痛を緩和させた状態で運動療法が筋力維持，関節可動域の維持，血行改善を目的として行われる。具体的には筋力強化，ストレッチング，水治療法（プールも含む），温熱療法などである（[図14・15・16] 参照）。温熱療法だけでなく，運動療法そのものは血行の改善により除痛効果や柔軟性の維持が図れるため有効な治療手段である。

ここで重要となる項目が，体重・筋力および筋の柔軟性・生活の工夫に大別される。中でも生活の工夫はOTの介入が不可欠であり，対象者ごとの成育歴・生活歴に沿った工夫を指導および助言することが必要である。

変形性関節症のリハビリテーションは，主に理学療法士（PT）が行う筋力増強訓練，ストレッチング，ウォーキング，水中ウォーキングなどが効果的とされている。しかし，症状が進行すると運動療法だけではなく，生活を工夫する知識を身に付けることも重要であり，ここに作業療法の介入が必要となる。生活の工夫は，手術などの外科的介入を延ばすためにも重要である（[図9] 参照）。

関節への過剰な負荷がかからないような生活を送るためには，どのような状況で痛みが出現するのか，どのような動作が困難となっているのかを聴取する必要がある。この聴取された状況をもとに，就労やさらには余暇活動などの動作と照らし合わせ，具体的な対処方法の検討を行っていく。

これは，指導内容が対象者の生活へ還元されるためのプロセスであり，動作だけの指導やパンフレットの配布だけでは動作が生活のなかで根付かないからである。例えば，重たい荷物の持ち運びや階段昇降などから，事前に住環境を聴取しておくことで洗濯物を干す場所などの変更や検討ができ，変更ができないのであれば代償的な方法として洗濯物を階段一段一段置きながら

昇降するなどの方法を，対象者の側から発せるように指導を行うことが，動作の定着として有効である。

(2)整形外科疾患の臨床評価

　整形外科領域の作業療法評価においては，的確な面接技法が大切である。対象者が自発的に語れるような面接技法が，治療をすすめる上で重要な情報とアプローチ方法へとつなげることができる。

　対象者の訴えを聴取すると同時に，質問を投げかけて必要な情報を得る面接技法を用いて，対象者から十分な情報を聴取することが重要である。例えば，「いつから痛み出したのか」「何をしているときに痛むのか」，さらには，痛みの部位を対象者に示させることが重要である。いつから痛み出したかを聴取することで「侵害受容性疼痛」なのか「神経障害性疼痛」や「心因性疼痛」であるかを推察することができる。

　どのようなことをしているときに痛むのかを聴取することで，疼痛の発生要因が化学的ストレスによる「炎症性」のものか，物理的なストレスによる「拘縮性」のものなのかを判断することができるだけでなく，具体的な動作を知ることもできる [図11]。

　炎症性の痛みであれば安静時痛や夜間痛といった疼痛が引き起こされ，滑膜炎を伴う水腫により関節内圧が亢進するため，無理な運動は避けなければならず，安静の必要性を伝える必要がある。拘縮性の痛みであれば運動時痛が中心となるため，拘縮改善のために必要不可欠な疼痛であることを伝え，

[図11] 問診の具体例

痛みの部位	
「どこが痛むか？」	部位の特定
「他に痛い場所はあるか？」	他の痛みとの区別
痛みの時期	
「いつから痛み出したか？」	痛みの期間と分類
「原因となることがあったか？」	外傷の有無
痛みの性質	
「どのような痛みか？」	慢性痛と急性痛の区別
「どのくらい痛いか？」	VASなどによる客観化
「何をしているときに痛むか？」	誘発動作の同定
「痛みが出る動作は何か？」	具体的動作の同定
「何をすれば痛みは和らぐか？」	除痛行為の再確認

運動に積極的に取り組めるように促すことが大切である。

また，痛みを客観的尺度で表し記録することで，痛みの変化を客観的に振り返ることができる［図12］。さらに，自ら痛みの部位を示させることで，局所性の痛みなのか，放散痛的な限局されない痛みなのかを判断する材料となる。

局所性の痛みを訴える場合の多くは，限局された部位を指尖で示し，掌で示す場合は局在を認識できていない放散痛の場合が多い［図13］。痛みの部位や動作を明確にすることで，ADLや余暇活動のなかで気づかないうちに変容してしまった動作までも掘り下げて，気づきを与え意識させることができる。

例えば，股関節に症状がある対象者は「湯船につかるのが辛くてできなくなった」などといって床面へのしゃがみ込み動作時に痛みや動きづらさを訴える。したがって，生活指導のなかで床面へのしゃがみ込み動作のなかで罹患関節を屈曲せずに床面へアプローチする方法を練習し体得するようにリハビリテーションは展開される。ここでの訓練では動作練習に留まっているが，対象者との会話を利用し日常生活で同じようなしゃがみ込み動作の場面を想起していくことがポイントとなる。

[図12] 代表的な痛みの評価尺度

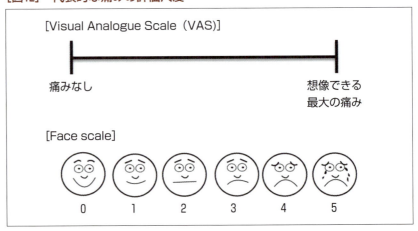

[図13] 疼痛部位のpointing

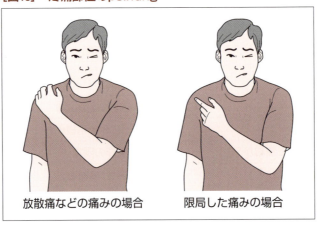

放散痛などの痛みの場合　　限局した痛みの場合

また，動作訓練と並行して「冷蔵庫やタンスの下の段からの出し入れはどうですか？」「同じような状況は他にもありませんか？」など，さらには，以前行えていたが現在行えていない仕事や余暇活動があるのであれば，それらの動作を想起させるため「なぜしなくなったのか？」などの質問を投げかけることで，しゃがみ込み動作が可能となれば活動の範囲が広がる可能性を，対象者自身に気づかせていくことが面接技法である。

　獲得した動作が対象者の日常生活のなかで生活の質を向上させるものであれば，獲得した動作が生活のなかで汎化されていきやすい。このような動作訓練と問いかけの繰り返しにより，対象者が自ら生活を振り返り，改善の可能性を考えられるように促すことが，動作を定着させるために必要である。

　適切な質問を行うことで，対象者は自らの身体状況や精神状態に客観的に気づけるようにすすめることが面接技法となる。対象者に対して「Yes」「No」で答えられるような質問（Closed question）の方法では，対象者自身が自分自身を客観的に振り返ることは難しい。疾患そのものの理解だけでなく，対象者の身体的・精神的状態を照らし合わせて正しい理解をすることが重要である。この面接技法も作業療法の治療技術の1つである。

（3）整形外科疾患：ボトムアップ・アプローチ

　整形外科領域におけるボトムアップ・アプローチは，症状悪化を防ぐために機能面へアプローチし，日常生活活動（ADL）や社会生活，就労などの能力維持・改善に努めることである。具体的には，低下した筋力の強化や症状の進行を緩やかにするための「身体づくり」が主力となる。ここでは，機能訓練に優れた理学療法による介入が優先される。

　変形性股関節症や変形性膝関節症の対象者は，股関節や膝関節にかかる負荷から引き起こされる痛みを避けるために，無意識のうちに骨盤を前傾させる姿勢や各関節を軽度屈曲させる姿勢をとるようになる。歩行時は骨盤が前傾し，腹部を前へ突出し上半身を仰け反るようになる。この姿勢は変形性股関節症や変形性膝関節症の対象者の特徴的な疼痛逃避肢位であるが，この姿勢は動作時の股関節や膝関節の関節可動域を制限するため徐々に関節可動域制限を引き起こし，筋活動を制限する。そのため股関節周囲の筋力や膝関節周囲の筋活動のアンバランスを引き起こす。さらに，筋力が低下することで関節へかかる負担が大きくなるという悪循環を引き起こす。特に問題となる筋は，中殿筋，大殿筋，大腿四頭筋，内転筋である。

　ここで，罹患している関節への負荷を最小限にし，筋力の維持向上を目的とした筋力強化訓練と筋の柔軟性維持を目的としたストレッチングを紹介する。機能訓練の効果として，疼痛の軽減も期待できる。さらに活動性が上がることで体重のコントロールにもつながるため，負荷量を調整しながら積極的にすすめられる。

■──自宅でできる筋力強化の実際とADLの工夫 [図14・15]

●中殿筋のトレーニング
- **肢位**：背臥位で股関節の内外転運動を行う
- **注意点**：股関節の外旋を伴う代償動作を避けるために，つま先を天井に向

[図14] 筋力強化①

[中殿筋の運動]

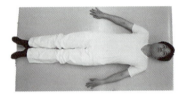

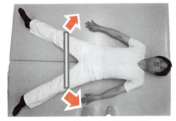

背臥位で股関節を広げる運動

ゴムバンドなどを用いて負荷をかけて行う。
＊負荷は膝よりも上にかける。

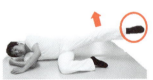
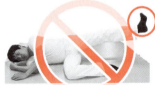

ゴムバンドなどがない場合は，側臥位で外転させる。
＊つま先が上に向かないように注意する。

[内転筋の運動]

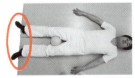

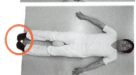

背臥位で膝の少し上にクッションを入れてつぶす。
＊力むと股関節を内旋させて行う代償動作が出やすいので注意する。

[大殿筋の運動]

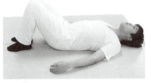

背臥位で両膝を立てて臀部を持ち上げたところからゆっくりと下ろす。
＊負荷をかけたい足の膝を少し手前に引くと負荷がかかりやすい。

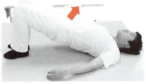

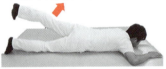

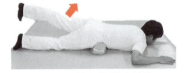

腹臥位で股関節を伸展させる。
＊代償動作が出やすいので頸部を反対側に回旋させたり，腹部に枕を入れて抑制するとよい。

[大腿四頭筋の運動]

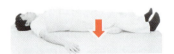

背臥位でクッションを膝裏に入れ，踵が浮かないようにクッションをつぶす。

[図15] 筋力強化②

[膝関節周囲の運動]

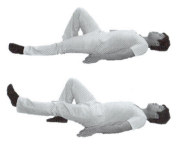
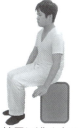
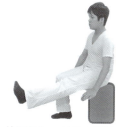

背臥位で片足を立て，反対側を床から10cm程度持ち上げて5秒程度止める。
上げている脚は大腿四頭筋，腸腰筋などの股関節屈曲・膝関節伸展の筋力を強化する。立てている脚は股関節伸展・膝関節屈曲の筋力を促通する。

椅子に浅く座り，片足をしっかりと床に付け反対の足を床から10cm程度持ち上げて5秒程度止める。
膝関節の伸筋群を強化する。

[壁を使った運動]

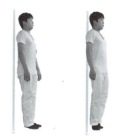
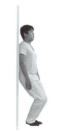

壁に背中を当てて立つ。寄りかかるようにしながらつま先立ちをする。
下腿三頭筋の筋力強化になる。つま先立ちをすると小指側へ体重がかかりやすくなるが，母指側へ体重をかけることを意識させる。
次いで，膝を軽く曲げスクワットを行う。壁を使うことにより負荷が軽減する。

[風呂でできる運動]

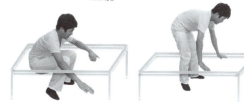
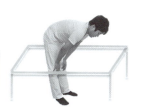

湯船の縁につかまり，十分に膝を曲げた状態で30秒ほど膝関節伸筋群を伸張する。ゆっくりと湯船のなかで立ち上がり，一度しっかりと膝関節を伸展させる。
湯船につかり，十分に温まってから行うことで除痛効果も得られる。水の浮力があるため膝にかかる負担が軽減される。

けたまま開閉を行う。過度な骨盤の動きは修正する。自動運動が可能であれば，ゴムバンドなどで疼痛が引き起こされない程度の負荷をかける。ゴムバンドなどがなければ，側臥位で脚を抗重力位へ持ち上げる。ここでも股関節の外旋は抑制する

● **大殿筋のトレーニング**
● **肢位**：背臥位で両膝を立てて殿部をゆっくりと持ち上げ，下ろす

- ●注意点：股関節の伸展が十分な場合，腹臥位で脚を伸展させて持ち上げ，ゆっくりと下ろす。このとき，腹部が同時に持ち上がらないように注意する。代償動作が直らない場合は，腹部に枕を入れるか，運動とは反対側へ頸部を回旋させると，代償動作を抑制することができる

◉大腿四頭筋のトレーニング
- ●肢位：背臥位で膝関節が軽度屈曲するように膝の裏に枕などを入れ，枕をつぶすように押し付ける
- ●注意点：息を止めないように意識しながら5秒程度を目安に行う

◉内転筋のトレーニング
- ●肢位：背臥位で両膝の内側に枕を入れ両足で枕をつぶすように動かす
- ●注意点：大腿骨遠位とし，膝関節以遠は避ける。股関節疾患の対象者の中には続発的に膝関節に疼痛を訴える人もいるため，膝関節に無駄な負荷をかけないように心がける。内転運動時に代償運動の股関節の内旋が出ないように指示する

ストレッチングの実際とADLの工夫 [図16]

　ストレッチングは，1つの動作を最低30秒ほどかけながら反動を使わず，呼吸を止めずに行う。ストレッチングは筋の伸長時に痛みが伴う場合がある。しかし，筋の伸長痛であるため，痛みが増強しない程度で筋肉が伸ばされていることが意識できる強度で行うことが望ましい。

　筋力強化と筋の柔軟性，関節可動域の維持拡大を得ながら，応用歩行の指導へと理学療法はすすんでいくこととなる。

◉下後鋸筋のストレッチング
　疼痛逃避姿勢をとることで下後鋸筋が緊張した状態になる。特には深呼吸時の胸郭の拡張が抑制される。
- ●肢位：背臥位で下部肋骨に枕を入れ身体を伸ばすように上肢も挙上する
- ●注意点：呼吸を止めてしまうと効果がないため，ゆっくりと深呼吸を行うように促す

◉内転筋のストレッチング
- ●肢位：両足の足裏を合わせるようにして，踵が極力恥骨に着くように引き寄せた姿勢で，両膝を外側に開く

◉ハムストリングのストレッチング
- ●肢位：膝をしっかりと伸ばした状態で身体を前屈させる。膝が曲がらないようにすることが重要である

◉腸腰筋のストレッチング
- ●肢位：罹患側の股関節を伸ばし，反対側は大腿を胸部に付けるようにし，クラウチングスタートのような姿勢をとる。股関節が伸展する位置まで腰を下ろす
- ●注意点：この肢位がとれない場合は，腹臥位で大腿前面に枕を入れて軽度伸展位をとらせる。骨盤が浮かないように促す。股関節の屈曲拘縮が強い場合は，腹臥位で下腹部に枕を入れた姿勢をとらせ，徐々に枕の厚みを減らしていく

[図16] ストレッチング

股関節や膝関節の痛みが出現すると腰椎の後彎を強めた除痛姿勢を取りやすくなるため，股関節のストレッチだけでなく，背部－腰部を含めたストレッチングが必要となる。

股関節周囲の軟部組織の伸張性の低下が起きていて，特に，内転筋，ハムストリングス，腸腰筋，下後鋸筋の緊張が高い状態にある。

股関節の痛みを避けるため，股関節が常時軽度屈曲位になる。

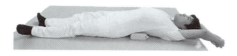

[下後鋸筋] 下部胸郭に枕を入れ背臥位をとり，ゆっくりと深呼吸を行う。

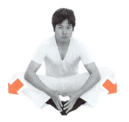

[内転筋] 踵を臀部に引き付け，肘で膝を押し広げる。

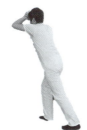

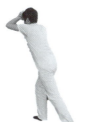

[下腿三頭筋]壁に前屈みのように寄りかかり，ゆっくりと腰を前へ移動させる。踵が上がらないようにすることが重要である。

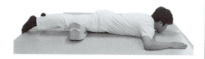

[腸腰筋]股関節を伸展させる。

[腸腰筋]腹臥位で膝上に枕を入れる。

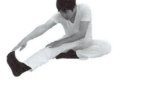

[ハムストリング]膝を伸ばした状態で体幹を前屈させる。
膝が曲がらないことが重要である。

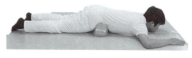

[腸腰筋]屈曲拘縮が強い場合は腹部に枕を入れ，徐々にその厚みを減らしていく。

(4) 整形外科疾患：トップダウン・アプローチ

整形外科領域におけるトップダウン・アプローチは，症状・状態を適切に理解し，予防・改善などのために自らが気づき，考えられる状態へ認知をシフトすることで，疾患があっても，さらなる改善や活動の場を広げていく方法である。変形性関節症は，変形が生じ疼痛にさいなまれた生活が長く続くため，場合によっては認知の歪みが生じる★7。慢性の疼痛性疾患は対象者が知らず知らずのうちに内向的になり抑うつ的になりやすい状況になっているともいえる。

面接技法で述べた技法を意識しながら対象者の生活環境の聞き取りを進めていく★8。対象者の社会的役割，住環境，趣味などの聴取からはじめ，それらの環境のなかでの「動作のしづらさ」を細かく聞いていく。このときに「痛み」が出現するか否かを聞いておくことも重要である。また，疼痛や運動機能の低下に伴い行えなくなった動作や仕事，趣味やこれから行ってみたい活動などを聴取しておくとよい。行えなくなった動作や仕事，趣味などは方法を変えることで再び行えるようになることも多々ある。

聴取した内容から問題動作を同定し，疼痛および負荷を回避した動作へと生活をシフトしていくことがトップダウン・アプローチとなる。

変形性関節症の対象者の一般的な疼痛肢位や生活上での過負荷となる動作は比較的限定されていて，実生活の中で注意が必要な動作を具体的に聴取・助言しやすい。一般的には過度な関節運動は疼痛と摩耗を引き起こす。

したがって，それらの動作に対して具体的な生活場面を想定した実動作訓練が有効である。また，PTによる運動療法で，動作上必要な筋力や柔軟性を確保してもらうための協業も重要である。これは，ボトムアップ・アプローチとトップダウン・アプローチの融合となる。

> **One Point**
> ★7 痛みの呪縛
> 転倒や事故をきっかけに受傷した場合などは，受傷時の痛みと起こった出来事が重なり，恐怖を強める。この恐怖は動作を行うに際して，「また同じ痛み（恐怖）を受けるのではないか」と無意識的に自動思考を起こし，身体活動を制限する（[図3] 参照）。

> **One Point**
> ★8 面接
> 機能訓練と異なり，具体的な生活へのアプローチとなるため面接技術が必要となる。

(5) 整形外科疾患の作業療法：クロッシング・アプローチ [図17]

■──下肢の変形性疾患

変形性股関節症のリハビリテーションの一例として，手術適応の対象者であっても，術前にリハビリテーション指導を行う場合がある。この場合，PTとOTが同時にボトムアップ・アプローチとトップダウン・アプローチを展開することになる。

PTがボトムアップ・アプローチを用いて身体機能全般を評価し，疼痛や変形により歪められた運動機能の修正を行う。一般的には，関節の可動域の維持・改善と殿筋等の低下した筋の筋力強化や動作を補うために必要な筋などの機能改善と除痛をすすめ，改善された身体機能を活用した実動作へとつな

[図17] 整形外科疾患の基本アプローチ

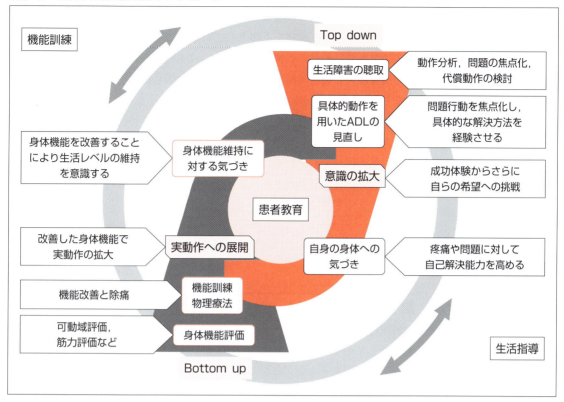

げていく。また，この時点から歩行速度や姿勢などを記録し，経過を観察する。

　これと同時に，OTはトップダウン・アプローチを行い，対象者の生活状況や就労状況を聴取し共有する。このときに重要なのは，障害されている動作をOTが見つけ出すことである。生活障害の聴取は対象者のADLのなかから問題となっている動作を具体的に聴取することが大切で，例えば「家での生活でやりづらいことを具体的に教えてください？」や「○○関節の痛みでやりづらくなったことは何ですか？」などと対象者へ訴えかけることからはじめる。

　それに対して対象者は，「布団から起き上がることがつらい」「箪笥の下の段の物が出せなくなった」など具体的な動作を訴えとして表出してくる。これを単一動作としてとらえるのではなく，動作分析を行いながら聴取を続け，表出された動作から「しゃがみ込み」，特に股関節の過度な屈曲が困難になったと推察し，それが疼痛により制限されているのか，身体機能の低下（筋力低下）に伴い，動作が遂行不可能になっているのかを確認する必要がある。

　この場合「股関節の過度な屈曲」が動作として困難になったことから，OTが聴取した生活習慣のなかでの推察される股関節を過度に屈曲される動作を提示すること，例えば「湯船に沈むときはどうですか？」「同じように他に思い当たる動作はありますか？」とつなげることで，他の動作へと話題を拡大させ対象者自身が客観的に自分の生活を振り返ることができ，注意を向けることができるようになる。そこから具体的動作を用いたADLの見直しを行う

ことで，対象者は自分では意識していなかった動作でも，関節に負担をかけていることなどが気づけるようになる。

　このようにして，面接を主体として対象者に主体性と気づきを与えることが先決である。それらの情報をもとに，ADL内での基本動作における除痛および関節保護の肢位の指導を行うことで，生活全般へ注意が向けられるようになり，自主的に問題動作を探し出し，解決しようと相談できるようになる。これは変形性関節症も含め，進行性の疾患に対して共通の介入方法である。

　介入がすすむにつれ，ボトムアップ・アプローチとトップダウン・アプローチは目的が同一化していき，機能訓練によって改善された身体機能を生活障害へ，生活障害から見出された問題動作を機能訓練で補塡し，双方からの結果を融合する形でQOLの改善へとつなげていく。改善の結果は，成功体験としてフィードバックすることで自己効力感を高め，身体機能の維持・改善，ADL・QOLの維持・向上に対する意識を強化することまでが治療の介入である。

■——肩関節周囲炎

　肩関節周囲炎も，ボトムアップ・アプローチとトップダウン・アプローチが並行して行われることがやはり望ましい。整形外科疾患のリハビリテーション処方のタイミングとして，医師による運動指導や内服管理では症状緩和や機能改善が困難な場合が多く，OTが臨床で出会う対象者は，関節可動域制限や疼痛が強い状態が多い。肩関節周囲炎も，関節可動域制限を主訴としてリハビリテーションを処方された対象者よりも疼痛を主訴としてくる対象者のほうが多い。

　この時点で疼痛による認知の歪みが生じている場合もあり，対象者が正しい病識をもち，治療者と共通認識をもって治療をすすめなくてはならない。正しい認識のないまま治療をすすめてしまうと，物理療法や運動療法などを行っても伸張痛などにより疼痛がひどくなったと感じてしまい，対象者の要望から外れた治療になってしまうこともある。もちろん運動療法や物理療法も重要な役割があるが，疼痛の訴えの強い対象者に対しては，疼痛によって歪められた認知を修正することが第一条件である。対象者が機能訓練に入る前に症状の理解と対処方法を身に付けてから行うことが望ましい。

　指導項目として，「疾病理解」「疼痛発生の機序」「自主訓練」の項目に分けて行うことで，対象者は自身の問題を正確にとらえることができるようになる［表2］。

　また，治療を進める上で具体的な目標設定を行うことで，治療の効果を実感し，自己効力感を高めることができる。肩関節周囲炎の多くの対象者は「腕が後ろに回らない」「手が上がらない」など動作の制限を表出してくることが多いが，これらの動作を生活のなかでの具体的な動作で自己評価を行わせることが自己効力感を高め，さらに治療を推しすすめることができる。

　例えば，「上着を着るときに痛みはありますか？　どれくらい時間がかかりますか？」などと問いかけると，自分の動作に対して客観的に痛みの発生の有無，所要時間を意識しはじめる。これを治療者と対象者の共通の評価とし

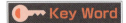

★9　烏口上腕靱帯
肩関節内転，伸展，水平伸展，下垂位で緊張する。この靱帯を伸張することにより肩関節のアライメントを整えることができる。

Column
治療法の一例

肩関節周囲炎の原因と考えられる症状として，「姿勢」の影響を受けていると考えられるようになった．胸郭と肩甲骨，上腕骨と肩甲骨の位置関係を観察し，運動時に筋，関節にストレスのかからないアライメントへと修正することが重要である．

典型的な症状は，❶患側前腕を健側で抱えるように支える，❷患側を下にした側臥位が取れない，❸C5，6神経支配領域への放散痛（感），❹肩甲骨挙上を伴う肩関節の挙上などの特徴的な症状がみられる．

具体的な治療の方針として筆者は，❶リラクセーション（relaxation），❷肩甲上腕関節の適切な求心位への修正，❸疼痛出現時の対処法，の3つに着目し治療を行っている．

❶リラクセーションへの介入方法として，胸郭の可動域の拡大を目的として胸椎へ枕を挿入し背臥位での深呼吸により，下後鋸筋のリリースと，肩甲帯のretract促通，これに伴う肩関節内転筋群のストレッチングを行う．

❷に対しては疼痛により引き上げられた上腕骨頭を関節窩へ適切な位置に戻すために，烏口上腕靱帯★9を含めた軟部組織の柔軟性の再獲得のために，重錘ベルトを手部に装着し，椅子座位で下垂牽引を行う［図a）］．

❸に対しては，除痛のために患側上肢を抱え込むような姿勢は逆に疼痛を起こしやすい姿勢であることから，対象者の姿勢に合わせた除痛肢位を指導していく．具体的には，リラクセーションで修正された肢位へ近づけることで疼痛は緩和されていく．

背臥位が十分に行え，肩甲骨の内転が促通されたら，当院考案の（仮称）「コッドマンparadox」体操により外旋可動域の拡大をすすめていく［図b）］．安静時と夜間痛の除去を第一目標とし，良好な睡眠の確保は精神的にも抑うつ状態からの解放として有効である．

[図] 肩関節周囲炎の治療

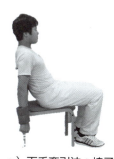

a）下垂牽引法：椅子に浅く座り重錘ベルト（約1.5kg）を装着し上肢を下垂する．

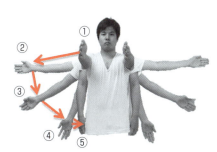

b）-1（仮称）コッドマンparadox

背臥位にて①〜⑤のように運動することで，b）-2のように外旋運動を誘発することになる．

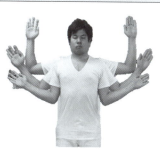

b）-2（仮称）コッドマンparadoxと外旋位

てもつことも，治療効果を認識し自己効力感を高める一助となる．

[表2] 筆者が行っている介入例

指導項目	指導内容
①疾病理解のための教育	●肩関節周囲炎の病態説明 ●予防のための指導 ●疼痛出現時の対応方法の指導
②疼痛発生の機序と理解	●疼痛除去のための伸張痛とその他の判別指導 ●放散痛，夜間痛，安静時痛，運動時痛の理解
③自主訓練の指導，確認	●ストレッチングの指導 ●自主トレーニング実施の確認

(稲熊成憲)

参考文献

1) 松田達男編：変形性股関節症の運動・生活ガイド，第4版．日本医事新報社，2011．
2) 杉岡洋一監：変形性膝関節症の運動・生活ガイド，第3版．日本医事新報社，2008．
3) 嶋田智明編：肩関節運動機能障害．文光堂，2010．
4) 林典雄著：肩関節拘縮の評価と運動療法．運動と医学の出版社，2013．
5) 日本整形外科学会運動器疼痛対策委員会編：運動器慢性疼痛の手引き．南江堂，2013．
6) 松原貴子，沖田実，森岡周編著：ペインリハビリテーション．三輪書店，2010．

6. 関節リウマチ

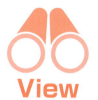

- 多彩な症状，障害を呈する関節リウマチ（RA）の障害構造をICFで示した。
- 臨床評価を実践レベルから階層的に整理し，アプローチとの関係性を説明した。基本的な治療方針は疾患活動性で決まり，介入は作業活動の遂行に焦点化することが肝要である。
- 多関節の機能障害である関節リウマチ（RA）においては，ボトムアップ・アプローチが基本となる。
- トップダウン・アプローチは主体的な生活を継続するために，役割やADLの遂行，ストレス対処などの自己管理の課題に主眼を置いて包括的に展開する。
- 症例を提示してアプローチの組み立て方の実際を述べた。
- 病勢や障害が進行し重症化するので，進行段階に沿ったアプローチの特徴を整理した。

(1) 関節リウマチの基礎知識

■──関節リウマチ（rheumatoid arthritis：RA）とは

　関節滑膜に起こる原因不明の慢性炎症のために多発関節炎が生じ，しばしば関節外症状を併発する全身性自己免疫疾患の1つである。炎症は全身の関節の疼痛と腫脹などを主徴とし，関節破壊が進行すると機能障害が重度化するため日常生活に支障をきたすようになる。わが国での患者数は100万人といわれ，男女比は1：3～5で女性に多く，30～50歳代の発症が多い。

●RAの経過と予後［図1］

　関節破壊は発症後1～2年以内に急速に進行し，10年以内に何らかの非可逆的な関節障害を生じる。炎症症状が持続すれば日常生活に介助を要す状態となり，少なくとも10％に重度の障害が後遺するといわれてきたが，早期診断と治療の進歩により今後の様相が大きく異なる可能性がある[1]。

●処方時期と課題

　RA患者の多くは薬物療法[★1]が第一選択となるため，治療開始後早期にリハビリテーションへの処方が出されることは多くない。したがって，リハビリテーションが介入する頃には関節変形や生活障害がある状態が多い。さらに，患者自身が疾患を勉強し知識を持つため作業療法による生活指導や装具療法などを行っても，その必要性を十分に納得させなければ汎化されづらい。

One Point

★1　RAの早期治療（薬物療法）

早期から疾患修飾性抗リウマチ薬（DMARDs），生物学的製剤を使った強力な治療が推奨されている。DMARDsはRAの進行を遅らせる作用を有し，診断から3カ月以内の導入が勧められる。なかでもメトトレキサートは，最も効果が検証されている薬剤であるためアンカードラッグとして使用される。生物学的製剤は，サイトカインを選択的に抑制して関節炎を改善，骨破壊の進行を抑制する作用があり，寛解，さらには治癒に導く薬剤として期待されている。早期の導入またはDMARDsが奏功しない場合に追加・併用

されるが，感染症に罹患するリスクが高いために適用できない場合があること，費用負担が高額になることで受療を控える患者がいることを理解しておく必要がある。

Key Word

★2 関節外症状
微熱，易疲労性，貧血，食欲不振，体重減少などの全身症状をきたしやすい。内臓や神経，皮膚，血管などに症状が出る。例として，リウマトイド結節や皮膚潰瘍（皮膚），上強膜炎（眼），心膜炎（心臓），間質性肺炎（肺），虚血性腸炎（消化器），腎不全（腎臓），腱鞘炎，突発性腱断裂（運動器），環軸椎亜脱臼による脊髄圧迫症状などがある。

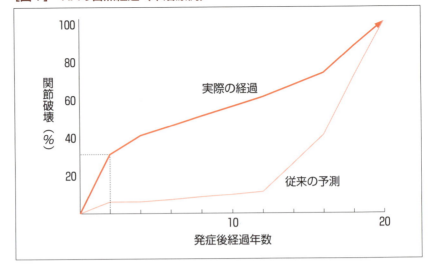

[図1] RAの自然経過（未治療例）

■──関節リウマチの障害と特徴

●障害構造の理解 [図3]

疾患活動性（炎症）は安静により改善し，運動などの負荷で悪化するため

Column
RA治療の変換

これまでの治療は疾患活動性のコントロールを目標とし，現状機能の維持または生活を最大限しやすくすることに終始したCare（ケア）の時代でした。RAの早期診断がすすみ，早期から強力な疾患修飾性抗リウマチ薬（DMARDs）が使われ，1990年代には，これが薬効を示さない場合に生物学的製剤を使って炎症症状と関節破壊を抑制することが可能なCure（キュア）の時代に転換しました。臨床的寛解（炎症症状がなく臨床検査が正常化），構造的寛解（画像検査で関節破壊の所見がない），機能的寛解（日常生活に問題がない），完全寛解という明確な目標達成に向けた治療（treat to target：T2T）の考え方が推奨されました［図2］。

治療戦略が大きく変化した現在では，より高い身体機能，ADL，社会参加を目標とした積極的かつ効果的な治療戦略が求められています。ただし，薬効が得られない患者が存在し，難治の経過をたどる例も少なからずあります。また，生物学的製剤で関節破壊を抑制することができても，骨の脆弱化や軟部組織の弱化などの一度生じた不可逆性の関節障害を改善することは困難なため，関節に負担のかかる動作や力仕事を行う患者では，再燃や関節破壊がすすむといった問題も生じています。

[図2] 目標達成に向けた治療

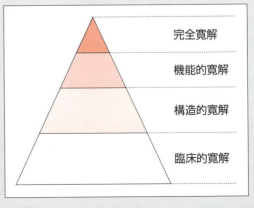

[図3] RAの障害と特徴

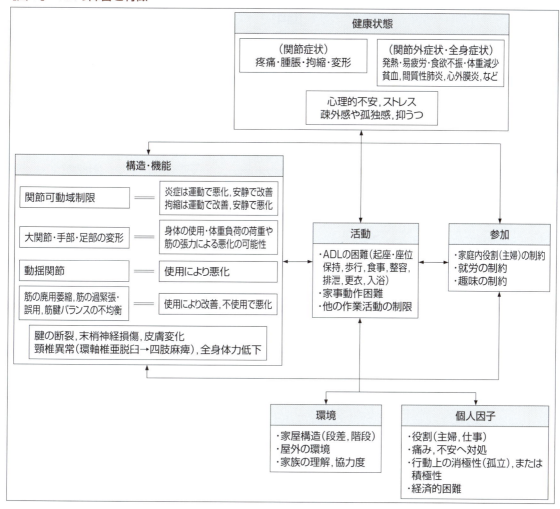

安静にしていることが推奨されるが、動かさないことによって関節拘縮や筋力低下などの廃用因子が加わり、関節局所のみならず全身状態に波及して、ADLや役割遂行を困難にする悪循環をつくる。女性に多いことから、家事など女性に求められる動作への影響が強い。

心理面では疼痛が及ぼす問題が大きく、病態の理解や対処法などの患者教育の有無によって病気との向き合い方も変わりうる。また、関節外症状[★2]の合併が高率で、薬剤や手術の効果、副作用[★3]などが加わり多彩な障害を呈すため、予後予測も困難となる。

● 疼痛

RAの高疾患活動性に伴って出現し、関節拘縮、筋萎縮、腱断裂などが生じるまでの疼痛が最も多い。病初期では罹患関節組織における侵害受容器性疼痛が大半であるが、運動負荷によって生じる疼痛と心因性疼痛も複雑に絡み合っている。

● 関節可動域（ROM）制限 [図4]

病初期は、疼痛により直接的に運動制限が起こる。関節軟骨の変性、関節包の肥厚に伴って関節拘縮が生じ、疼痛が関節運動を抑制することで助長さ

Key Word

★3 薬剤による副作用
非ステロイド性抗炎症剤（NSAIDs）には消化器症状（潰瘍形成）、腎障害（頻尿、浮腫）、耳鳴り、めまいなどがある。ステロイド剤には長期使用（10年以上）により消化性潰瘍、骨粗鬆症、浮腫、糖尿病、感染症の誘発、筋力低下がある。DMARDsには皮膚・粘膜症状（皮疹、口内炎、舌炎）、消化器症状、腎障害（ネフローゼ症候群）、肝障害、肺障害（間質性肺炎）および造血組織障害（血球減少）など重篤な副作用があるので、定期的な検査が必要である。生物学的製剤にはアレルギー反応、日和見感染症（特に結核）に注意する。

[図4] RAの特徴的な姿勢の異常

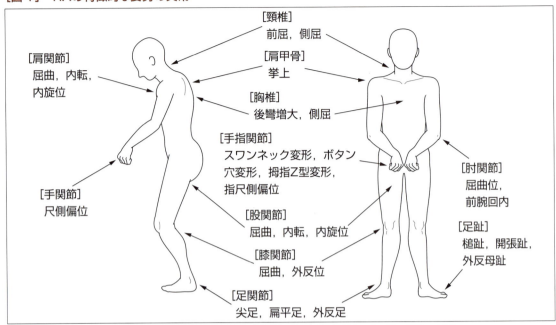

（梶原敏夫：RAのリハビリテーション——下肢機能と移動動作への応用．関節外科 9：42-50, 2000．より）

れる。関節変形は関節破壊とともに滑膜炎が靱帯，腱に波及して支持性が低下するために起こる。

筋の過緊張は四肢の屈筋側に強く生じ，伸筋側が弛緩して関節は屈曲位をとるようになり，筋力低下も影響してしだいに関節面のズレ，亜脱臼が生じて変形が高度となり，特徴的な姿勢異常を呈するようになる[2]。

● 筋力低下

関節に隣接する筋・腱に炎症が波及することで筋力低下，筋萎縮が生じ，安静・不動による廃用性の筋力低下が加わる。筋の過緊張が生じた筋群と拮抗する筋群が反射性に弛緩して，やがて萎縮に至ることで正しい筋活動が障害されて，協調的な運動が阻害される。また，拘縮や血管炎による循環障害が筋に波及して筋力低下が起こることもある。

● ADL・IADLの制限，社会参加の制約

肩関節や肘関節の関節拘縮によりリーチ動作が低下し，手指の変形により把持動作や巧緻動作が障害されるため，顔を洗う，箸を使う，缶の蓋を開けるなどの動作に支障をきたす。下肢の大関節の関節拘縮，筋力低下，足部変形と胼胝（たこ）による疼痛は荷重を困難にし，深く腰掛けたり，しゃがむ動作，歩行，階段昇降などが困難となる。手指に負担のかかる作業や巧緻動作を要す作業の遂行，歩行障害による長距離通勤の困難が就労に影響する。

● 心理的側面

RAに罹患したショックに加え，痛みや倦怠感に苛まれることは心理的負担が大きく，行動上の消極性とフラストレーションを生み出しやすい。将来の予測が立たないことで心理的不安定をさらに増すことになる。冠婚葬祭に出られず，近所づきあいが少なくなるなど社会とのつながりに変化を生じ，疎

One Point

★4 RAと抑うつ[3]
RA患者の4割弱が抑うつ状態や心身症などの心理問題を抱えているといわれ，身体的問題と相互に影響しあっている。安易な対応は抑うつ状態を悪化させる可能性があることから，チームで情報共有し，リウマチ専門医や心療内科と連携することが望まれる。

外感や孤独感を感じて閉じこもりにつながる[★4]。

家族や周囲の無理解で「頼みたいことがあっても頼めない」「横着とみられる」「変形が進んでじろじろ見られる」などは耐え難いストレスとなる。周囲の期待に応え，また役割だからといって無理な作業を続けた結果が，再発，関節破壊の進行を招くといった悪循環を形成している。

(2) 関節リウマチの臨床評価：ボトムアップ/トップダウン・アプローチ

RAの作業療法を実践レベルで整理すると，炎症の沈静化，運動機能の回復，生活動作の再獲得，価値・習慣と関節保護，役割遂行と自己管理の領域として階層的に示される［図5］。下（の領域）から上に向かうアプローチは，機能障害の回復を機軸とした基底還元的なボトムアップ・アプローチ，上から下に向かうトップダウン・アプローチは役割や習慣的な活動，ストレス対処，関節保護の遵守など自己管理の課題に焦点を当て，それらの遂行に主眼を置いた包括的なアプローチである。

臨床評価は，患者が「活き活きとした生活を送る」ためには何が必要なのか，解決すべき課題とそれらの関連性を把握して，適切なプログラムを計画することが重要である。保護的にすすめるか，積極的に介入するかの基本的な治療方針は疾患活動性で決まるので，医師への確認が不可欠である。

これまでの治療経過やADLの推移から，回復可能な機能と獲得可能な生活動作をおおまかに見当付けて全領域にわたってスクリーニングし，焦点化した課題の遂行が困難となっている要因や関連性をとらえるために細部の評価をすすめる。

［図5］ 対象領域とアプローチ

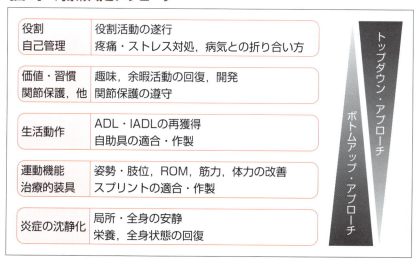

①他部門の情報収集

基礎的な医学的情報と生活に関連した専門的な情報を確認する。

●医師・カルテから収集すべき情報

疾患活動性★5の状況、保護的に介入するか、積極的に機能回復やADL向上を図るかの治療方針を確認する。併せて関節病変★6の進行度、内科的な問題と薬物療法、予後、リスク・禁忌事項、これらが患者にどのように説明されているかを把握する。また、発症からの治療経過、機能障害の進行とADL制限などの推移を理解しておく。

●他の職種から収集すべき情報

看護師には生活場面でのADLの遂行状況、疼痛や疲労の状態などの情報を得る。理学療法士からは起居動作や歩行に関する機能や予後、補装具の必要性について確認する。医療ソーシャルワーカー(MSW)からは医療費、福祉用具導入などの経済的負担への対応などの情報を得る。

②面接

患者が主体的に生活するための作業活動の遂行、関節保護法の遵守やストレスの対処法を、認知的な側面、環境的な要因から理解することが大切である。面接は構成的に行うことが望ましいが、拒否したり、不安などを訴えない患者もいるので、訓練場面で何気なく質問するなどして補完する。

●RAについての知識と関節保護法などの遂行状況

朝目覚めてから就寝するまでの行動を聴取する。特に、服薬と安静・運動

> **One Point**
>
> ★5 疾患活動性の評価
> 一般的には、赤沈値(低下)、白血球数(上昇)、CRP値(上昇)などの生化学検査と、関節の局所所見(疼痛、腫脹、発赤、朝のこわばり)が指標となる。疾患活動性の評価として、DAS(Disease activity score)、SDAI(Simplified disease activity index)、CDAI(Clinical disease activity index)がある。DASは44関節の圧痛関節数、腫脹関節数、患者による全般的健康状態(VAS)、赤沈値について計算式によって算出される活動性スコアだが、28関節(肩・肘・手・MP・PIP・膝)の圧痛関節数、腫脹関節数で評価するDAS28が用いられることが多く、4段階に分類される(2.6未満を寛解、2.6以上3.2未満を低疾患活動性、3.2以上5.1未満を中疾患活動性、5.1以上を高疾患活動性)。ただし、2.6未満の寛解基準では骨破壊の予防には不適切ということが判明し、臨床寛解の指標としてSDAI(圧痛関節数、腫脹関節数、患者による全般的健康状態(VAS)、血清CRP値)3.3未満が推奨されている。

> **One Point**
>
> ★6 関節病変の評価
> 関節病変の状態を表すのに、骨・関節の破壊度の変化から、その進行度(病期分類)と機能障害の程度を4段階で評価したSteinbrockerの分類([表1・2])が広く用いられている[4]。近年、関節MRIや関節エコーで早期の関節病変(骨びらん、滑膜炎、腱断裂など)をとらえることができるようになっている。

[表1] 病期の分類

Stage I 初期	X線写真上に骨破壊像はない
Stage II 中等度	①X線学的に軽度の軟骨下の骨破壊を伴う、あるいは伴わないオステオポローゼがある。軽度の軟骨破壊はあってもよい ②関節の運動制限はあってもよいが、関節変形はない
Stage III 高度	①オステオポローゼのほかにX線学的に軟骨および骨の破壊がある ②亜脱臼、尺側偏位、あるいは過伸展のような関節変形がある。線維性あるいは骨性強直を伴わない
Stage IV 末期	線維性あるいは骨性強直がある

[表2] 機能障害度の分類

Class I	身体機能は完全で、不自由なしに普通の仕事ができる
Class II	動作時1関節あるいはそれ以上の関節に苦痛があったり、または運動制限はあっても普通の活動なら何とかできる程度の機能
Class III	普通の仕事や身のまわりのことがごくわずかできるか、あるいはほとんどできない程度の機能
Class IV	寝たきり、あるいは車いすに座ったきりで、身のまわりのこともほとんど、またはまったくできない程度の機能

から疼痛・疲労が出現するタイミングと対処の仕方をとらえることが重要である。痛みを押して、また疲労が強くても、無理をしてADLや家事を行っていないかなどに注意する。

● 役割，価値，生活習慣

役割，価値，習慣を聴取することを通して，経時的に自覚的な変化，特に自己効力感が示されている脈絡をとらえるようにする。作業に関する自己評価（OSA Ⅱ），改訂版興味チェックリスト，カナダ作業遂行測定（COPM），作業遂行歴第2版（OPHI-Ⅱ）が用いられる（詳細は，第Ⅰ部Cを参照）。

● 環境

キーパーソンまたは介護者は誰か，家族や周囲の患者への理解や協力の度合いを把握する。住宅環境は，移動や外出のしやすさの観点から通路幅，段差などの生活動線を評価する。長い時間を過ごす部屋の快適さ，台所など家事を行う環境はどうか，またベッドや手すりを設置するスペース，住宅改修する際の制約を把握しておく。

● 心理的側面

疼痛とそれに起因する身体的問題，ADLの制限，家族や周囲との関係性などに対する不安やストレスの状態，また，対処がどのように行われているかを把握する。痛みによる気分の傾向・変調の評価としてフェイススケール[★7]がよく用いられる。

③身体機能の評価

多関節に及ぶ疼痛と関節拘縮，筋力低下，筋緊張異常などにより，合理的で協調的な運動が阻害されていることを念頭に置いて，個々の関節機能と多関節が連動した運動コントロールの両面から評価する必要がある。

● 関節可動域

自動および他動による関節可動域を測定する。著しい疼痛がある場合は自動だけでよく，決して無理な外力を加えない。自動と他動の可動域に差がある場合は，疼痛，筋力低下，協調性低下によるものかを判別する。また，関節の不安定性，轢音やコツコツ音，筋腱の走行の異常などを同時に確認しておく。

● 変形および異常姿勢

変形の有無と程度を検査する。手指については，変形の段階付けが可能な評価方法として内山・Swansonらのものがあり，定量的に示すことができる[5]。

● 筋力

筋力は，関節運動または筋群として測定する。著しい疼痛がある場合は，実用性的な筋力（MMTで3^+以上）の有無を判定するためにブレイクテストを行う。握力はスメドレー式握力計で計測するか，弱い場合は水銀柱血圧計を利用して測定する[★8]。ピンチ力はピンチゲージを使って側腹つまみ，三指つまみを測定する。

● 疼痛と疲労

疼痛は自発痛と運動痛に分けて，部位と強さ，性質を測定する。運動痛は，どのような姿勢，動作で生じているのかを把握しておく。疼痛の評価として

Key Word

★7 フェイススケール

フェイススケールは，そのときに感じている患者の気分を最もよく表している顔を，20段階に変化させた顔の図のなかから選ばせるものである。

One Point

★8 握力測定と水銀血圧計での測り方

握力は疾患活動性の指標の1つなので必ず測定する。3kg以下で身辺動作能力が低下，1kgで介助が必要といった目安があるので参考になる。水銀血圧計（現在は電子化されている）での測定方法は，①カフを丸めて巻き，水銀柱で20mmHgまで膨らませる ②患者にカフを握らせて目盛を測定する。水銀柱の100mmHgはスメドレー式握力計の8kgに相当する。

Key Word

★9 視覚的アナログスケール（Visual analogue scale：VAS）

測定方法は，長さ100mmの線を引いた細長い紙を患者に見せ，左端は無痛，右端はこれまで感じた最悪の痛みとし，現在感じる痛みの程度を患者に鉛筆などで示してもらう。判定は，100mmを10等分し，痛みがどの領域にあるかを判定する11段階評価と，患者が示したポイントの長さを測定する100段階評価がある。

視覚的アナログスケール（VAS）★9が用いられる。疲労は出現する時間帯を聴取する。炎症が強いと体力が消耗するため疲労が出やすく，夕方に多い。

●感覚

頸椎病変による脊髄圧迫症状，滑膜炎症による手根管症候群などがある場合に検査する。

●上肢機能

一般的には簡易上肢機能検査（STEF）などを用いる。リーチ機能★10，把持機能の検査は簡便にできるので必ず検査し，困難な動作と個々の機能との関係を把握することが大切である。リーチ機能は，ADLの遂行に関係する「身体に向かう」リーチを10カ所程度（頭上，口，対側肩，後腰部，膝，つま先など）を測定する。把持機能は，わしづかみ，円筒づかみ，コインのつまみなどでパターンと操作性を検査する。

④スプリント，装具の適応

スプリントの適応は，関節変形の予防・進行防止，機能の補助，術後の良肢位保持などである（詳細は「スプリントの適合」の項，397頁を参照）。以前から使用しているスプリントがあれば，その適合性を確認する。また，足趾の変形に対して装具を作製する場合は，屋内外の歩行の状況と靴，インソールの仕様についてPTと意見交換してすすめる。

⑤ADL・IADLの評価★11

FIM（Functional independence measure），Barthel indexなどで評価する。主婦を担っている患者では家事動作を評価し，家族と分担していることがあれば，その内容を確認しておく。代償動作や関節に負担や無理を強いる要領で行われていないか，時間がかかり過ぎたり疲労が伴わないかなどを観察し，自助具の適応も併せて評価する。

（3）関節リウマチ：ボトムアップ・アプローチ

RAのボトムアップ・アプローチは，関節拘縮や姿勢異常，筋力低下，運動コントロールの不良など機能障害レベルの改善に基盤をおき，その効果をADLなどに反映させるものであり，多関節の機能障害を呈するRAにおいては基本的なアプローチである。

機能障害の改善または悪化予防，ADLの再獲得が予測されることを前提としているので，機能障害の改善，それによるADLの再獲得が困難な場合には，自助具の活用や介助負担の軽減，役割遂行にかかわるトップダウン・アプローチに移行する必要がある。

One Point

★10 両手の協調的な動き
リーチを代償するために両手をうまく使っていることが多い。例えば，利き手でスプーンを使って食物をすくった後，非利き手で支えて口まで運ぶなどしてリーチ不足を補っている。動作を工夫する観点から，両手の協調的な運動がどの程度可能かを観察しておく。

One Point

★11 RAのADL・QOLの評価法
RAのQOL評価法としてHAQ（Health assessment questionnaire）とAIMS 2（Arthritis impact measurement scale）がある。日本語版も信頼性・妥当性が評価されている。HAQを簡略化したmHAQ（modified HAQ）はHAQと同様に有用性があることが示されている。

①安静と適度な運動の理解，関節保護とエネルギーセービングの仕方を指導する

●治療としての安静，関節保護法の意味

病初期など疾患活動性が高い時期は安静が優先され，全身倦怠感が強ければ安静臥床，関節局所には安静固定を目的としたスプリントを装着する。関節の炎症や関節変形を助長する動作を避け，装具の利用や関節に負担の少ない動作方法に変更して進行を防止するとともに，心身のエネルギーの消耗を最小限にするための原則的な事柄である［表3］。

この原則を患者に説明して許容範囲での運動，ADLなどを指導する。患者は「動かさないと固まるから痛くても無理して動かしたほうがよい」「調子の良い日にまとめて家事をする」と誤解しがちである。単に「してはいけない」★12ことを強調するとかえって運動やADLを制限してしまうので，「こうするとよい」と具体的な動作要領を指導する必要がある。

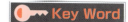 Key Word

★12 してはいけない動作[8]
患者が最も避けるべき動作として，①頸に合わない枕を使う，②膝を曲げて寝る，③正座をする，④和式トイレを使用する，⑤床からの立ち上がり，⑥長距離歩行をする，⑦踵の高い先細りの靴を履く，⑧買い物袋をたくさん持つ，⑨手拭いや雑巾を絞る，⑩蛇口の使用，があげられている。

［表3］ 関節保護（エネルギー保存を含む）の原則

（1）疼痛を誘発したり強めたりする肢位，姿勢，動作，活動を避ける
（2）関節破壊や変形を助長する肢位，姿勢，動作，活動を避ける
　①布団・マット：身体が沈み込まない硬さのものを選び，脊柱の弯曲が強まるのを防ぐ
　②枕：低めのものを使い，頸椎の前屈が強まるのを防ぐ
　③掛け布団：温かく軽いものを使い，掛け布団の重みで変形が助長されるのを防ぐ
　④椅子座位：背もたれが高くて，垂直ないすに深く正しく腰掛ける
　⑤立位：直立位を心がける　両脚に平均して体重をかける
　⑥歩行：上肢の筋肉を弛緩させ，両手を自然に振る　引きずり歩行を避ける
　⑦小さな関節や筋肉に負担をかけず，できるだけ大きな関節や強い筋肉で仕事をする
　⑧片側だけに負担をかけず，両手で動作する
　⑨関節に無理のかからない動き方や手（指）の使い方を習慣づける（例えば，中腰での作業，強いグリップ，指の尺側偏位を増強する動作を避ける）
　⑩動作や活動が苦痛となったときは，直ちに中止する（苦痛になっても途中で中止できない動作や活動は，あらかじめ避けるようにする）
（3）安静と活動のバランスを考慮する（安静は必要だが，動くことも大事！）
　①十分な睡眠をとる（午睡も入れて）
　②終日全く動かないのはよくない（無理のない範囲内での活動は行うほうがよい）
　③仕事中は，小刻みに短時間ずつ休息をとるように心がける（体力の消耗を防ぎながら，耐久性をつけることにつながる）
　④同一肢位を長時間にわたってとらない（筋の疲労につながるので）
　⑤努力を強いる動作や活動を避ける（関節破壊防止にもつながる）
（4）関節保護や体力消耗防止に役立つ，自助具・市販の器具・スプリントの適応を考慮する
（5）心身のエネルギーの不必要な消耗を防ぐために，人的・物的環境を整備・調整する
　①家族の適切な援助や協力，思いやりは，何にも増して精神的安定につながる
　②住居空間の明るい楽しい雰囲気づくりを心がける（壁やカーテン・家具の色，家族との会話）
　③合理的に動けるように，作業に使用するものの配置や家屋構造を考慮する

（小野敏子：慢性関節リウマチ，作業療法学全書第4巻，作業治療学1，身体障害．pp200-221，協同医書出版社，1994．／木村信子監訳：リウマチ性疾患――小児と成人のためのリハビリテーション．協同医書出版社，1993．などを参考に筆者がまとめた）

②身体機能の維持・改善

　機能障害を予防する視点で病初期から介入することが望ましい。すでに発生している可動域制限，筋力低下については，改善また悪化を最小限に留めるように心がける。関節腫脹を伴う疼痛の強い関節の運動は，炎症を増悪させ関節破壊を助長するため禁忌である。炎症がコントロールされれば，関節に機械的なストレスをかけない自動介助運動からはじめ，他動運動，抵抗運動を加えていく。上肢関節の特徴と運動のポイントを参考にされたい[表4]。

●関節可動域の維持・改善

　自動介助運動または自動運動で全可動域を1日2回，1回の回数を4〜5回からはじめ，徐々に増やしていく。炎症が強い時期は関節内圧動が高まっていて，疼痛による防御的な筋スパズムが生じやすいため，必ずしも最終域まで動かさなくてよい。炎症が改善すれば他動的に，最終域で軽く圧を加えながら可動域を拡げる。また，変形を助長しやすい運動は避ける。例えば，MP関節尺側偏位を増悪させる危険性のある尺側方向への内外転，MP関節の掌側亜脱臼の危険性を増す手内筋プラス肢位への運動に注意する。

●リウマチ体操

　疼痛があると，自然にそれを回避する姿勢や肢位をとりやすい。これが習慣化すると運動コントロールが阻害されて，新たな部位に疼痛が発生し，異常姿勢や関節拘縮の要因となるため，この姿勢，肢位から解放するような運動を行う。患者が一人で運動を継続していくのに，運動方法を図示した「リウマチ体操」が有用である[11]。一回の体操が短時間（10分程度）で済む運動を選択するのが肝要であり，適切な運動方向，範囲で行うよう指導する。

- 手指[★13]では手内筋に起きるので，MP関節伸展・IP関節屈曲させてストレッチする。母指内転筋の短縮を防止するため円筒（ペットボトル）を母指・示指間で挟むか，ボールを握らせる。足趾は，屈曲・伸展を繰り返してタオルを手繰り寄せるように運動をすると，MTP関節の過伸展（進行すると背側脱臼に移行する）を予防する効果がある[図6]。
- 肩甲骨が挙上し，肩関節内転・内旋位で上腕骨骨頭が前方に偏位，肘関節が屈曲して前腕回内位に固定している患者では，肩関節屈曲域が低下していることが多い。こうした例では，手を側腰部から両膝の間に伸ばすように大腿上を滑らす運動（肩関節伸展，肘関節屈曲，前腕回内⇔肩屈曲，肘伸展，前腕回外）を反復させ，円滑に可能になれば，伸ばす手を徐々に水平になる高さまで軽度水平内転位を保ちながら上げていく[図7]。

●姿勢に配慮した指導

- 大関節では疼痛により屈曲・内転筋群に過剰な緊張が生じる。膝関節は伸展位，肘関節では軽度屈曲位に保持するためにピローなどを使ってポジショニングを行う。
- 読書やテレビ鑑賞を長時間行うと脊柱のアライメントが崩れやすく，視覚に依存することで更に頸部への負担が強いられるので，解剖学的姿勢へと修正することを指導する。

One Point

★13 手指の疼痛の鑑別
手指の疼痛の評価は，疼痛の発生部位が関節か腱かを判別する。関節を側方から圧迫して疼痛が生じれば関節，前後方向からの圧迫で疼痛が生じれば腱の場合が多い。MP・IP関節に制限はないが，全屈曲したときに痛みが生じれば腱に炎症があると予測がつく。

[表4] 上肢関節の特徴と運動のポイント

部位		関節の特徴と運動のポイント
肩	特徴	・肩は回旋腱板や前鋸筋の収縮力が低下し、逆に大胸筋、広背筋、僧帽筋上部線維などが過剰に緊張して代償動作を生じやすい ・上腕骨骨頭の侵食が高度で回転中心にズレが生じたり、上方へ転移すると自動可動域の改善が得られにくい
	運動のポイント	・僧帽筋などのリラクセーションを行う ・上肢の挙上では、大胸筋などが過緊張状態にならないように肩甲骨を触知しながら上肢を他動的に支える量を調整して、肩甲骨と上腕骨が適切に運動できるように慎重に負荷量を決める ・急性期の安静固定は、仰臥位で上肢全体が水平になるようにピローなどで保持する(肩関節前方の圧迫を軽減する)
肘	特徴	・急性期は屈伸とも拮抗筋の同時収縮が制限因子となり、肘の動きに伴って肩甲骨・肩・手関節の代償動作が起こりやすい(肘の屈曲で肩甲骨の挙上、肩の内(外)旋、手関節掌屈・橈屈、肘の伸展では肩甲骨の前方突出、肩の伸展などが生じる) ・肩の痛みがある場合には、その痛みを避けるために肘屈曲位置で肩を内旋する姿勢をとることが多い ・関節破壊が進行すると不安定肘となることが多くみられる。前腕の重さも手伝ってしだいに肘が内反肘となり、さらに不安定性が増悪する
	運動のポイント	・屈曲して同側の頬、反対側の肩を触らせる、低い位置で前方に伸展する(大腿を膝に向けて滑らせる)とよい ・関節を引き離しながら行うと痛みが出にくい。伸展は上腕二頭筋腱(付着部)を圧迫して行うと動きが改善される場合がある。前腕回外位でROM訓練を行う(炎症が消退した関節) ・側方安定性を確保して運動軸に忠実に動かす
前腕	特徴	・手関節背側の腫脹で支帯が伸ばされて尺骨茎状突起が回内位で背側へ脱臼し、回外が制限される
	運動のポイント	・肘を90度に屈曲した位置で尺骨茎状突起を押さえながら、肘関節を引き離すように力を加えつつゆっくり動かすと痛みが出にくい
手	特徴	・手根骨が掌側に亜脱臼して背屈制限をきたすことが多い ・手指屈曲時に掌屈優位となり手指屈曲を制限する要因になる ・手関節に骨びらんがある場合は手関節、手指の運動によって手指伸筋腱の断裂を招くことが高率であるので注意を要する
	運動のポイント	・手関節背屈時に手指屈曲、掌屈時に手指伸展を行う(背屈時の橈屈、掌屈時の尺屈が過剰にならないように) ・掌側脱臼が整復されれば無理のない範囲で動かしてもよいが、固定またはスプリントを装着して手指の運動を行う
母指	特徴	・MP関節の炎症で短母指屈筋が、CM関節の炎症で母指内転筋が過剰に緊張しボタンホール変形や内転拘縮が起こってくる ・関節に動揺性が生じやすく、その結果ピンチ能力が低下する
	運動のポイント	・母指の安静・固定、リラクセーションを行う ・関節動揺によりピンチ能力が低下するため、スプリントで安定性を確保する
指	特徴	・手内筋や外来筋、手関節の屈筋と伸筋のバランスが崩れることで可動域制限、変形を助長する。MP関節に腫脹が初発すればスワンネック変形、PIP関節の腫脹ではボタンホール変形がおこりやすい
	運動のポイント	・手内筋のリラクセーションと軽い握りを行う ・屈曲時は手内筋が外来筋に先行して働き、MP関節が過屈曲してPIP関節の屈曲制限が生じている場合は、指先から曲げ込むようにする ・伸展時にIP関節が先行して動き、MP関節の伸展制限が生じている場合は、IP関節を屈曲位に保持してMP伸展を行う

(高橋康博:慢性関節リウマチ患者の関節可動域訓練と筋力増強訓練の留意点について.理・作・療法22 (12):781-786, 1988. ╱宮川豊・他:RAの筋緊張とROM制限.日本RAのリハビリ研究会14:28-30, 1991. をもとに筆者が作成)

[図6] 運動指導の例

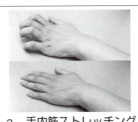
a．手内筋ストレッチング

b．母指内転筋ストレッチング

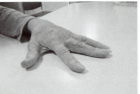
c．橈側に指を一本ずつ開く

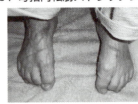
d．タオルの手繰り寄せ

[図7] 回外を伴う前内側方向への運動促通

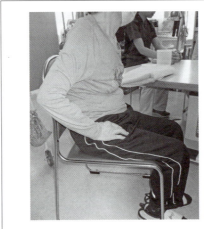
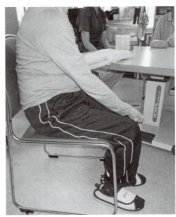

> **One Point**
>
> ★14 運動量，疲労の目安
> 訓練で新たに生じた疼痛，腫脹，発汗などが，訓練後1～2時間以上持続するようであれば，その関節に対する運動量が過剰であったと判断して，翌日の運動量を減らす。日常生活，運動で生じる疲労は，翌日に残らない程度にするよう注意する。

> **One Point**
>
> ★15 物理療法の使い方
> 腫脹・発赤を伴う疼痛の強い関節や訓練で生じた疼痛には，アイスパックを使ってアイシングする。アイシングがなじまなければ温熱を短時間行ってもよい。慢性化した疼痛にはシャワーや風呂で温めたり，訓練前には洗面器で手の温浴を行うことが勧められる。

● 関節可動域を参考にする

　ADLの遂行には，その動作に必要となる関節可動域が決まっている。箸で食事をする場合では，肘関節の屈曲域が120°以上で前腕回外位が確保されている必要があるなど，動作獲得の予測や無理のない訓練をすすめるうえで参考になる［表5］。

● 筋力の維持・改善

　炎症により一時的に低下する筋力や短期間に生じた廃用性筋力低下は，炎症が消退すれば改善が期待できる。関節運動を伴う筋収縮は，痛みが生じやすく十分な筋収縮が得られないので等尺性運動がすすめられる。炎症が強い時期は動かすことのできる最大域で6秒間保持することを1日1回行い，炎症が改善すれば1日2回から徐々に増やしていく★14。

　ただし，等尺性運動だけでは協調的な運動効果が得られにくいので等張性運動を併用する。炎症が十分にコントロールされて運動痛がなくなれば，抵抗運動を行って筋力増強が可能となる。立位での体重移動（左右），スクワッ

[表5] 上肢ADLと関節可動域

動作項目		必要な可動域
食事	箸，スプーンで食べる	肘屈曲120°〜・前腕回外位
	コップの水を飲む	肘屈曲130°・回内外中間位
整容	手で水をすくって顔を洗う	肘屈曲50°〜135°・回外70°〜・手関節背屈40°〜
	整髪	肩屈曲70°〜・外転110°・外旋30°〜・肘屈曲110°〜
	背中を洗う	肘屈曲120°〜
更衣	ズボンをはく	肩外転25°〜・肘屈曲100°〜
	前開きシャツの第1ボタンを留める 丸首シャツの着脱	肘屈曲120°〜

[表6] スプリントの適応

関節の症状・状態	目的
痛みや腫脹がある状態（滑膜炎の炎症）	関節を安静にして炎症の鎮静化を図る
支持機構が緩み，異常な可動性がある（不安定性）	関節の支持機構の安定化を図る
異常な可動性と筋腱の牽引力が本来と異なる方向に作用した結果起こった変形	良肢位に関節を矯正，固定して変形の進行防止と機能改善を図る
関節変形があっても矯正可能な状態	解剖学的に正しい位置に矯正，固定して進行防止，機能維持する
外科的手術後で修復組織の安定，限定した運動コントロールが必要な状態	修復組織が異常な緩みをもたず，適切な可動性をもつための固定と運動コントロールを助ける

ト（股膝関節を軽く曲げる），エルゴメター，水中歩行などの関節に負担の少ない全身運動も効果的である[★15]。

● スプリントの適合[★16]

滑膜炎による疼痛，腫脹がある場合の安静固定，炎症があるにもかかわらず家事などで使い続けることで起こる関節変形の予防に努める。RAの進行により変形が生じた場合には進行を防止，機能的な手の使用困難に対する機能維持・改善を図る，などである［表6］。

● 適合における留意点

・最も留意すべき点は，完成した変形はスプリントで治すことができないので，病初期から変形予防に努めることである。
・多関節が連動することを念頭に置いてデザインする。例えば，母指のボタンホール変形に対してIP関節の過伸展を矯正すると，母指尖が尺側方向に入り過ぎて示指とのピンチや操作がしづらくなり，MP関節への負担が強まることがあるので注意を要する。
・固定用と作業用のスプリントの使い分けを検討する。プラスチック製の手関節スプリントは把持した物とプラスチックが接触し，また固定力が強いため作業がしづらい場合があるので，作業用としてオペロン素材を用いたバンド型サポーターを併用することが多い。

One Point

★16 母指のスプリンティング

母指には，他4指と対立してピンチや操作を可能にする母指持有の機能がある。関節の不安定性や変形が進むと，これらの機能が著しく損なわれるため，極力スプリントによる局所安静や支持性を確保して関節機能を維持することが重要である。母指球筋と骨間筋が中手骨を覆い，近位方向に手関節が連続する構造からなるため，MP関節またはCM関節を固定する際は，手関節を跨ぐか，4指の中手骨を支持ベースにする固定法をとる。手関節を跨ぐスプリントでは装着を控える患者がいるので，その場合は後者を選択する。また，CM関節の固定には，ソフトな素材（ネオプレーン，皮革）を用いたスプリントも選択肢となる。

▶ [図8] よく使われるスプリントの例

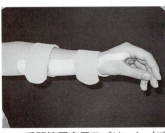
a．手関節固定用スプリント（プラスチック製）

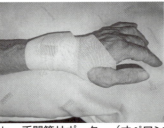
b．手関節サポーター（オペロンを用いたもの）

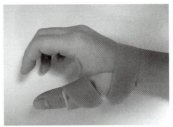
c．母指のボタンホール変形に対するスプリント（プラスチック製）

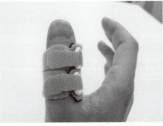
d．母指のIP関節の変形に対するスプリント（ネオプレーンを用いたもの）

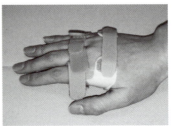
e．MP関節尺側偏位防止スプリント（カフとベルクロを用いたもの）

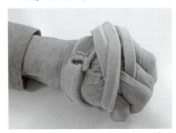
f．MP関節尺側偏位防止スプリント（ソフトストラップを用いたもの）

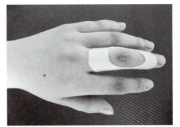
g．スワンネック変形に対する3点支持スプリント（プラスチック製）

● よく使われるスプリントの例

[図8] に示す。

③ADL・IADLの向上・再獲得

困難となっている生活動作を早期に向上，再獲得することが重要である。自助具を使って実際の動作を指導，訓練することが肝要である。

◉動作の効率化を図る

獲得した運動機能を，姿勢の崩れや代償動作が生じないように留意する。動作時の運動軌跡を意識して反復練習するなどの運動コントロールが奏功することがある。

◉更衣の例

前開きシャツの脱衣で「肩からはずす」工程に着目すると，対側の肩に手を伸ばして衣類をはずすために，はずす側に体幹を回旋・側屈して同時に伸

ばす側の僧帽筋，菱形筋などが優位になる結果，肩甲骨が挙上・後退して肩関節は外転・内旋した動作となりやすい。つまりリーチを稼げない動作となるので，体幹の代償を抑制して肩関節を屈曲・内転・外旋しながらリーチするように誘導する。

●**自助具の活用**[★17]

　RA患者の6割が何らかの自助具を使用しており，動作向上，再獲得を図るために大変有用な手段である。困難となっている動作の機能を補う仕様であること，関節への負担を軽減する観点で選定する［図9］。最近ではスマートフォンや小型のタブレットが増え，軽いタッチで操作が可能であるのとインターネットの利用も簡単に行えるので，情報や交流を求める患者にとって有用な用具となっている[★18]。

　工夫した自助具の例を［図10］に示す。

④エネルギーの配分

　炎症が強いと疲労しやすいため，長時間の作業を避けてこまめに休憩をはさむ，作業を簡略化して労力や時間のロスを少なくする。特に，掃除や洗濯，調理，買い物などの外出は毎日の作業であり相応の労力と時間を要すため，1日のスケジュールのなかで連続して作業している時間帯があれば，途中で休憩を入れる，または1週間のスパンでスケジュールを組み直してみる。例えば，掃除は複数日に分けて計画する，掃除機からロールクリーナーなどの軽作業に変更するなどの工夫ができる。

⑤住宅改修，福祉用具の導入 ［表7］

　生活動線の確保，段差解消など患者にとって生活しやすい環境を整備すること，家族の介護生活における負担を軽減することが目的である。炎症症状がある患者にとっては，室内の温度や湿度が快適に保たれている環境が望ましく，気分が落ち込まないように採光，照明にも配慮する。

⑥心理面への配慮

　患者は痛みや生活の不自由さを家族にも医療関係者にすらも理解してもらえず，心理的に傷ついていることが少なくない。大切なのは，傾聴と肯定的に共感することを通して患者に自分の苦悩が正当に評価され，自立を温かく見守られているといった情緒的な支えを実感させることである。また，機能障害の改善やADLを再獲得するためのプログラム1つひとつを着実に実行し，患者自身が主体的な生活態度に変わることを促すことが重要である（次項「トップダウン・アプローチ」参照）。

One Point

★17　どんな自助具が使われているか

手指に大きな負担がかかる動作や巧緻な動作を補助する用具，リーチを補う用具など，多種多様な自助具が使われている。ビン・缶・ペットボトル開け器(82.9%)，孫の手(49.0%)，リーチャー(30.6%)，ドアノブ回し(30.0%)，トング(27.8%)，滑り止め(25.0%)，ハサミ・カッター(24.6%)，固定・首振り爪切り(20.0%)，マジックハンド(18.7%)，長柄ブラシ・櫛(16.6%)，太柄や長柄のスプーン・フォーク(16.3%)，ソックスエイドなどの靴下はき補助具(9.1%)，ボタンかけ補助具(7.7%)，錠剤取出器(6.7%)，点眼補助具(5.2%)，座薬挿入器(2.2%)，その他(6.7%)などである[14]。

One Point

★18　自助具の考案と修繕

市販品は壊れても買い替えできるので適合があれば勧めるが，障害が進行した患者では適合しない場合も多い。OTは，市販品に改良を加えたり，個別に自助具を考案するよう取り組むべきである。また，自助具が破損して修繕が必要になった場合に相談，対応ができるようにしておくとよい。

[図9] 関節保護と自助具の具体例

①食事動作

スプーンを持った手を他方の手で支えて肘の屈曲力を補って口まで運ぶ

胸と腕の間に食器を挟んで固定する

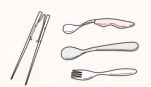
ピンセット箸・曲がりスプーン・フォーク

②整容動作

長柄の洗顔ブラシ

ジャンボ爪きりを使っての爪きり

長柄のヘアブラシ

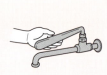
レバー式水道栓

点眼用自助具各種

③排泄動作

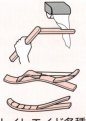
トイレエイド各種

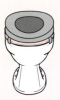
補高便座

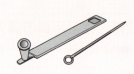
座薬挿入器

④更衣動作

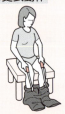
リーチャーを使用してのズボンの引き上げ

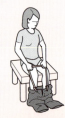
洗濯バサミを使った簡易ズボンエイドを使用してのズボンの引き上げ

ソックスエイドを丸めて靴下に差し込む
紐を引っ張ってつま先を入れる
ソックスエイドを抜いた後、リーチャーを使って踵を引き上げる

テーブルに肘をついてかぶる

リーチャーを使用した着衣

ボタンエイドを使用したボタン掛け

[図9] つづき

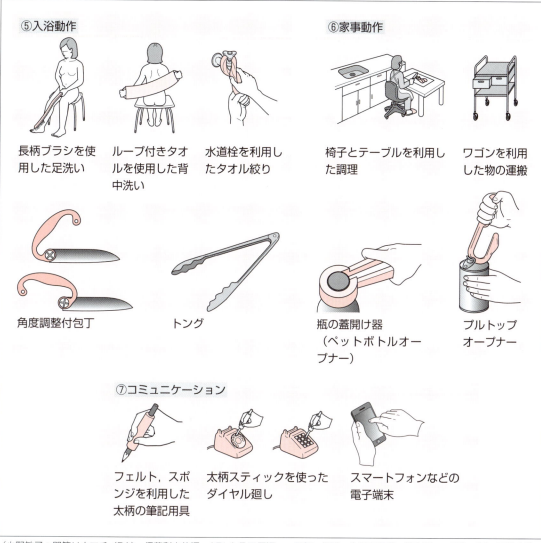

(小野敏子：関節リウマチ（RA）．伊藤利之他編，ADLとその周辺——評価・指導・介護の実際，第2版，pp150-158，医学書院，2008．より一部改変．⑤の右図は，国療東京病院リハ学院作業療法学科編：慢性関節リウマチの関節保護のために．武田薬品，1980．からの転載）

[図10] 工夫した自助具の例

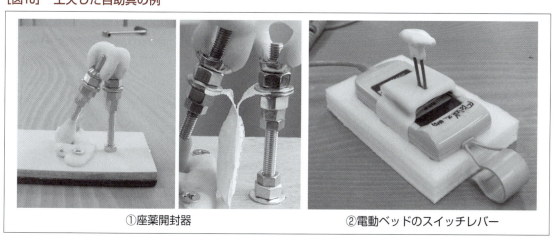

[表7] 住宅改修，福祉用具導入のポイント

場所・箇所	ポイント	具体策
廊下・通路	通路幅の確保	●特に，車いすで移動する場合は動線には広いスペースが必要となる
玄関，浴室，トイレ	段差の解消	●手すりやハーフステップを設置する ●車いすで移動できるように段差解消機の設置やフローリング（段差なし）にすることもある
戸，スイッチ	操作しやすい用具（変更）	●戸の開閉がしやすいように軽い力で開閉できる戸にし，ドアノブはレバー式にする ●スイッチはワイドパネルにし，コンセントを腰くらいの高さにすると使いやすい
トイレ	便座高，洗浄方法，他	●洋式便器とし，水洗や洗浄がリモコンスイッチで操作できるものが望ましい ●スイッチやペーパーホルダーは手の届きやすい位置に設置する ●便座は立ち上がりやすい高さ（45〜50cm）に補高，手すりの設置や昇降便座を検討する
浴室	浴槽の型，段差解消，他	●和洋折衷式浴槽がすすめられ，座位のまま移乗することを考慮して高さを決める必要がある ●入り口の段差解消をするか，グレーチングを施し段差をなくす方法もある ●必要に応じてシャワーいす，浴槽内台，滑り止めマット，リフトなどの導入を検討する
寝室	ベッドの機種	●電動ベッドを導入し背上げ機能を使って起き上がりを補助したり，立ち上がりがしやすくかつ適切な座位姿勢を保持できるような高さに調整するために昇降機能がある機種を検討する
台所	調理器具の配置，椅子の使用，他	●炊事がしやすいように調理器具を低い位置に収納する，いすに掛けて作業しやすいレイアウトにする． ●運搬はワゴンを活用する

(4)関節リウマチ：トップダウン・アプローチ

　トップダウン・アプローチは，役割や習慣的な活動の遂行，またストレス対処，関節保護の遵守など自己管理の課題に対する教育的な介入を中心に据えた包括的なアプローチである．治療の進歩により寛解に至る患者が増えた一方で，関節への負担の強い動作や過用により再燃，関節破壊が進行する例がみられるなど，患者教育があらためて重要な課題となっている．痛みや生活上の不自由さをもちながらも関節機能をできるだけ維持して，主体的な生活態度に導く介入が求められる．

　また，役割意識や価値観については患者の自覚的な変化に着目し，疼痛やストレスへの対処法を指導する際は，認知的な側面に働きかけて行動変容を促すため，患者のナラティブな表現を根拠にした推論を重視する必要がある．

①患者が希望する作業活動に着目する

●最近までしていたADL
患者はさまざまに工夫してADLを維持しており，最近までできていた動作の自立を望んでいることが多い．自助具やスプリントにより再獲得できると予測されれば早期に対応する．

●役割，生活習慣や価値観に関連した活動
患者がしたいと希望した作業活動を獲得することには大きな意味があり，その実現に向けて手を尽くすべきである．ただし，役割意識や家族からの期待に応えようとして無理な作業を強いるようであれば，10年，20年先の長期的な視点に立って今をどう生きるかを患者にアドバイスすることも必要である．以下に症例を紹介する．

■──症例紹介
ある患者は，立つことができず30分ほどベッド端座位でいるのがせいぜいで，夫の介護に頼り，寝たきりの生活を送っていた．以前は家事一般を行い，知人と麻雀をすることが好きだったことがわかった．COPMでは，麻雀（重要度9，遂行度0，満足度0），家計簿（重要度8，遂行度0，満足度0）を目標としてあげられた．

作業療法ではパソコンを使って麻雀ゲームから導入したところ，2時間の座位耐性がついた．パソコン操作にも慣れてきたので家計簿をつける練習をはじめ，2カ月ほどで習得，これが患者の役割となり，夫にも喜ばれた．

COPMは改善し，麻雀（遂行度7，満足度9），家計簿（遂行度9，満足度10）となった．

②生活上の折合いをつけること
病気や障害の特性を理解し，それらとうまく付き合っていく方法を習得して，健康的な生活を自ら管理できるように指導する．疼痛・ストレスへの対処，生活に沿った関節保護の仕方を身につけるための教育的な介入が必要となる．

●患者教育の概要
RAの病態の説明，検査所見の意味，薬物療法の作用機序と副作用などの説明，関節保護法，労力の節約，適切な運動方法，栄養指導などがある．医師をはじめとした多職種で行うが，OTは教育内容を熟知したうえで，関節保護法，疼痛や疲労，心理面を生活の視点から指導する[19, 20]．

●患者の気づきと自己効力感を高めて動機づけする
・些細な改善であっても成果として確認，賞賛する．次の段階の課題解決に向かって意欲を高めることにつながる．
・創作的な活動は気分転換やストレスの発散の機会となるだけでなく，作品を完成した達成感，展示やプレゼントは賞賛や感謝される機会となる．
・患者同士で意見交換する場を提供することで，適切に自分の苦悩を表現し，困難を克服してきた経験を交流することから気づきを得て，生活態

One Point

★19 患者教育はいつはじめるか

全身の炎症症状が落ち着いた頃に導入する．薬物療法開始後，早期から並行して行うとコンプライアンスが高まる．

One Point

★20 ナラティブ・アプローチと患者教育

RAは症状の炎症期と停滞期の繰り返しにより進行していく疾患である．そのため作業療法は長期的に介入し，患者の生活史から今後の生活を見据えた指導が必要である．

> **One Point**
>
> ★21 慢性痛の「包括システムモデル」
>
> 慢性痛のとらえ方として、社会・心理的ストレスによる神経・内分泌・免疫系の慢性的な機能異常とする「包括的システムモデル」が提唱されている。このモデルの理解に立つと、従来「不定愁訴」として片づけられがちであった易疲労感・不眠・食欲不振などの身体・精神（心気的）諸症状がより了解されやすくなったとして、認知行動療法をベースにした集学的な疼痛管理プログラムが報告されている[14]。

度を見直す契機となる。
・家族に患者の情報を提供して協力が得られれば、患者が行動する機会が増し能力を発揮しやすくなる。

●疼痛への対応

　適切な身体活動はかえって痛みを減少させること、痛みがあってもそれなりに生活を充実させていくことが、長期的には痛みの軽減につながることを繰り返し指導する★21。

・適切な運動は関節の疼痛閾値を上げ、血液循環を良くして筋の緊張を和らげる効果が期待できる。リウマチ体操を毎日行うこと、朝のこわばりが出ているときは軽い運動を行う、緊張が高まった筋や同じ姿勢を長くとった後にリラクセーションやストレッチを行う。
・「痛いから何もできない」という患者の否定的な認知（思い込み）によって、その動作を行わなくなった患者を少なからず経験する。「やれば意外とできる」「生活も楽しめる」といった気づきを促す介入が奏功する場合がある。

　疼痛を理由に更衣動作が介助となっていた患者に対して、認知行動療法（CBT）を応用して自立することができた症例を紹介する［図11］。

[図11] 更衣動作のプログラム

```
┌─────────────────────────────────────────────────┐
│「無理して着たから肘が痛くなった、また痛くなるんじゃないか」│
│     （COPM；更衣　重要度6　遂行度5　満足度2）     │
└─────────────────────────────────────────────────┘
                         ↓
┌─────────────────────────────────────────────────┐
│         基礎的な関節可動域・筋力増強訓練          │
│                      ↓                          │
│         着衣に必要な運動を模擬的に実施            │
│                                                  │
│・適切に動かすことで思っていた以上に疼痛が少なく、肘関節を動かせそうだと気づかせる（ボディイメージ）│
└─────────────────────────────────────────────────┘
                         ↓
┌─────────────────────────────────────────────────┐
│                更衣動作訓練                      │
│                   ↓                             │
│             生活の場で試行してみる                │
│                                                  │
│・動作が困難になる程の痛みがないことの理解を促す    │
│・日記をつける（日課と疼痛の出現を時系列で記入）、以前より疼痛が軽減してやりやすくなった動作などのポジティブな面を取り上げて確認する│
└─────────────────────────────────────────────────┘
                         ↓
┌─────────────────────────────────────────────────┐
│      更衣動作に伴う疼痛に対処できることを話し合う  │
│                      ↓                          │
│             生活の場で定着させる                  │
│                                                  │
│・疼痛は出ても軽く1時間以内に消失する、薬を使うことで解決することなどの思考を導く│
│・事前に運動を行う、動作はゆっくり行う、疼痛が出やすい時間帯を避ける、急ぐときだけは夫に手伝ってもらうなどの対処法を具体化する│
│         （COPM；更衣　遂行度9　満足度9）         │
└─────────────────────────────────────────────────┘
```

■──症例紹介：認知行動療法を応用した事例

患者は3年前にブラウスを着ようとして左肘関節を屈曲したときに疼痛が増強した。「無理してやったら肘が痛くなった，また痛くなるんじゃないか」と思い込み，それ以来，夫の介助を受けていた。

作業療法では基礎的な運動コントロールから開始して，動かすことへの不安を軽減した。改善度合いを表や写真で説明して，本人が想像していた以上に肘を曲げられそうだという気づきを促した。着衣に必要な運動を模擬的に経験させてから実際に更衣動作訓練を行って，このとき疼痛があっても軽度であることを理解させ，病室でも試してみることを指導した。

同時に，更衣動作や日課と疼痛の状況を日記に付けることを宿題にして，特に以前よりやりやすくなった動作を取り上げさせて改善点を一緒に確認した。

少頻度でも自ら更衣動作を行うようになった頃から，動作に伴う疼痛があっても，それらが軽減していく根拠となる思考や対処法を具体化することを手助けすることで，徐々に更衣動作が定着した。

●休日や行事を楽しむ[★22]

日曜や休日は平日と異なり，外出や来客の対応などで相応の労力を費やすことになる。疲労や疼痛が強くなることを見越して，翌日の日課を減らして1週間単位でのスケジュールに組み替えるなどの対応をとる。冠婚葬祭や旅行であれば数日間の日程になるが，患者にとっては特別な日であり，日程的に余裕をもたせても実現したいものである。その期間（前後の1～2日を含めて）の服薬調整を医師に相談して不安のないよう準備することも指導の1つとなる。

患者は疲労，疼痛の心配や一時的に日課をこなせなくなる自責の想いから参加することを躊躇するであろうが，「自分のための作業なのだ」といったポジティブな考え方や割り切りが必要であることを助言するのがOTの役割でもある。

> **One Point**
>
> ★22 「リウマチ白書」に注目
> 日本リウマチ友の会（会員数2万人を超す患者会）が発行している『リウマチ白書』は，5年ごとに実施している「リウマチ患者の実態調査」の結果をまとめたものである。リウマチ患者を取り巻く医療・福祉，社会環境を如実に映し出しており，医療関係者にも大変有用な情報源になっている。一部はホームページで閲覧でき，リウマチ体操のビデオが用意されており，これを利用することもできる。

(5) 関節リウマチの作業療法：クロッシング・アプローチ

病期や患者個々の課題に応じてボトムアップ・アプローチとトップダウン・アプローチを適切に組み合わせて実施する。初期はボトムアップ・アプローチに重点をおいて身体機能の改善を図り，徐々にADLや役割遂行などに直接的に働きかけるトップダウン・アプローチに移行するイメージである。

①症例紹介 [表8]

RAの急性増悪により歩行困難，把持機能の低下をきたし，約2カ月の入院加療により歩行，家事の一部が自立して自宅退院した症例である。入院時

[表8] 作業療法評価

■症例：50歳代，女性，主婦

8年前にRA発症。DMARDs投与も薬効なく，2年前から生物学的製剤を投与。中疾患活動性（DAS28；3.8）で，Steinbrockerの病期分類stageⅣ，機能障害分類classⅢ。1年前から両手関節，膝関節の疼痛が増悪，1カ月前に歩行困難となり入院。家事の一部を遂行，夫（キーパーソンで介護者），長男の3人暮し。一戸建て（持ち家），寝室は1階。

■作業療法評価

● 面接

入院前は調理・掃除・洗濯を遂行，運動は軽く身体を動かす程度で，夕方に疲れが出現した。買い物など外出した日は疲労感が強い。玄関（上がり框）と浴室の出入り口，トイレ（洋式）に手すりが設置してある。夫は，仕事の関係で介護できるのは朝夜と土曜日曜。

病期の進行に不安が強く，夫が家事をすることに申し訳ない気持ちになる。少しでも家事ができるようになりたいと要望された。関節保護法の指導は受けていたが，手の無理な使用が目立ち，疲労を押して家事を行っていた。

● 身体機能

右手関節に著明な腫脹，左手関節・両膝関節などに軽度の腫脹あり。右手関節，左膝関節に運動痛と荷重痛が強く（VAS：75/100），朝のこわばりが1時間持続。

自動関節可動域（右/左）は肩屈曲85°/100°，外転65°/75°，肘伸展－20°/－10°，前腕回外50°/70°，回内50°/60°，手関節背屈20°/10°，掌屈30°/35°，手指MP関節に軽度の伸展制限あり。肩関節の可動域は他動が自動に比べて5～10°大きく，肩甲骨の挙上などの代償動作を認め，僧帽筋，菱形筋，上腕二頭筋の緊張がやや高かった。

リーチは両側で頭上，対側肩，足部まで到達。上肢筋力はおおむね3＋，握力が右40mmHg，左76mmHg，つまみ力は右0.5kg，左1.5kg

● ADL・IADL

起座・座位保持，移乗は自立，屋内歩行は歩行器にて50m程度は見守りで可能だが，ゆっくりと歩いた。身辺動作は入浴を除いて自立，排泄はポータブルトイレを使用した。右手でのスプーン使用，濡れタオルによる洗顔，電動歯ブラシの使用で，手に力が入りにくく時間を要した。FIM66点（コミュニケーション・社会的認知を除く），家事動作は未実施。

は疾患活動性が比較的低値で，歩行に見守りを要した。入浴を除いて身辺動作は自立していたが，手関節・膝関節の運動痛があり歩行，把持を要す動作を制限していた。関節保護は指導されているものの，自己管理が不十分であった。

予後予測として，内科的治療で炎症コントロールされ，ADLが自立，家事の一部が遂行可能になると考えた。COPMでは，家事に関する問題として買い物（重要度5，遂行度1，満足度2），料理（重要度9，遂行度2，満足度1），洗濯（重要度7，遂行度1，満足度1），掃除（重要度7，遂行度1，満足度1）があり，料理を中心に遂行度を向上することを目標とした。

②作業療法経過　[図12]

介入初期は手関節の安静固定を優先し，動作時はオペロン製サポーターを装着して手関節の負担を軽減，膝装具を装着して歩行による身辺動作の再獲得を図った。あわせて手関節を中心に関節可動域の拡大，筋力増強などの運動コントロールを実施した。1カ月で杖歩行がおおむね自立，手関節の疼痛

[図12] 作業療法経過

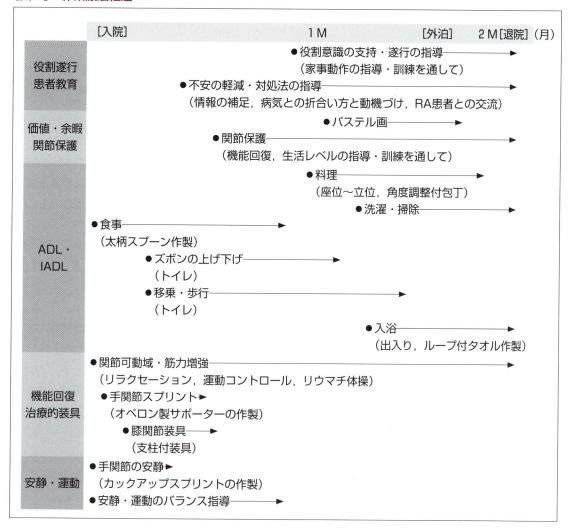

も軽減して食事や整容，ズボン操作などが向上した。

　半月が経過してADLが安定して行える見通しがついたところで，不安・ストレスへの対処，関節保護法の指導を開始した。主体的に生活しているRA患者と交流する場を設けたことは，患者にとって病気との折合い方を見直す機会となった。

　退院後の日課をスケジュールする練習により，疼痛や疲労に配慮した調整が可能となった。また，1カ月以降は家事動作に介入し，料理と洗濯は役割として遂行できるレベルとなった。COPMは，料理（遂行度6，満足度5），洗濯（遂行度6，満足度6），掃除（遂行度4，満足度4）となった。

③プログラムの特徴

　介入初期には安静とスプリント装着，機能回復などのボトムアップ・アプローチをベースに，ADLや役割や自己管理の領域と機能障害との整合性を繰り返し照合し，自助具を使用して早期のADL向上・再獲得を図るトップダウン・アプローチを並行して実施している。

　半月以降には，疼痛や不安への対処などの教育的な介入と役割遂行の課題

に移行して，トップダウン・アプローチに比重を置いた作業療法プログラムとなっている。

(6) 病期によるアプローチ分類

　一般的には，炎症期は局所および全身の安静による炎症の沈静が優先され，回復期は機能障害の回復，ADLの再獲得を目的として介入する。症状が安定した維持期には障害の予防，生活指導などに重点を置き，介護保険などの制度活用の検討も必要となる。しかしながら，RAは病勢の進行に伴って障害が重症化し，進行に応じてアプローチの重点の置き方が異なるのが実際である[★23]。ここでは，進行段階に沿ってアプローチの特徴を整理した[図13]。

① 発症・治療初期

　診断が確定してDMARDs治療が開始されるが，疾患活動性の改善が不十分な時期である。

　罹患した事実に対する心理的不安が強いので，疾患と障害について理解を促して不安の軽減を図る。生活状況に即した関節保護法の指導とスプリントによる局所安静を確保し，自動介助運動・自動運動の指導と家事用の自助具などを紹介する。

　内科的治療により疾患活動性が改善（臨床寛解）して関節痛が軽減するが，関節拘縮が残存し，長距離歩行の困難などの問題がある。他動的ROM訓練，筋力増強（抵抗運動），有酸素運動による体力強化，補装具を使用してADLの再獲得，社会参加を検討する。

② 手術適応期

　滑膜切除術，人工関節置換術などの周術期である。

　手術部位を中心とした機能を早期に再獲得することが重要である。術後に体力低下がある患者には，長時間の訓練は控える。術側と反対側の関節機能に障害があったり，歩行補助具の使用が困難な上肢の機能障害がある患者では，プログラムを遅らせる必要もある。

③ 機能障害の増悪期

　比較的長期に経過し，疾患活動性は低値で維持されているが，関節拘縮や関節変形，筋力低下が徐々に進行し，ADL制限や社会参加の制約が拡大した例である。改善が期待できる関節運動とADLに絞り込んで，集中的な訓練と補装具や福祉用具の再調整を行う。

④ 病状・障害が重症化した時期

　長期の罹患例で，頸椎病変の進行による不全四肢麻痺が重症化した例，骨

One Point

★23　介入する幅を持たせてアプローチする

RA患者の多くは，関節変形や生活障害をきたした段階で作業療法を処方されるため，関節保護の指導やスプリントによる局所安静，自助具の適合など病初期に行われるアプローチが不十分か，実施されていないと仮定して介入するのが現実的である。相応する病期における主要なアプローチを中心に実施しながら，これまでの経過から不足している部分にも範囲を広げ補完的に介入する必要がある。

[図13] 病期とアプローチ

項目	発症・治療初期	手術適応期	障害の増悪期	重症化した時期
役割活動の調整			■	■
病気の説明，疼痛・ストレス対処の指導			■	■
住宅改修・介護機器の導入			■	■
家族指導（介護方法，他）			■	■
趣味・余暇活動の継続，開発			■	■
関節保護の指導（含む家族）			■	■
自助具の適合・作製			■	■
ADL・IADLの指導，訓練			■	■
歩行補助具の適合		■	■	
有酸素運動による体力強化		■		
協調的な運動，姿勢の指導，訓練		■	■	
筋力増強訓練（抵抗運動）	■	■		
他動的ROM訓練	■	■		
自動介助運動，自動運動の指導	■			
スプリント，下肢装具の適合				
心身の安静の指導				

病勢の進行 →

＊網掛け部分は，その時期に重点的に介入する項目を示す．

折，多関節の関節置換術が必要な症例が該当する．患者が安楽で安全に過ごし，家族が負担の少ない介護生活を送れることに重点を置いて補装具の活用や環境整備，介助法の指導を行う．

（佐藤　亨）

引用文献

1) 水落和也：関節リウマチ．伊藤利之・他編，今日のリハビリテーション指針，pp169-179，医学書院，2013．
2) 梶原俊夫：RAのリハビリテーション――下肢機能と移動動作への応用．関節外科9：42-50，2000．
3) 川手信行：関節リウマチの心理的対応．Monthly Book Medical Rehabilitation 71：67-72，2006．
4) Arthritis fundation編，島裕也監訳：リウマチ入門．p610，萬有製薬，1999．
5) 木村信子：リウマチ，作業療法．荻島秀男，リハビリテーション・クリニックス4，pp139-160，医歯薬出版，1991．
6) 小野敏子：慢性関節リウマチ．日本作業療法士協会編著，作業療法学全書第4巻　作業治療学1　身体障害，pp200-221，1994．
7) Melvin JL：Rheumatism Disease Occupational Therapy and Rehabilitation．木村信子監訳，リウマチ性疾患，pp14-27，協同医書出版社，1993．
8) 椎野泰明・他：ワークショップ「生活指導――してはいけない10項目」．日本RAのリハビリ研究会6：1-14，1992．
9) 高橋康博：慢性関節リウマチ患者の関節可動域訓練と筋力増強訓練の留意点について．理・作・療法22（12）：781-786，1988．
10) 宮川豊・他：RAの筋緊張とROM制限．日本RAのリハビリ研究会14：28-30，1991．
11) 木村信子：リウマチ．上田敏編著，看護学双書25　リハビリテーションと看護，pp378-400，文光堂，1991．

12) 小野敏子：関節リウマチ（RA），伊藤利之・他編，ADLとその周辺─評価・指導・介護の実際，pp145-162, 医学書院, 1999.
13) 国療東京病院リハ学院作業療法学科編：慢性関節リウマチの関節保護のために．武田薬品, 1980.
14) 日本リウマチ友の会編：2015年日本リウマチ白書. 2015.
15) 本田哲三・他：慢性痛のリハビリテーション．ペインクリニック33（12）：1683-1690, 2012.

参考文献

1) 上羽康夫：手──その機能と解剖，第4版．pp156-165, 金芳堂, 2006.
2) Marie Donaghy・他編，菊池安希子監訳，網本和・大嶋伸雄訳：臨床が変わる！PT・OTのための認知行動療法入門．pp125-139, 医学書院, 2014.
3) 比嘉邦雄：食事について考慮すべきことは．日本リウマチ実地医会編，リウマチのすべて──患者と家族への説明のポイント，pp78-83, プリメイド社, 2007.

7. 中枢神経・筋疾患

- 神経難病の複雑な運動機能障害を①筋力低下障害，②失調，不随意運動障害，③筋緊張異常障害の3つの系で分類整理しとらえ直す。
- 中枢神経・筋疾患におけるボトムアップ・アプローチは患者の障害や日常生活の困難さに対して直接的な解決を図ることである。
- 同じくトップダウン・アプローチは病気の進行予測をもとに適切な対処の方法で次のレベルに導くことである。
- 進行に対してステージ化を試み，各ステージに合った生活の仕方を提案していく。

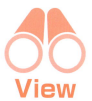

(1) 中枢神経・筋疾患の基礎知識

　一般的に中枢神経・筋疾患のうちリハビリテーションが対象とする疾患を，大まかに病因によって分類すると［表1］のようになる。［表1］が示すように，これらの疾患や障害の範囲は，脳血管障害，各種変性疾患（中枢神経系・末梢神経系・筋肉系疾患を含み，遺伝性疾患も含まれる），脱髄疾患，発達障害，脊椎疾患，全身疾患に伴う神経障害と幅広い。

　これらの疾患のうち，2014（平成26）年12月31日まで特定疾患治療研究事業において医療費の助成対象になっていた56疾患（特定疾患）は，2015（平成27）年1月1日より難病法の施行により医療費助成対象疾病となる110疾患に拡大され，「指定難病」と呼ばれるようになった。

　［表1］のなかで，指定難病は太字と下線で，これまで東京都単独で医療費助成を行ってきた疾患は四角で囲んで示す。

　脳神経疾患は，①脳神経系そのものに異常がある神経疾患である**一次性神経疾患**と，②脳神経系以外の他の諸臓器の異常から生じる神経疾患である**二次性神経疾患**，および③脳神経系と他の諸臓器とが同じ要因で障害される全身性疾患である**全身性神経疾患**に区別することができる。

　また脳神経系の疾患は，発作的で可逆的な偏頭痛やてんかんなど機能的疾患（［表1］⑧参照）と器質的疾患に分けられる。さらに器質的疾患は，臨床経過から，以下のように分けて病態を考えるとわかりやすい。
- 発症のしかた，経過から：A一過性，B非進行性，C進行性
- 障害される部位から：a中枢神経系障害，b末梢神経系障害
- 脳神経系の働きから：体性神経系の運動神経系障害，感覚神経系障害，自律神経系障害

▶[表1] 脳神経系疾患の分類

①感染症
・脳炎，髄膜炎
・遅発性ウイルス感染症：**亜急性硬化性脳炎（変異型麻疹ウイルス）**，**進行性多巣性白質脳症**
・プリオン病（クロイツフェルト・ヤコブ病，家族性致死性不眠症，ゲルストマン・シェンカー・ストライザー症候群等）

②血管障害
・虚血性（脳梗塞，脳塞栓），出血性（脳内，くも膜下，硬膜下，硬膜上）脳血管障害
・ウィリス動脈輪閉塞（モヤモヤ病）

③腫瘍
・原発性脳腫瘍，転移性脳腫瘍
・神経線維腫症Ⅱ型

④変性疾患
（a）大脳皮質…アルツハイマー病，ピック病等
（b）大脳基底核…パーキンソン病とその類縁疾患（**パーキンソン病（PD）**，**進行性核上性麻痺（PSP）**，**大脳皮質基底核変性症（CBD）**，**ハンチントン病**等
（c）運動神経系…**筋萎縮性側索硬化症（ALS）**，原発性側索硬化症，球脊髄性筋萎縮症，脊髄性筋萎縮症（ウエルドニッヒ・ホフマン病等）等
（d）小脳系…**遺伝性脊髄小脳変性症（SCD）**，**多系統萎縮症（MSA）**（オリーブ橋小脳萎縮症（OPCA），線条体黒質変性症（SND），シャイ・ドレーガー症候群（SDS）を総称して）等
（e）末梢神経系…**遺伝性（本態性）ニューロパチー**（シャルコー・マリー・テュース病，デジュリン・ソッタ病等を含む）
（f）神経筋接合部＊…**重症筋無力症**（＊：神経筋接合部疾患は変性疾患でないが，便宜上，ここに記載した）
（g）筋肉系…**先天性筋無力症候群**，先天性ミオパチー，**進行性筋ジストロフィー症**，ミオトニー症候群（筋強直性ジストロフィー症など），ミトコンドリア脳筋症等

⑤脱髄性疾患
（a）中枢神経系…［炎症性・自己免疫性］：**多発性硬化症／視神経脊髄炎**
（b）中枢・末梢神経系…［代謝性］：**副腎白質ジストロフィー**，異染性白質ジストロフィー，グロボイド白質ジストロフィー
（c）末梢神経系…ギラン・バレー症候群，フィッシャー症候群，**慢性炎症性脱髄性多発ニューロパチー／多巣性運動ニューロパチー**等

⑥代謝性疾患
（a）先天性アミノ酸代謝異常，（b）電解質代謝異常，（c）ホルモン代謝異常，
（d）アミロイド代謝異常（アミロイドーシス［原発性アミロイド症］），
（e）金属代謝異常（ウィルソン病［銅代謝異常］），
（f）脂質代謝異常（ライソゾーム病［ファブリ病を含む］），（g）ポルフィリン代謝異常

⑦中毒性疾患 （a）重金属中毒等（有機水銀中毒［水俣病］等），（b）薬物中毒等（キノホルム中毒［スモン］等）

⑧発作性疾患
（a）てんかん，（b）頭痛性疾患（偏頭痛など）

⑨発達障害
（a）母斑症（神経線維腫症Ⅰ・Ⅱ型，結節性硬化症，フォン・ヒッペル－リンドウ病，スタージ・ウェーバー症候群など），
（b）脊髄空洞症

⑩脊椎疾患
（a）前縦靱帯骨化症，**後縦靱帯骨化症（OPLL）**，黄色靱帯骨化症，
（b）広範脊柱管狭窄症，（c）強直性脊椎炎

⑪全身性疾患に伴う神経障害
（1）膠原病および全身性血管炎
　（a）皮膚筋炎・多発性筋炎，強皮症，（b）結節性動脈周囲炎（PN）
　（c）全身性エリテマトーデス（SLE），（d）ウェゲナー肉芽腫症，（e）シェーグレン症候群，
　（f）特発性好酸球増多症候群，（g）大動脈炎症候群（高安病），（h）混合性結合組織病（MCTD），
　（i）アレルギー性肉芽腫性血管炎（チャウゲ・ストラウス症候群）
（2）その他
　（a）ベーチェット病（神経），（b）サルコイドーシス（神経）

＊指定難病は太字と下線で，都単独指定難病は四角で囲って示す．すべての指定難病，都単独指定難病が示されてはいない．

運動神経系の系統変性疾患である筋萎縮性側索硬化症（ALS）を例にとると，ALSは脳神経系そのものに異常がある一次性神経疾患で，器質性疾患でもあり，進行性に経過し，障害部位は中枢神経系（上位運動ニューロン）と末梢神経系（下位運動ニューロン）の両方を障害している疾患ということになる。基本的には運動神経系障害が主体であるが，近年では一部の症例で，感覚神経症や自律神経系障害をきたす症例も存在することがわかってきている。

　神経難病（［表1］の中で，太字で下線（国指定）と四角囲み（都単独指定）で示した疾患）の定義を示した。

　難病という名称は，1972（昭和47）年の難病対策要項によって行政的に定義された疾患群を示す。それによれば，
- 発症の機構が明らかではない
- 治療方法が確立していない
- 希少な疾患である
- 経過が慢性にわたり，単に経済的な問題のみならず介護等に著しく人手を要するために過程の負担が重く，また精神的にも負担の大きな疾病

と定義されている。そのなかで国は，
- 患者数が本邦において一定の人数（人口の0.1％程度以下）に達しないこと
- 客観的な診断基準（またはそれに準ずるもの）が確立

の要件をすべて満たすものを，患者の置かれている状況からみて，良質かつ適切な医療の確保を図る必要性が高いものとして，**指定難病**に指定し，医療費助成の対象としている。なお，難病の対象疾患のなかで，脳神経筋肉系を障害する疾病を「**神経難病**」と呼んでいる。

（2）中枢神経・筋疾患の臨床評価

　原因不明で治療法の確立していない神経難病の呈する複雑な運動機能障害を，作業療法のアプローチ対象として明確にするため，「筋力低下障害」「失調，不随意運動障害」「筋緊張異常障害」の3つの系に分けて説明する。実際の神経難病では，これらの運動機能障害が組み合わさって進行していくことが多い。

①運動機能障害に対する評価

●筋力低下障害，失調，不随意運動障害，筋緊張異常障害などの運動機能障害に対する評価のしかた

●筋力低下障害の評価

　主に，筋力の評価が主体となる。徒手筋力検査（MMT）や握力，ピンチ力などは度数や数字で表せるが，患者が感じる「力が入らなくなった感じ」は数字に反映されないことが多い。

● **失調，不随意運動障害の評価**

運動失調の評価が主体となる。医学的な検査として，指鼻指試験や前腕回内・回外試験，踵膝試験，作業療法でよく用いられる評価として上肢協調性テスト，書字試験，線引き試験などがある。また，小脳性運動失調の評価尺度としてSARA（Scale for the assessment and rating of ataxia）が，簡便で臨床重症度を評価する上で優れた評価法として国際的に用いられている。

● **筋緊張異常障害の評価**

筋固縮（筋強剛ともいう，筋緊張亢進状態），動作緩慢，振戦，姿勢反射障害等のパーキンソン徴候や痙性の有無と程度をみる。また，姿勢異常の有無，特徴的な歩行（すくみ，突進，小刻み），姿勢変換時の立ち直り反射の状態等を中心に評価する。

特にパーキンソン病患者では，評価はその一時点の結果のみならず，症状の出現や程度の日内変動や治療薬の効き具合（wearing on and off）との関連でみることが必要である。薬物調整や深部脳刺激手術の効果をみるために，ペグ反転の移し替え時間や簡易上肢機能評価（STEF）での点数を用いることもある。

なお，注意集中力や性格などの心理特性（認知障害，うつ傾向）などが評価に影響している可能性も考慮する必要がある。

以下，「筋力低下障害」を「脱力系」，「失調，不随意運動障害」を「失調系」，「筋緊張異常障害」を「緊張系」と略して記す。

②日常生活動作（ADL）のステージ化評価

病気の進行によって，動作や生活の仕方は自分でどうにかできる段階から全介助へと変化していく。ボトムアップ，トップダウンでアプローチを考える上で，目の前の状態をステージでとらえることが求められる。

● **ステージの基本的な考え方**

段階は内容によって変化するが，基本的には以下の5段階である。

- **ステージⅠ**：自立もしくは，症状や障害があっても影響のない生活を送っている段階
- **ステージⅡ**：自分で日常的な工夫をすることで対処している段階
- **ステージⅢ**：福祉用具を用いたり，ちょっとした手助けを得て対処している段階
- **ステージⅣ**：用具を用いても，相当な手助けを得てどうにか過ごしている段階
- **ステージⅤ**：ベッド上で全介助を受けながら過ごしている段階（人工呼吸器装着による呼吸療養生活など）

患者は一般的に上記ステージを回復ステージのようにとらえ，機能回復訓練にこだわりすぎたり，次のステージに移行することを「よくないこと」「あきらめ」など否定的にとらえてしまう傾向がある。リハビリテーション担当者（あるいはOT）は，そのような心情には共感しつつも，それぞれのステージで本人らしく暮らすことは十分可能であることを繰り返し説明し，そのための具体的な提案を積み重ねていくことが大切である。

●**動作やADLの各ステージでの評価**

起き上がりから立ち上がりまでを評価する。

- ●**臥位での評価**：仰臥位，側臥位，腹臥位間の姿勢の変換を評価する。その部分要素である「首が上がるか」「左右を向けるか」「手を反対側にもっていけるか」「膝立てができるか」「立てた膝を随意的に優位側に倒せるか」などを評価する。

- ●**臥位から座位への変換**：起き上がり評価は，まずベッド上で仰臥位または側臥位で起き上がり，その後両足の膝から先をベッドの外に出せるかを評価する。次に側臥位でベッドの外に膝から先を出した状態から起き上がれるかを評価する。いずれの場合も，手すり等で手を固定する場合，あるいは，しない場合について評価する。

    特に筋強剛が強い人では，側臥位がとれるかどうかの評価が重要である。不随意運動がある人では，手すりを使わない場合と使う場合を評価する。

- ●**仰臥位→腹臥位→四つ這い位→立位への変換**：この過程を行える人の場合は，ベッドを使用しなくても布団から立ち上がれる場合もあるので，その過程を評価するとよい。パーキンソン病では，最初の仰臥位→腹臥位は介助を要するが，腹臥位から立位は自分で可能な人もいるので評価する。

- ●**長座位から立位への変換**：「片膝立ちができるか」「立てた膝の反対側の足のつま先で床を押せるか」などを評価する。脳卒中の片麻痺での立ち上がりでの評価で健側を優位側にあてはめると全く共通であるが，進行性の中枢神経筋疾患の場合，今はできてもしだいに不安定にならざるを得ない現実を前提に，筋力低下障害型の場合，床から直接立ち上がるのではなく，立ち上がりの間に椅座位を入れることで立ち上がりを2段階に分けたり，不随意運動や筋緊張の異常があるときは手すりを積極的に活用し，常にどこかにつかまりつつ立ち上がるなどの工夫によって安全に立ち上がれるかなどの評価が必要である。

●**移乗の各ステージでの評価**

- ・**ステージⅠ**：立ち上がり，方向転換，着席がすべて自立している
- ・**ステージⅡ**：立ち上がり，方向転換，着席に一部介助を要する
- ・**ステージⅢ**：立ち上がり，方向転換が非常に困難
- ・**ステージⅣ**：カールくん等立ち上がりや方向転換のための器具や用具を使う
- ・**ステージⅤ**：リフトによる移乗

上記ステージ分類に関する注意点として，立ち上がりに関しては，立ち上がりが困難にみえても，椅子やベッドの高さを膝下長より高めにすることで立ち上がることができるステージがある点である。（423頁「椅座位からの立ち上がり」参照）

また方向転換に関しては，足の踏み替えで回転できたり，すり足で回転できたり，方向転換はできないが1,2歩歩くことで向きを変えられる人もいる（歩ける人の場合）などの点である。

さらに，リフトに関しては，大きく分けると，ベッドの隅のアーム支柱に備え付ける「つるべー」，天井にレールを設置して平行移動する「天井走行

型」，キャスターの付いた台座フレームにアーム支柱がある「床走行型」の3種類がある。天井走行型は「工事が必要」と思われがちだが，レールは支柱によって据え置き設置ができるものが主流である。また，リフトは介護保険で利用できるものも多い（身体に触れるスリングは自己負担）。

ステージⅤの段階にあっても，リフトを用いないでヘルパー3人がかりで移乗しているなどの例をよく見かける。リフトが思ったより普及していない理由は，実際に体験する機会が少ないことと，リフトの場合，リフトから下がるスリングを身体を持ち上げて下に敷き込まなくてはならないので，結局，身体を持ち上げることと同じであると考えてしまう「誤解」が背景にあると思われる。

実際には，車いす座位上で少し前屈みの姿勢状態で背中側にスリングを縦に差し込み，スリングの足の部分を太腿の外側を通して膝の間から出してクロスしてハンガーにかける介助を行えば，身体を持ち上げる必要は全くない。逆にリフトから車いすに着座した後も，殿部から両足の下に通っているスリングの足の部分を外側に引き出せば，前屈みにするだけで，殿部から背中側のスリングは首の部分で簡単に片手で引き出すことができるのである。

立ち上がりの動作で「足を引いて上体を前屈みにし，重心を座面から足底面に移動できるか」（支持面の前方移動）という点の評価は3つの運動障害の系で共通するが，重心の上方移動についての評価を，各系の障害においてどのように評価するかを以下に示す。

- **筋力低下障害の場合**：「手前低め」の手すりや座面脇のプッシュアップで立ち上がれるかを評価する。下肢（下半身）の筋力不足を上肢（上半身）の筋力で補う，という視点で評価する。
- **不随意運動障害の場合**：手すり等を持つことが上肢の失調を減弱させ，立ち上がりの運動方向に下肢上肢の筋力が有効に働くかを評価する。
- **筋緊張異常障害の場合**：筋緊張の異常がどのように動作に影響しているかを観察し，その影響が少なくなるような方法も評価する。加えて「時間をかける」「調子のよいときと悪いとき」「用を足したいなどの要素の影響」「その患者独自のやり方や工夫」なども評価の参考にする。

●移動での各ステージの評価

- **ステージⅠ**：独歩であるが見守りが必要
- **ステージⅡ**：杖や手すりが必要；手すりは，筋力低下障害では体重の一部荷重を担うため低めに設置するのがよい，使える期間は短く月単位と考えるとよい，不随意運動や緊張系では体幹の失調や振戦を抑えるため高めに設置する，使用可能期間は年単位である。4点杖は安定性があり，体重荷重や支持性の向上のどちらにも使える。パーキンソン病ないしパーキンソン症候群で，前方突進が起きそうなときに杖を使うと，突進の予防になることもある。
- **ステージⅢ**：歩行器歩行，介助歩行；筋力低下障害では，低めの歩行器に上体を載せることで下肢にかかる荷重の一部を担わせ，失調や不随意運動では支持性の向上や筋出力のフィードバックのために，高めで抵抗器や重りがついたものを使う。パーキンソン病ないしパーキンソン症候群では，

突進を防ぐために抵抗器が付いたものも用いられる。

なお，腕や肩を支える介助歩行も歩行器歩行とほぼ同じステージである。
- ステージⅣ：車いすによる移動
- ステージⅤ：臥位での移動；寝返り，ヒップアップ，体動による身体の位置の移動
- ステージⅥ：完全な全介助による移動

●歩行における重心バランス

「足を一歩前に踏み出すためには，残って支えるほうの足に全体重がかけられることが必要」である。この足を片方ずつ出せるかどうかということをみるためには，片側の足に重心を移動し，全体重がかけられるかどうかを評価する必要がある。このほか「すり足歩行」の評価も必要である（「クリニカルリーズニングによるトップダウンアプローチ」参照）。

具体的には，体重計を2台用意し，左右の足の下に置き，支えているほうの足に体重をすべてかけ，出そうとする足にかかる体重がほぼ0になるかどうかを評価する。この評価は筋力低下障害，筋緊張異常障害においてあてはまる。

●立位や歩行時の方向転換

「立位の安定性」「方向転換時の安定性」に注目する。一般的に立位バランスなどをみるだけでなく，立位や歩行時に手すりが持ち替えられるかどうか評価する。特に，身体の向きを変えられるかどうかは，転倒が方向転換時に集中しているということから，しっかり評価する必要がある。

●座位での移動

座位での移動というのは，「座ったままの移動」である。これは，歩くことに不安定さが出てきているレベルの神経難病患者に必要な評価である。「いざり移動ができるか」「プッシュアップで移動できるか」を評価し，家庭内での短い移動に関して「立ち上がらないで移動できる」方法を提案する。この立ち上がらないで移動するというのは，特に，転倒時助けてくれる家人がいない単身生活の患者に対して必要なことである。なお，筋力低下障害でプッシュアップ移動できる場合（上肢筋力は比較的保たれている場合），キャスター付きの台を殿部の下ではなく，前に投げ出した足の下に置くことで楽に移動できる。

●車いすでの移動

車いすには目的によって多くの種類がある。例えば，歩けるが疲れやすいので，能力としては歩行可能であっても，長距離移動できる体力がない場合，街中移動は電動車いす，施設内移動は手こぎ車いす，室内の2，3歩の移動は歩行といったように，長距離の移動は車いすなどを使い分けることが可能である。そのためこのステージは一概に機能上の1ステージと評価しない。

●動作による移動

四つ這い，膝立ち，いざり，プッシュアップによる移動を評価する。

●臥位での移動

臥位の状態で，「身体を上下左右に移動できるか」「寝返りができるか」を「移動」の評価として取り上げる。ベッド上でのわずかな移動が自分でできるの

> **Column**
>
> **腰を浮かせられなくなったばっかりに……**
>
> あるALS患者が一時期，自分で行っていた臥位での体動の一例は以下のようでした。
>
> 「いま，いちばんつらいことは ことばがでないので じぶんのうったえが あいてに わからないことです。それだけでなく ごかいもされます。たとえば よなかに おしりの いたみを ふせぐために てを わきからひろげて こしを うかしています。ては しぜんに わきによってしまい じぶんでは ひろげません。よる てを ひろげることを もじばんで たのんでも かんごふさんに こしをうかすためと わかって もらえず いやなかおをされます。」
>
> 筆者注：ベッド上臥位で身体を動かせること，このALS患者の例では，腰を浮かすことが，いかに苦痛から解放されるために重要かを示しています。自分で腰が浮かせられないことからくる殿部の痛みに，そのことが伝わらないという苦痛，そして自分は苦しんでいるのにいやな顔をされてしまうという，何重もの苦痛が重なっているという現実を示しています。

とできないのでは，褥瘡を作る可能性に差を生じるのみならず，神経難病によって寝たままの生活を強いられている患者本人の快適さを大きく左右する（Column参照）。

●食事動作の評価

食事に関しては，箸が使いにくいといった手の巧緻性障害や体幹の保持障害といった食べるための動作・姿勢障害の要素と，嚥んで飲み込むことの困難化やむせや誤嚥などの摂食嚥下機能障害の2つの機能障害の要素があり，単純にステージ化できない。

また，病期の途中で経口摂取より胃瘻（腹部の穴から直接胃に栄養を流し込む方法）による経管栄養を勧められても，手術はしないと決めていたり，食べることは「生きがい」になっていて，危険を冒しながら口から食べ続ける人もいる。

本人，家族，言語聴覚士や耳鼻科医師などと「食べること」について，本人の思いが少しでも活かしていけるように，情報交換やカンファレンスをしていくことが大切である。例えば，胃瘻を造設しても，3食のうち1食か，おやつ程度に経口摂取を併用することが可能である場合は，そのことを提案してみる。

●トイレ動作の評価

トイレは繊細な領域であり，排泄行為がまだ自立していることを心の支えにしている人も多い。一方，介護者の視点からは，トイレのなかまでの導線が狭く入り組んでいたり，トイレ内は個室であり介護しにくいなど困難も多い。

手すりはトイレ内での方向転換や着座，立ち上がりに有効であるが，脱力系では上肢脱力によって使えないことがある。脱力系の立ち上がり困難には，補高便座や昇降機などが有効である。また，移動のみでなく，腹筋や骨盤底筋群に脱力や廃用性の脱力がみられる場合，これらの筋の訓練も有用となる。

進行性疾患にとってトイレ自立や一部介助ですむ期間は限られるが，それでも非常に意味があるものとしてかかわっていく必要がある。

● **更衣・整容動作の評価**

脱力系では，着替えのとき肩が上がらない，顔を洗うと指の間から水がこぼれてしまうといった訴えがよく聞かれる。この時期は病初期で，告知前後の不安が強いことに配慮しながら評価する必要がある。

● **職業**

現職の人の場合は職場復帰に必要な動作をうかがうことは，直接的なリハビリテーションの目標を立てるうえで重要である。また，通勤や仕事以外の職場環境（トイレなど）も検討の視野に入れる。すでに定年後であっても，かつての職業を尋ねることは，その人を知るうえで参考になることが多い。

● **余暇に行う活動，趣味**

その人が何か余暇に行う活動や趣味的なものをもっているかどうかは，作業活動を選ぶうえで重要である。

● **家族**

同居している家族の状況などは，介護の在り方や今後の介護体制の構築につながる重要な情報である。

● **意思疎通の各ステージでの評価**

病気の進行に伴って，会話しにくくなり，さらには筆談や表情の表出によっても意思疎通が困難となる状況にある患者にとって，意思疎通のステージ評価は必須である。

意思疎通のステージとしては，以下のように大きく3段階がある。

- **ステージⅠ**：意思疎通手段に関して日常的な工夫（しゃべれないから筆談など）で対処できるステージ
- **ステージⅡ**：専用の機器や特殊なスイッチ，専門的な方法を用いて意思疎通しているステージ
- **ステージⅢ**：きわめて意思疎通が難しい状態

主にOTがかかわるのは，意思疎通の2段階目（ステージⅡ）の専用の機器や特殊なスイッチ，専門的な方法についてである。

このときに，下記の各項目の評価と，さらにこれらを「使い分けることができるか」★1 も評価する。

・単純な「はい・いいえ」の表出
・「日常の要求」：日常の生理的な要求を伝えるための方法，用具
・「意思伝達」：人生を決めるような複雑な内容（気管切開，胃瘻など）を，主治医や家族とやりとりする場合の意思伝達の方法，使用機器

意思伝達に使われる装置は，オートスキャン方式で文字選択をして文章をつくる装置であり，パソコンに組み込まれていることが多い。

生理的要求を伝える方法としては，口形，指文字，用具としては，文字選択とその読み上げに特化した携帯会話補助装置や，視線で見つめられた文字を読み取る視線透明文字盤等がある。意思伝達装置でも生理的要求を伝えることは可能であり，24時間ベッドサイドにパソコンや携帯会話補助装置を起動状態で置いている患者もいるが，ちょっとしたことが視線透明文字盤で即

> **One Point**
>
> ★1 コミュニケーションの評価
>
> 病気の進行によるコミュニケーション障害とコミュニケーション手段を対比的にとらえるのではなく，コミュニケーションの内容に応じて使い分けることを前提に評価する。

[図1] コミュニケーション機器

① 意思伝達装置
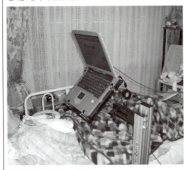

② 携帯会話補助装置
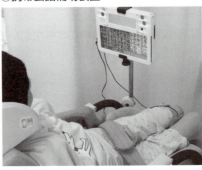

③ 視線透明文字盤
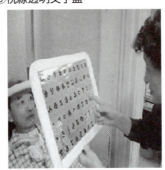

④ プレート型スイッチ
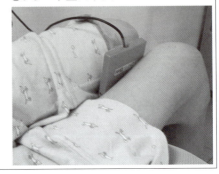

座に簡単に伝えられることが重要である。「かゆい」「髪の毛がはりついている」などのちょっとしたことが伝えられなくて、長い時間不快な思いを強いられている患者は少なくない。

「はい・いいえ」のサインとしては、うなずき、首振り、表情、その他、その患者ごとに決めたルールがある。

● ナースコール

一般のナースコール★2が使えなくなったときに、「人を呼ぶため」の方法や手段を評価し療養生活に役立てる。

「薄いプレート型スイッチ」「タッチセンサー」や「エアバッグ式スイッチ」などの特殊コールが使えるかどうか、また、セッティングの仕方によりスイッチ操作が安定するかなども評価する。

どのスイッチ[図2]も、感度をあげることで微力で反応できるようにすれば筋力低下障害には有効であるが、失調や筋緊張異常障害では押しっぱなしになったり、ふるえによる誤報が発生する。このように、スイッチ選択と同時に、セッティングや感度もあわせて評価する。あわせて設置者（家族、ヘルパー等）の設置能力も評価の視野に入れておく。

● 環境の評価

● 環境

・家屋構造（ベッドの位置など）

自力あるいは介助でも移動が可能な患者に対しては、自宅で寝て過ごすベッドの位置、起きて過ごす居間でのいすの位置、トイレの位置等を調査する。車いすを持ち込む場合の広さや段差、伝い歩き、方向転換、段差を越え

One Point

★2 ナースコール

・ナースコールは、あくまでも人を呼ぶための手段であり、人が現れてからはじめてコミュニケーションは始まる。すなわち、ナースコールはコミュニケーション以前の手段である。しかし、ナースコールは呼吸状態の異常を介護者に知らせるなど「命にかかわるライフライン」の役目を担うなど重要な役目を担っており、その評価は重要である。

・ナースコールで特に重要なのは「誤作動を減らすこと」である。誤作動は、介護者のみならず患者自身にもストレスとなり、人間関係にも影響する。

・ナースコールを支援するOTが設置のしかたをわかりやすく説明する努力も心がける必要がある。

[図2] ナースコールのスイッチ

①タッチスイッチ
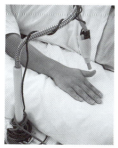

②エアバッグ
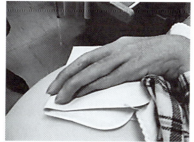

③ピンタッチスイッチ
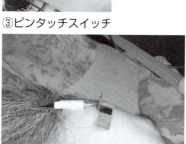

④まばたきスイッチ
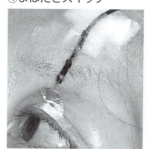

る場合の手すりの位置や高さなどを中心に評価する。
・必要な移動（距離・導線）
　家屋構造のなかで、実際に移動する導線を明確にする。必要な移動距離，方向転換の回数と向き，手すりの持ち替えなどを評価する。

●制度・資源の利用状況に関すること
　難病の場合，都道府県や市町村独自の支援事業やサービスがあり，日常生活用具給付の同じ項目であっても支給限度額が市町村によって差がある場合がある。患者居住地域の福祉制度や資源を評価する。

（3）中枢神経・筋疾患：ボトムアップ・アプローチ

　中枢神経・筋疾患におけるボトムアップ・アプローチは，患者の病気からくる症状や障害，日常生活でできないでいること，困っていることに対して，必要な評価をし，その結果をもとにアプローチすることである。

①機能障害に対するアプローチ
●筋力低下障害に対するボトムアップ・アプローチ
　・不足している筋力を，他の筋力で代償できないか
　・自助具や用具などで筋力不足を補えないか
　・その他，楽に少ない力で目的とする動作を行えないか
が基本である。

筋力トレーニングは，負荷が少なすぎると廃用性障害を招き，多すぎると疲労や痛みの原因となるため，負荷の量に注意して行う必要がある。

　動作の工夫や自助具・用具を導入して可能となった日常生活動作（ADL）が，短期間で行えなくなることがよくあるが，有効に行える期間が短いからという見通しから，初めから取り組まない理由にはならない。たとえ1週間であっても介助を離れ自分でできたという事実が，患者にとっては，とても大きな意味をもつ。

●失調，不随意運動に対するボトムアップ・アプローチ

- 自分の手足がどの位置に，どのような状態であるのかを感覚的にとらえやすくする
- 力の出し方，関節の動かす順序に注目して動作を再学習する
- 同時に複数の関節を動かすことをせず，1つの姿勢変換や動作のなかで関節の動きや動作を分解して，広い支持基底面を維持しつつ安定を確保しながら動きをつくる
- 手すりなどにつかまることで，広い支持基底面を確保維持すると同時に，姿勢の揺れや目的とする動作以外の不安定性を改善する
- ゆっくりと，そして何回も練習することで，動作を身につけていく

以上のアプローチが基本である。「運動療法としては，固有受容性神経筋促通法（PNF），フレンケル運動，重り負荷法，弾性緊縛帯，四肢の冷却などがある。PNFは，脊髄小脳変性症の運動療法としてすべての症例に適応があり，その有用性は明らかであるが，訓練に長時間を要する反面，訓練効果の持続が短く永続的でないこと，手技そのものが難しいなどの問題がある」[3]。

　手の使い方の工夫としては，手以外の部分がしっかりと支えられていると，手の細かい動きが行いやすくなることがあり，背もたれなどで背中や頭を後ろからしっかり支える，テーブルに肘をつく，腕を体幹にしっかりと固定するなどの工夫を試みる★3。

●筋緊張異常に対するボトムアップ・アプローチ

　固縮や寡動に対しては，

- その状態が，日内変動や薬の有効時間からみて，よい状態なのか悪い状態なのかを知る
- ストレッチで各関節の動きをよくする★4
- 頸部・体幹の回旋の向上を図る
- その人なりのやり方や工夫を生かす。特に「1つの動作に時間をかける」ということは有効である。
- 壁に，伸ばした背中や両上肢をつけ前屈みの姿勢をよくする
- 四つ這いになって片手，片足を上げるなどバランスの練習をする

が基本である。

　筋緊張の異常亢進や不随意運動に対して，緊張が下がる方法や動き方を見つけだして工夫することが有効である。緊張を下げるために有効な方法として，力んでから急に力を抜いて弛緩状態をつくることはよく知られているが，意識を他にそらすとよい場合がある。「今日のお昼はなんでしたっけ？」など全く関係のないことを話しかけると，固まりがほぐれることがある。

> **One Point**
>
> **★3 関節と関節の遠近関係**
> 一般的に末梢側の動きのよさは，その1つ中枢側の関節の安定性によるところが大きい（例：手指の巧緻性には手関節の安定が必要。前腕の巧緻性には肩関節，肩関節の運動には体幹の安定が必要など）。

> **One Point**
>
> **★4 ロッククライミングの要領で**
> 壁に向かって立ち片足に体重をかけ，体重をかけた側の手で壁のできるだけ遠くを触れようとする（ロッククライミングの要領。できるだけ遠くの岩に手を届かせようとするイメージで）。不安定であれば，手すりに手を添えてでもかまわないので，背伸びも加えて思いきり全身を伸ばす（できる範囲で思いきり伸ばすことがコツ）。

パーキンソン病は，症状の変動や薬物の影響が大きいので，状態がよくないときに無理をするのではなく，よいときにできることをするようにする。薬の効いている時間帯に必要なADLを集め，状態が悪いときには無理せず横になって過ごすというのも大切な工夫である。

②ADL障害に対するボトムアップ・アプローチ

その時点での運動機能で，可能なADLを実現することが求められている。必要に応じ介助や器具の導入も考えに入れなければならない。

●起き上がり

ステージⅡからⅣは，どちら側に起きるのが起きやすいか，手助けしやすいかという方向性がある。ベッドの配置では優位側が壁にならないようにする。また，いきなり起き上がろうとしないで，優位側に足を出し，側臥位をつくり，肘をついて起きると起き上がりやすい。手助けも，足を抑える程度からしだいに体全体を支え起こすようになるが，できるところまで自分でやってみるよう促す。

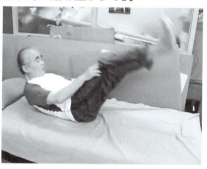

[図3] 起き上がりの例

脱力系では，電動ベッドのギャッチアップを利用するなど外力を活用する。失調系では，可能な限り「つかまるところ」を確保しながら起き上がる。緊張系では，特にパーキンソン病患者で腹筋の緊張が高い人において，臥位のまま上げた両足を振り下ろす反動を使って，そのまま長座位をとることが容易である者が少なくない [図3]。

●移乗

●椅座位からの立ち上がり

・高さ：ベッド端や椅子，車いす，便座からの立ち上がりなど，日常的に必要とされる動作で頻度が高いのは，座位からの立ち上がりである。このとき，まず評価すべきは，「立ち上がりやすい最適の高さであるか」である。ベッド，車いす，便座のそれぞれの高さを計ってみると，数センチの差があることが多い。同じ便座でもリハビリ室のトイレと病棟のそれでは高さが違うこともある。

一般的には，立ち上がるときには「高めが楽」といわれているが，その患者にとって一番立ち上がりやすいのは何センチなのかを評価しておくとよい。そして，立ち上がるときのベッドの高さや，車いす，便座などの高さも，できるだけその高さにあわせるようにする。

●移動

●**手すり歩行**：脱力系では低めの手すりで体重の一部を支える。使える期間は短く月単位。失調系・緊張系では，体幹の失調や振戦を抑えるため，高めに設置する，使用可能期間は年単位である。4点杖は安定性があり，体重荷重や支持性向上のどちらにも使える。パーキンソン関連疾患で，前方突進が起きそうなときに杖を使うと，突進の予防になることもある。手足を突っ張った状態で高い位置にある手すりをつかみ横移動していくこともある。脊髄小脳変性症（SCD）患者では，家中につかまるところを確保す

ることで，家庭内移動が可能になった例もある。緊張系でも手すりは有効だが，固縮により持ち替えが困難な場合がある。トイレや浴室等の移動には転倒防止のため早めに導入したほうがよい。

- **杖歩行**：筋力低下障害では体重の一部を支える役目をするが，上肢筋力の低下が先行していると使える期間が短くなる。不随意運動や緊張系では，バランスをとるためのちょっとした支えになる［図4］。
- **歩行器歩行**：脱力系では，手すりと同様の役割，低めの歩行器に上体を載せることで，下肢にかかる荷重の一部を担う。失調や不随意運動では，支持性の向上や筋出力のフィードバックのために，高めで抵抗器や重りがついたものを使う。幅が広く，キャスターの向きが固定されていて，支持面の広い4輪タイプのものがよい。抵抗器や重りであえて動きにくくすることや，手元でブレーキをかけながら歩くことで安定することもある。なお，腕や肩を支える介助歩行も歩行器歩行とほぼ同じステージである。
- **車いす**
  - 自走型車いす：手こぎと電動に分けられる。手こぎの場合は，主に腕や上半身の筋力，電動の場合は，ジョイスティックをコントロールする筋力と巧緻性による。
  - 介助型車いす：座位保持が困難な場合はティルト型やリクライニング型を使う。
  - その他：リクライニング型や体幹保持機能，ヘッドレスト等の機能を備えた車いす。浴室内の移動や座位保持にはシャワーチェアが有効である。
- **動作移動**：いざりや四つ這い移動［図5］のほうが，車いす使用より有効な場合もある（小脳性運動失調が強い場合は車いすの乗り降りが困難になり，家庭内ではいざり移動や四つ這い移動のほうが安全で実用性も高い）。
- **重心移動を意識したはじめの1歩**：評価のために2台の体重計に乗せた自分の両足の片方ずつにかかる体重と重心の存在を意識し感じることができるようになると，体重計に乗らなくても自分のなかに感覚として重心がわかるようになる。この重心感覚がわかると，体重計に乗ったつもりになるだけで重心バランスが自然と補正され，姿勢が自分の感覚にしたがって補正される。

●食事

滑り止めマット，滑らない食器や，箸の代わりにスプーン，フォークの活用を図る。なお，経管栄養や胃瘻で栄養をとる必要があっても，口から食べたい，食事のわずか3分の1でも自分で食べたいという希望があるので，食事については，機能レベルに対する対応より，きめ細かく患者の希望についていっしょに考えていく必要がある。

多系統萎縮症（MSA）などの失調不随意運動系の場合，肘を側腹部と肘かけに固定し，手首をテーブルに置いて顔を近づけるという形での食事となる［図6］。

●トイレ

筋力低下障害では，便座の位置を高めにしたり，電動昇降便座を用いて立ち上がりやすくする。筋緊張異常障害や失調では，つかまるところを確保し，

[図4] 杖歩行　　　[図5] いざり移動　　　[図6] 肘手首を固定しながらの食事

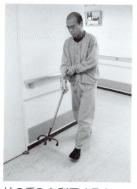
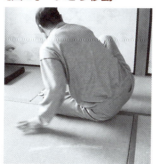
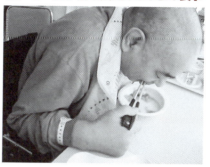

杖の重みを利用するとバランスが改善する。

体の向きを変える動作を練習する（足踏み・すり足のどちらが向きを変えやすいか）。なお，筆者の勤務先の病棟トイレでは座位不安定でも座っていられる工夫［図7］がされており，好評である。

[図7] トイレ

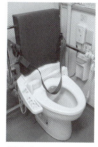

背中をクッションで支え，前からシートベルトで固定する。

● 職業

現職の場合，今抱えている仕事のなかでできなくなって困っていること，例えばふらつきが大きくなって通勤が危険になった，パソコンのマウスが使いにくくなったなどがあれば，最大限の工夫と方法で解決を図る。

緊張系では，特にパーキンソン病において，日内変動やWearing On and Offを考慮して仕事時間や作業の仕方の工夫をすることが有効であることを数例経験した。

また，マウスをクリックしようとするとカーソルが揺れ動いてしまうときに，1台のパソコンに2つのマウスを付け，1つをクリック専用にするなど，簡単な工夫で解決することも意外と気がつかれないことが多い。

● 余暇

何か趣味など続けているものがある場合，それが続けられるように工夫する。例えば，読書であれば書見台を用意したり，最近の電子書籍を提案したりすることなどがその例である。

また，今の状況でできそうな余暇活動を見つけ出して提案することも重要である。そういう意味でも，パソコンが扱えると選択肢が広がる。

③コミュニケーション障害に対するボトムアップ・アプローチ

筋萎縮性側索硬化症（ALS）で会話ができなくなり，筆談も困難となると，コミュニケーションはとたんに困難な状況となる。加えてジェスチャーや表情まで乏しくなると，より伝えたいことが伝わりにくくなる。

このようなときは，まず可能な動作のなかで問いかけに対する「はい・いいえ」のサインを決める。そして，透明な板に文字を並べた文字盤（以下，視線透明文字盤）によるコミュニケーションの導入を図る。介助者は顔の前に文字盤をかざし，患者に特定の文字を見つめてもらう。介護者は反対側から患者の視線方向をもとに見つめている文字をあて，文章を組み立てる。

- ◉ **「はい・いいえ」サインの例**（「ALS患者の透明文字盤を使用したコミュニケーションに関する情報が一目でわかる表示ツールの検討」から）
  - うなずき，くびふり，まばたき（1回，2回），眼球動作（上・下・左・右），無動
- ◉ **視線透明文字盤**
- ● 種類
  - 50音
  - 数字（テレビのチャンネル選択に重要）
  - 短文（「吸引」「痛い」「頭・手・足」など）
- ● 使い方
  - 視線から文字を特定する
    - ▶ベッド上の患者に用いるときは，ギャッチアップ角度30度。患者の顔と文字盤の距離30から40センチ（近づけすぎない：わかりにくいとき，つい近づけてしまうが，むしろ離すとわかりやすくなることが多い）
    - ▶患者の顔の前に文字盤をかざし，上下左右に少しずつ動かして患者の瞳の動きから見つめている文字を見つける。
  - 視線から文字を特定するのが難しいとき
    - ▶合図を決める（まばたきのほか，眼球を動かす，うなずきなど）
    - ▶介助者が指で文字を指し示しながら声で読み上げ，合図によって文字を特定する

　視線透明文字盤を導入しようとしても，口唇の動きで単語が伝えられたり，わずかでも呼吸器離脱が可能でスピーキングバルブ（発声可能な気管カニューレ）で話ができると，視線透明文字盤の練習に対する動機は得られにくいが，それは，視線透明文字盤のはがゆさからくる当然なものであると理解する必要がある。

- ◉ **口文字盤**

　支援者が口文字盤の文字を読み上げ，合図によって文字を特定する方法である。文字を読み上げる順序には，以下の2つのパターンがある。
  - 「あかさたなはまやらわん」を特定して，「あいうえお」（母音）順に読み上げ特定する。
  - 「あいうえお」を特定して，「あかさた…」「いきしち…」「うくすつ…」，…の順に読み上げ特定する。

　口ぱくで，母音の形が分かる人には，口の形だけ見て「あかさた…」「いきしち…」，…と1回のスキャンで特定できる。この母音の各行の読み上げは「ん」の位置に若干の違いがあるが，以下のように後半の50音表の繰り返しを省くと，読み上げやすく覚えやすい。
  - あ行「あかさたなはまやらわ（ん）」
  - い行「いきしちにひみり」
  - う行「うくすつぬふむゆる」
  - え行「えけせてねへめれ」
  - お行「おこそとのほもよろを（ん）」

　この口文字盤は，何も用具を必要としないだけでなく，文字盤も使いやす

くなるなど効果が大きい。さらに，反応が乏しくなるぎりぎりまで使える。

● **文字盤の先読みについて**

「あ，り，が，」と読み取ると「ありがとう」と先読みして理解しようとしてしまうが，この先読みが「ありがたい」と感じる人もいるが，ALSの場合，多くは「先読みしてほしくはない」方が多い。というのは，最後の文字まで自分で表現したいだけでなく，もし間違って先読みされたときの修正が大変だからだそうである。

● **用件文字盤**

日常生活上の「吸引，トイレ，体交，痛い」などと書かれた用件だけの文字盤はとても有効である。用件として何を列挙するかを一緒に考えることが，その患者について知ることにもつながる。

● **指差し文字盤**

● 種類
  ・普通の厚紙に書かれた50音，数字，短文など
  ・文字のマス目に枠がついたもの
  ・文字が立体で浮き出たもの
  ・対面式会話補助具（製品：フィンガーボード）［図8］

● 使い方
・紙に書かれた50音を指で指し示す。手指機能上，筆談はできないが，指で文字を指し示すことはできるときに有効である。文字盤が大きいと，遠くの文字を示すのに肩や腕の動きが求められ，小さいと手指の動きで指し示すことが可能となる。
・失調や不随意運動があり文字を指し示す指にふるえがあって文字の特定が困難なとき，マス目の枠に指が入ったかどうかで文字を確定する。
・動作緩慢で指の動きが文字を指しているのか次の文字にうつる途中なのかはっきりしないとき，文字を立体にしたものを使うと，その文字に触れたかどうかで文字を確定でき，指し示している文字がわかりやすくなる。
・視野や認知面に問題があると，指し示す範囲に偏りが生じることもある。

［図8］ フィンガーボード

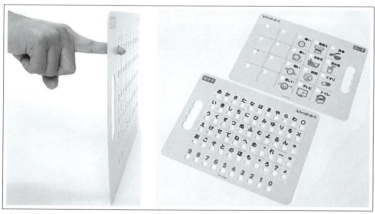

（FTFエフティエフプランニングより）

● **携帯会話補助装置**

発声補助専用で，意思伝達装置のようにオートスキャン方式のものと50音文字を指で直接指す方式のものがある。ALSにはオートスキャン方式のものが，脊髄小脳変性症（SCD）やパーキンソン病には50音指さし方式のものが用いられることが多い。日常生活用具として購入費用が助成される。

● **意思伝達装置**

パソコンのソフト上で50音文字盤の上をオートスキャン方式でカーソルが動き，該当する文字の列でスイッチ，段でスイッチすることで文字を特定する。

この装置は文書作成機能，印刷，メール送受信などの機能を有している。これらの機能を有効に活かすことで，社会参加の可能性は高まるので，この装置の使用法の習熟を援助することは重要である。

このパソコンシステムの他に，特殊スイッチや呼び鈴とその呼び鈴への分岐装置，装置スタンドなど一式を意思伝達装置の名目で，補装具として認定支給される。

この補装具認定のための申請で，主治医の意見書とともにOT等が記入する「重度障害者用意思伝達装置使用状況報告書」の提出が求められる。

● **視線入力装置**

パソコン操作者の視線を補捉することで，眼の動きだけで文字が選択できる視線入力装置も，特例補装具として認められつつある。特に近年，フリーソフトや安価な部品を組み合わせて，普通のノートパソコンをそのまま視線で操作できるようにする方法も知られるようになり，普及が進んでいる。

● **生体信号を利用した意思伝達装置**

脳などの生体反応から信号出力を得る機器が進歩することで，脳内の変化で直接反応出力が可能となり（BMI：Brain Machine Interface），新たなステージが生まれつつある［図9］。

脳内血流量の変化から「はい・いいえ」を判定する「心語り」はすでに製品化されている。また，脳波や額から得られる生体信号をもとに「はい・いいえ」のみならず，意識の集中やリラックスの度合や変化を可視化する装置も登場してきている[1]。

［図9］ BMI（Brain Machine Interface）

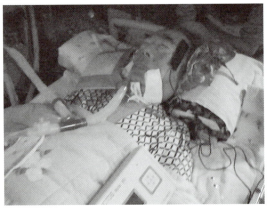

手前のインジケーターに脳波の反応が表示される。

- ●必ずしも「はい，いいえ」や「あいうえお」(文字)を介さなくても成立するコミュニケーション

　ALSで視線透明文字盤によって「会話」してきた人が，やがて反応が乏しくなり文字盤が使えなくなってきたとき家族はとても不安になる。支援のためのカンファレンスでもケアのしにくさとして話題にあがることが多い。しかしながら，MSAでは病期中期あたりから文字は取りにくくなっているが，それでも表情や指先のわずかな屈伸で，「なんとなく」やりとりが成立していることが少なくない。

　人とのやりとりは，どこまでもYes／No反応や50音を介さなくてはならないわけではなく，見てわかるという部分を活用していくことも，肯定的なコミュニケーションステージとして存在する。

- ●「反応しないで」から聞く(眼球運動の補助)

　目線で合図を送っていた人の目の動きがきわめて小さくなったとき(ALSの場合，垂直方向より水平方向の目の動きが残存する傾向があるが，それでも微小な眼振のような動きがかろうじてわかるかどうかのステージがある人もいる)，つい「Yesならこっちを見て!」と聞いてしまう。そうすると，こっちを見ているのかどうかはっきりしない状態に，続けて「それではちがうなら窓のほうを見て」などと言ってしまう。このやりとりは相手の返事(反応)が確認できないと終わらない。

　このようなときに，顔の前に指をかざし「目で追ってみて!」と声をかけ，目の動きやすい方向にゆっくり動かして観察する。動きが全くない場合でないとき，同じYes反応を拾うにしても，まず「反応しないで(追いかけない

Column
身近になった意思伝達装置

　今までは，患者さんは指先の使いにくさによって携帯電話やスマートフォンを使い続けることをあきらめる時期を迎えていました。

　しかしながら，アイフォーンやアイパッドに組み込まれている基本OS，iOSに外部スイッチ1つでほとんどすべての動作を可能にする機能が付くようになりました。

　アイフォーンやアイパッドで「設定」→「一般」→「アクセシビリティ」→「スイッチコントロール」→「スイッチ」で「新しいスイッチを追加」(→「外部」に進み，ここであらかじめBluetooth接続してある外付キーボードの何か一つのキーを押す)し，「アクション」を「項目を選択」にしてみてください。外部スイッチが手元にない場合は，とりあえず「画面」(→「フルスクリーン」)をスイッチとして選んでみてください。スキャン動作を画面に触れることで止めることができます。画面をスイッチにする場合，通常のタッチ操作ができなくなるので，あらかじめ「アクセシビリティ(←一般←設定)」の画面でスクロールし最下段にある「ショートカット」で「スイッチコントロール」を選んでおいてください。これでホームボタンのトリプルクリックでいつでもスイッチコントロールを始めたり終わらせることができます。

　同様に，Siriの音声コントロールもしゃべれる人には有効で，電話をかけることも受けることもメールを打つこともできます。

で)」と声をかけ指を1往復する．次に「Yesなら目で追って，Noならそのまま反応しないでいて」と声をかけて指を動かす．

この2回の追視で，「差があればYes」「なければNo」と理解する．

目の動きが厳しいときに，追視による促しは眼球運動しやすくなる．また，まず「反応しないで」と聞くのは，多くの場合，Yes／Noどちらにも若干の眼振様の動きが混じるためYesから聞いてしまうと，十分な動きなのかそう

Column
ALSの情動運動系障害から学ぶ心理面への配慮とアプローチ

　ALS患者の長期在宅療養を支援している訪問看護師・介護職等の支援者が次々交替していくことや，家族が心理的に疲弊している姿に接することは少なくありません．例えば，ALS患者からの呼び鈴による要請が夜間頻回に続き，介護職との関係がぎくしゃくしていることもあります．このコール要請を「大した用でもないのに」と感じ，自分に対するいじわるのように感じてしまっている介護職もいます．しかし，これは脱力進行による身体の置きどころのなさや，呼吸器の力を借りなければ自分では呼吸できないといった病状の進行に対する不安の表れとしての自然な行為と理解することも可能でしょう．さらにこの行為は，ALSの部分症状としての情動運動系の障害ととらえることもできるでしょう．

　すなわちALSで主に障害される随意運動系よりも系統発生学的に古い運動系である情動運動系の障害として，以下のような現象がみられます．1つは，それまで抑えることのできた楽しさや悲しさといった情動に伴う顔の表情が，ちょっとした感情の高ぶりによって大笑い・大泣きとなって自分では止められなくなって，しばらく続く「強制笑」「強制泣」といわれる現象です．もう1つは，身体の位置のちょっとした変化や介護者や環境の変化がきっかけになって，今まで我慢できる程度の訴えや不安な気持ちが抑えられなくなり，一時的に繰り返し要求をし続ける，随意的に情動制止ができにくくなっている状態です．この後者の状態・症状を，「情動制止困難」と呼んでいます．

　一般に，上述した一見こらえ性のない行為は，その人の人格や性格からきていると誤解されがちですが，ALSの情動運動系障害の1つの部分症状としてとらえることで，感情的な摩擦や疲弊が減り，どのようなときにこれらの症状が起こりやすいかを振り返り，症状の契機となるストレス等の情動的負荷を減らし，生活リズムを整えるなどの予防策も講じることができるようになります．

　このようなことは，パーキンソン患者のうつ傾向やドパミン補充療法に伴う脱抑制の行動異常（衝動制御障害，反復常同行動，ドパミン調整異常症候群）などにも当てはまります．病的賭博や過度な買い物，単純作業を延々と続けるなどの面があっても，症状として理解することが大切です．またこれらの症状は医師には伝えられていないこともあるので，気づいたOTから医療チームに伝えて，薬物の調整をしてもらうことが重要です．

　上記のような目の前で起きていることに対しボトムアップのアプローチで対処し，その背景にある症状としての理解によるアプローチをトップダウンとするには，いささか無理があり，アプローチを明確に分けられるものではありません．しかし，現象に対して背景を推論し，症状としての理解をすることは，患者や家族，支援者の限られた知識や，その人の人間性による偏った解釈と感情的な対処を避けることにもつながります．

　特にOTは，養成課程において「身体」のみならず，「精神」「発達」をほぼ等分に学んでいるため，これらの理解とアプローチには有利だと筆者は考えます．

でないのかわからなくなってしまうからである。

●**療養環境に対するアプローチ**

①居室・トイレ・浴室・屋外出入口のそれぞれへの移動が車いすでも可能になるよう動線は広く取る（本人が伝い歩きなどする動線は，広すぎるとかえって危ない場合がある）

②どの方向からでも介護しやすいよう，ベッドの回りをあけられるようにする

③人工呼吸器などを使う可能性がある場合は，コンセントを多く設置する

④在宅療養では，多くの関係者が訪問に訪れるので，来客に関係なく家族がくつろげる場所を確保する

●事例①：意思伝達装置による重要なやりとり

60歳代，男性，ALS，Aさん。発症から6年経過し，在宅での電動車いす生活。呼吸状態が徐々に低下し，マスク型の人工呼吸器による補助呼吸が24時間必要な状態であった。

日中の必要なやりとりは，うなずきと首振り，表情による「はい・いいえ」でほとんどすべて可能であった。50音文字盤は用いてなかったが，紙に書かれた「トイレ」「頭の位置」など必要な項目を介護者がなぞることで用件は特定できていた。特に妻は，様子や表情から言葉による表現を必要としないくらい「はい・いいえ」だけでやりとりできていた。

この時期，意思伝達装置の導入が図られていたが，手指握りスイッチが正確に随意性を反映するまでのセッティングが困難で疲れ果ててしまう，操作内容が複雑（パソコン経験が希薄），などの理由で1年半かけても「こんにちは」程度の入力がやっとで実用には及ばない状況であった。

やがて徐々に呼吸状態悪化がみられるようになったが今後の療養生活については「気管切開はしない」「入院しない」がはっきりしているだけで，自宅で不安定なマスク型補助呼吸をどの時点まで続けていくのかなどの話し合いができず，本人はいらだち，家族は不安な状態となった。

そこで，意思伝達装置のメール機能［図10］のみを使い，主治医に本人の思いが伝わるようにしたところ，「はい・いいえ」の繰り返しではとても表現できないような複雑微妙な心の内側を含めたやりとりが可能となった。わずか数週間で，文書入力，メール送受信，印刷などを使いこなし，スイッチの操作性も飛躍的に向上した。そして妻・主治医，多くの知人ともやりとりするようになり，十分な本人の納得と周囲の理解のなかで，今までの思いを伝え，今後を考えることができた。

[図10] 意思伝達装置のメール機能

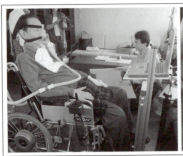
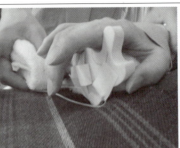
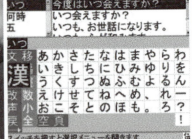

(4)中枢神経・筋疾患：トップダウン・アプローチ

●基本的な考え方

　中枢神経・筋疾患の多くは進行性難病である。そして，そこから生まれるさまざまな障害が，本人家族の生活に広く，そして長期間にわたって影響する。

　患者は，そのときの症状や障害を何とかしようとリハビリテーションに臨んでいる。そして，セラピストは評価をし，多くはボトムアップ・アプローチによってその場の解決を図っている。

　しかし，その疾患が進行性難病である場合，病気の進行や，今後予想される生活，全臨床経過を視野に入れてアプローチしていくことが必要となる。患者には，それまで自分に起きたことや，自分自身の今のことはわかるが，この先のことはわからない。しかしOTには，かつての経験やあるいは医学的な知識から先について見えているものがある。その患者の参考になりそうな他の患者についても知っている。患者には見えていない次のステージを視野に入れて支援することが，中枢神経・筋疾患におけるトップダウン・アプローチである（433頁Column参照）。

●患者の希望を生かしたトップダウン・アプローチ

　病気の全臨床経過をふまえてアプローチすることを進行性難病におけるトップダウン・アプローチとしたが，当然のことながら患者の社会参加と活動に対する支援を前提としたアプローチである。今後の展開を考えるときには，患者や家族の希望を前提に次のステージを提案していく。

　ただ，進行性難病の場合，在宅療養を希望していながらも，急きょ入院生活になったり，気管切開をすることになっていても，しないことになったりと，患者や家族の希望や方針は大きく変わりうる。患者家族の今後に対する考え方は常に変わりうるものと考えたほうが妥当である。セラピストとしては希望あるいは方針が変わったとしても，今している生活ができなくなったときに，適切に次のステージを提案し，支援していくことが大切である。

●実用的な機能ステージと希望にずれがあるとき

　立ち上がり不可能でも立ちたい，座位保持困難でも洋式便器で用を足した

Column
ステージ化の試みとアプローチの発展

医師たちは病気の進行に合わせた重症度分類として生活面も含めた症状のステージ化をしています。これに比べて，作業療法，理学療法の領域では片麻痺の機能回復ステージ化はあってもそれに伴う生活や日常生活活動（ADL）のステージは明確に示されていません。片麻痺の人が完全に元通りに回復するのならそれでもよいのですが，多くの方は発症前の完全な健康体には戻れないのが現状です。こうした状況下では機能の変化に合わせた日常生活の方法が示されて当然なのですが，まだ手つかずの状態といっても過言ではありません。こうした現状を嘆かわしく思っているのは筆者だけでしょうか。筆者は，本稿の執筆に当たり神経難病患者とのかかわりのなかでこの視点での動作のステージ化を試みました。今後，多くのOTが自由にさまざまな領域についてステージ化の試みを持ち寄り，そのステージをより確かなものにしていくことが進行性難病におけるトップダウン・アプローチを発展させることになると確信します。

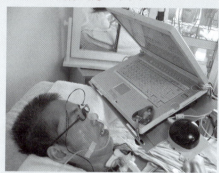

[図11] 視線入力スイッチ

筆者が開発中の視線入力スイッチに積極的に協力してくださっている患者です。このスイッチが実用化されると，目の動きでの文字入力効率が向上しコミュニケーションに新たなステージができます。

加えて，ステージ化によるアプローチの発展には多くの患者たちの知恵と実践によるところが大きいということを申し添えておきます。ある患者が自分のことでうまくいった成功例をOTが次の患者，他の患者に展開することは，結果的にその「ある患者」が社会に参加し貢献したことになるのです。

いなどの希望が聞かれることが少なくない。このようなときは，可能な範囲の工夫で，できるだけ希望に沿うようにする。この場合は，ベッドの縁での端座位からの立ち上がりで，あらかじめベッドの高さを上げておくと，患者にとっては「再び立てた！」という体験となったり（特に筋力低下障害で，下肢伸展痙性が保たれている場合），トイレに座位保持の工夫をすることで「1人で」トイレにいられることが可能となり，それだけでも排泄に関する個人の尊厳が守られたと感じる患者もいる。

● 患者・家族が主体的に生活していくことを支えるトップダウン・アプローチ

OT自身が，その患者との関わりのなかで得られた知見，その患者の実践事例を他の患者へ用い，その結果をもとの患者にわかるようにする。多くの患者は，人の役に立つことで生き生きとし，さらによくして多くの人に役に立とうとする。このように先輩患者の知恵を受けるばかりではなく，自身が後に続く患者の役に立つことが，主体的にその患者がその人の人生を生きていくことのきっかけになることを多く経験した。

このことは家族についてもいえる。数年前に人工呼吸器をつけた夫を見つめながら途方に暮れていた妻が，気管切開孔と呼吸器のジャバラを感じさせ

Column
「マイボイス」自己音声保存と再生

筆者は2006年より，気管切開をひかえた人の声を録音して，パソコンに保存し，意思伝達パソコンでもその人自身の声による音声再生を可能とするアプリ「マイボイス」の普及に取り組んでいます。

やがてしゃべることができなくなる，という可能性は告知とともに予想がつくことであるとともに，気管切開前後にかかわっている支援者にとっては，「何とか保存して後に活用できないか」と自然発生的に生まれた取り組みでした。

「あ」「い」「う」…を中心とした基本124の音（音素）［図12］と，「ありがとう」「こんにちは」などの感情表現や「なるようになるさ」などの日常表現を単語（単文）として録音します。また，録音したデータから音素や単文を切り出して編集し，パソコンに取り込みます。そうすると，パソコン上で入力した文字列にあわせて音素や単文が再生され，その人の声で発言できるようになります［図13］。

● マイボイス使用者の声
- 一生の宝物であるこの声のおかげで生きてる喜びを感じます。（杉並区O氏）。
- ぼくの声を使って，ぼくの新しい文を読ますこと，感激します。（学習院大学の篠沢教授）
- 現在，本当に声を失ってしまいましたが，マイボイスがあるおかげで，意思を伝えたり，気持ちを伝えたり，普通の人と同じ生活が送れます。難病や事故などで声を失ってしまった人が，一人でも多くマイボイスと出会い，病気や事故に負けずに，楽しく生きていけることを望みます。（埼玉県S氏）
- 息子に，自分の声で伝えることができ幸せでした。（国立市M氏）
- 自分の声だからこそ，心の声になる。やっとの声でも伝わることが大きな意味があって生きている証となる。（練馬区S氏）
- 自分の声なら，変でも通じる。（八王子市A氏）
- 言葉の価値は，今の自分の一言一言を相手と向かい合いながら伝えることができることにあると思います。この分身（マイボイス）はそれを叶えてくれます。（調布市H氏）

［図12］　基本124音素

あいうえお	はひふへほ	がぎぐげご	きゃきぃきゅきょ	みゃみぃみゅみょ	ぎゃぎぃぎゅぎょ	ヴァヴィヴゥヴェヴォ
かきくけこ	まみむめも	ざじずぜぞ	しゃしゅしょ	りゃりゅりょ	じゃじゅじょ	ファフィフェフォ	ウィウェ
さしすせそ	やゆよ	だぢづでど	ちゃちゅちょ		びゃびゅびょ		ティ
たちつてと	らりるれろ	ばびぶべぼぱぴぷぺぽ	にゃにゅにょ		ぴゃぴゅぴょ		ディデュ トゥドゥ
なにぬねの	わをん	ばびぶべぼぱぴぷぺぽ	ひゃひゅひょ				

［図13］　マイボイスについて取材を受ける埼玉県S氏夫妻

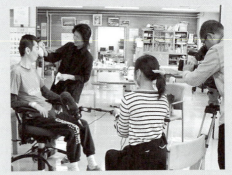

ないスカーフを作ったり数々のアイデアを自宅を訪れるヘルパーに披露し，しだいに家族会でも他の患者家族の相談相手になるまでに変化した。

● トップダウン・アプローチが「患者教育的支援」になる

　進行性の神経難病の場合，患者の多くはこの先の病気の進行を医師から告知され，やがては自分で呼吸すらできなくなる可能性を伝えられ，日々の日常生活への影響が増えていくことを実感しているなかで，家族の負担を申し訳なく思い，「生きていくことに遠慮」している。たとえ本当は生きていきたいと思っていても，あるいは患者家族が生きて欲しいと望んでいて，それを本人が知っていても，自分が周囲の力を借りて生きていくことを申し訳なく思って負担に感じている。「治らない病気を抱え，周囲に負担をかけて生きていく」ことからは，主体的に生きていく姿勢はなかなか生まれてこない。

　そこでOTを含む支援者は，全臨床経過を視野に入れて，その患者自身がその先に対処しやすくするだけでなく，地域で，県で，日本で，世界で，そういう患者がどう生きているのかを患者が知り，患者が知ったことのなかから自ら「生きていっていいんだ」という感覚を得られるような機会につなげることが大切である。患者と家族にはみえていない他の同病者の生活やかつての様子などが支援者にはみえている。これを活かすトップダウン・アプローチは，患者や家族の視野を広げ，限られた医療者との狭い関係性のなかで身体状況から先の選択を迫られていた気持ちが，他の患者，家族，支援者の姿から学び，考える幅が広がり，柔軟に意思決定できるように気持ちが変化することを可能にする。

　一方，OT自身の学びとなることもある。筆者の勤める病院ではALS／MND患者家族会が年に数回開催される。告知後間もなく，先の見通しがたっていない患者や家族に「何かヒントが得られれば」と，家族会の参加を促し，当日を迎えた。家族会では人工呼吸器を付け10年以上も在宅療養生活を続けていて，なんと呼吸器を付けてから大学院で学んだ患者さんが「ALS患者と家族は，出会ってすぐに旧知の家族のようになれる」「最初無理だとあきらめていたことが，後にすべて可能になっていることに気づく」「ありえないことがありふれたことになる」と，視線透明文字盤で作ってきた文章を奥様が読み上げる場面があった。そのときは「なるほど」と思って聞いていた程度であったが，その会の終わりに「私は胃瘻をつけることにしました」など決意表明をする患者をみて，その数日後に作業療法室を訪れた患者家族から「ありえないことが，ありふれたことに思えてきました」「まだ経過は短いけれど，そんな自分たちにもあてはまっています」などと，この先の見通しについて確証が得られたという話を伺った。トップダウン・アプローチ効果をそこにみた思いがした。筆者は，トップダウンはOTなど支援者が意識して使う専門的なものだけでないということを学んだ。

(5) 中枢神経・筋疾患の作業療法：クロッシング・アプローチ

①進行性難病におけるボトムアップ・アプローチとトップダウン・アプローチの違い

　ボトムアップ・アプローチは，患者の障害や日常生活で困っていることについて直接的に解決を図ることである。すなわち，評価によって明らかにされた障害の特徴を根拠としてアプローチする方法である。

　トップダウン・アプローチは，病気の経過のなかで患者の現在の位置をとらえ，この先も含めた全過程をふまえてアプローチすることである。ボトムアップ・アプローチのように明らかなことだけが根拠となるわけではなく，患者にはみえていない疾患の進行予測や，その疾患の一般的な進行特徴，OTの経験などからこの患者に対して有効と思われる推論などを根拠としてアプローチされる。病気の進行によって機能が下がったとき，適切に次のレベルに導くことが重要である。

　この2つのアプローチは，独立して存在するのではなく，**連続**，あるいは**同時並行**であったりと，実質的には重なり合って展開される。

②ボトムアップ・アプローチの積み重ね全体がトップダウン・アプローチになる

　進行性の中枢神経・末梢神経・筋疾患のトップダウン・アプローチは機能低下に対応したADLのステージ化を図っている。ここで「機能低下に対応した」ということは，**機能的な維持や回復にしばられないで積極的にADLや社**

Column
ナラティブの書き換えの支援

　患者自身の人生の物語をナラティブといい，人は常にナラティブによって世界や自分自身を認識し，成長や人生の過程で状況が変化すると新しいナラティブが必要になり，ナラティブの書き換えがうまくいかないときに疾病ではなく「病（やまい）」になると考えます。病気により機能が障害されても，患者が「生き生き」と生きていける状態や，現実にALS患者が根治療法のないなかでも希望をもちながら生きている状態を考えると，そこでは疾病を単に受容しているのではなく，価値観や人生観が随時書き換わり，新しい価値観とナラティブを新たに得て「生き生き」と生きているのだと理解できます。そこでケア担当者は患者の「ナラティブの書き換え」を援助する必要があり，難病ケアの目標といえます[2]。

　筆者の担当した「なんで自分がALSになったのか」とADL全介助生活を嘆いていた患者は，「人とのかかわりをもつためにALSになった」と自分の人生の物語をとらえなおし，多くの人の支援を受けられる自分を幸せと感じ，その恩返しに介助行為のたびに感謝の気持ちを表現していくことに積極的になったのです。

会参加を考えていこうとすることである。

筋力低下障害のADLにおける食事とトイレ動作を例に考えてみる。

●事例②：否定的な思いに対して「患者の好み・自然な流れ」を活かす

40代で発症したある女性ALS患者Bさんは，告知後も，やせていて疲れやすいというだけで全く自立した生活，告知前の日常生活の延長を過ごしていた。

このとき，リハビリテーションは体力維持のための簡単な体操など一見機能維持訓練に見えるプログラムを行うと同時に，今後運動機能障害が進行することや，その時点で人の手を借りる生活について繰り返し説明したが，具体的なイメージはもてない様子だった。

発症半年後，上腕二頭筋や三頭筋の筋力が低下し自分でスプーンを口まで運ぶことと立ち上がりや座位保持が困難になった。患者は「人の手を借りないで食事がしたい，トイレで排便をしたい」という希望を述べたが，今後は，ますます介助量が増えることが確実で，さらにその先は嚥下障害や呼吸障害も加わり寝たきりの全介助生活が予測された。食事やトイレを患者が望む「人の手を全く借りない」方向で考えるのは，月単位での脱力進行から無理と判断した。

そこで，食事に関しては，患者が好きな色でフレームをつくり，透明なアクリルの天板を乗せた「一見目立たない」下敷き大で高さ3cmの食事台を作製し，その上に茶碗を置くこと，さらにいすのクッションを薄くし座面を下げることで，口と茶碗の距離を近づけ，テーブルの上に肘をついたまま弱くなった肩周囲筋を使わず前腕と手指でスプーンを持ち上げ，そして顔を下げることで口に入れるという方法をとった。食事全体としては人の手を借りるが，肝心な口に運ぶという点は，自分でできるようになった。そして食事場面を観察し，月単位で1cmずつ食事台［図14］の高さを上げていくこと，スプーンの柄を長くしたり手の形に合わせて何度も削りながら，さりげなく「今度から汁ものは口に運んでもらうようにしましょうね」など人の手が入ることを，自然な流れのなかで提案するなど，介入方法を見直すことで半年以上この方法で食事をすることができた。

移動に関して，歩行が不安定になり車いすを勧めても「病人っぽいのはいやだ」と否定的であった。そこで家庭内移動を詳細に観察すると，立ち上がってしまえば伝い歩きが可能であったので，当面は，ダイニング椅子に厚めのクッションを置き，ベッドは高めにしてから立つという方法の提案で過ごした。

危うく転びそうになったという連絡を受けたタイミングで，電動昇降ワーキングチェア［図15］を紹介した。これはとても便利で，立ち上がるときは座面を上げ，足漕ぎするときには座面を下げることができ，キャスターチェア同様全方向に移動できるので，車いすより小回りが利き座位生活維持につながった。

トイレに関しても，トイレの大改造を行わず，簡易型の昇降便座［図16］を上乗せしただけで，ふつうのトイレに「ひとりで」座っていられる（用を足す間，人の手を借りない）というだけで，患者はベッド上で排便したくないという思いや人の手を借りたくないという希望が叶えられたという感想が得られた。

その後，年単位の変化でベッド上生活に移行することになり，胃瘻で栄養

[図14] 食事台

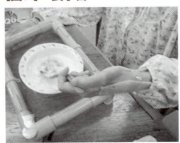

[図15] 昇降ワーキングチェア

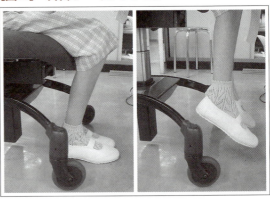

[図16] 昇降便座

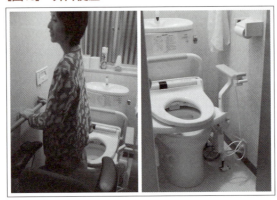

> 管理を受け，ベッド上おむつ使用で用をたすようになったが，その進行を嘆きつつも「告知直後の説明（人の手を借りる生活）の意味が今よくわかった」「やるだけやったという満足感」も得られた。

　この例では，そのときのその機能に合ったADLの工夫をボトムアップ・アプローチで解決していったことになるが，アプローチ全体としてみると「できるだけ自分でやっていく」という患者の目的意識をかなえるためのトップダウン・アプローチとなっている。このようにボトムアップとトップダウンが重なり合ってクロスロードし，作業療法となっている。

● 急に変化することが少ないが重大な転換期がある

　中枢神経・末梢神経・筋疾患は，脳血管障害のように急性発症するものもあるが，多くは発症後は進行が緩徐で経過が長いものが多く，急に悪化して命にかかわるものは少ない。そのため，家族との生活は維持しやすいという側面をもつ。

　しかしながら，進行そのものは緩徐な変化であっても，歩けなくなって車いすを使用する時期，トイレの移乗ができなくなったとき，食事が自分でできなくなったとき，気管切開や胃瘻等の導入期，しゃべれなくなったとき等，進行に伴って生活を大幅に変更したり施設入所を余儀なくされる「転換期」がある。

このとき，大切なのは，患者にとって「できなくなった」という喪失感や，これ以上家族に負担をかけたくないとの思いを積み上げていくのではなく，より安全で家族の負担を減らす方法を考え，そして，できにくくなったことへ向けているエネルギーを具体的な解決方法に向けることで，結果的に今の生活の質が維持できる，という視点で提案をすることである。

③活動や参加の維持に対するアプローチ

作業療法では，アクティビティとして手工芸や気分転換的な活動がなされる。一見，「ただお財布を作っているだけ」に見えたり，時に漫然と作業療法を行っているかのような誤解を受けることがある。

しかし後日の外来や再入院で患者の話をきくと，入院中に手工芸をしたことが，思い出やその後の療養生活の心の支えになっているとのことが多い。入院中でもリハビリテーションに行くことが，本人にとっては手芸教室に通うかのような体験であっても，それが入院生活全体のなかでの心の張りになっていたり，生活リズムになっているという。常に，リハビリテーションの質や量の向上を目指すことだけが意味をもつのではなく，維持的にできることを「楽しんで」行う活動は進行性の難病にとって重要である。

極端な話になるが，退院後の自宅療養ではマンパワーの不足や装着している人工呼吸器によって外出する機会が得られにくく，対人関係や活動も限られているにもかかわらず，入院することで外に散歩に出られたり他の患者とともにアクティビティに参加できたりすることがある。入院することが社会参加という患者も実際には多く存在する。どのような活動も，用い方によってアプローチとしての多様な意味をもつ。

④職業生活維持に対するアプローチ

病気で進行性難病であることがわかっても，今の仕事を継続しなくてはならないこと，取り組んでいることを完成させなくてはならない場合がある。

●事例③：「仕事を続ける」ことは残存能力を最大限に高める

40歳代，男性で職業が牧師のALS患者Cさん。上肢脱力感を主訴に神経内科医を受診すると，ALSであることが判明。しかし職業である日曜教会での説教は他の人にすぐには代わることができないため，当面の間，何としても説教準備のための原稿を毎日作成し続ける必要があった。さらに，執筆途中の本もあり，その原稿の作成もしなければならなかった。

意思伝達装置は使えたが，必要な文書量があまりに多いので，当面はこれまで使い続けていたノートパソコンの使用を再び可能にすることにした。使えなかった理由である文字キーを押せるが他のキーへ移れない原因は上肢機能評価で手指伸筋の筋力不足であることがわかり，指を上方から吊り下げること，前腕を下からサポートすることで文字入力は再び可能となった[図17]。

しかし，数週間から数カ月後には使えなくなることが予測されたので他の方法も同時に検討を始めた。前腕と手指筋力低下状態で，キーボード入力並みに入力できる方法としてトラックボール型のマウスを使用することで，オートスキャン方式ではなく画面内で任意の位置で直接クリックできるよう

> **One Point**
>
> ★5 フリーソフト「Pete」
> キーボード操作が困難または慣れていない人が，マウスやスイッチ操作により効率的に入力が行えるソフト。

にし，さらにクリックの回数が少なくても文書が効率よく作成されるよう変換予測機能が充実したソフト★5を使用した［図18］。

3カ月間は上記方法で文字入力でき，その1カ月後には手指筋力低下からトラックボールを転がすことができなくなり，以下のように改善し執筆活動継続を図った。トラックボールに穴の開いたアクリル板をかぶせ，指先のわずかな前後左右への動きでマウス操作ができるよう改善した［図19］。

さらに，その先には上肢機能全廃が予測されたため，足先の動きでの入力装置［図20①］や視線入力装置［図20②］も作成し，使用トレーニングを重ねた。

結果的に，後任者が見つかるまで日曜説教の原稿を書き続けることができ，

[図17]　ALS患者Cさん

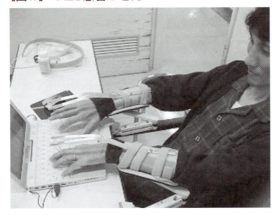

> **One Point**
>
> ★6 フリーソフト「Hearty Ladder」
> クリックだけでメール送受信やWebページ閲覧などを行えるソフト。

[図18]　トラックボール型マウス

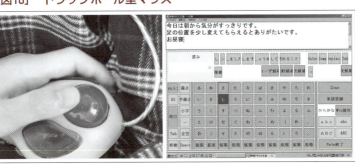

[図19]　アクリル板を利用したマウス

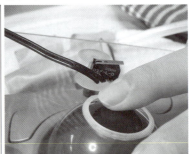

[図20]　その他の入力装置

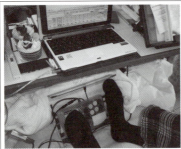
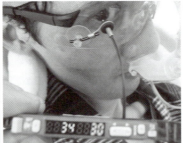
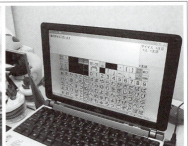

①左足でマウスの位置を決め右足でクリック　②見るとONになるスイッチ　③オートスキャンソフト★6導入

さらに執筆も完成させることができた。

●事例④ コミュニケーションステージによらない「人がスイッチになる」こと

パーキンソン病に加えてALSを発症し，10年以上の経過で人工呼吸器をつけベッド上生活している患者Dさん [図21]。しかし，この2年半前からはわずか数ミリ上下に動いた左の親指先も不随意運動のような動きしかなく，ナースコールもなしでコミュニケーションがとれない状態で在宅療養していた。

半年前の胃瘻交換で末期の胃癌がみつかり，月単位の命であると余命宣告を受けた妻から「なんとか彼の言いたいことを知りたい」と相談を受けた。指先の微小センサーでスイッチ動作を拾おうとしたが，文字選択オートスキャンのタイミングが合わず意味不明な文字列しかつくれなかった。

「私には限界です。どうか奥様がスイッチになってください」と，普通の握りスイッチを妻に渡し，本人には「スイッチするところで妻のほうを見て！」妻には「彼の顔だけ見て何か感じたら，手元のスイッチを押して！」ということでスキャンを開始した。

ほどなく「かにわあすはになあかにやようひ」を拾い上げ，妻はそれを「あした何曜日？」と理解した。2年半ぶりに聞いた言葉が，こんなに普通の内容だったわけである。「そんな日常のことも言えなかったんだね」と夫婦で涙，涙。

人がセンサーになったとき，そこに判断という思考が入るため，機械的な精細感度を超える読み取りが可能となった。

コミュニケーション手段をステージでとらえてばかりいては成り立たなかったやりとりである。

●事例⑤：安定期の発見

ALS告知では，やがて起きる症状として「口からものを食べるのが難しくなることがあります。その場合は，胃瘻といってお腹に瘻孔をあけてそこから栄養を取る方法もあります」「呼吸がしづらくなることもあります。その場合は人工呼吸器をつけるという方法もあります」という説明を医師から受けることが一般的である。

患者としては，「"むせがひどくなったら""息苦しくなったら"考えよう。それまではできることを精一杯しよう」と考える人が多い。そして実際にむせや息苦しさが始まって，「こんなに家族に負担をかけるのなら胃瘻や呼吸

[図21] 人スイッチ

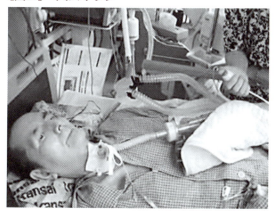

器をつけない。緩和ケアのためのモルヒネなどのお薬を身体に入れるためになら,せめて胃瘻まではしてもいい」という流れになってしまうことも少なくない。

このような緊迫した状態で,支援者であるOTに胃瘻造設や呼吸器装着について「どうしたらいいでしょうか?」「先生ならどうしますか?」と相談を持ちかけてくる患者もいる。そういった人生上の大きなことに関する話題は,主治医に向けるという感覚が働き,「主治医に相談してください」と答えることが筆者は多かったが,これでは質問に答えていることにはならないという不全感もずっと伴っていた。

しかしながら,ALS患者Eさんの最初の「転び」から告知(1年8カ月目),離職,むせや脱力による生活困難化のなかでの身の回りの生活維持,そして,呼吸困難がきたらおしまいにするつもりが,告知から1年5カ月目に胃瘻をつくり家族と同じものを管に入れ,やがて介護体制をつくりつつ胃瘻から8カ月目に気管切開,という経過【図22】にかかわり,呼吸器を装着した在宅療養生活での新しい生活,趣味の実現を目の当たりにして気がついたことがあった。

現在までの約5年間,ボトムアップ・アプローチ中心のかかわりで,下肢についてだけでもロフストランド杖やワーキングチェア,介護ベッド,介護リフト,多機能車いすなど福祉用具の導入をタイムリーにしていたが,患者や家族のなかでは,胃瘻までは不安と喪失の連続であった。しかしながら,そのような生活のなかで,ある段階で「決意」をし,栄養が摂りにくくなったら「胃瘻」,息がしづらくなったら「気管切開」をする,そのためにも呼吸療養介護体制を整える,という「再獲得」の段階に入っていった。

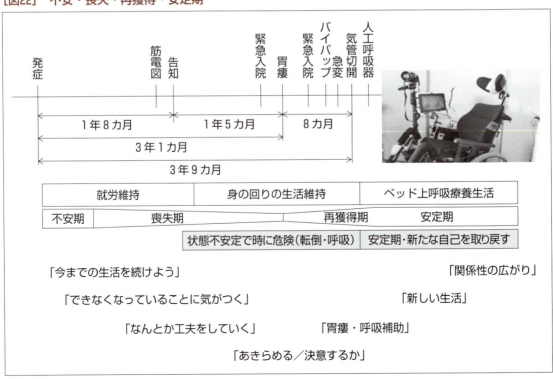

[図22] 不安・喪失・再獲得・安定期

そして，呼吸療養在宅生活で24時間介護体制をつくりつつ新しく始めた趣味「写真」を充実させ，毎日ブログにて作品を発表している様子をみて，「栄養」と「呼吸」について完全な「安定期」の上に成り立っていることを実感した。

胃瘻をつければ，少なくとも栄養摂取に関しては安定する，気管切開・人工呼吸器装着をすれば，呼吸に関しては安定する，ということは「事実」である。少なくともこういう事実があるということは人生上の相談に対して明確に返答できることである。

そして，この事実としての安定期をどのように活かすか（安定期そのものを生きるだけでも意味は十分で，さらに何かに積極的に活かさなければならないということではない）というところが，私たちに課せられていることを，自分自身に対する患者の質問の答えとして筆者は受け止めている。

(6)病期によるアプローチ分類

基本的にステージごと［図23，表2］にできなくなることに対して，残存能力や用具・機器を活用して工夫や改善を重ねていく。また，活動性や運動量の低下，生活の狭小化からくる2次的な廃用性障害が加わらないようにする。

患者や家族が「あきらめ」てしまうと，実際のステージレベル以下の能力しか発揮されなかったり進行による影響が大きく出てしまうことがある。あきらめてしまわないような提案とかかわりが重要である。

①筋萎縮性側索硬化症（ALS）の病期によるアプローチ
●告知後から歩行困難まで

身体各部のストレッチ体操，気持ちよい範囲での温熱療法，もみほぐし，安全性を高めるための杖の使用等の指導とともに，歩行困難が始まったときの不安への理解を示すことも大切である。なお，特に戸外に比較的困難なく外出できるこの時期は，「行きたいところに行き」「見たいものを見」「会いたい人に会い」「食べたいものを食べる（嚥下困難を除く）」ことを筆者は勧めることにしている。

●歩行（移動）困難からADL介護拡大期

困難な動作について具体的に解決を図る。例えば，ペットボトルのフタがあけにくいときにボトルオープナーを用いるなど福祉用具や機器の導入を図る。特に立ち上がりについて，電動でシートが上下するいすや便座を活用する。一般的に移動補助には「手すり」が有効であるが，握力や上肢筋力との兼ね合いで考える。

移乗は必要に応じて，リフトなどの移乗介護用品を導入する［図24］。

この時期，コミュニケーション障害がみられるようになってくることが多いので，コミュニケーション手段を検討し，「はい，いいえの取り決め」「文字盤」「意思伝達装置」などの導入を図る。また，人工呼吸器の導入や気管切

[図23]「ALSの全臨床経過」と「ALSで障害される随意筋群」

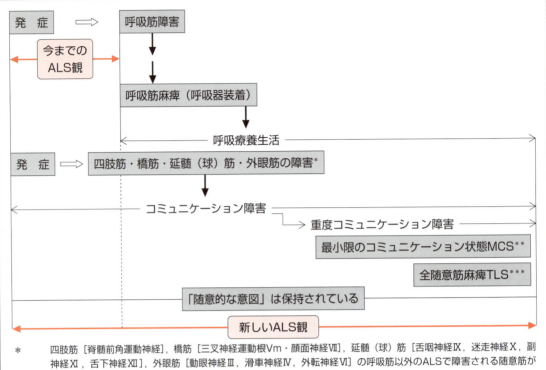

* 四肢筋〔脊髄前角運動神経〕，橋筋〔三叉神経運動根Vm・顔面神経Ⅶ〕，延髄（球）筋〔舌咽神経Ⅸ，迷走神経Ⅹ，副神経Ⅺ，舌下神経Ⅻ〕，外眼筋〔動眼神経Ⅲ，滑車神経Ⅳ，外転神経Ⅵ〕の呼吸筋以外のALSで障害される随意筋が様々に障害されていく。
** MCSはminimal communication stateの略で，全随意筋麻痺（TLS）ではないが，コミュニケーションが極めてとりにくい状態
*** TLSはtotally locked-in stateの略で，ALSで障害される*の随意筋が全て麻痺しているが，「随意的な意図」は保持され，遠心運動系の全てが完全に麻痺した状態ではない

（林秀明：ALSとは．日本ALS協会編，新ALSケアブック，p5，2005．より）

開，胃瘻造設などをしていくかどうか，患者が考え答えを出していくのもこの時期であることが多い。そのためにもコミュニケーション手段の確保は重要である。

●ADL全介助（ベッド上で過ごす）時期

全身の関節可動域（ROM）の維持（特に着替えのためには肩関節，おむつ交換のためには股関節の可動域を維持）と拘縮予防をする。「身の置き所のなさ」への理解と対処を行う。また，この時期はナースコールを確実に鳴らせること，同時に誤報が少ないことが重要になってくる。そのために患者に合わせて特殊なスイッチをセットしいつでも確実にナースコールできるようにする。

[表2]に示した障害の各相は，患者によりさまざまな程度と速度で進行する。病型によっても，障害の各相の出方が異なる。

起き上がり・移乗・移動のステージは，415～417頁参照のこと。

なお，ALSの場合，中間のステージがほんの数週間ということもある。また，下肢筋力低下は少なく移動ステージはⅢであるのに，気管切開や人工呼吸器装着によるベッド上生活の影響を受けて「歩くことをしない」で過ごしてしまう場面も少なくない（449頁Column参照）。

[表2] ALSで障害される随意筋群

四肢体幹筋群	手足を動かし、体を移動させる筋群	手指	握力低下→巧緻性低下→書字困難→箸→スプーン→握り困難→全廃					
		上肢	肩や腕で上体が支えられない→腕が上がらない→前腕が上がらない→全廃					
		体幹		頸部保持困難／座位保持困難 →寝たきり				
		下肢	疲労→ふらつき→歩行困難→立ち上がり困難→ベッド上での足の動きの困難さ増加→全廃					
		起き上がり	自立（ステージⅠ）	側臥位（ステージⅡ）	半介助（ステージⅢ）	全介助（ステージⅣ）		
		移乗	見守り（ステージⅠ）	一部介助（ステージⅡ）	半介助（ステージⅢ）	全介助（ステージⅣ）		
		移動	（ステージⅠ）	杖・手すり（ステージⅡ）	歩行器・介助（ステージⅢ）	車いす（手・電動）（ステージⅣ）	ベッド（ステージⅤ）	
橋・延髄筋群	顔面の表情筋と口の開閉や咀嚼に働く筋群		咀嚼困難→口の開閉困難→少ない表情→無表情					
延髄筋群（球筋群）	嚥下運動や発声発語に働く筋群		鼻に抜ける声→話しにくい／違和感→唾液がたまる→飲み込めない→経管栄養→胃瘻					
呼吸筋群	睡眠中の自律呼吸と覚醒時の随意呼吸運動をする筋群		しゃべりがゆっくりに→声が小さくなる／夜間サチレーション低下→日中サチレーション低下／息苦しさ→マスク型呼吸器→気管切開→侵襲型人工呼吸器					
外眼筋群	眼球運動や上眼瞼（まぶた）を動かす筋群		・ゆっくり目の動きがなくなっていく ・ゆっくり額・瞼の動きがなくなっていく					

＊マスク型呼吸器＝非侵襲型陽圧喚気、重度の球麻痺には使用できない。
＊上表各層は患者によりずれて進行する。病型により層の現れ方が違う。

②脊髄小脳変性症の病期によるアプローチ

　微度から軽度では、歩行と立位の安定をめざして、下肢、腹筋、体幹の筋力増強、立位保持、移動動作練習を行う。転倒に注意しながら、散歩や生活動作は積極的に行う。

　中等度から重度では、四つ這いや膝立ちなどのバランス訓練と安全な方法での起居動作を見つけ出し繰り返し練習する。

　中等度や重度での家庭内の移動は、伝い歩きや四つ這いやいざりを選択するのが有効で、かつ安全な場合がある。車いす移動は移動時には安全だが乗り降りに危険が伴う。伝い歩きや車いす移動の場合はベッド、四つ這いやいざりの場合は布団か低めのベッドの方が安全である。

[図24] 介護用品（移乗介護機カールくん）による移乗

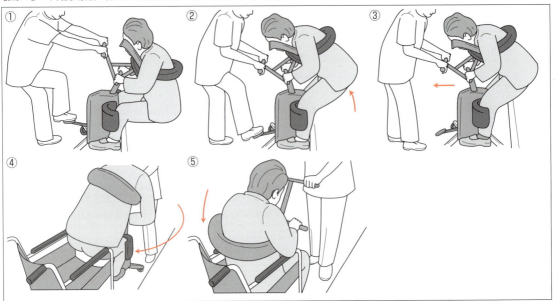

● 骨格を用いる体重支持

　中等度以降の四つ這い位のときの肘は過伸展状態，立位時の膝は反張膝になっていることが観察される。これは，腕や膝にかかる重さを筋肉で支えようとするとふるえが出現し不安定になるために，筋肉ではなく靱帯で固定された骨格で身体を支えようとするからである。肘や膝を伸ばしきって棒状にすることは，揺れからくる転倒の可能性を下げる。

　しかし一方，膝や肘を痛めたり筋肉に廃用性筋力低下を引き起こす可能性もある。訓練では筋肉を使い，実生活では骨格を使うなど使い分けることで生かすことができる。

Column

新しいALS観[2]

　1980年代の半ば以降，ポータブルの呼吸器・胃瘻造設等の医療機器および医療・ケア技術のめざましい発展があり，ポータブル呼吸器の補助などで長期にわたって在宅も含めた呼吸療養が可能となりました。そして1990年代に入ってからその患者数も年々増加し，このような呼吸筋麻痺後の患者療養生活と医学的な臨床や病理の経験が積み重ねられてくると，ALSの呼吸筋麻痺をターミナル（終末＝死）としてきた「今までのALS観」ではALSの全体をとらえきれなくなり，「ALSの呼吸筋麻痺はALSの1つの運動障害で，ALSの全臨床経過の1つの過程である」ということが次第に明らかになってきました。ALSの全臨床経過図［図23］のなかで呼吸器の装着を必要とするほどの完全な呼吸筋麻痺をきたすまでの期間を視野に対応する考え方が「今までのALS観」であり，発症から呼吸筋麻痺を越え，終末までの全臨床経過を視野に医療・介護・福祉を提供していく考え方が「新しいALS観」です。

[表3] 脊髄小脳変性症の重症度分類

	Ⅰ度（微度）	Ⅱ度（軽度）	Ⅲ度（中等度）	Ⅳ度（重度）	Ⅴ度（極度）
上肢機能障害	発病前（健常時）に比べれば異常であるが，ごく軽い障害	細かい動作は下手であるが食事にスプーンなどの補助具は必要としない。書字も可能であるが，明らかに下手である	手先の動作は全般に拙劣で，スプーンなどの補助具を必要とする。書字はできるが読みにくい	手先の動作は拙劣で，他人の介助を必要とする。書字は不能である	手先のみならず上肢全体の動作が拙劣で，他人の介助を必要とする
下肢機能障害	「独立歩行」独り歩きは可能，補助具や他人の介助を必要としない	「随時補助・介助歩行」独り歩きはできるが，立ち上がり，方向転換，階段昇降などの要所要所で，壁や手すりなどの支持補助具，または他人の介助を必要とする	「常時補助・介助歩行－伝い歩行」歩行できるが，ほとんど常に杖や歩行器などの補助具，または他人の介助を必要とし，それらがないときには伝い歩きが主体をなす	「歩行不能－車いす移動」起立していられるが，他人に介助されてもほとんど歩行できない。移動は車いすによるか，四つ這い，またはいざりで行う	「臥床状態」支えられても起立不能で，臥床したままの状態であり，日常生活活動はすべて他人に依存する
会話障害	発病前（健常時）に比べれば異常であるが，ごく軽い障害	軽く障害されるが十分に聞き取れる	障害は軽いが少し聞き取りにくい	かなり障害され聞き取りにくい	高度に障害されほとんど聞き取れない
起き上がり	ステージⅠ	ステージⅡ・Ⅲ		ステージⅢ	ステージⅣ
移乗	ステージⅠ	ステージⅡ	ステージⅢ		ステージⅣ
移動	ステージⅠ	ステージⅡ	ステージⅢ	ステージⅣ	ステージⅤ・Ⅵ

＊起き上がり・移乗・移動のステージについては，p415～417参照。
（厚生労働省特定疾患運動失調症調査研究班：総括研究報告．平成3年度研究報告書より）

● 頭の中で想像した動きと実際の動き

　失調系では運動が目標より大きくなってしまうことが多い。これは運動停止のための拮抗運動が不十分であるためである。そこで，頭のなかで予想した動きのどのくらいの動きが実際の動きとして適切であるかを意識し，例えば「いつも半分くらいの動き」を意識するとうまくいく，などの自分にとって必要な感覚が日常感覚となるよう練習する［表3］。

③パーキンソン病の病期によるアプローチ

● Yahr Stage Ⅰ～Ⅱ

　職業の継続や体力の維持などが中心である。時間をかけるとできることが多いので，「焦らずゆっくり」取り組む習慣をつくる。ステージⅡ以降は，姿勢の傾きに対してもストレッチやシーティングで調整する必要があるが，長い時間，同一姿勢にならないよう注意する。

● Yahr Stage Ⅲ

　動作障害，姿勢反射障害が顕著になってくるステージであり，パーキンソン病に特有の症状に対して対応を工夫する時期である。

　すくみ足に対しては，「1，2！　1，2！」とリズムをとることや，踏み出そうとする足の直前に介助者の足などを出し，それを踏み越えさせること，すくみ誘発の原因（目の前の障害物など）を取り除くことなどで第1歩目を踏み出せるようにする方法がよく知られている。筆者は，さらに左右の足にかかる体重の重心移動の往復を習慣づけ，出そうとする足の反対の（支えに

[表4] パーキンソン病の重症度分類

	Stage I	Stage II	Stage III	Stage IV	Stage V
	一側性で体の片方だけの振戦，固縮，無動を示す。軽症例である	両側性の障害で，姿勢の変化がかなり明確となり，振戦，固縮，無動ともに両側にあるため日常生活がやや不便であるが，介助は必要ない	著明な歩行障害がみられ，姿勢反応が不可能となる。日常生活動作障害もかなり進み，突進現象もはっきりとみられる。一部介助が必要となる	日常生活動作の低下が著しく，振戦，固縮のために体の移動，たちふるまい，衣服の着脱，洗面，排便などにかなりの支障をきたす	完全な廃疾状態で目は見開いたまま，体は小刻みに震え，硬直し，車いす使用または寝たきりとなる。全介助となる
起き上がり	ステージI	ステージII → ステージIII			ステージIV
移乗		ステージI	ステージII	ステージIII	ステージIV
移動	ステージI・II		ステージIII・IV		ステージIV・V・VI

＊起き上がり・移乗・移動のステージについては，p415〜417参照。

なる）足に全体重をかけることを意識させることで，すくみ足の改善を図っている（第Ⅰ部A-2「クリニカル・リーズニングによる作業療法アプローチの思考法」参照）。近年では，足を直前に出さずにスケートのように斜め前に出させるように，スケート様歩行を指導している場合もある。

身体の動かしにくさ全般に対して，動作練習に入る前に四肢の他動的ストレッチ，体幹の他動的ひねりを行うとその後の動作がスムースになる。

●Yahr StageIV

「2次的障害との関連で考える必要がある。転倒による骨折，拘縮，斜め徴候による座位保持困難，運動の量や種類の減少によるADLの自立度低下等を予防することが重要である。また，生活全般に部分介助が必要であるが，どのような動作が安全に行えるか見極めなければならない」[3]。一方，安全性や確実性から日常は車いすで過ごしているこのステージで「歩きたい」希望をもっている患者は少なくない。

作業療法プログラムの1つに，たとえ介助歩行でも「歩く」ことを取り入れると，患者の意欲維持だけでなく，主観的ではあるがその直後の実際の動きも改善されるようにみえる。

④ともに歩む

中枢神経・末梢神経・筋疾患は時間の経過とともに進行性難病としての経過をたどることが多い。回復に向けてリハビリテーションの役割が漸減し終わりを迎えるのとは逆に，かかわりが増加していく。ベッドサイドで手足のストレッチを行うだけの今は寝たきりで反応もはっきりしない患者であっても，数カ月から数年前，リハビリテーション室でセラピーや手工芸に取り組んだときの様子や思い出を心に描きながら語りかけることがある。

このようなとき，患者と自分が同じ時間の流れのなかで生きている，ともに歩んでいるんだということを実感する。そして，進行してしまった患者とかかわって初めて時間の流れを感じるのではなく，実は，すべての患者と「最初から」同じ時間の流れのなかにいて，最初からともに歩んでいるんだということに，はっと気がつく瞬間がある。「ともに歩む」という支援者とし

てきわめて当たり前のことの認識を新たに原点に還ったところで本稿を終了する。

（本間武蔵）

Column
「身の置き所のなさ」について

いわゆる「寝たきり」の状態で，患者は「手足，体幹，首，頭の位置や向きを変えてほしい」「曲げ（伸ばし）てほしい」と言い，介護者がその訴え通りに動かしても，なかなかこれでよしという位置が決まらないことがあります。時には，「これでいい？」「No」というやりとりが数分から1時間以上に及ぶ場合があります。このような，どのように身体の置き場所を変えても，いい位置がみつからないことを，特定の患者に起きている個別なことではなく「身の置き所のなさ」と称し，筋力低下障害，特にALSにみられる症状のようにとらえると対処の方法が見つかりやすいです。

・身の置き所のなさとして影響を受けること
　座位…何度首の位置を変えても，これでいいという首の角度や頭の位置が定まらない。
　臥位…四肢の位置，曲げ伸ばしのポジション，首の向き，頭の位置
　スイッチ…ナースコール用スイッチで特にエアバッグを頭で押す場合，頭の脇に置くエアバッグの位置がなかなか決まらない。

・身の置き所のなさへの対処
　基本は「わずかでも動かす」ことです。四肢であれば，一度曲げて伸ばす，頭は一度持ち上げて下ろすなどです。結果的に同じ位置，同じポジションであっても，動かして戻すと「OK」となることが多い。ときどき，手足の位置を1cmでも変えることも有効です。

Column
進行性難病患者にOTとしてかかわること

ALSという病気を，3～5年といった呼吸筋麻痺までの経過ではなく，呼吸筋麻痺を人工呼吸器で乗り越えた後，随意運動系の障害が進行しながらも，10年～20年と長期生存可能な全臨床経過でとらえてみます。

どのALS患者も，身体のどこかの部位の麻痺に初めて気づき，やがて専門医を受診し，諸検査を受け，診断告知を受けることになります。当初は就労や普通の社会生活を送りながら，ADLの障害の進行に伴い家庭療養へと移行し，その間，身の回りの喪失体験を重ねていくことになります。このような時期に胃瘻や気管切開について選択を迫られ，悩み続けながら，いよいよ高度の呼吸筋麻痺がきたときに，いわゆる終末期緩和ケアを選択し最期を迎えるか，人工呼吸器を身体の一部にして身体的に安定したベッド生活中心の呼吸療養生活期に入ることを選択するかという，生命にかかわる2つの大きな選択を求められるのです。

ALSという病名告知のときに，今後は四肢運動機能障害が進行するとともに，構音嚥下障害や呼吸障害が出現することが伝えられます。またある医者は，たとえ呼吸器を装着して呼吸筋麻痺を乗り越えても，「やがてはコミュニケーション手段がなくなって，外界とのやりとりが不可能になります。一方，脳の思考能力は正常に保たれ，いわゆる完全閉じ込め状態（totally locked-in state：

TLS）になって生かされることになります」と，悲観的で一部偏った説明を患者に行い，患者のほうは，将来に対する不安や生きることも死ぬこともこわいという葛藤状態におかれることも少なくありません。

　独歩や杖，歩行器や車いすを用いてOT室を訪れるALS患者の多くは，一見とても常識的な方のように落ち着いて見えます。しかし，「治らない病気とはわかっていても，なんとか治したい」という切実な希望をもちながら，就労継続の困難さや生活のしづらさのための相談，先の見通しについて知りたい，せめてALSを抱えている身体にとってよいとされることを教えて欲しいなど，多岐にわたる切実な相談事を抱えています。

　一方，OTとして我々が患者に向き合うとき，過去にALS患者さんを担当した経験がなかったり，あっても数名で汎化できるまでの経験値に乏しい場合がほとんどで，その時その場の訴えについて「新たに一緒に考えていく」対症療法的なかかわりになっていることが多くあります。神経難病リハビリ研修会に参加するOTの大半でさえも，患者を担当してはいるものの，経験が乏しくて何かよい情報はないかという思いを抱えています。OTには，このような過大な期待が寄せられているわけですが，OTにはもともと，このような手探り対症療法的なときにも，強みがあります。それは，①そもそもOTは治療技術だけでなく，生活支援という大きな柱をもっていること，②精神科OTの教育も受け，心理面でのストレス対処についての視点で「人が人を」支援するという感覚を，当たり前のこととしてもち合わせていること，③小児領域の人間発達理論や精神科領域での対人スキルなどを活用してコミュニケーション支援を考えようとすること，などがあげられます。すなわち，対象であるその人がどんな人かということを理解しつつ，一緒に考えていこうとするのが，OTのセラピストとしての基本スタンスだからこその強みといえます。

　また，OTが患者さんを支援する環境である作業療法室はきわめて日常生活的な空間であることも，人の支援に対して有利に働きます。そこには，畳の部屋があり，トイレや風呂があり，作業台には趣味の領域まで含めた日常生活用具があふれています。ALSを背負った人生について答えの出ない問いに考え込みがちな患者に，日常の実際的・具体的な環境で，身近なことについて「どうしたらいいか」をすぐに一緒に試すことができます。そして，少しでも患者自身の困りごとに解決の糸口が見つかると，患者はそこに夢中になり，生き生きとしはじめるのです。

　医師は一般に，先のよくない見通しのもとに，胃瘻や呼吸器をどうするかについて患者自身に意見を求めます。OTはピンセット箸などのちょっとした工夫から，たとえ小さくても困難を乗り越えた感覚を共有しながら患者のさらに先を見通し，一緒に越えていこうとします。一昔前は，患者が呼吸器装着の選択について助言を求めてきたときは「主治医と相談してください」と，OTのかかわりは「別なところに」存在する印象でした。しかし患者中心医療の現在，専門職種のチームアプローチと同時に，患者がどの人に何を相談するのかということの選択の多様性は尊重されます。そのようななかで，OTは障害進行に対する具体的な対処を一緒にしていくことで，患者に「何とかやっていける」感覚を培い，胃瘻や呼吸器についても患者自身が主体的に考えていくことを支援することが可能です。

　病気がすすむほど，QOLにおける比重が高くなるといわれているコミュニケーション支援についても，意思疎通に使える動作や反応がなくなったからかかわりが終了するということでは決してなく，OTはALSの全臨床経過において実際の生活のなかで患者とかかわっていくことが可能なのです。

　これらのことが，進行性難病患者にかかわる自分が「OTでよかった」と感じることにつながっています。

Column
障害者総合支援法と障害者差別禁止法

　2013（平成25）年4月から「障害者自立支援法」が「障害者の日常生活及び社会生活を総合的に支援するための法律（障害者総合支援法）」になりました。これにより障害者の範囲に，従来症状の変動があり身体障害者手帳の取得ができなかった難病も加わり，障害福祉サービスの対象となりました。この障害者総合支援法は「自立支援給付」と「地域生活支援事業」を二本柱としています。

　自立支援給付は，介護給付費，訓練等給付費，地域相談支援給付費，計画相談支援給付費，自立支援医療費，補装具費などがあたります。

　地域生活支援事業は，市町村を中心として実施される事業で各自治体が主体となって効率的・効果的な取り組みを行います。日常生活用具の給付や移動支援，相談や成年後見人制度利用支援などがこれにあたります。

　本項で扱う難病患者にとって特筆すべき点は，対象の障害者に加わったことだけでなく，それまでの障害者自立支援法にはなかった，重度の身体障害者に対するコミュニケーションボードによる意思の伝達が盛り込まれた形で新たに「意思疎通支援」という名称が用いられるようになったことです。これはやがては，文字盤を用いて意思疎通支援を行う人材が意思疎通支援者として，従来の手話通訳者のように養成される可能性を示しています。さらに意思伝達のための装置を，補装具費や日常生活用具給付制度を介して手にすることができるなど，意思疎通支援が内容，人材，費用の点で正式に位置づけられたといえます。

　また，2016（平成28）年4月からは「障害を理由とする差別の解消の推進に関する法律（障害者差別解消法）」が施行され，これまでの「雇用の分野における男女の均等な機会及び待遇の確保等に関する法律（男女雇用機会均等法）」における男女平等のように，障害を理由にした差別的な扱いや権利侵害を禁止し，社会的障壁をなくすための合理的配慮を行い，国は差別や権利侵害を防ぐ啓発活動を行うこととなりました。法律の対象が個人の機能障害によるものだけでなく，社会の障壁によるものも対象とされ，差別行為の禁止のみならず，社会的な障壁を取り除くための合理的な配慮は義務（行政機関：法的義務，民間事業所：努力義務）であると定めています。

　これにより，障害者手帳を持っているいないに関係なく障害のあるすべての人が対象となったわけです。

　これらの法律や制度は，社会的なトップダウン・アプローチといえます。医療や福祉に従事するOTの障害者に対する支援は，社会に対するボトムアップ・アプローチととらえることも可能です。個々人の機能障害を軽減しても社会の仕組みから社会参加できないということが徐々に解消される方向に世の中が動きだした昨今こそが，リハビリテーションの効果が訓練室や施設内で完結することなく地域社会における個人の活動支援につながる歴史上またとない好機であると考えます。

引用文献

1) 本間武蔵：これからのコミュニケーション機器「マイボイスとこころかさね」．難病と在宅ケア 21（12）：41-46，2016．
2) 日本ALS協会編：新ALSケアブック，pp27-28，川島書店，2005．
3) 神先美紀・他：パーキンソン病の作業療法の実践，OTジャーナル39（32），p119，2005．

参考文献

1) 東京都立神経病院：脳神経系疾患，特に「神経難病」のために，http://tmnh.jp/sp1/index.html
2) 眞野行生・他：パーキンソニズムのリハビリテーション，平井俊策編，神経疾患のリハビリテーション，p103，南山堂，1997．
3) 齋藤宏・竹井仁：運動失調のリハビリテーション，平井俊策編，神経疾患のリハビリテーション，p124，南山堂，1994．
4) 堀口剛志・他：ALS患者の透明文字盤を使用したコミュニケーションに関する情報が一目でわかる表示ツールの検討．東京都立神経病院看護科QC活動報告集，2007．
5) 東京都立神経病院：脊髄小脳変性症の理解のために．2005．

8. 呼吸器疾患

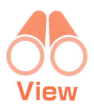
View

- 呼吸器疾患への作業療法のかかわりは，肺炎などの身近な疾患から肺がん，肺移植後など幅広いが，COPDは年々増加傾向にあり，2020年には世界の死因の第3位になると予測されている。
- 呼吸リハビリテーションにおける作業療法の目的は，呼吸困難の軽減に向けた動作指導を中心に身体機能へもアプローチしながらADL，IADL，QOLの向上を図ることである。
- 呼吸器疾患に対する作業療法では，生化学データ，画像所見，薬剤情報，肺機能検査などのデータ解釈から，具体的な障害像を明確にして，ADL・IADLへのアプローチを進める必要がある。
- ADL・IADLへのアプローチは，動作方法の修正や呼吸と動作の同調，物理的環境調整，人的環境調整などの包括的な内容を含み，地域生活での支援も重要なものである。

わが国の障害者の数は年々増加してきており，2011（平成23）年の厚生労働省社会・援護局障害保健福祉部による障害児・者の実態調査によると，最も数が多いのは肢体不自由であるが，他の障害と比較して，内部障害のみが2006（平成18）年までは増加傾向を示していた（平成23年度は不詳項目新設にて減少）［図1］。

[図1] 種類別障害者数の推移（身体障害児・者・在宅）

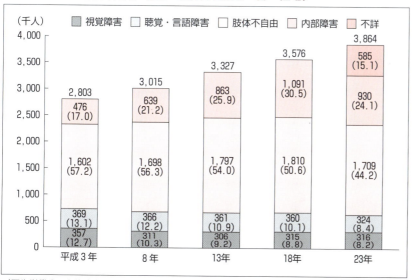

（厚生労働省：身体障害児・者実態調査（～平成18年），生活のしづらさなどに関する調査（平成23年）．より）

内部障害とは，精神心理系，言語聴覚系，視覚系，筋骨格系を除いた内臓の機能障害の総称であり，呼吸，循環，消化，泌尿などの機能が障害された状態のことを指す．

2001年に改訂された国際生活機能分類（ICF）－国際障害分類改定版では，心身機能において，①心血管系・血液系・免疫系・呼吸器系の機能，②消化器系・代謝系・内分泌系の機能，③尿路・性・生殖の機能の3つの項目に分類されている．

わが国では身体障害者福祉法の身体障害の区分により，「①視覚の障害，②聴覚または平衡機能の障害，③音声機能，言語機能またはそしゃく機能の障害，④肢体不自由，⑤心臓，腎臓または呼吸器の機能の障害，その他政令で定める障害で永続し，かつ日常生活が著しく制限を受けている程度であると認められるもの」とされており，内部障害は⑤にあたる．

(1) 呼吸器疾患の基礎知識

呼吸とは，生体が必要なエネルギーを栄養素の酸化という化学反応で得るために，外界から酸素を取り込み，代謝産物である二酸化炭素を外界へ放出する一連の過程である．

また，呼吸困難とは，「呼吸をするのが難しいという感じ，あるいは息をすることに苦痛を感じたり，不快な努力を要する状態」であり，一種の自覚症状である．対象者は，「呼吸がしづらい」「息が詰まる感じ」「空気を吸い込めない感じ」などと表現することが多く，身体の異常を示す警告反応であり，日常生活を制限し，さらには生活の質を低下させる原因となるものである．

■──呼吸循環の運動生理

酸素は肺胞と毛細血管の拡散作用により血液中に取り込まれ，心臓からヘモグロビンにより全身に運搬される［図2］．組織への酸素の運搬は，血液中のヘモグロビンの量やヘモグロビンの酸素飽和度の影響を受ける．心臓から全身に送り出される際には，1回拍出量と心拍数に影響される［図3］．

[図2] 運動中の呼吸循環生理

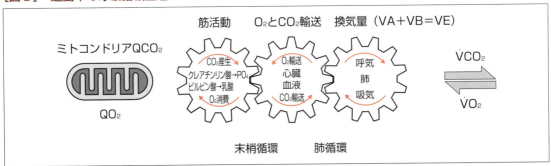

[図3] 組織への酸素運搬量に関係する因子

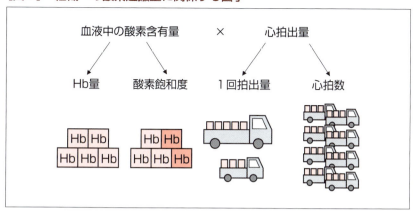

■──呼吸不全

第Ⅰ部B-3-(1)-(c)「呼吸器疾患の一般的評価」で記したように呼吸不全は，血液ガス分析の動脈血酸素分圧（PaO_2）が60Torr以下の病態である。動脈血炭酸ガス分圧（$PaCO_2$）45Torrを境にⅠ型呼吸不全とⅡ型呼吸不全に分類されるが，$PaCO_2$は主に肺胞低換気の指標として用いられる。

COPDの急性増悪などにより点滴加療などの内科的治療が実施され，作業療法を開始する場合には，この血液ガスのデータを把握しておくことが重要である。また，この血液ガスのデータは，開始時だけではなく，治療による変動をとらえておくことが重要である[1]。改善してきているのか，変化がないのか，悪化してきているのかを把握することで，安全に作業療法を実施することができる。

■──呼吸機能障害

呼吸機能障害は換気障害で分類されることが多い。換気能力は％肺活量（％VC）と1秒率（FEV_1/FVC）により，拘束性障害と閉塞性障害，混合性障害に分類される（79頁[図8]参照）。

拘束性障害は肺胞と血管との酸素交換に不都合が生じることで，酸素の運搬に支障をきたす。拘束性という言葉から胸郭の固さがイメージされることが多いが，柔軟性の欠如だけが原因ではない。

赤血球は0.75秒で肺毛細血管を通過する[図4]。正常では，0.25秒で肺胞内と肺毛細血管内血液の酸素は平衡に達する[図5]。CO_2は十分に血液空気関門を通過するが，O_2はCO_2に比べて約20倍拡散能[2]が劣るため，低酸素血症が起こる。特に運動時には血液と肺胞の接触時間が短くなるので，酸素化できないヘモグロビンが増加して，低酸素血症はより顕著になる。

代表的な拡散障害を伴う疾患は，間質性肺炎があるが，このような病態を十分に理解して活動上の特徴を考えておく必要がある。例えば，このような病態で急激に心拍数が増加するような活動を行うと低酸素血症が急速に進行してしまうため，単位時間内の仕事量を少なく調整する必要がある。つまり，ゆっくりとした動作遂行により急激な低酸素血症への移行を防止する必要が

One Point

★1 具体的な変動で予測される問題

血液ガスのデータは開始時に確認をするが，リハビリテーション開始前の値の確認も重要である。例えば，開始前に$PaCO_2$が45Torr以上に上昇していたが，夜間の換気補助療法にて改善傾向にあるのか，効果が乏しいのか，などを把握して，活動負荷への判断材料とするとよい。

Key Word

★2 拡散能

酸素がヘモグロビンと結合するためには，肺胞に到達した酸素が肺胞上皮細胞，基底膜，血管内皮細胞の3つの膜を通過して血管内に入る必要がある。この過程を拡散と呼び，この拡散のしやすさを拡散能という。拡散能の検査は，一酸化炭素（CO）を用いて実施されるため，拡散能はDLcoと記される。

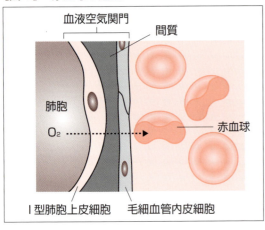

[図4] 赤血球の通過

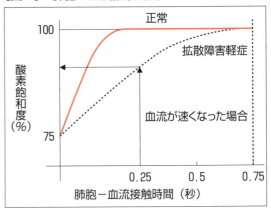

[図5] 肺胞－血流接触時間

あるといえる。

閉塞性障害は，気道狭窄などの換気制限由来の症状を呈する病態であり，代表的な疾患には，慢性閉塞性肺疾患（chronic obstructive pulmonary disease：COPD）があげられる。この病態の特徴は，呼出に障害が生じることにあり，息を吸うことは容易にできるが吐くことができなくなることで，残気量が増加し，有効に使うことができる酸素の量が制限されてしまうことにある。この障害では，後に述べる口すぼめ呼吸などの呼吸法の実施が奏効することが多い。

(2) 呼吸器疾患の臨床評価：ボトムアップ/トップダウン・アプローチ

ここでは呼吸器疾患を評価するのに必要な知識を示す。評価に用いる用具は[図6]のとおりである。

呼吸困難の評価にはボルグスケール[表1]を用いて，自覚症状を数値化

[図6] 評価セット

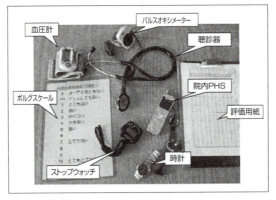

[表1] Borg scale（ボルグスケール）

原型スケール			CR-10スケール		
6			0	感じない	Nothing at all
7	非常に楽である	Very, very light	0.5	非常に弱い	Very, very weak
8			1	やや弱い	Very weak
9	かなり楽である	Very light	2	弱い	Weak
10					
11	楽である	Fairly light	3		
12			4	多少強い	Somewhat strong
13	ややきつい	Somewhat hard	5	強い	Strong
14					
15	きつい（強い）	Hard	6		
16			7	とても強い	Very strong
17	かなりきつい	Very hard	8		
18			9		
19	非常にきつい	Very, very hard			
20			10	非常に強い	Very, very strong

心疾患では原型スケールを，呼吸器疾患ではCR-10スケールを使用することが多い。

[表2] 代表的な肺機能検査

①スパイロメトリー
②フローボリューム曲線
③残気量測定
④肺拡散能検査
⑤クロージングボリューム
⑥換気力学（コンプライアンス，抵抗）
⑦負荷試験（吸入誘発試験，運動負荷試験）
⑧換気調節
⑨呼吸筋力

する。上下肢の疲労感をボルグスケールで表現する場合もある。評価の際には安静時，運動後はもとより，ADL・IADLのきりのよい工程の合間，呼吸様式が腹式から頸部の呼吸補助筋の過活動を認める胸式呼吸に移行した際など適宜評価するとよい。

動作指導の効果を判定するためには，同一工程での呼吸困難を評価する必要があるため，評価した動作場面を記載しておくとよい。

■──肺機能検査

[表2] に代表的な肺機能検査をあげる。

■──使用頻度の高い略語

[表3] に精密肺機能検査で使用される略語を示す。

■──血液ガス検査

77頁 [表5]「動脈血ガスの基準値」を参照。

[表3] 肺機能検査に関する略語

略語	欧文	検査値	意味
VC	vital capacity	肺活量	ゆっくりとした呼吸の際に測定される最大呼気位と最大吸気位の間の肺容量変化のことをいう。
%VC	percent vital capacity	対標準肺活量	年齢,性別,身長から算出した標準値に対する肺活量の割合である。80%以上を正常とし,それ未満では拘束性換気障害と判定される。
FVC	forced vital capacity	努力性肺活量	最大吸気位からできるだけ速く最大努力呼気をさせて得られるスパイログラムを努力呼気曲線という。この曲線の最大吸気位から最大呼気位までの肺気量変化のことを示す。
$FEV_{1.0}$	forced expiratory volume in one second	1秒量	努力呼気開始から1秒間の呼出肺気量のことである。
FEV_1/FVC	forced expiratory volume in one second/forced vital capacity	1秒率	1秒量の値を努力性肺活量で除した値のことである。70%以上を正常とし,それ未満では閉塞性換気障害と判定される。
TLC	total lung capacity	全肺気量	最大吸気時に肺内に存在する気量のことで,肺活量に残気量を加えたもの。
RV	residual volume	残気量	最大呼気後に肺内に残存する気量のことである。肺気腫などの閉塞性肺疾患では,肺の弾性が低下して過膨張となり,残気量が増加する。
FRC	functional residual capacity	機能的残気量	呼吸筋に全く力が入っていない安静呼気状態における肺気量のことである。残気量に予備呼気量を加えたもの。
DLco	diffusing capacity for carbon monoxide	一酸化炭素肺拡散能力	肺胞から肺毛細血管へのガスの取り込みの指標である。酸素の拡散能を直接測定することは技術的に困難なので,一酸化炭素の拡散能を測定して肺拡散能の指標とされており,基準値は25〜30[mL/min/torr]である。対標準一酸化炭素肺拡散能力(% DLco)は70%以上が正常とされている。

　血液ガス検査には,動脈血酸素分圧,動脈血炭酸ガス分圧,水素イオン指数,重炭酸イオンなどがあるが,それぞれの標準値を知っておくことが重要であり,他の検査値と同様に,横断的な評価だけでなく,縦断的に経過を追うことにより,どのように治療に反応して各種値が変化したかを確認しておくことが重要である。

■──パルスオキシメーター使用時の注意点

　SpO_2の値は,通常でも誤差が±2%を生じ,あくまで参考値であるので鵜呑みにしてはいけない。また,光やマニキュアなどの影響を受けやすく,体動により,ノイズが生じる。特に心拍数に近い回数の振動で生じるので,大きな体動を伴わない安静時の値を測定する。以下にその傾向について示す。
・体動や指先の循環不全→いずれも動脈成分の検出が悪くなる

- 周囲光の混入→強い光が混じると誤差を生じる
- マニキュア（特に青系統）→低く表示される
- メトヘモグロビン血症→低く表示される
- 一酸化炭素中毒（COHb）→高めに表示される

■──運動耐容能：6MWT，シャトルウォーキングテスト

一般的な上記の運動耐容能検査を説明する。

例えば，COPDにおける運動耐容能の低下は，労作時の呼吸困難により大きな制限を受け，それがQOLを損ねる原因ともなっている。また，COPDにおいては，筋量の低下に加えて，筋力・筋持久力の低下，易疲労性などの骨格筋の機能異常が指摘されており，その他，心循環器系の機能障害，さらには心理的要素なども影響する。

運動耐容能の検査としては，診療科で心肺運動負荷試験(cardiopulmonary exercise test：CPX)が実施されている場合があるが，トレッドミルや自転車エルゴメーターなどを用いた呼気ガス分析を実施するには，高価な機器が必要であり，また人員と時間を要すために，6分間歩行試験(six-minute walk test：6MWT)やシャトルウォーキングテスト(shuttle walking test：SWT)が実施されることが多い。

- **6MWT**：6MWTは，「対象者が6分間できるだけ長く歩ける距離を測定すること」が検査目的とし，対象者はできうる最大の速度を6分間持続する必要がある。6MWTは安全性の高い検査とし，この検査から得られる6分間歩行距離（6MWD）は，QOLや罹患率，死亡率と関係することが示されている。ただし，身体的，精神的な影響を受けやすいテストでもあり，6MWDの変化で臨床的に意味のある改善は54メートル以上の歩行距離の延長であるといわれている[1]。
- **SWT**：SWTは9mの間隔をCDからの発信音に合わせて往復歩行し，1分毎に速度を増加させる漸増負荷試験である。6MWTよりも最高酸素摂取量との相関が高く，再現性も良好である。SWTは，予測式により運動強度の指標に用いることもできる。

以上のように運動耐容能の検査には各種あるが，評価が簡便であることから6MWTが実施されることが多い。測定された歩行時のSpO_2，脈拍数，呼吸困難，下肢の疲労感などの所見はADL・IADL訓練時の参考とすることができる。

■──栄養評価

COPDでは，実測体重の標準体重に対する比率が低下していることが指摘されている［図7］。この理由としては，呼吸筋エネルギー消費量の増大による代謝の亢進により，安静時エネルギー消費量が予測値の120～140％に増加していることが影響していると考えられている。運動耐容能の改善には，運動療法だけでなく，栄養療法にも十分配慮することが重要である[2]。

直接栄養療法にかかわる機会はないかもしれないが，摂取カロリーは安静時エネルギー量の1.5～1.7倍を摂取することが推奨される。特にCOPDでは，

肺の過膨張により胃が圧迫されることで食物摂取が不十分になることが多いため，栄養摂取に工夫が必要となる．具体的には，少量を頻回に摂取し，食事前の気管支拡張剤の投与や便秘の回避などにも配慮することが必要である．

■──フィジカルアセスメント

●視診

皮膚皮下組織については，皮膚の色，性状，緊張から，酸素状態，栄養状態がわかる．頸静脈の怒張は右心不全で認める兆候であり注意が必要である．胸郭の形，大きさは，左右対称性に注目して観察する［図8］．気胸などでは患側の胸郭運動が制限されることで，健側の胸郭運動が代償的に増加し，左右非対称の運動となる．

[図7] COPDにおける栄養障害の悪循環

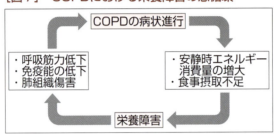

[図8] 胸郭の形と大きさ

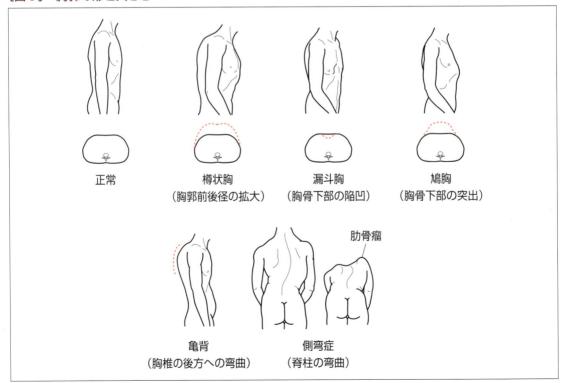

（佐野一洋：フィジカルアセスメント．高橋仁美・塩谷隆信・宮川哲夫編：動画でわかる呼吸リハビリテーション，第2版，p58，中山書店，2008．より）

COPDでは努力性の呼吸のためにやせとあいまって胸鎖乳突筋が過剰に発達しているかのように見えることがある［図9］。

● 聴診

聴診は，正常呼吸音［図10］を理解しておくことが必要であり，その音の大きさ，質的な変化，左右差に注目する。呼吸副雑音についても同様に，どの部位で聴取されるか，呼吸の位相との関係はどうか「吸気時か呼気時か？　吸気時なら終末か？　前半あるいは中期からか？」，連続音か断続音か，音の大きさはどうか，音の高さはどうか，音質はどうかを確認する。［図11］のように左右対称に聴取することが基本となる。

● 打診

打診音は，清音，鼓音，濁音に分類される［表4］。打診の方法は［図12］のように手関節のスナップを利用してリズミカルに行う。場所は，胸部の打診は前胸部，背部を上部から下部へ，左右を比較しながら行う。その際には，

[図9] COPDの頸部の筋群の特徴

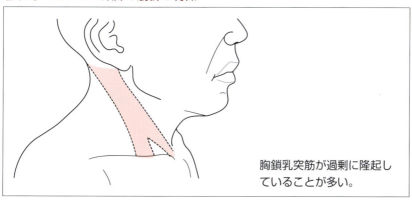

胸鎖乳突筋が過剰に隆起していることが多い。

[図10] 呼吸音

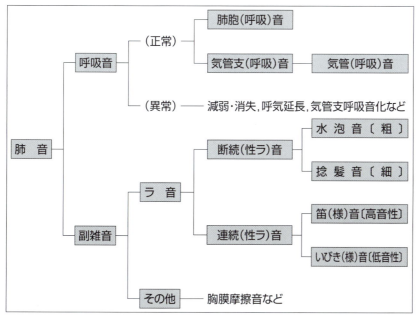

[図11] 聴診部位

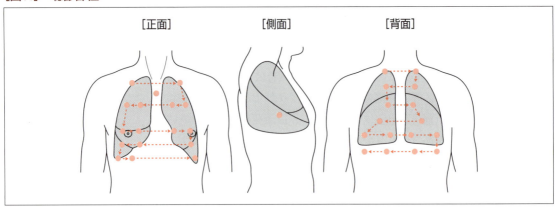

[表4] 打診音

清音（共鳴音）	正常肺野の打診音（空気と水成分の混合物を打診した音）
鼓音（過共鳴音）	腹部ガスや胸壁に近い空洞上を打診したときの音（空気成分を打診した太鼓を叩いたような音）
濁音	心，肝，横隔膜上を打診したときの音（水成分を打診した鈍くて重い音）

[図12] 打診方法

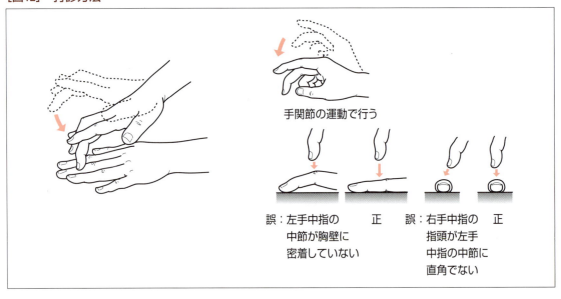

　肋骨と肺の部位の解剖学的な位置を理解しておく必要がある。
　健常者の肺の下限は，安静呼吸時の鎖骨中線上で第6〜7肋骨である。横隔膜は通常3〜5cm上下動するが，COPDなどで肺が過膨脹の場合には動きが少ないので，その動きによる音の変化に注意する。硬化性病変（肺炎，肺結核など）では局所的に濁音を呈する。鼓音は，肺内の大きな空洞病変，進行したCOPDで認める。

● 触診

　予想される病変部から離れた場所から，両手のひらを胸郭に当てて左右差を確認しながら行う。どのように動くのか，動かないのかを確認する。深呼吸を行ってもらうとわかりやすい。

　痰の貯留を認める場合には，比較的中枢の気管支に喀痰の貯留があった場合には，ブツブツとした所見を手のひらに確認できる（ラトリング）。音声振盪では，声が気管，気管支，肺胞を通じて胸壁全体に伝わり，胸壁に振動が生じる。肺水腫などでは，患側で増強し，気胸などでは減弱する。

● 呼吸様式の評価

　頻呼吸は，20回/分以上の呼吸数のことを示し，①浅い頻呼吸（COPD，肺結核後遺症など1回換気量の減少する慢性呼吸不全に多い），②深い頻呼吸（肺疾患のみならず，中枢性過換気，敗血症，代謝性アシドーシス，心因性過換気などで認める）に分類される。

　徐呼吸は，10回/分以下の呼吸数のことを示し，気道閉塞，神経疾患，胸郭変形などでは息切れを伴うが，薬物中毒では伴わない。

　呼吸リズムの異常についても観察する必要がある。呼気の延長は，喘息，COPDなどの末梢気道の閉塞で生じる。吸気の延長は，中枢側の気道狭窄で生じ，吸気に鎖骨上窩や下部肋骨，剣状突起下方が陥凹する。

　呼吸補助筋を動員しなければならない呼吸を努力呼吸と呼び，呼吸困難の特徴とされる。呼気努力時には腹筋群が呼気時に収縮する。

● 呼吸数の測り方

　呼吸数[★3]は，単位時間内の回数が少ないので15秒測って4倍しても誤差が生じやすい。そのため，30秒から1分間測定する必要がある。そのほかに，何回の呼吸に何秒を要したかを測定する方法もある。

　・例：4回12秒→1分間に20回

● 安静時呼吸の吸息と呼息の割合と努力呼吸

　呼吸リズムに［図13］ついて簡単に解説する。

　安静時の呼吸のリズムは，呼息，吸息だけではなく，吸気終末に休息がある。呼気の延長はCOPDなどで認める末梢気道の狭窄で生じ，吸気の延長は中枢側の気道狭窄で生じる。

　努力呼吸では，休息がなくなり，呼吸補助筋の活動を伴う呼吸様式に変化

> **One Point**
> ★3　健常者の呼吸数・心拍数
> ・呼吸数12～18回/分（安静時）
> ・心拍数60～80回/分（安静時）

［図13］呼吸リズム

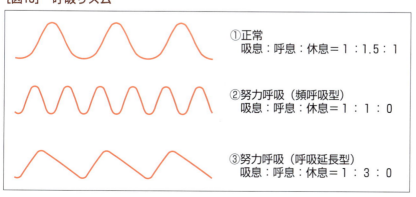

する。ADL・IADL評価を実施する際には，このような呼吸のリズムが，どのような動作の後でどのように変化したかを観察することで，動作修正[★4]に活用することができる。

■──ADL評価

●呼吸器疾患におけるADL・IADLの特徴

呼吸器疾患患者のADL・IADLの特徴としては，中等度くらいまでの重症度の場合には，呼吸困難を伴いながらも日常生活は介助なく実施可能である。それゆえに，通常のADL評価尺度として用いられることの多いBarthel indexやFunctional Independent Measure（FIM）では，天井効果により障害像を十分にとらえることができない。疾患特異性のある尺度も作成されているが十分とはいえない状況にある。

また，呼吸困難が出現し，ADLが制限され始めた時期の動作遂行は，これまで日常生活で実施してきた速度で行われ，呼吸機能が低下している場合には速く，かつ休憩を入れずに連続して実施している場合が多い。その結果，掃除などの一定の時間を必要とする活動においては，後半に顕著な呼吸困難感を認め，終了後にはしばらく動くことができないといった状況が生じてしまう。

以上のように，他の内部障害と同様に外見だけからは活動のレベルが推測できないことから，社会的な認識も遅れているのが実情である。酸素療法が導入されると周囲に一様の理解は示されるものの，逆にカニューレや酸素ボンベなどの外見が気になり，外出機会が減少してしまうなどの問題がある。

●1日の具体的な生活リズムと活動内容を把握する

ADL・IADL評価に際しては，まずは患者の自宅生活での役割と1日の生活リズムを把握する必要がある。症状の増悪だけでなく，日常生活での活動性の低下により，筋力低下や関節可動域制限などの廃用症候群を呈し，介助が必要になるなどの悪循環が生じることもある。

ゆえに，患者が日常生活上の軽度の労作で呼吸困難を自覚しはじめる時期からの支援が重要となる。この時期には家事や就業などの役割を担っている場合が多く，活動を整理して，疲労が蓄積しないような生活リズムを再構築することを目的とする。1日に実施すべき活動であっても，動作方法を修正して負担を軽減する，または適宜休憩を挟みながら低酸素血症が持続しないようにするなどのちょっとした工夫だけでも，日々の活動を負担なく遂行していくことができる。

●活動の運動負荷量の目安を理解しておく

代謝当量（metabolic equivalents：METs）とその活動における自覚症状を照らし合わせて情報収集を行うと障害像が理解しやすい。METs（メッツ）とは，安静座位の酸素摂取量（約3.5mL/kg/分）を1METとして，日常生活における各々の運動が安静座位の何倍に相当するかを示す基本的な単位である［表5］。

エネルギー消費量の基準として用いられることが多く，作業療法を実施する際の活動の許容範囲として提示されることもあるので，十分に理解してお

> **One Point**
>
> ★4 なぜ動作修正が必要なのか，どのように修正すると効率がよいか
>
> 呼吸数や呼吸リズムの変化は，例えば呼吸数の増加を認めた場合，直前に負荷の大きな動作がなかったかどうかなどを判断する材料とする。負荷の大きな動作や動作の継続時間などを考慮して，休憩を挟むポイントとするなどの指導内容に反映させるとよい。

[表5] 日常生活におけるエネルギー消費量（METs）

●身の回りの行動		●家事	
1.5～2.0	食事，手洗い，洗顔，歯磨き	1.6～2.0	床掃除，野菜の調理
1.6～3.4	更衣，室内歩行（女性）	2.1～3.0	肉類の調理，皿洗い，アイロンがけ
2.6～4.3	更衣，室内歩行（男性）	3.1～4.1	ベッドメイク，掃除機を使う
3.7～4.4	シャワー	●運動	
●趣味や気晴らしの行動		2.6～2.7	歩行　50m/min
1.5～2.0	編み物，縫い物	3.1～3.2	歩行　65m/min
1.8～2.8	楽器（ピアノ，弦楽器）	3.6～3.8	歩行　80m/min
2.8～4.0	オルガンを弾く，ドラムを叩く	2.0～3.4	軽い体操
●家での軽作業		2.5～5.0	バレーボール
1.5～1.9	机上の事務的な仕事	4.0～5.0	卓球
1.2～3.6	自動車の運転（ラッシュを除く）	4.0～5.0	階段を降りる
5.3～5.7	垣根の刈り込み，芝刈り	6.0～8.0	階段を昇る

（野原隆司：社会復帰後のリハビリテーション，木全心一・斎藤宗靖編，狭心症，心筋梗塞のリハビリテーション，改訂第3版．p203，南江堂，1999．より許諾を得て改変し転載）

く必要がある。職務内容などもMETsに当てはめて収集しておくとよい。

ただし，患者個々の呼吸機能や筋力などの運動器の状態は異なるので，患者が日頃実施しなければならない活動について，METsを目安にどのように効率的に実施していくかが重要となる。性急な動作が特徴的であれば，単純に同じ掃除などの活動に対しては，時間を倍かけて実施することで単位時間におけるエネルギー消費は半分となる。

ただ，日常生活においては活動の効率性も重要であり，加えてCOPDの肺の動的過膨脹★5などの阻害因子が出現した場合には，この考え方は当てはまらなくなるので，呼吸器疾患特有の症状を考慮した総合的な判断が必要となる。

以上のように時間をかけるだけでは呼吸困難の改善を図ることができないことも多いため，「ADL訓練」の項でも述べられているように，動作に合わせた呼吸法の実践，動作の簡略化による消費エネルギーの節約などを組み合わせて，実際の生活で効率的な活動が実施できるように働きかける。

ADL・IADL評価の実際

ADL・IADL評価を行う場合には，事前に肺機能検査や6分間歩行試験（6MWT），シャトルウォーキングテスト（SWT）などの運動耐容能の評価結果から，実際の活動を予測しておくことが重要である。疾患や重症度により呈する呼吸困難感には相違が生じるため，例えば同じCOPDであっても，%VC，FEV_1/FVC，DLco（一酸化炭素肺拡散能力）の値から，換気障害やガス拡散障害の程度を把握しておく。

次に実際に患者が日常生活で実施している入浴などの活動を評価する。活動の途中で適宜パルスオキシメーターでSpO_2を測定し，Borg scale（BS）で自覚症状を聴取しながら，[表6]にあげているようないくつかの観察のポ

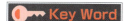

Key Word

★5　COPDの肺の動的過膨脹

COPDにおいては，呼気の気流制限から，運動により呼吸が促迫した際の呼出が不十分となり，俗にいう「吸えるが吐けない」状態となる。動的過膨脹は，このような吐き残しの蓄積によって，運動時に呼気終末肺気量が連続的に増大する現象である。これにより横隔膜が低位となるために，吸気にさらなる支障が生じてしまう悪循環に至る。

イントに注意を払い，問題となる非効率な動作はないか，呼吸困難感を誘発している動作はないかを十分に把握する．この際には，見落としがないようにチャートを作成して活用すると便利である［表7］．また，自宅生活を想定して，環境（物的・人的）を評価しておくことも重要である．

■――精神・心理面・QOL評価

呼吸器疾患においては，療養に関してもストレスを感じている場合が多く，抑うつ状態を呈していることがある．そのため，心理機能評価（不安，うつ，ストレスなど）を実施することもある．また，高齢者が多く，かつ低酸素血症の影響による言語性の記銘力障害を呈することも指摘されており，MMSE

[表6] 呼吸困難感を誘発しやすい動作

呼吸困難感を誘発しやすい動作	理由	具体的な活動例
上肢を挙上して行う動作	呼吸補助筋である斜角筋や胸鎖乳突筋，肋間筋などを緊張させることにより換気を制限してしまう．	・両手での洗髪 ・上肢を挙上して洗濯物を干す
上肢の反復動作	空間で上肢を反復することで呼吸補助筋を過剰に緊張させてしまう．また，頻回な反復運動により，呼吸のリズムが乱れる．	・洗体 ・雑巾での窓拭きや浴槽の掃除 ・掃除機がけ
腹部を圧迫するような動作	腹部を圧迫することにより，呼吸の約70％を担う横隔膜の活動を阻害する．	・座位で体幹を屈曲させながら靴下や靴を履く，爪を切る
息を止める動作	息を止めることにより，呼吸パターンに乱れが生じる．	・会話や飲み込み（重症例）

[表7] 呼吸困難感チャート

患者氏名＿＿＿＿　担当OT＿＿＿＿　日付＿＿＿＿
入浴評価＿＿＿＿　酸素流量（安静時）＿＿＿L/min　酸素流量（運動時）＿＿＿L/min　評価時の酸素流量＿＿＿L/min
所要時間＿＿＿＿　血圧（安静時）＿＿＿mmHg　血圧（終了時）＿＿＿mmHg

	SpO₂	Pulse	呼吸数	BS[胸部]	[上肢]	[下肢]	動作速度	呼吸パターン	呼吸リズムの乱れ	備考
開始前（安静時）							速い・適切・遅い	腹式・胸式・その他	あり・なし	
脱衣後							速い・適切・遅い	腹式・胸式・その他	あり・なし	
洗体後							速い・適切・遅い	腹式・胸式・その他	あり・なし	
洗顔後							速い・適切・遅い	腹式・胸式・その他	あり・なし	
洗髪後							速い・適切・遅い	腹式・胸式・その他	あり・なし	
浴槽跨ぎ後（入）							速い・適切・遅い	腹式・胸式・その他	あり・なし	
浴槽座位							速い・適切・遅い	腹式・胸式・その他	あり・なし	
浴槽跨ぎ後（出）							速い・適切・遅い	腹式・胸式・その他	あり・なし	
体を拭いた後							速い・適切・遅い	腹式・胸式・その他	あり・なし	
着衣後							速い・適切・遅い	腹式・胸式・その他	あり・なし	
完了後　30秒							速い・適切・遅い	腹式・胸式・その他	あり・なし	
1分							速い・適切・遅い	腹式・胸式・その他	あり・なし	
1分30秒							速い・適切・遅い	腹式・胸式・その他	あり・なし	
2分							速い・適切・遅い	腹式・胸式・その他	あり・なし	
2分30秒							速い・適切・遅い	腹式・胸式・その他	あり・なし	
3分							速い・適切・遅い	腹式・胸式・その他	あり・なし	

メモ＿＿＿＿＿＿＿＿＿＿＿＿＿＿＿＿＿＿＿＿

（大阪大学医学部附属病院　リハビリテーション部）

（高島千敬・他：呼吸障害と作業療法．OTジャーナル41（9）：823, 2007. より）

などで認知機能評価のスクリーニングを実施しておくとよい。

特に，後に述べるADL・IADL指導を中心とした介入を行う場合には，指導した内容が理解され，実生活で実践できることが必要になるため，スクリーニングの結果を有効な指導方法の検討に活用することもできる。

QOLの評価には，健康関連QOL（Short Form-36など），疾患特異的QOL（St. George's Respiratory Questionnaire, Chronic Respiratory Questionnaireなど）がある。対象者を偏りなく評価するためには，それぞれ重要であるといわれている。

■──包括的呼吸リハビリテーション

包括的呼吸リハビリテーションとは，多職種による学際的なチームの連携により効率的な対象者の治療を展開していくものである。チームの構成は，医師，作業療法士，理学療法士，看護師，ソーシャルワーカー，酸素供給業者[★6]などから構成される［図14］。

呼吸器疾患に対する作業療法の歴史は古く，1930年代に当時国民病であった肺結核後遺症患者に対して，農耕や園芸などを通じた体力，抵抗力の段階的増進計画として行われていた記載が残っている[1]。

現在は，1990年代に欧米を中心に展開されるようになってきた包括的呼吸リハビリテーションのなかで，前述したような主として応用動作能力の改善を目的とした内容に変化を遂げている。

ここでの作業療法士（OT）の役割は，患者のADL・IADLの拡大に向けた効率的な動作獲得への活動指導や住環境整備などの，より生活に密着した視点での支援であるといえる。また，慢性疾患においては，1日の過ごし方や余暇活動も生活の質の向上に重要であり，それらの支援も欠かすことはできない。

> **One Point**
>
> ★6 酸素供給業者
> 在宅酸素療法の導入はチームで対応するため，酸素療法の機器の手配を担う酸素供給業者との連携は重要である。外出する際の酸素量を節約するために，吸気に合わせて必要分が供給される同調器付きの携帯用酸素ボンベなど，生活様式に応じた機器の選定も協働して行う。

[図14] 包括的呼吸リハビリテーションの構成職種

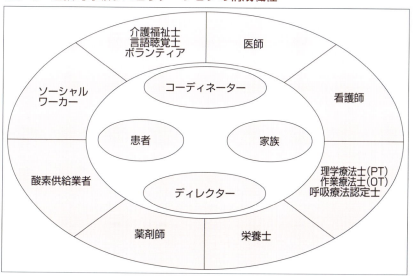

(3) 呼吸器疾患：ボトムアップ・アプローチ

呼吸器疾患におけるボトムアップ・アプローチは，運動耐容能の改善に向けての介入となる。一般的な呼吸リハビリテーションでは理学療法士（PT）を中心に，歩行訓練，下肢筋力増強訓練が実施される。現在の作業療法の臨床では，上肢の運動療法を中心とした内容になることが推測される。肺炎やCOPDの急性増悪などで一定の臥床期間がある場合には，高齢者以上に筋力低下が出現してしまうことが多く，発症前は日常生活に問題のないレベルの上肢機能が，MMT2レベルまで低下することも珍しくない。

このような場合には，筋力増強運動などの機能的作業療法を実施するが，〔表8〕，〔表9〕のようなリスク管理を行いながら進める必要がある。

●口すぼめ呼吸　〔図15〕

COPDなどの閉塞性換気障害に対しては，口すぼめ呼吸が有効である。口をすぼめて息を吐くと，気道内が陽圧となり，末梢気道がふさがらず，呼気

〔表8〕　高強度負荷と低強度負荷の比較

運動の強さ	高強度運動（high intensity）	低強度運動（low intensity）
定義	・患者個々の$\dot{V}O_2$ピークに対して60～80％の負荷	・患者個々の$\dot{V}O_2$ピークに対して40～60％の負荷
利点	・同一運動刺激に対して高い運動能力の改善がみられ，生理学的効果は高い	・在宅で継続しやすい ・抑うつや不安感の改善効果が大きい ・リスクが少ない ・アドヒアランスが維持されやすい
欠点	・すべての患者に施行は困難（特に重症例） ・リスクが高いため，付き添い，監視が必要 ・患者のアドヒアランス低下	・運動能力の改善が少ない ・運動効果の発現に長期間を要す
適応	・モチベーションが高い症例 ・肺性心，重症不整脈，器質的心疾患などがないこと ・運動時にSpO_2が90％以上であること	・高度な呼吸困難症例 ・肺性心合併例 ・後期高齢者

（日本呼吸ケアリハビリテーション学会呼吸リハビリテーション委員会ワーキンググループ・他編：呼吸リハビリテーションマニュアル──運動療法，第2版．p48，照林社，2012．より）

〔表9〕　運動の中止基準

呼吸困難感	Brog CR-10スケール7～9
その他の自覚症状	胸痛，動悸，疲労，めまい，ふらつき，チアノーゼなど
心拍数	年齢別最大心拍数の85％に達したとき（肺性心[★7]を伴うCOPDでは65～70％）不変ないし減少した時
呼吸数	毎分30回以上
血圧	高度に収縮期血圧が下降したり，拡張期血圧が上昇した時
SpO_2	90％未満になった時

＊必要な症例には，心電図によるモニタリングを行う。

（日本呼吸ケアリハビリテーション学会呼吸リハビリテーション委員会ワーキンググループ・他編：呼吸リハビリテーションマニュアル──運動療法，第2版．p55，照林社，2012．より）

[図15] 口すぼめ呼吸

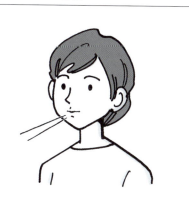

「フー」あるいは「スー」と発音するように，口唇を軽く閉じながら息を吐き，吸気と呼気の比が1：2～5，呼吸数10～15回/分程度を目標にゆっくり呼出する。対象者に適切な呼気を認識してもらうためには，口唇から30cm程度離した位置にティッシュペーパーをかざして呼出により動くかどうかを確認するとよい。

[図16] 座位での横隔膜呼吸

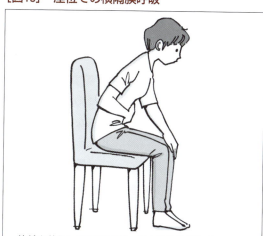

体幹を伸展した前傾座位，利き手を腹部に当てて，反対側の手はいすか膝に置き，肘関節は伸展位で上体を保持する。呼気時に腹部に当てた手で内上方に軽度圧迫し，呼気を促し，吸気時には腹部で手を押し返すようにして横隔膜の収縮を促す。

時間も延長するため，呼出を促すことができる。口すぼめ呼吸の効果としては，気道内圧の上昇による気道虚脱の防止，呼気時間の延長，呼吸困難の軽減などがあげられている[3]。下記の横隔膜呼吸と同調させながら実施されることが多い。

間質性肺炎などの拘束性換気障害の対象者への導入に関しては，これらの%VCが低下している換気障害では呼吸数が30回/分程度に増加している場合が多く，導入が困難な場合もあるが，対象者によっては動作時の呼吸困難を軽減できる可能性があるので，導入を検討する。間質性肺炎では，息止めにより低酸素血症が増悪するため，息こらえを避けるためにも指導するとよい。この際には，かえって呼吸効率が悪化するようであれば中止する。

● 横隔膜呼吸 [図16]

吸気時に腹部を膨らませ，呼気時に腹部をへこませながら呼吸する方法である。横隔膜呼吸の効果は，吸気補助筋の活動抑制，呼吸困難感の軽減などがあげられているが，残気量が過度に増大して横隔膜が平低化している場合には，横隔膜の可動性が少なく，かえって呼吸効率が悪くなる可能性があるため，このような場合には口すぼめ呼吸のみの指導が望ましい[3]。

Key Word

★7 肺性心
換気障害や肺血管障害により，肺高血圧症を生じ，2次的に右心不全を呈した病態のことである。急性肺性心と慢性肺性心に分類され，急性肺性心の原因の多くは急性肺血栓塞栓症であり，慢性肺性心は慢性の肺高血圧をきたす疾患により生じる。右心不全が生じると浮腫，肝腫大，腹水，頸静脈怒張が出現する。

(4) 呼吸器疾患：トップダウン・アプローチ

　呼吸器疾患におけるトップダウン・アプローチは，対象者のニーズに応える形での支援となり，具体的にはADL・IADLでの呼吸と動作を同調させた効率的な活動方法の実施などの直接的なアプローチになる。

　旧来から呼吸リハビリテーションにおける作業療法は，患者教育の一環として，呼吸困難を軽減する動作の工夫や環境調整などを役割として担っている。以下に述べるADL・IADL訓練を通じて，クライエントに動作や行動の変容により呼吸困難が軽減するという気づきを促し，自己効力感を高めることができる。

　日本呼吸器学会が調査した「療養生活においてもっと教えて欲しい項目」の第1位も日常生活における息切れを軽減する動作の工夫であり，「呼吸訓練」などよりもニーズが高く[4])，作業療法による指導内容とクライエントが望む指導が比較的合致していることが推測される。

　しかしながら，呼吸困難の程度，特に初期の病期の場合には，運動療法による運動耐容能の維持，向上へ意欲が高い時期でもあり，PTによる運動対応が中心となる時期であるといえる。このような時期においては，教育的介入として，呼吸困難を誘発しやすい動作やその対応の概要の指導，入浴などの負荷の大きな活動の実際の活動場面における指導が中心となろう。

■──ADL・IADL訓練の進め方

　実際のADL・IADLの活動を評価したら，訓練に向けた検討を行う。ADL・IADLの遂行を改善するためには，大きく分けて，「本人の遂行を変化させる」「物理的環境を調整する」「人的介助を活用する」などの手段がある。その際には，[表10]に示したようないくつかの動作指導上のポイントがある。

　理想的にはすべての遂行を修正しながら，呼吸困難の軽減を図ることができればよいが，個人のこれまでの生活で習慣化された遂行を根本的に修正していくことは容易ではない。現実的には前述したような呼吸困難を軽減するための手段のうちいくつかを組み合わせることが多い。

　評価結果から，どのような手段を組み合わせてADL・IADL訓練を実施することが有効であるのかは，ADL室などで具体的な動作を交えながら患者とともに検討する。動作方法の修正で対処が可能な場合には，繰り返し適切な方法で実施できるようになるまで練習することが必要となる。

　動作方法の修正で対応する場合には，COPDなどの閉塞性障害を呈する患者では，ゆっくりと呼出しながらの動作実施を指導し，間質性肺炎のような拘束性障害とガス拡散障害を呈する場合には，単位時間内の仕事量を少なく調整すること（ゆっくりとした動作実施と適切な休憩など）や酸素流量の増加で対応することが中心となる。

　動作方法の修正に関しては，意識的に動作を遂行する必要があるために，それらに十分に実行するための記銘力や注意力が必要となる。呼吸器疾患患

[表10] ADL・IADL指導上のポイント

方法	理由	具体的活動例
動作速度を調整する。	単位時間当たりの仕事量を減らす。	洗体動作，掃除機がけ
活動の途中で適切な休憩をとる。	一定の時間を要する活動において，連続する心肺への負担を軽減する。	入浴時の一連の動作，炊事
動作方法を修正する。	呼吸困難感を誘発しやすい動作を回避し，効率的な動作方法を習得する。	靴下の着脱を組み足で行い，腹部の圧迫を避ける。
呼吸に合わせながら動作を実施する（息こらえをしない）。	呼吸のリズムの維持による換気の効率化	洗体動作，排便
動作の簡略化を図る。	消費エネルギーの節約	ズボンと下着を一度に脱ぐ。
環境を整備する。	消費エネルギーの節約	シャワーチェアやベッドの導入，家事の際にいすを使う。
どれくらいの休憩で安静時の状態まで戻るかを確認する。	適切な休憩時期の指標とする。	入浴や家事などの一定時間を必要とする活動で検討する。
ADL訓練の結果をフィードバックする。	ADL訓練による呼吸困難感やSpO$_2$，Pulseの値の改善を正しく認識して，自己管理ができるようにする。	ADL訓練や指導を行った活動

＊上記のポイントは個々に独立したものではなく，いくつかを組み合わせて実施することが重要である。

者は高齢者も多く，低酸素血症による言語性の記銘力低下が指摘されており，動作を継続して実施するためには，視覚的に再認できるように貼り紙などを活用して，注意を促すことが有効な場合もある。しかし，指導した内容が全く生活上に活用できないなどの認知機能の低下を認める場合には，人的介助を活用するなどの支援へと移行していくことも必要となる。

　医療機関で作業療法を実施する場合には，病院の環境と自宅の環境との差異が問題となる。住環境の情報収集は，略図を描いてもらい，必要な部分は寸法を家人に測ってきてもらうなど具体的に対処し，自宅の環境にできるだけ近づけた設定による評価・訓練を行うことが重要である。また，指導内容をできる限り家族にも伝達し，自宅でも継続して実施できるように配慮する。

　物理的環境の調整は，多くの場合に即時効果を示すことができる。入浴であればシャワーチェアを使用するなどがあげられる。これらの福祉用具は，疾患や活動レベルにより利用できない場合もあるが，介護保険などを利用すると自己負担を軽減できるので，必要に応じて社会保障制度についての情報を提供する。

　酸素療法を導入されている患者の入浴動作などの負担の大きな活動の評価時には，SpO$_2$の値が80％台の前半まで低下し，ADL訓練による効率的な動作を獲得しただけでは，SpO$_2$の値や呼吸困難感が十分に改善しないことがある。この場合には，主治医と相談して労作時の酸素流量の増加や介助の必要性等について検討する。

■──入浴

　入浴動作は，［脱衣→浴室への移動→洗体→洗髪→浴槽につかる→浴槽から出る→体を拭く→脱衣所に移動→着衣］などの多くの過程から構成されている。患者のなかには，呼吸困難のためにこれらの全過程に1時間を要し，か

つ完了後には呼吸困難が持続してしばらく動くことができないという例もある。また，カニューレが動作の邪魔になることが煩わしくて，酸素療法を実施せずに短時間で入浴を済ませる方が楽であると誤った認識をもっている対象者もみられる。

医療機関で作業療法を実施する場合には，自宅での実際の生活様式について十分な情報収集を行っておくことが重要である。以下に具体的な介入例について述べる。

● 洗髪動作

洗髪動作は，呼吸補助筋を過剰に緊張させて固定してしまい，なおかつ上肢の頻回な反復運動や息こらえを伴う最も呼吸困難が出現しやすい活動の1つである。

20cm程度の高さの洗い場の腰かけを使用している場合には，体幹を前屈させることで横隔膜の運動を制限してしまう。このような場合，①40cm程度の高さのシャワーチェアを導入する［図17］，②シャワーの柄をホルダーにかけて立位で洗髪する，などの方法が検討できる［図18］。

また，洗髪の方法自体も，①シャンプーハットを使用する，②両手動作を片手動作に変更する［図19］，③浴槽の高さが50cm程度であれば，腰かけに座って浴槽の縁に肘をついて実施する，などのバリエーションが考えられる。

● 洗体動作　［図19］

洗体動作では，上肢の頻回な動作による呼吸リズムの乱れや足部の洗体時に体幹を過屈曲させることによる横隔膜呼吸の阻害などが，呼吸困難感の増悪を招くことが多い。下方へのリーチを補うためには，組み足での足部の洗体のように洗体方法を修正するように指導するとよい［図20］。

また，背部の洗体では，洗体タオルに布ベルトを縫いつけて長さを補うことで，上肢の窮屈な動きを肘の運動を中心とした効率的な方法に修正することができる［図21］。

[図17]　洗い場で使用されるいすによる姿勢の変化

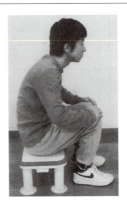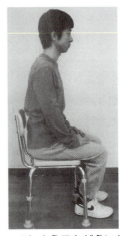

左の腰かけでは股関節が過屈曲した肢位をとってしまうことが多いが，右のようにシャワーチェアを用いることで良好な肢位を保持することができる。

[図18] 洗髪時の環境調整

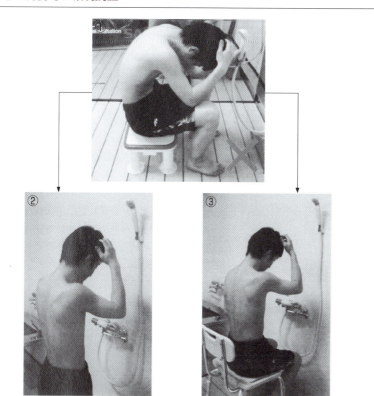

①の体幹を前屈させた窮屈な肢位から，②は立位での洗髪，③はシャワーチェアを用いた洗髪へと修正したものである。

[図19] 効率的な洗髪・洗体動作

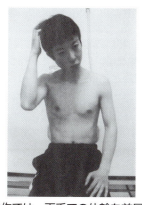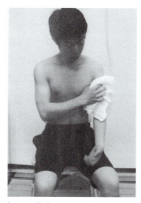

洗髪動作では，両手での体幹を前屈させながらの動作よりも，左のように頸部を若干傾けて片手での動作を実施することが望ましい。また，特にCOPDなどの閉塞性障害においては，ゆっくりと呼出しながら動作を実施し，洗体では上肢はあまり挙上せずに実施することが望ましい。

[図20] 足部の洗体方法の修正

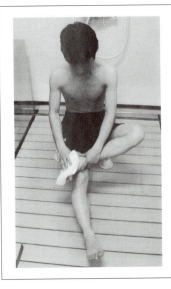

洗い場の大きさと同居している家族の利便性などを考慮して，低めの腰かけを使用する場合には，組み足にて足部を洗体すると腹部の圧迫を回避することができる。

[図21] 背部の洗体動作

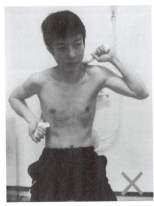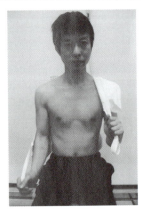

左のように洗体タオルが短いと呼吸補助筋を過度に緊張させた動作実施となってしまうが，右のようにタオルに布ベルトで輪を縫いつけて長さを補うことで，肘の運動を中心とした効率的な動作実施が可能となる。

■──整容

　歯磨き動作は，ブラッシングにより呼吸リズムが容易に乱れてしまう活動である。休憩しながらの動作を実施することが中心となるが，洗面台に肘をついた状態での動作により，呼吸補助筋の過剰な活動を抑制することができる［図22］。

■──掃除

　掃除も多くの動作過程により構成されているが，［表5］にあるように掃除機がけは3.1～4.1METsに相当するエネルギー消費が比較的大きい活動である。掃除機がけでは，上肢の頻回な運動により，呼吸リズムが乱れる場面が

[図22] 歯磨き動作

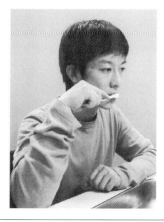

歯磨き動作はブラッシングと上肢の空間保持での頻回な運動により,呼吸リズムが崩れることが多いが,肘つき位で実施することで上肢筋群の過剰な緊張を回避することができる。この場合には,洗面台の高さが図のように適切であることが重要である。

[図23] 掃除機がけ動作

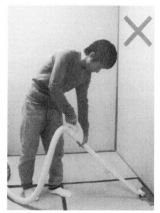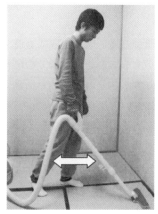

左のように両手での体幹を屈曲させた動作から,右の片手動作で足を運びながらの動作に修正することで呼吸リズムの維持を図ることができる。矢印のように足を運びながら重心移動を用いた動作を行うことができるように繰り返し指導する。

多く観察される。両手での動作よりも片手で体幹を起こした状態での動作が望ましく,かつ上肢の動作が主体になるのではなく,足を運びながら重心移動をすることで,掃除機をかけるといった方法への修正が有効である[図23]。また,1畳かけたら数回深呼吸を挟むなど,適切な休憩機会を設けるようにするとよい。

ちゃぶ台などの比較的軽い家具の移動をしなければならない場合,上肢中心に持ち上げると息こらえ動作となり,呼吸困難感が増悪することが多い。そのため,物品をできるだけ重心に近い位置で持ち上げ,上肢の筋を過剰に緊張させることなく実施できるように工夫する[図24]。

■——炊事

炊事に際しては,いすに腰かけて実施できるものは座って実施するとよい

[図24] 物品の運搬

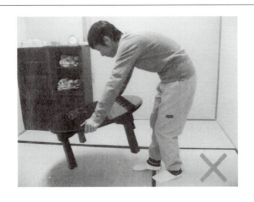
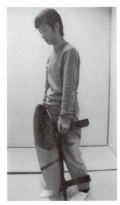

左のように上肢中心の持ち上げでは，息こらえ動作となり呼吸困難感が増悪することが多い。そのため，右のように物品をできるだけ重心に近い位置で，上肢の筋を過剰に緊張させることなく実施するように工夫すると効率的に物品を運搬することができる。

が，調理台の高さは高すぎても低すぎても不良肢位となるために，注意を払う必要がある。また，台所での動線を考慮して，使用頻度の高い物品はひとまとめにするなどの効率的な活動に向けた環境の整備を提案し，酸素療法を導入されている場合には，火気の管理に十分な注意を払うように指導する（電磁調理器の使用が望ましい）。一度始めるときりのよいところまでと，つい長時間の連続した活動になってしまうことがあるので，タイマーを10分程度にセットして休憩の目安とするなどの工夫を行うとよい。

■——洗濯

洗濯については，干し動作のみならず，洗濯物の運搬が問題となる。水を含んだ洗濯物を一度に洗濯機から物干し場に移動すると負担も大きくなるので，カートに載せて移動したり，半分程度に分けて移動するなどの対処方法を検討する。

干し動作に関しては，物干し竿（紐）の高さが呼吸困難の増悪に影響する。もの干し竿の高さが頭部以上であると，短時間ではあるが大きく肩を挙上しながらの動作となるため，呼吸補助筋を固定してしまう[★8]。この場合には，干した洗濯物が床や地面につかない程度に，物干し竿の高さを立位時の肩の高さ程度に低く調整するとよい［図25］。

■——買い物

歩行車を使用した移動によりエネルギーの節約を図ることができる［図26］。酸素療法を導入されている場合には，リュックサック型携帯ボンベの使用や歩行車にオプションでカゴをつけてボンベを積むなどの方法がある。移動範囲の狭小化は，廃用症候群を招く原因となるだけでなく，生活の質の低下にも大きな影響を及ぼすために，酸素流量の増加も含めて主治医と検討することが重要である。

> **One Point**
>
> ★8 呼吸補助筋を固定してしまう構造
> 上肢帯には胸鎖乳突筋などの呼吸補助筋が多く存在し，上肢を挙上することで，これらの筋を過緊張させ，胸郭運動を妨げてしまう。その結果肺活量が低下し，呼吸困難を誘発する原因となる。

[図25] 洗濯物干し動作

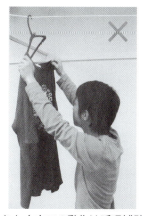 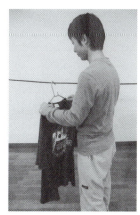

頭部よりも上方での動作は呼吸補助筋の活動を制限するため，右のように低めに設定するとよい。

[図26] 歩行車を使用した移動

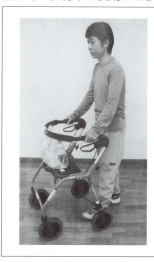

エネルギーの節約に活用でき，オプションのカゴを取り付けると酸素ボンベを積むこともできる。

■──余暇活動

　呼吸リハビリテーションにおける作業療法は，ADLへの支援が中心となることが多いが，実際に患者の1日の生活を考えた場合，ADLの占める割合はわずかなものであることを忘れてはならない。特に慢性肺疾患を有している場合には生活の質の向上に対して，余暇活動への支援も重要となる。

　患者が無理なく楽しめる余暇活動としては，机上でできるパソコンや手芸などがあげられる。その際には，活動時間の管理や机やいすの高さなどの環境設定が考慮されなければならない。例えば，机の高さを適切に調整することにより，適切な姿勢を保つことで呼吸困難の軽減を図ることができる［図27］。

[図27] 机上での動作

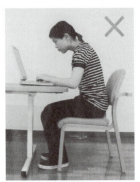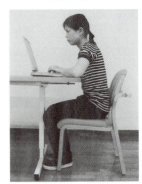

左のように机の高さが低いと不良肢位をとりやすくなる。右は左と比較して，机の高さを10cm程度高めに調整している。これにより良好な姿勢保持が可能となっている。机上での趣味的活動は時間を決めて実施し，長時間同一肢位をとらないように注意する。

(5) 呼吸器疾患の作業療法：クロッシング・アプローチ

　呼吸器疾患に対する作業療法の臨床において，ボトムアップ・アプローチとトップダウン・アプローチをどのように選択し，また組み合わせていくかについては，以下に述べるような病期別のとらえ方と環境要因（物理的環境，人的環境），対象者のニーズを考慮して検討する必要がある。

　また，活動に与える廃用症候群の要素の影響によっても，対応が異なる場合がある。代表的な呼吸器疾患であるCOPDは全身性の炎症に起因する骨格筋の機能障害が生じることで知られている。心肺をエンジンにたとえると，骨格筋はタイヤやサスペンションに相当するものであり，心肺への負担を軽減するために骨格筋の要素は重要である。

　作業療法の役割は，効率のよい動作の獲得や環境整備などによるADL・IADL・QOLの向上にある。多くの呼吸器疾患が慢性の経過をたどることを考えると余暇活動などのQOLへの支援も忘れることはできない。

　呼吸器疾患を有する対象者は高齢者が多く，かつ呼吸器疾患特有の言語性の記銘力低下[9]を呈している場合もあるため，地域生活へ移行する際には，対象者自身でできること，これらの認知機能の低下によりできないことを評価し，訪問リハや看護と連携していく視点も重要である。

　他職種と連携しながら，個々の対象者に応じて，作業療法での運動機能への支援，ADL・IADLにおける動作指導の観点からの支援の限界について，地域生活を想定しながら見極め，社会保障制度を利用した人的な支援も含めて検討することもOTの重要な役割である。

One Point

★9　言語性の記銘力が低下する理由

呼吸器疾患による慢性の低酸素血症は低酸素脳症をもたらし，前行性の記憶障害，特に学習，再生においては言語性記憶が低下するといわれている。

■──トップダウン・アプローチの選択例

　一定の治療経過を経て，作業療法の処方がおりた際の心肺機能，運動機能の状況に応じてADL・IADLの拡大を積極的に図ることができる。

　初回の活動レベルにかかわらず，入院前の活動レベル（身辺動作は自立していたのか，部分的介助が必要であれば，どこに必要なのか）を聴取する必要がある。慢性経過をたどりつつ，定期的に急性増悪を繰り返す例もあり，入院前から活動レベルの低い場合も多いため，介助者の有無，社会保障の利用状況を把握しておくとよい。

　面接から得た情報と心肺機能，四肢の筋力などの運動機能の関係を解釈し，円滑な離床が促進できる状態であれば，COPMなどで対象者のニードを評価しつつ，その時点で拡大可能な活動に関しては速やかに拡大していく。

　まずは，ベッドサイドから食事や整容などの負荷の少ない活動が効率的に実施できているかを中心に評価を行い，退院後の自宅での役割を踏まえて，必要な場合には，ADLのみならず，IADLや職業関連活動の評価，指導へと移行していく。

■──ボトムアップ・アプローチの選択例

　作業療法の対象で多い肺炎を例にとると，感染などによる急性発症を契機に入院し，まずは抗菌薬の投与による治療が実施される。この治療を経て，炎症所見や画像所見の改善により，リハ処方がおりる。

　このような短期間の臥床期間でも，先に述べたように高齢者においては，四肢筋力低下を顕著に認める場合が少なくない。自律神経症状を伴う場合もあるので，血圧やSpO$_2$を測定しながらリスク管理を行いベッドアップから開始することもある。

　また，せん妄や認知機能の低下を伴うこともあるので，あわせて認知・心理機能の評価を行い，負担の少ない身辺動作である食事や整容動作が自己実施できるかどうかを評価し，運動器の問題が大きく，遂行が非効率である，または実施できない場合には，運動耐容能の向上を目指して，徐々に離床を図りながら，修正ボルグスケールの2（弱い）〜4（やや強い）程度の軽負荷での上肢の運動等を，監視下でモニタリングしながら実施する必要がある。

■──両者の併用例

　急性増悪後からのかかわりにおいては，必ずしも上記のようにトップダウン・アプローチ，ボトムアップ・アプローチと明確に方向性を絞ることができないのが実情である。

　運動器の問題が生じていない場合には，速やかにADL・IADLの拡大を図ることができるが，呼吸機能の低下に加えて，何らかの運動器の問題を生じている場合が大半であるため，両者を併用するケースが多い。

　つまり，初回の心肺機能，運動機能の状況に応じて，可及的に拡大が可能な活動に関しては，速やかに拡大し，呼吸困難を誘発しやすい上肢の活動を効率的に実施するために，運動機能に向けたアプローチを実施するような形

をとる。運動耐容能に改善を認めた場合には，その都度実際のADL・IADL場面での効率的な動作方法の獲得に結びつけていく。

呼吸器疾患の対象者は，抑うつ傾向を認めることが多いことは前述したとおりであるが，特に高齢者や急性増悪を繰り返すケースでは，モチベーションの低下が顕著であり，身辺動作に関しても依存的な場合が多い。そのために，可能な活動はできるだけ自ら実施していくことで，自己効力感を高めていくようなかかわりが必要となる。必要に応じて趣味的活動等をプログラムに取り入れることも検討する。

(6) 病期によるアプローチ分類

[図28]は，呼吸器疾患の作業療法の流れの略図である。呼吸器疾患だからといって特別な経過をたどるわけではなく，基本的な視点は脳血管障害などと同様の進行になると思われる。例えば肺炎を例にとると，このように急性増悪または発症により，一定の治療期間を経て，リハ処方に至った際に治療に伴うやむを得ない臥床期間が生じることがある。臥床期間の筋力低下に及ぼす影響は，予備能の少ない高齢者においては，1週間程度であっても大きな影響を及ぼすケースもまれではない。

(a) 急性期

呼吸器疾患に対する急性期の介入は，ベッドサイドから開始となることが多い。多くの点滴ルートや場合によっては人工呼吸器が装着されていることもあるので★10，ルートの長さや点滴針の挿入方向などに注意しながら，活動の評価，介入を進めていく必要がある。特に人工呼吸器の接続に緩みがないかどうかは十分に確認をしておく必要がある。

> **One Point**
>
> ★10 人工呼吸器装着患者への対応
>
> 重症例では人工呼吸器を装着されている場合がある。この際には，主治医やPTと相談しながら，慎重に離床を図ることが必要である。人工呼吸器装着下であっても，四肢の運動は可能であり，安定した呼吸状態が確保された状況であれば，起居動作や歩行も可能で，人工呼吸器を離脱するために運動耐容能の改善を図る場合もある。
> 気管切開を施行されている場合には，コミュニケーションに支障が生じている可能性があるので，通常は筆談が可能であると推測されるが，場合によっては文字盤導入などの支援も検討する。
> いずれにしても，介入時には機器の緩み等に注意しながら，各種換気モードについても理解して安全に実施することが必要である。

[図28] 急性増悪後のかかわりの例

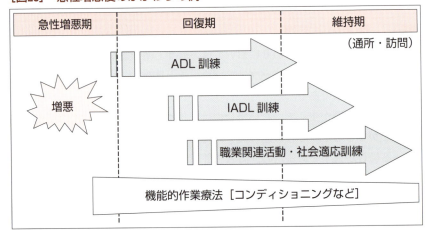

この時期は、早期離床と可及的早期に活動の拡大を図ることが目標になる。肺機能検査は簡易なものしか実施されていないことが多いが、事前に画像所見、血液データの炎症反応の改善などのデータや、病棟スタッフから現在の安静度の確認などの情報収集を行っておく。投薬も減量や変更されていることがあるので確認をしておく。酸素療法を導入されている場合には、安静時、運動時で酸素流量が変更されているのかどうかも確認しておくとよい。

主治医の指示のもとで、可能であれば呼吸機能や身体機能に応じて、ポータブルトイレへの移乗などの活動の拡大を図っていくが、その際にはモニタリングを行い、自覚症状の変化を聴取しながら慎重に進める。

この時期は、安静度がベッド上、室内、病棟内と徐々に拡大されてくる時期である。安静指示が拡大する際には、その都度主治医に確認しながら、安全性を確認しておく必要がある。廃用症候群を伴う場合には前述のボトムアップ・アプローチに記したように、自動運動を中心とした軽負荷からの運動を実施していくとよい。

(b) 回復期

積極的なADL・IADL訓練に取り組むことが可能となる時期であり、医療機関を退院して、地域での生活（家庭復帰、職業復帰）に戻ることが目標となる。ADL・IADL訓練を中心としながら、機能的な作業療法のアプローチを併用しながら進めていくことになる。退院して地域生活に移行する際には、活動レベルを家族または介助者にも十分把握してもらい、過介助とならないように、また、過度に負担のかかる活動にならないように注意する。

訪問リハや通所リハが必要な活動レベルにとどまった場合でも、地域とのつなぎの役割を担う。医療機関での検査データなどは地域でのリハスタッフは入手しにくいものであり、データの推移や入院生活での状況を紹介状などで申し送ることでスムーズに維持期の支援につなげることができる。

(c) 維持期

基本的には呼吸機能は安定していると推測される時期であり、COPDなどの介護保険の利用が可能なケースでは、訪問リハや通所リハでの支援となる。通所、訪問を問わず、呼吸機能に応じて自宅で役割を担うことができているかどうかを評価しながら、熱発や咳嗽などの呼吸器症状を聴取していき、変化を認めた場合には速やかにかかりつけ医の受診をすすめ、急性増悪の芽を摘んでおくことが必要である。対象者によっては、「少し様子をみてから考えます」と後手後手の対応となってしまい重篤化する場合があるので早めの対応を心がける。

地域リハにおいては、肺機能や生化学データのような医学的情報の入手が困難であることが多い。呼吸器疾患の対象者を訪問する際には、血圧計に加

えてパルスオキシメーターを持参することが望ましい。基本的には症状が安定しているために在宅に移行していることが多いが，介護を受けながら在宅へ移行するケースもあるため，可能な限りかかりつけ医の情報提供や指示を仰ぐ必要がある。しかし，十分な情報を得るには限界があるため，現実的な対応として，前述したような問診や聴診などのフィジカルアセスメントを行いながら，安全に実施していく[11]。

訪問リハのように生活の場での支援は作業療法の力を発揮しやすい環境下にあることを忘れず，このような場で支援する機会がある場合には，住環境調整を含めた環境面への支援も行っていく。

また，自宅生活を考えた場合，ADLが身辺動作可能な程度にとどまっていたとしても，趣味的な活動の拡大を図る視点も重要である。日常生活において，基本的ADLに費やす時間はわずかなものである。それ以外の時間の有効活用に向けた支援は，対象者のQOLを左右する。

地域での作業療法の実践例は少ないが，その方らしさを取り戻す機会でもあるので，積極的に対応する必要があり，作業療法は重要な役割を担う。

● 在宅酸素療法の対象疾患

1985（昭和60）年に保険の適応となってから，呼吸器疾患の対象者が酸素療法を継続しながら地域で生活することが可能となった。これにより，活動

> **One Point**
>
> ★11 維持期のメンタル・ケア
>
> COPDを抱えると不安心理からうつ状態へ陥りやすい。また，必要以上に身体の負荷に対して注意深くなり，そのため不活発な生活が長く続いたり，外出をまったくしなくなったりもする。OTは常にメンタルチェックを欠かさず，必要とあれば他の専門職と協調して，その問題に対処しなければならない。

[表11] 在宅酸素療法の対象疾患

チアノーゼ型先天性心疾患	
高度慢性呼吸不全例	在宅酸素療法導入前にPaO$_2$55Torr以下の者およびPaO$_2$60Torr以下で，睡眠時または運動負荷時に著しい低酸素血症をきたす者であって，医師が在宅酸素療法が必要であると認めた者
肺高血圧症	
慢性心不全	医師の診断により，NYHA Ⅲ度以上であると認められ，睡眠時チェーンストークス呼吸がみられ，無呼吸低呼吸指数（1時間当たりの無呼吸数および低呼吸数をいう）20以上であることが，睡眠時ポリグラフ上で確認されている症例

[表12] 代表的な薬剤

薬の種類		注意点
気管支拡張薬	β刺激薬	血圧上昇や頻脈が出現するので，自覚症状だけではなく，モニタリングが必要
	抗コリン薬	副交感神経を抑制するので，排尿困難や便秘が出現することがある
抗炎症薬	ステロイド	
	キサンチン誘導体（テオフィリン）	運動負荷による頻脈，不整脈に注意が必要
抗アレルギー薬		眠気や倦怠感に注意が必要
去痰薬		分泌物の流動性がよくなるので，排痰への支援が重要となる

範囲は劇的に拡大したが，当初はボンベを引きながらの外出に抵抗のある対象者が多い状況であった。しかしながら，近年の急速な普及により，周囲や対象者自身の心のバリアは徐々に取り除かれるようになってきている。対象疾患は呼吸器疾患のみならず，[表11]のように慢性心不全も含まれている。

● 必要な薬物の知識

内部障害においては，内科的な治療が実施されることが多い。そのため，各種薬剤の副作用等の注意点を理解しておく必要がある。代表的な薬剤を[表12]に示す。

（髙島千敬）

文献

1）Redelmeier DA, Bayoumi AM, Goldstein RS, et al : Interpreting small differences in functional status: the Six Minute Walk test in chronic lung disease patients. *Am J Respir Crit Care Med*. 155（4）：1278－1282, 1997.
2）日本呼吸ケアリハビリテーション学会呼吸リハビリテーション委員会編：呼吸リハビリテーションマニュアル──患者教育の考え方と実践．pp102－112，照林社，2007.
3）日本呼吸ケアリハビリテーション学会呼吸リハビリテーション委員会ワーキンググループ・他編：呼吸リハビリテーションマニュアル──運動療法，第2版．p145，照林社，2012.
4）日本呼吸器学会肺生理専門委員会在宅呼吸ケア白書COPD疾患別解析ワーキンググループ：在宅呼吸ケア白書COPD（慢性閉塞性肺疾患）患者アンケート調査疾患別解析．2013. http://www.jrs.or.jp/uploads/uploads/files/photos/1096.pdf

9. 循環器疾患

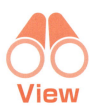

- 循環器疾患（心大血管疾患）における作業療法の究極の目標は再発予防，健康予後の改善，生命予後の改善である。
- そのためには患者が安全に運動や活動を継続できるように支援する必要がある。
- トップダウン／ボトムアップ・アプローチにより患者の自己管理能力の向上を目指す。

(1) 循環器疾患の基礎知識

身体のすべての細胞や臓器が正常に機能し続けるためには，必要な酸素や栄養が供給され，代謝によって生じた老廃物が取り除かれる必要がある。そのためには，血液循環が正常に維持されなければならない。心臓と血管はこの血液循環を維持するための器官である。

心臓はポンプ器官として血液を送り出し，血管は管としての血液の送路である。心臓や血管の障害により酸素や栄養素が十分に供給されないと，身体の組織や臓器に障害をきたす。末梢の臓器障害は多岐にわたるが，臓器障害が肺や脳，肝臓など重要臓器に及べば生命維持に影響を与える。

循環器のリハビリテーション★1 は原疾患である心臓や血管ばかりでなく，末梢臓器症状を考慮しながらすすめることが重要である。

①急性心筋梗塞

心筋梗塞は心筋に栄養を供給する冠動脈において，粥腫（プラーク）の破綻と引き続いて起こる血栓形成により冠動脈が急性閉塞し，心筋壊死を生じる病態である。

臨床症状は，①安静でも20分以上持続する胸痛，冷汗，嘔気，②心電図でST上昇，異常Q波が認められ，（非ST上昇型，非Q波型の梗塞もある），③血液検査で心筋逸脱酵素（CK，AST，LDH，心筋トロポニン等）の上昇，④心臓聴診で心臓収縮能・拡張能の低下を意味するⅢ音やⅣ音が聴取される，などがある。

冠動脈拡張作用のある硝酸薬（ニトログリセリン）が無効である。疾病の分類は多種あり代表的なものを［表1］に示す。

治療はカテーテル治療である経皮的冠動脈インターベンション（percutaneous coronary intervention：PCI）や，外科的治療である冠動脈

> **One Point**
>
> ★1 心大血管リハビリテーションの適応疾患
> ・急性発症した心大血管疾患または心大血管疾患の手術後の患者（急性心筋梗塞，狭心症，開心手術後，大血管疾患〈大動脈解離，解離性大動脈瘤，大血管手術後〉）
> ・慢性心不全，末梢動脈閉塞性疾患その他の慢性の心大血管の疾患により，一定程度以上の呼吸循環機能の低下および日常生活能力の低下を来している患者

[表1] 急性心筋梗塞の分類

期間による分類	・急性心筋梗塞（acute myocardial infarction：AMI） ・亜急性心筋梗塞（recent myocardial infarction：RMI） ・陳旧性心筋梗塞（old myocardial infarction：OMI）	発症72時間以内 発症72時間〜1カ月 発症1カ月以上
梗塞範囲による分類	・貫壁性心筋梗塞 ・非貫壁性心筋梗塞	ST上昇型梗塞 非ST上昇型梗塞
重症度分類（killip分類）	・Ⅰ群：心不全徴候なし（ポンプ失調なし） ・Ⅱ群：軽〜中等度の心不全（肺野の50%未満で湿性ラ音聴取） ・Ⅲ群：肺水腫（肺野の50%以上で湿性ラ音聴取） ・Ⅳ群：心原性ショック	

バイパス術（coronary artery bypass grafting：CABG）の再灌流療法と薬物療法が主である。

②狭心症

狭心症は冠動脈の動脈硬化による器質的狭窄や冠攣縮に伴う機能的狭窄により，心筋虚血から出現する胸部症状（狭心痛）である。胸痛に加え発作時には特徴的なST低下が認められる。高齢者や糖尿病などで胸部症状を伴わない発作を無痛性心筋虚血という。疾病の分類を[表2]に示す。

治療は薬物療法と血行再建治療に大別される。発作時は硝酸薬が症状の改善に有効である。血行再建治療はPCIやCABGが施行される。

③大血管疾患

大動脈瘤は大動脈壁の脆弱化のために大動脈が病的に拡張した状態である。動脈硬化や解離が主たる成因であり，最終的には破裂し致死的となる。

大動脈解離は外膜，中膜，内膜の3層構造である大動脈壁の内膜に何らかの誘因で亀裂（エントリー）が生じ，中膜内に裂け目が生じ，内膜と外膜をはがす（解離）ように血液が血管壁内に侵入する病態である。本来の血管内腔を真腔，解離により生じた新たな内腔を偽腔と呼ぶ。大動脈解離には瘤形成を認めないことも多いが，大動脈径が拡大し瘤形成を認めた病態を解離性大動脈瘤と呼ぶ。

[表2] 狭心症の分類

発作の誘因による分類	・労作性狭心症 ・安静狭心症
臨床経過による分類	・安定狭心症 ・不安定狭心症
発症機序による分類	・器質性狭心症 ・冠攣縮性狭心症 ・冠血栓性狭心症
冠動脈造影検査所見による分類	・一枝病変 ・二枝病変 ・三枝病変 ・左主幹部病変

大動脈瘤は胸部が6cm径，腹部が5cm径でおおむね手術適応となり，大動脈解離では解離の部位や血栓閉塞の有無，臓器虚血の有無などで手術適応が判断される。降圧を中心とした保存的治療のほかに，手術では人工血管置換術のほかにカテーテル治療によるステント内挿術も行われる。

④慢性心不全

　慢性心不全とは心臓のポンプ機能が低下し，全身の需要に見合う血液循環が保てなくなることにより起こる症候群であり，あらゆる循環器疾患がたどる終末像である。心不全の原因疾患と分類は多様である［表3・4］。

　その症状は全身各臓器の低灌流症状とうっ血症状に大別される。低灌流症状としたチアノーゼ，易疲労感・倦怠感（骨格筋灌流障害），尿量減少（腎臓灌流障害），意識障害・精神障害（脳灌流障害）などがある。うっ血症状として肺水腫・労作時呼吸困難・発作性夜間呼吸困難・起坐呼吸★2（肺うっ血），下肢浮腫・頸静脈怒張・胸水・腹水・肝腫大（静脈うっ血）などがあげられる。

　慢性心不全の治療は薬物療法が主体である。加えて原因疾患への治療が可能であれば実施される。薬剤投与に対して良好な反応が得られない重症心不全に対しては，大動脈内バルーンパンピングや経皮的心肺補助，補助人工心臓，心移植などが治療の選択肢としてあげられる。

⑤末梢動脈疾患

　末梢動脈疾患（peripheral arterial disease：PAD）の多くは動脈硬化を原因とする閉塞性動脈硬化症（arteriosclerosis obliterans：ASO）と，炎症を

Key Word

★2　起坐呼吸
起坐呼吸とは左心不全の主要徴候であり，呼吸困難が臥位で増強し起坐位で軽減する臨床的徴候である。主な原因は，臥位で右心系への静脈還流が増加し，その結果，左房圧が上昇し肺うっ血が生じることにある。

［表3］　心不全の原因疾患

- 虚血性心疾患
  - 狭心症
  - 心筋梗塞
- 心臓弁膜症
  - 僧房弁狭窄症／閉鎖不全症
  - 大動脈弁狭窄症／閉鎖不全症
  - 三尖弁閉鎖不全症
  - 肺動脈弁狭窄症
- 心筋疾患
  - 拡張型心筋症
  - 肥大型心筋症
  - 心筋炎・他
- 不整脈
  - 極端な頻脈や徐脈
- 肺疾患
  - 原発性肺高血圧症
  - 肺梗塞
  - 間質性肺疾患
  - 慢性肺気腫・他
- 高血圧
- 甲状腺機能亢進症
- 貧血
- 動静脈瘻
- 薬剤性，栄養障害・他

［表4］　心不全の病型分類

時期による分類	慢性心不全 ― 急性心不全
部位による分類	左心不全 ― 右心不全
影響を受ける部位による分類	前方不全 ― 後方不全
心機能による分類	収縮不全 ― 拡張不全
心拍出量による分類	低拍出性心不全 ― 高拍出性心不全

[表5] 末梢動脈閉塞性疾患の病期分類と治療

Fontaine分類		治療
Ⅰ度	無症状（潜在的虚血）	（薬物療法）
Ⅱ度	間欠性跛行	薬物療法，運動療法，血行再建術
Ⅲ度	虚血性安静時疼痛	薬物療法，血行再建術，交感神経節遮断
Ⅳ度	潰瘍形成，壊疽	薬物療法，血行再建術，交感神経節遮断★3，患肢切断

原因とする閉塞性血栓血管炎（thromboangiitis obliterans：TAO）であり，90%近くをASOが占める。

下肢の慢性虚血に伴う間欠性跛行を特徴とし，進行すると虚血肢の壊死に至る。治療は運動療法，薬物療法に加え，カテーテルやバイパス術など血行再建術を行う[表5]。

One Point

★3 交感神経節遮断
難治性潰瘍症例に適応となり，交感神経節切除術を行うことにより，副交感神経優位となり，血管拡張，血流増加を図る。

(2) 循環器疾患の臨床評価：ボトムアップ/トップダウン・アプローチ

OTは患者の必要とする活動への適応や活動性向上を図ることが役割だが，そのために運動機能や認知精神機能，活動遂行能力ばかりに目を奪われることなく，呼吸や循環など内部障害にも注意する必要がある。

循環器疾患は致死的な病態であることも多く，無配慮かつ不注意なリハビリテーションを実施することにより，狭心症状の出現や心不全の増悪，不整脈の誘発など患者に不利益な状況をもたらす可能性がある。

安全に作業療法を実施するために，呼吸循環生理や疾病への理解を深め，各々の患者の病態や重症度，治療経過など多くの情報を把握，評価しておく。

①心臓リハビリテーション

心臓リハビリテーションとは「心血管疾患患者の身体的・心理的・社会的・職業的状態を改善し，基礎にある動脈硬化や心不全の病態の進行を抑制あるいは軽減し，再発・再入院・死亡を減少させ，快適で活動的な生活を実現することを目指して，個々の患者の「医学的評価・運動処方に基づく運動療法・冠危険因子是正・患者教育およびカウンセリング・最適薬物治療」を多職種チームが協調して実践する，長期にわたる多面的・包括的プログラム」を指す[1]。

その目的は，①身体的，精神的でコンディショニングの是正と早期社会復帰，②冠危険因子の是正と二次予防，③QOLの改善である。

具体的なプログラムの構成要素は，①運動療法（運動処方に基づく運動プログラム），②患者教育（冠危険因子是正，禁煙指導など），③カウンセリング（社会復帰相談，心理相談など）で，その効果は体力や運動器機能，呼吸循環器機能の改善に加え，自律神経機能，冠危険因子★4の是正，病状増悪や

Key Word

★4 冠危険因子
冠危険因子とは冠動脈疾患の発症や進展に関与している因子のことで，高血圧，脂質異常症，糖尿病，肥満，喫煙，ストレスなどがある。冠危険因子が多くなるほど冠動脈疾患の発症率が高くなる。これらは生活習慣病と関連が高く，生活習慣の改善が重要となる。

再発予防など多岐にわたる。

②情報収集

●カルテからの情報

●診断名，現病歴

治療や入院が必要となった疾患や経過を確認する。症状の出現機転や入院形態（予定入院，定期受診後の入院，救急搬送入院など）などその緊急性や重症度などを理解する。

●合併症，既往歴

心大血管疾患患者においては，冠危険因子や心不全増悪因子を把握することが重要である。合併症や既往歴は，今後の作業療法の進行を考える上で有用である。例えば脳血管障害や運動器障害を合併していれば，離床やADL拡大の制限となる可能性があり，作業療法プログラム立案に工夫を要する。また，冠危険因子や動脈硬化促進因子は，再発予防や増悪予防のための指導に把握しておく必要がある。

●各種検査結果

作業療法介入時に確認する各種検査として，胸部X線［図1］，CT，心臓

[図1] 胸部X線

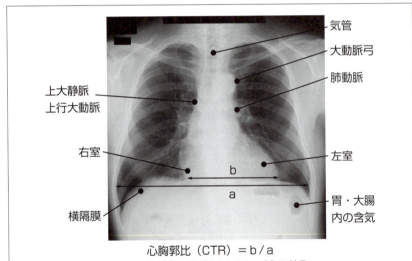

心胸郭比（CTR）＝b／a

肺（空気：黒）→心臓（血液や筋肉）→骨（カルシウム：白）に映る。
心陰影の拡大，肺野のうっ血，異常陰影，肺動脈拡大，胸水貯留，大血管の異常などを診る。
心胸郭比（CTR）は成人では50％以下が正常とされる。

[表6] 心臓カテーテル検査

血行動態検査	心拍出量，酸素飽和度，心臓・血管内圧，心室容積，心駆出率，弁口面積などを検査する
心血管造影検査	左・右室造影，大動脈・肺動脈造影，冠動脈造影などにより心臓や血管の形態や動き，狭窄や閉塞の有無などを検査する
電気生理検査	心内電位を計測し，刺激伝導系機能や不整脈の診断に役立てる

＊上下肢や頸部の動静脈から細い管（カテーテル）を挿入し，心臓内の圧や酸素濃度を調べたり，造影剤を注入しX線撮影し心臓や血管の形態や動きなどを検査する。

[表7] 心臓超音波エコー指標

	指標	正常値
形態	大動脈径（AOD） 左房径（LAD） 左室拡張期径（Dd） 左室収縮期径（Ds）	25〜35mm 28〜36mm 41〜52mm 25〜34mm
収縮能	左室駆出率（LVEF） 左室内径短絡率（%FS）	50%以上 25〜45%
拡張能	E/A DcT E/E'	1以下（0.75未満は異常） 140msec以下 10未満（15以上は異常）
弁機能	心臓弁閉鎖不全症（逆流症）：重度severe，中等度moderate，軽度mild（trace） 心臓弁狭窄症：弁口面積，弁前後の圧格差	

＊心エコーは心臓に超音波をあてて，跳ね返ってくる反射波（エコー）をリアルタイムで受信し，画像化する検査である。上記の他に血管機能，血栓などの評価も可能である。

[表8] 代表的な血液生化学検査

栄養状態	総蛋白（TP），アルブミン（ALB）
腎機能	尿素窒素（BUN），尿酸（UA），クレアチニン（Cr）
肝機能	総ビリルビン（T-Bil），AST（GOT），GPT（ALT），γ-GTP
貧血	赤血球数（RBC），ヘモグロビン濃度（Hb），ヘマトクリット（Ht）
感染，炎症	白血球数（WBC），C反応性蛋白（CRP）
血液凝固	プロトロンビン時間（PT，PT-INR），APTT，FDPなど
心筋障害	クレアチンキナーゼ（CK，CK-MB），トロポニンT，トロポニンI，AST（GOT）など
心不全	心房性ナトリウム利尿ペプチド（ANP），脳性ナトリウム利尿ペプチド（BNP）
冠危険因子	脂質異常症（TG，HDL，LDL），糖尿病（BS，HbA1C，HOMA-R）

カテーテル検査［表6］，心臓エコー［表7］，心筋シンチグラフィ，血液生化学検査［表8］，心電図検査などがあげられる。

● 看護記録，温度表の確認

温度表から血圧，心拍数，脈拍，不整脈，酸素化，摂取水分量，尿流出量などについて把握する。血圧や心拍数，酸素化は作業療法実施時に設定した基準範囲内であるかだけでなく，この数日の推移を確認し，変動がないか（安定しているか）を確認する必要がある。

心疾患患者においては体液量管理が重要であり，その指標として飲水量や尿量を確認するが，体重も有用な指標となる。体重が1日で2kgもしくは2日で3kg程度増加する場合は心不全増悪を疑う。

● 投与薬剤

患者の状態に応じた投与薬剤とその反応を確認する。特に強心昇圧薬と利尿薬，抗不整脈薬の使用については容量とその作用，作業療法の適応について熟考し，主治医に安静度や許容活動負荷量などの確認をとりながらすすめる必要がある。

③作業療法実施時の評価

●血圧 [図2]

心仕事量[★5]や心筋酸素消費量は，二重積（double product）＝収縮期血圧×心拍数で表される。収縮期血圧や心拍数の上昇は心筋への負荷を増加させることを意味し，過度な上昇は避けるべきである。また，大動脈解離や大動脈瘤などの大動脈疾患では，血管への血圧負荷を避けるために厳格な降圧管理が実施される。

一方で，運動や作業負荷に伴う血圧上昇は負荷に対する心機能の追従を意味しており良好な反応といえるが，逆に運動や作業負荷に伴う血圧低下は負荷に対して心機能が追従していないことを意味し，注意を要する。作業療法実施時の許容される血圧指示範囲を医師に確認しておく。

●脈拍（動脈の触知）

動脈の触知は，脈拍数やリズム（整・不整），脈の性状，左右差・上下肢差など末梢への心拍動や血流を間接的に知ることになる。橈骨動脈で行うのが一般的だが，大動脈弁狭窄症（AS）や閉塞性動脈硬化症（ASO）などでは末梢肢の血流差が生じることがあるためや血流把握のため，橈骨動脈以外の末梢動脈の触知を行う。血圧が低下すると脈拍が触知できなくなる。一般的に血圧が60mmHgを下回ると，橈骨動脈では脈が触知できないといわれてい

> **Key Word**
>
> ★5 心仕事量
> 心仕事量が増大し，心筋酸素需要量が心筋酸素供給量を上回れば心筋が酸素不足となり胸痛などの虚血症状が出現する。心仕事量は，心拍数・心筋の収縮力・後負荷（≒収縮期血圧）の3つの因子で規定されるが，臨床的には推定式として二重積が用いられる。

[図2] 血圧測定

①マンシェットを肘関節にかからないように上腕に巻く
②上肢の力を抜き，前腕を心臓の高さに置く
③上腕動脈を触知し，聴診器をマンシェットの下2〜3cmに軽く密着させる
④橈骨動脈を触知しながら素早く送気し，脈拍が触れなくなってから30mmHg程度さらに加圧する
⑤ゆっくり減圧し，最初に血管雑音（コロトコフ音）が聞こえたときの目盛（収縮期血圧）を読む
（⑤´ゆっくり減圧し，前腕動脈の拍動が再開した時の値が収縮期血圧と推定される）
⑥さらに減圧し，血管雑音が消失したときの目盛（拡張期血圧）を読む
⑦左右差や上下肢差があれば，両側の上腕動脈や膝窩・後脛骨動脈で測定する

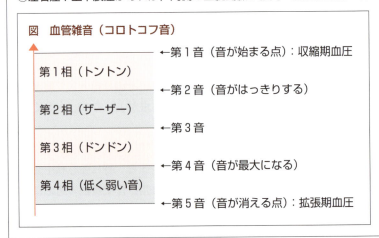

図　血管雑音（コロトコフ音）

る。

脈拍の正常値は60～100回/分[★6]で，一般的に高齢になるほど脈は遅くなる。不整脈に伴う脈拍リズムの不整については，心室性期外収縮では脈拍の脱落，心房細動では不規則なリズムとなることが多い。これらのリズムの不整が出現したら，確認のため心電図を測定する。

● 心電図

心電図の計測には標準12誘導心電計，モニター心電計，ホルター心電計などがある。標準12誘導心電計は不整脈や心筋虚血・障害，心肥大などの検索に有用であるが，電極の添付位置に注意が必要なうえに安静背臥位での計測を必要とすること，ホルター心電計は日常生活場面において長時間の不整脈，狭心症の検知に有用だが直視できないことのため，作業療法実施時の計測にはリアルタイムに心電図波形を観察することができ，不整脈の監視が可能なモニター心電計が使われる。作業療法実施中の心電図モニターでは，心拍数と不整脈の出現について観察する。不整脈については種類と頻度を把握し，その危険度，重症度により作業療法を中止し，医師に報告し，指示を受ける［図3］［表9・10］。

● 呼吸状態

呼吸数やリズム，自覚症状（呼吸苦）などを把握する。心不全患者においては心不全増悪時には浅く，速い呼吸パターンになる。安静時の呼吸状態に

> **One Point**
>
> ★6 心拍数と脈拍数
> 1分間に心臓が拍動する回数が心拍数で，末梢の動脈が1分間に拍動する回数を脈拍数といい，通常は心拍数と脈拍数は一致するが，不整脈がある場合は数値の解離が起こる。

[図3] 心電図（正常波形）

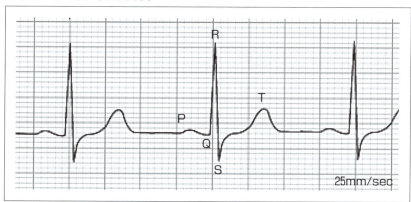

[表9] 心電図波形の要素

P波	心房の興奮によって生じる波形で，右房性P波と左房性P波で構成される
P-Q間隔	房室伝導で心房→房室結節→ヒス束→左右脚→プルキンエ線維の順に電気刺激が伝導される
QRS波	心室興奮時に生じる波形である
ST部分	心室の興奮が最大に達すると心電図上に平坦な区間が現れる
T波	心臓の興奮が回復されるときに生じる波形である
QT時間	心室が収縮して回復するまでの時間をいう
心拍数	心電図は25mm/secで記録される場合，太線のマス目5つで1秒なので，300÷RR間隔（太線のマス目数）＝心拍数である

[表10] 不整脈の分類

	頻拍性不整脈	徐脈性不整脈	その他
心房性	●心房期外収縮（PAC） ●発作性上室頻拍（PAVT） ●心房粗動（AFL） ●心房細動（AF）	●洞不全症候群（SSS） ●房室ブロック（AVB） ・Ⅰ度房室ブロック ・Ⅱ度房室ブロック 　Wenckebach型 　Mobitz型 ・Ⅲ度房室ブロック	●脚ブロック ●早期興奮症候群 ・WPW症候群 ・LGL症候群
心室性	●心室期外収縮（PVC） ●心室頻拍（VT） ●心室粗動（VFL） ●心室細動（VF）		

（萩原誠久・他監：病気が見えるvol.2 循環器，第3版．p102，メディックメディア，2010．より改変）

加え，労作時の呼吸変化にも注意を払う．具体的には起坐呼吸や発作性夜間呼吸困難，前日と同一作業負荷なのに呼吸回数や呼吸苦が増加している場合などは心不全増悪の可能性がある．

呼吸は心拍数や脈拍と違い自己でコントロールができるため，その計測には長めの時間で評価する．呼吸音や口唇，胸郭の動きだけでなく，胸郭に触れることにより呼吸の深さや長さも把握できる．

呼吸状態や酸素化の正確な把握は動脈血ガス分析によるが，一般的には経皮的動脈血酸素飽和度（SpO_2）が用いられる．SpO_2はおおむね90％以上を目標に酸素投与や呼吸補助機器が使用されるが，心臓手術や心不全治療の急性期には，95％以上を目標とすることがあるため，事前に酸素化のコントロール範囲を医師に確認しておく．

● 自覚症状

● 胸痛

さまざまな原因で起こる胸部周囲の痛みの総称で，心大血管系の痛みだけでなく，呼吸苦を胸痛と感じるもの，胃食道逆流や胃潰瘍などの消化器症状を胸痛ととらえるもの，不安や不快感など精神的なものまで幅広く対応する必要がある．

表在痛か，深部内部臓器痛か，痛みの部位や方向，痛みの性状，疼痛の出現時間と持続時間，誘因と寛解方法などについて把握し，緊急度を判断する［表11］．

狭心痛は労作時など心筋酸素需要の増加で誘発され，安静や硝酸薬の投与で軽減する．「重苦しい」「圧迫される」「締め付けられる」等が胸骨裏面や頸部，顎，肩に放散する痛みである．心筋梗塞時の胸痛は狭心痛に準じるが，その痛みの程度はより強く，長時間に及ぶ．労作時のみでなく安静時にも出現し，硝酸薬の投与でも軽減しないことが多い．

● 息切れや疲労感，倦怠感

心不全患者においては，心臓ポンプ機能の低下，末梢循環不全，肺うっ血により労作時に息切れを生じやすく，骨格筋の疲労感や全身の倦怠感を訴えることがある．労作や作業時の変化のみでなく数日の変化に気を配り，症状があるときは作業負荷を軽減し，休息を多めに挟むなどの工夫をする．

[表11] 胸痛の性質

病態	持続時間	性状	部位	参考となる所見
労作性狭心症	● 2分～10分 ● 労作を中止すれば軽快する	● 胸部圧迫感 ● しめつけ感	● 胸骨の裏面 ● 頸部, 顎, 肩, 左腕への放散痛	● 労作や寒冷, 精神的ストレスで誘発される
不安定狭心症	● 10分～20分 ● 繰り返すことが多い	● 胸部圧迫感 ● しめつけ感	● 上記に類似	● 上記に類似もより低い労作や安静時にも生じる
急性心筋梗塞	● 不定	● 胸部圧迫感 ● 苦悶感	● 上記に類似	● 心電図による鑑別が要
発作性心房細動	● 数分間～数時間持続する	● 動悸だけでなく胸痛として自覚することがある	● 上記に類似	● 食後や夜間に多いが日中もあり。脈の不整, 特に頻脈が多い
大動脈解離	● 突然の耐えがたい痛み	● 裂ける, 切られる, えぐるような激痛	● 前胸部痛 ● 背部痛	● 心電図は正常
肺塞栓症	● 突然発症し, 数分～数時間	● 胸膜性圧迫感 ● 胸痛より呼吸困難感	● 時に塞栓部位の側胸部	● 呼吸困難, 切迫呼吸, 頻脈, 低血圧
肺高血圧	● 不定	● 胸膜性圧迫感	● 胸骨下で漠然とした痛み	● 呼吸困難, 浮腫, 頸動脈怒張 (静脈圧上昇所見)
逆流性食道炎	● 30分以上	● 胸やけ感	● 胸骨下	● 食後や食後に臥位になると生じやすい
筋骨格疾患	● 不定	● うずくような痛み	● 不定	● 圧痛があり, 肩や頸など関連関節を動かすと増悪する
帯状疱疹	● 不定	● 鋭い痛み ● 表在痛	● 肋間神経に沿った痛み	● 不快部位の小水疱性発疹
精神的胸痛	● 不定, 一瞬の場合もある	● 不定	● 不定	● 特徴がない, うつ病の素因

(赤石誠:プライマリケアのための呼吸・循環診療①問診—胸痛. 呼吸と循環54:407-410, 2006. より改変)

息切れや疲労感の把握には自覚運動強度(rate of perceived exertion:RPE)として, Borg scale [図4] やNRS (numeric rating scale), Face scaleなどがある.

● 浮腫

浮腫は皮下組織における間質液の増加であり, 下腿内外踝, 足背, 眼瞼, 手背などで観察しやすい. 原因疾患により全身性と局在性に分類される.

全身性浮腫を生じる原因として心臓性, 肝性, 腎性などがあるが, 心不全に伴う浮腫では下肢や眼瞼に出現しやすく, 頸静脈怒張(右心不全), 呼吸困難や末梢肢の冷感やチアノーゼ(左心不全, 両心不全)を伴うこともある.

● 末梢循環障害

心不全の心拍出量低下に伴う症状として, 動悸, 易疲労性, 低血圧, 冷汗, 四肢チアノーゼ, 頻尿(腎血流低下), 意識障害(脳血流低下)などがみられる. 閉塞性動脈疾患, 急性動脈閉塞症, 大動脈解離など動脈血管の血流障害では, 障害血管より末梢臓器の障害を呈することがある. 血行状態の確認として皮膚の冷感, チアノーゼの有無, 末梢動脈の触知(左右差の確認), 痛み, 痺れ, 腫れ, 運動耐容能などを確認する.

● 症状評価

● 心不全

・Nohria-Stevensonの臨床分類 [図5]:うっ血所見(あり:wet, なし:

[図4] Borg scale（ボルグスケール）

RPE	指標	RPE	運動強度（%）
	20		100
very very hard	19	非常にきつい	95
	18		
very hard	17	かなりきつい	85
	16		
hard	15	きつい	70
	14		
somewhat hard	13	ややきつい	55（≒AT）
	12		
fairly light	11	楽である	40
	10		
very light	9	かなり楽	20
	8		
very very light	7	非常に楽	5

＊Borg13（ややきつい）がAT（嫌気性代謝閾値）と同等であり，運動療法では11〜13で運動処方を行う。

[図5] Nohria-Stevenson分類

低灌流所見		[Profile A] dry－warm	[Profile B] wet－warm
	－		
	＋	[Profile L] dry－cold	[Profile C] wet－cold
		－	＋
		うっ血所見	

dry）や低灌流所見（あり：cold，なし：warm）の臨床症状で急性期の心不全を分類し，治療につなげていく。うっ血所見は起坐呼吸，頸動脈怒張，浮腫，腹水，肝腫大などで，低灌流所見は小さい脈圧，四肢冷感，傾眠傾向，低ナトリウム血症，腎機能悪化などである。

・NYHA分類 [表12]：NYHA（New York Heart Association）分類は心不全の重症度をよく反映し，最も広く用いられる指標である。心不全の重症度が心機能そのものよりも，運動耐容能をもとに分類されていることが興味深い。

・CCS分類 [表13]：CCS（Canadian Cardiovascular Society）分類は労作性狭心症の重症度分類で，労作の程度による症状の出現の有無により判断される。

● 運動器機能，運動耐容能

安全に作業療法を行うためには，患者の骨関節機能や骨格筋機能について理解しておく必要がある。骨関節については既往の有無，関節の変形，関節の可動性，疼痛の有無などについて，事前の情報収集と適時評価を行う。心疾患患者の骨格筋障害については，治療上の安静に伴う廃用性筋力低下だけ

[表12] NYHA分類

分類	症　状
Ⅰ度	心疾患があるが，身体活動には特に制約がなく，日常労作により特に呼吸困難，狭心痛，疲労，動悸などの愁訴が生じないもの
Ⅱ度	心疾患があり，身体活動が軽度に制約されるもの 安静時または軽労作時には障害がないが，日常労作のうち，比較的強い労作（例えば，階段上昇，坂道歩行など）によって，上記の愁訴が発現するもの
Ⅲ度	心疾患があり，身体活動が著しく制約されるもの 安静時には愁訴はないが，比較的軽い日常労作でも，上記の主訴が出現するもの
Ⅳ度	心疾患があり，いかなる程度の身体労作の際にも上記愁訴が出現する。また，心不全症状や狭心症症候群が安静時においてもみられ，労作によりそれらが増強するもの

[表13] CCS分類

クラス	症　状
Ⅰ	日常の身体活動，例えば通常の歩行や階段上昇では狭心発作を起こさない。仕事にしろ，レクリエーションにしろ，活動が激しいか，急か，または長引いたときには狭心発作を生じる
Ⅱ	日常の身体活動はわずかながら制限される。急ぎ足の歩行，階段上昇，坂道の登り，食後や寒冷時，強風下，精神緊張下，起床後数時間以内の歩行や階段上昇により発作が起こる。
Ⅲ	日常活動は著しく制限される。普通の速さ，状態での1～2ブロック（100～200m）の平地歩行や1階分の階段上昇により狭心発作を起こす
Ⅳ	いかなる動作も症状なしにはできない。安静時にも狭心症状をみることがある

でなく，心機能障害を発端にしたミオパチーや心臓悪液質の関与が報告されている。骨格筋機能の低下はADL遂行に直接影響を及ぼすばかりでなく，心疾患患者の生命予後規定因子であるともいわれている。

運動耐容能は肺でのガス交換や心臓や血液による循環，骨格筋機能が関係しており，その評価には運動負荷試験が用いられる。心臓リハビリテーションにおいては心疾患患者の心予備能力や活動能力，予後や生活の質（QOL）を評価するために，呼気ガス分析を用いた心肺運動負荷試験が用いられる。

運動耐容能の指標であるMETs（metabolic equivalents）は酸素摂取量の単位で，単位時間当たり体重1kg当たりの酸素摂取量を示す。健常者の安静座位における酸素摂取量3.5（mL/min/kg）を1METとし，その倍数で示す。

SAS（specific activity scale）は運動耐容能を簡便に評価できる調査票である。運動負荷試験を必要とせずADLにおける症状の出現の有無から運動耐容能を決定できる。

● 精神機能評価

報告にもよるが，心大血管疾患患者の約30％程度は，抑うつや不安などの精神心理的な問題を有する。一方，ストレスや不安，抑うつ，怒りなどの精

神心理症状は，心臓疾患の死亡や予後に影響を与える因子である。不安の評価にはSTAI（state-trait anxiety inventory），抑うつの評価にはSDS（self-rating depression scale）などがあり，不安や抑うつともに評価する評価法としてHADS（hospital anxiety depression scale），怒りの評価にはSTAXI（state-trait anger expression inventory）などがある。また，QOLの評価にはSF-36が用いられることが多い。

（3）循環器疾患：ボトムアップ・アプローチ

心大血管疾患患者のボトムアップ・アプローチは，心大血管手術後や冠動脈疾患における運動誘発性心筋虚血，慢性心不全における心機能低下に伴う循環障害，治療上必要とされる安静臥床に伴う廃用性のADL障害や運動耐容能低下，抑うつや不安などの精神心理的障害を評価し，回復を図る取り組みが中心である。

身体的・精神的廃用性症候群に対しては積極的な介入が望まれるが，安静が必要となった基礎疾患が心大血管疾患であることから，十分なリスク管理が重要となる。心大血管疾患患者の作業療法の適応や禁忌に関して作業療法独自のものはないが，関連学会がガイドラインやマニュアルで提示する運動療法や運動負荷試験実施に関する禁忌が参考になる［表14］。

■──ADL・IADL訓練

患者の安静度や許容される活動度に沿ってADLの拡大を図る。特に急性期において過剰な負担や無配慮な指導は，患者の病態悪化につながることがあるので，リスク管理を徹底する。

具体的にはADL遂行能力に加え，血圧・脈拍・心拍数・不整脈の有無などの循環動態と呼吸数・酸素化・息切れ・呼吸苦などの呼吸状態注意，疲労感や胸痛などの自覚症状を適宜評価し，ADL訓練を実施する。

作業療法を実施する前に疾患別のリスクマネジメント基準を設定するか，医師に呼吸循環指標の許容範囲について指示を受けておくとよい。ADLの拡大が図れた後は，退院後の生活を考慮し，患者のニーズに合わせたIADL能力の評価を行い，練習，指導をする。

■──運動療法

心大血管疾患患者に対する運動療法で用いられる運動種目は，「有酸素運動」と「レジスタンストレーニング」に大別される。

運動療法導入期には安全性を考慮し，運動中の血圧や心電図測定が容易で，運動強度を調整しやすく，リズミカルな動的運動で競技性の低い点を考慮し，自転車エルゴメーターやトレッドミルを利用した監視型の有酸素運動が選択される。非監視型運動療法へ移行するにつれて全身運動であるウォーキングやジョギング，水泳に加え，卓球やテニス，バドミントンなど各種スポーツ

[表14] 運動療法・運動負荷試験の禁忌

絶対的禁忌	・急性心筋梗塞（2日以内） ・内科治療により安定していない不安定狭心症 ・自覚症状または血行動態異常の原因となるコントロール不良の不整脈 ・症候性の高度大動脈弁狭窄症 ・コントロール不良の症候性心不全 ・急性の肺塞栓または肺梗塞 ・急性の心筋炎または心膜炎 ・急性大動脈解離
相対的禁忌	・左冠動脈主幹部の狭窄 ・中等度の狭窄性弁膜症 ・電解質異常 ・重症高血圧（収縮期血圧＞200mmHg，または拡張期血圧＞110mmHg） ・頻脈性不整脈または徐脈性不整脈 ・肥大型心筋症またはその他の流出路狭窄 ・運動負荷が十分行えないような精神的または身体的障害 ・高度房室ブロック

＊原則として収縮期血圧＞200mmHg，または拡張期血圧＞110mmHg，あるいはその両方とすることが推奨されている

(Fletcher GF et al : Exercise standards for testing and training ; a statement for healthcare professionals from the American Heart Association. Circulation : 1704, 2001より一部改変)

への適応も患者の身体機能により実施されることがある。

■──運動強度

わが国では運動療法開始前に心肺運動負荷試験を行い，嫌気的代謝閾値（anaerobic threshold：AT）を測定し運動処方を行う方法が推奨されている。ATは有酸素的な代謝から無酸素的な代謝へ移行する直前の運動強度で，①長時間の運動が可能であり，②運動時の筋肉疲労の原因物質である乳酸の持続的な上昇がなくアシドーシスが起こらない，③血中カテコラミンの著しい上昇が起こりにくい，④不整脈や異常心血管反応の危険性が低い，⑤運動強度に対する心機能応答が保たれる，などの特徴がある[2]。運動強度の設定方法としては，心肺運動負荷試験を用いた方法や心拍数や自覚症状を指標にした方法などがある [表15]。

■──筋力強化，レジスタンストレーニング

かつては心疾患者へのレジスタンストレーニングは消極的な意見が多かったが，近年筋力や筋持久力の向上による動作時の心肺負荷の軽減，運動効率の向上，除脂肪体重の増加，結合組織の強化，骨粗鬆症や腰痛・高血圧・糖尿病への陽性効果，QOLの改善が報告され，心疾患者に対しても積極的に行われている。特に高齢者や低体力者，低ADL者にとって筋力増強化はADL自立度の向上を図るうえで重要である。

レジスタンストレーニングはスクワットやカーフレイズ，腕立て伏せなど自重を利用したもの，ダンベルや重錘などフリーウエイトを利用したもの，

[表15] 運動強度の設定方法

①予測最大心拍数：%HRmax（ZERO to peak 法）
予測最大心拍数（HRmax＝220－年齢）の50%～70%を有酸素運動の心拍数とする。 例：65歳の患者であれば（220－65歳）×0.5～0.7で適正心拍数は76～109拍/分になる。
②予備心拍数：HRR法，Karvonen法
予備心拍数（HRR）はHRmaxから安静時心拍数を引いた値である。HRRの40～60%を目標とし，適正心拍数は安静時心拍数を足す（Karvonen法）。 例：65歳で安静時心拍数が75拍/分であればHRR（220－65）－75＝80拍/分になる。適正心拍数は80×0.4～0.6＋75で107～123拍/分となる。 　Karvonen法＝（HRmax－HRrest）×k＋HRrest 　k＝0.4～0.6を用いるが急性期の患者は0.2程度から開始する。
③心拍数の推移を観察する方法
心拍数の持続的な増加がなければ，その運動強度は有酸素運動域と判断する。
④自覚運動強度：Borg scale
Borg scaleの11～13を有酸素運動の運動強度として選択する。Borg scaleの13がほぼATレベルとの報告があるが個々の症例により差が生じることがあり注意が必要である。
⑤心肺運動負荷試験を用いた方法
・最大酸素摂取量の40～60% ・AT時の心拍数，AT1分前のワット数

（高橋哲也：運動療法．臨床リハ別冊　呼吸・循環障害のリハビリテーション，pp220－231，医歯薬出版，2008．より改変）

ゴムチューブやトレーニングマシンを利用したものなどさまざまな様式がある。患者の病態や筋力，実施環境などを考慮し選択されるが，基本的には痛みがない範囲を可動域全体で運動できる様式を導入する。

　負荷強度は低い強度から開始し，徐々に負荷を増やし，10～15回程度の反復運動を行い，中等度の疲労感を感じる程度まで実施する。自覚運動強度のBorg scaleであれば11～13（楽である～ややきつい）程度に強度設定する。運動時はバルサルバ（Valsalva）★7（息こらえ）を避け，運動時に息を吐く，器具は軽く持つなどを指導する。

■──運動療法におけるリスクとモニタリング管理

　患者の病態や心機能，運動耐容能，既往歴などを考慮しリスクを層別化した上で，運動時の監視の必要性や活動レベル，心電図モニターや血圧モニターの必要性について検討し，適時実施する。運動療法は当初は監視下で行われるが，徐々に非監視下，自己管理で行われることが目標となるため，患者のセルフモニタリング能力の向上を図ることも重要である。

■──心臓外科手術，胸骨正中切開患者におけるADL指導

　心臓血管外科手術においては，胸骨を縦に切開する胸骨正中切開★8が標準である。人工的な骨折とも考えられる胸骨の骨融合が得られる手術後3カ月程度は，胸骨の動揺や皮膚切開部の過伸張に注意しなければならない。特

Key Word

★7　Valsalva効果
息こらえや力みにより筋緊張が亢進し，強い力を発揮できるが，血圧上昇や心拍数の増加が生じるため，循環器疾患の患者については避けるべき動作である。

Key Word

★8　胸骨正中切開術
皮膚切開を行い，胸骨を露出した後に胸骨を縦方向に2分割し心臓手術のための術野を確保する。手術後は金属ワイヤーで胸骨を固定し閉創するが，その後の骨融合には2～3ヵ月を要する。骨融合不全は縦隔炎など重篤な合併症を招くことがあるため，手術後の創保護が重要である。

[図6] 胸骨正中切開創（右はバストバンド装着例）

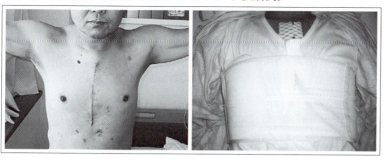

に，胸骨縦断端の離開方向へのストレッチや体幹の捻じれ方向への運動，さらには，胸骨に付着する大胸筋の過度の収縮と伸張を伴う上肢運動は注意が必要である．

また，胸骨正中切開患者がADLやIADL遂行時にバストバンドやチェストバンドを利用することは科学的な根拠はないが，患者に安心感を与える［図6］．

（4）循環器疾患：トップダウン・アプローチ

　心大血管疾患患者は疾病そのものや治療経過のなかで，ADLや仕事・趣味活動などになんらかの制約や制限が必要となることが多い．これは治療や疾病管理上の制限ばかりでなく，患者自身が疾病そのものや，再発や増悪を過度に心配して自ら慣れ親しんだ活動や作業に制限を加え，不活動に陥ることもある．心疾患患者において，適切な運動は身体機能のみならず生命予後やQOLを改善していくことは立証されていることから，心疾患患者に対するトップダウン・アプローチは，患者がADLやIADL，作業活動を運動ととらえ，安全かつ継続的に実施できるように援助することといえる．

■──アプローチのためのアセスメント

　対象となる患者にとって有用なプログラムを立案するためには，まず患者の退院後の生活をふまえた十分なアセスメントを行うことが重要である．患者の1日の生活のパターンや家庭内での役割，社会的な役割，必要とする作業活動を患者や家族から聴取し，把握する．大切なことは，患者が望み必要とする作業活動を選択することである．患者の症状や病態に対する必要とする作業活動の適性や工夫を判断するために，模擬的作業やワークシミュレーションも有用である．

■──模擬的作業やワークシミュレーション

　作業活動が身体に対して及ぼす影響について，作業内容や作業方法，環境，個人の特性により変化しやすく，作業活動の許容を一概に判断することは難

しい。そのために患者が必要とする作業活動について場面や器具を準備し，模擬的に行う。

その際の作業遂行度や呼吸循環動態，自覚症状をモニタリングし，その結果から機能改善のための新たなプログラム立案につなげる。加えて，作業活動の許容を判断し，過負荷となっている活動があれば動作の工夫や変更を指導し，必要に応じて作業活動の制限を提案する。

■──作業強度と許容条件

許容される作業活動については，作業強度と心疾患の重症度や患者の運動耐容能を考慮して指導を行う。心疾患のリスクを層別化し，許容される作業活動の許容の是非を判断する。

心肺運動負荷試験が行われている場合，最高酸素摂取量から最大METsを求め，8時間労働であれば最大METsの50％程度以下が，作業の最大強度（5〜45分）は最大METsの80％以下が許容されるとの報告がある[3]。また，運動療法における運動処方を参考にすると，有酸素運動域と同等の作業活動であれば安全に遂行可能と判断される（496頁「運動療法」の項を参照）。

■──作業内容や環境と心血管反応

作業活動への参加は作業姿勢を含めた作業内容に加え，温度や湿度といった物理的環境，心理的ストレスなど心血管負荷の増大要因について注意する必要がある。

静的作業（運搬や拭き掃除，しゃがみ動作での草むしりなど）では，動的作業に対して血圧が上昇しやすい。作業時の息こらえは血圧の上昇を招き，換気の抑制による酸素供給量の減少と心筋酸素消費量の上昇から，心筋虚血を誘発する危険性がある。立位での作業は座位での作業に比して1.5METs〜1.75METs負担が増加する。高温多湿の環境では皮膚血流や発汗の増大から循環器系への負担が増加し，寒冷刺激は交感神経活動の亢進を介して不整脈や心筋虚血のリスクを高める[3]。精神的ストレスも交感神経活動の亢進により同様のリスクとなりうる。

作業活動の内容ばかりでなく作業遂行方法や環境，時間帯，衣類，水分補給などの工夫についても指導する必要がある。

（5）循環器疾患の作業療法：クロッシング・アプローチ

心大血管疾患におけるボトムアップ・アプローチは急性期から回復期，生活期にわたり対象者に作業療法を実施する際に常に念頭に置くべき視点である。作業療法の目的は患者の生活を鑑み，制限となっている因子を検索し，その打開策や改善策を検討し，障害となっている機能や動作を訓練，練習することにより患者の自立度や活動度が向上することである。

急性期であれば離床やADL自立に必要な能力の改善，回復期であれば更なるADLやIADLの改善，生活期であれば獲得した生活機能の維持に加え，心臓リハビリテーションの視点から再発予防や生命予後の改善を目標に，生活指導，運動や活動の継続に取り組む。対してトップダウン・アプローチは患者の視点に立ち，患者が必要とする生活行動，生活パターン，動作への適応を図ることが重要である。

トップダウン・アプローチとボトムアップ・アプローチは各々を独立したアプローチとして作業療法に導入し，各々のみで患者の回復が図れるわけではなく，眼の前の患者の病態や回復状態，ニーズに沿ってその時々で必要なアプローチを選択するものである。

例えば，心疾患治療後の患者が以前より趣味としていた家庭菜園の適応を希望した場合，ボトムアップ・アプローチでは心機能や筋力，運動耐容能評価を基に家庭菜園作業の適性[★9]を判断し，トップダウン・アプローチでは家庭菜園作業（作業時間や作業時間帯，作業行程，作業姿勢，使用道具など）について具体的に情報を収集し，必要があれば模擬的作業を通じて適性を判断し，必要に応じて作業内容の工夫を指導する。

このトップダウン・アプローチ過程においても，作業遂行の障害となる身体機能因子（例えば筋力低下）について評価し，訓練や練習（例えば筋力低下に対する筋力増強練習）であるボトムアップ・アプローチを並行して行う。トップダウン，ボトムアップの両概念を対象者の状況に応じて選択的に活用していくことが肝要であろう。

■──急性期

急性期治療は基本的にクリニカルパスに沿ってすすめられる。クリニカルパスは，疾患や治療ごとに患者や医療スタッフが目指す到達目標に向け，最適な医療の介入内容をスケジュール表にしたもので，医療の標準化と医療の質を向上させるマネジメントシステムである。

急性期のリハビリテーションは，このクリニカルパスの安静度やリハビリテーション負荷の指示内容に沿ってすすめられる。初期治療や手術など治療直後であることに加え，継続される治療に並行してリハビリテーションを行うことも多く，呼吸状態や循環動態，意識状態，精神状態などの全身状態に加え，人工呼吸器や透析，点滴など多くの機器や器具に注意を払いながらベッド上での動作や起座，起立，移乗など基本動作の改善による離床と整容や更衣，トイレ動作など許容される範囲内でADL動作改善を図る。

手術後やICUで問題となるせん妄や不穏行動は，患者の回復や治療を遅延させるが，このせん妄や不穏の改善に対しては早期の離床練習に加え，セルフケアを中心としたADL練習が有用であることも報告されている。

■──回復期

回復期においては，更なるADLの拡大と患者のニーズに即した家庭復帰や復職を目標としたIADL能力の評価と練習を行う。患者の退院後の生活をふまえた十分なアセスメントをもとに，介入方針と介入内容を決定し実行する。

> **One Point**
>
> ★9 作業条件や作業環境と患者適性
>
> 心大血管疾患の増悪の可能性のある就労条件としては夜勤や交代勤務，精神的ストレス，長時間労働，自動車運転などがあげられる。作業環境については温度や湿度，光度，騒音，振動，高度，空気（換気）などに配慮する必要がある。

心大血管疾患患者においては疾病や障害からの回復に加え，再発予防や心不全の増悪予防が重要である。具体的には冠危険因子の是正に加え，心不全の増悪予防に向けた自己管理能力の向上のための生活指導を行う。患者自身が自らの疾病や関連する症状を理解し，個々の病態や残存機能に合わせた生活習慣の改善や行動変容を行えるように，医師，看護師，理学療法士，管理栄養士など関連各職種と協働して患者個々の特性に合った支援をする。

■──生活期

生活期は，急性期から再発予防や健康機能維持のために回復期で身につけた運動療法や生活管理を終生継続していくものである。心疾患に基づく身体的/精神的影響を軽減，症状を緩和する，突然死や再梗塞のリスクを減らす，動脈硬化の進展抑制，心理社会的・職業的状況を改善することがあげられる。

患者の在宅生活では入院中にはわからなかった生活上の困難さが発見され，活動性が変化（活動性の向上や低下）することがあるため，外来での生活指導を通じて，退院後も患者に定期的にかかわれる機会を維持していくことは重要である。

生活での指導ポイントは，心臓に負担がかかるような生活をしていないか，服薬管理や塩分制限を中心とした食事管理が継続できているか，必要以上に生活範囲を狭めていないか，適度な運動を継続しているかなどの自己管理の継続を確認し，必要に応じて指導する。

■──心大血管疾患のクロッシング・アプローチの事例

- 症例：72歳，男性
- 診断名：慢性心不全の急性増悪，陳旧性心筋梗塞，高血圧，脂質異常症

5年前に下壁心筋梗塞を起こしPCIが施行された。その後は自宅で過ごしていたが，最近になって下腿浮腫，労作時の呼吸苦が出現した。徐々に症状増悪し，体動困難となったため，救急搬送され入院となった。

入院後は安静と強心昇圧薬と利尿薬の持続点滴で症状改善し，離床・ADL訓練・自宅退院に向けて作業療法が処方された。作業療法開始時は持続点滴が実施されており，ベッドサイドから作業療法を実施した。安静に伴う筋力低下や労作時の呼吸苦や四肢の疲労感が残存していたため，筋力評価や基本動作能力評価，ADL評価に基づく，四肢の関節運動や基本動作の反復練習，安静度制限内でのADL練習を呼吸循環モニタリングを実施しながらボトムアップ・アプローチを行った。徐々に筋力低下は改善し，安定した離床が図れ，入院ADL遂行も可能となった。

その後，点滴が終了したため，作業療法室で自宅退院に向けて作業療法を実施した。トップダウン・アプローチとして，患者の退院後の生活上必要な動作を検索したところ，家庭菜園や庭の除草があげられた。直前の心肺運動負荷試験の結果ではAT＝12.2mL/min/kg・3.5METs，AT時のHR＝102bpm，peak VO$_2$＝16.5mL/min/kgであった。METs表からトラクターの運転：2.8METs，庭の草抜き：3.5METs，畑の耕し（鍬）：3.5〜5.0METs，シャベルで泥をすくう：5.5METsなどの活動適正を参照に患者に許容される活動について説明した。

そのなかで作業内容を詳しく聴取すると，草抜きや鍬を使用した土おこしが日常的に行われ，必要とされる作業であったため，これらについて模擬的作業を実施した。しゃがみ姿勢での草抜きの動作自体は安定しており，片手および両手での草抜きが可能であった。作業を15分程度継続するが，血圧，心拍数ともに軽度の上昇を認めるのみで，自覚症状もBorg scaleで上下肢は12（楽〜ややきつい），息切れは11（楽）であり，持続的な動作可能と判断された。鍬を使用しての土おこしは10分程度の連続作業で，Borg scaleで上下肢は13（ややきつい），息切れは15（きつい）と上昇を認め，作業を中止した。その際の血圧の上昇は軽度であったが，心拍数は安静時75bpmから110bpmへの上昇が認められた。

　この結果より鍬を使用しての土おこしの連続作業は過負荷と判断されたが，当該作業の詳細を検討すると作業開始より5分を超えた頃より徐々に心拍数の上昇が認められ，その後に息切れの出現が観察された。

　そこで後日，同様の作業を連続5分実施すると，心拍数は95bpm，Borg scaleは上下肢，息切れともに12であった。以上より5分程度の鍬による土おこし作業は可能と判断され，5分以内に十分な休息を挟むことを指導した。身体負荷のアセスメントとして自己検脈と自覚症状の把握方法を指導した。また，これらの指標をもとにした運動としてウォーキングや自重を利用した筋トレを指導し，心不全増悪予防のための生活管理についても指導を行い自宅退院となった。

（生須義久）

引用文献

1) 日本心臓リハビリテーション学会：心臓リハビリテーションの定義，日本心臓リハビリテーション学会ステートメント．2015．
http://www.jacr.jp/web/about/statement/
2) 安達仁：運動処方の基本．谷口興一編，心肺運動負荷テストと運動処方，pp253−261，南江堂，2004．
3) 日本循環器学会・他：循環器病の診断と治療に関するガイドライン（2007年度合同研究班報告），心疾患患者の学校，職域，スポーツにおける運動許容条件に関するガイドライン（2008年改訂版）．2008．
http://www.j-circ.or.jp/guideline/pdf/JCS2008_nagashima_h.pdf

参考文献

1) 日本循環器学会・他：循環器病の診断と治療に関するガイドライン（2011年度合同研究班報告），心血管疾患におけるリハビリテーションに関するガイドライン（2012年改訂版）．2012．
http://www.j-circ.or.jp/guideline/pdf/JCS2012_nohara_h.pdf
2) 日本循環器学会・他：循環器病の診断と治療に関するガイドライン（2009年度合同研究班報告），慢性心不全治療ガイドライン（2010年改訂版）．2010．
http://www.j-circ.or.jp/guideline/pdf/JCS2009_izumi_h.pdf
3) 安達仁：心臓リハビリテーションに必要な臨床評価（1）．呼吸・循環障害のリハビリテーション，pp194−203，医歯薬出版，2008．
4) 萩原誠久・松村讓兒・他：病気が見えるvol.2 循環器，第3版．メディックメディア，2010．
5) 齋藤宗靖・後藤葉一編：狭心症・心筋梗塞のリハビリテーション，改訂第4版．南江堂，2009．
6) 生須義久・他：作業療法マニュアル44 心大血管疾患の作業療法．日本作業療法士協会，2011．

10. 生活習慣病

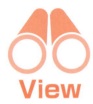

- 生活習慣病のアプローチは多専門職で構成されるチームアプローチが基本である。
- 主な治療法として，運動療法，食事療法，禁煙などがあり，作業療法としては，応用運動能力の改善，日常生活の安定化を図る。
- 具体的には，生活面・環境面の包括評価を行いながら，行動変容のための心理的評価を同時に進め，生活パターンを変えるための行動変容と運動の習慣化を目指す。

　生活習慣病は食習慣の欧米化（動物性高脂肪食・高蛋白食）や運動習慣の減少，喫煙，飲酒，ストレスなどの生活習慣が疾病の発症および進行に関与する疾患群を指し，［表1］に示すように多岐にわたる。

　そのなかで高血圧・脂質異常症・糖尿病に肥満を加えた4疾患は，重複すると心筋梗塞や脳梗塞など動脈硬化性疾患のリスクを高め，生命予後に影響を与える。厚生労働省の試算（健康日本21[1]）では高血圧・脂質異常症・糖尿病に喫煙を加え，これらに対する治療目標を達成した場合の脳血管疾患，虚血性心疾患の死亡減少効果を脳血管疾患は男性15.7％，女性8.3％，虚血性心疾患は男性13.7％，女性10.4％の低下としており，その対応を重視している［図1］。

　こうした慢性病に対する作業療法では，活動を主体とした身体機能面へのアプローチに加えて心理面への関与がとても重要となる。特に長期にわたる疾患は，患者の自己効力感を低下させ，低い自己評価と意欲の低下した状態から抜け出せなくなる。そうした生活習慣病患者の生活面での改善には患者本人の自覚と行動変容が必要となるため，OTによる作業療法カウンセリングなど効果的な心理的介入とコンサルテーションが不可欠である。

　本項では高血圧・脂質異常症・糖尿病，肥満に加え，腎臓病について取り上げる。

［表1］　生活習慣病

・高血圧	・慢性閉塞性肺疾患	・肝臓病
・糖尿病	・脳梗塞	・骨粗鬆症
・脂質異常症	・脳出血	・痛風
・心筋梗塞	・がん	・歯周病
・狭心症	・腎臓病	

[図1] 健康日本21における目標値

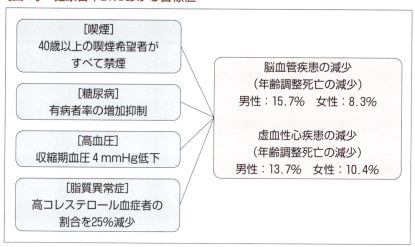

(厚生労働省：健康日本21．http://www1.mhlw.go.jp/topics/kenko21_11/pdf/all.pdfの目標値一覧より一部抜粋)

(1) 生活習慣病の基礎知識

①高血圧

　高血圧は脳血管疾患，心臓疾患，腎臓疾患，大血管疾患の強力な原因疾患であり，過去の疫学研究の試算では高血圧は喫煙に次ぐ死亡原因である。高血圧による平均余命短縮は男性で2.2年，女性で2.9年との報告があり，わが国における2010年の調査では高血圧患者数は約4300万人にのぼると試算される。高血圧の基準はわが国を含めた世界のガイドラインが140mmHg/90mmHg（収縮期血圧/拡張期血圧）とし［表2］，日本高血圧学会のガイドラインでは高血圧の主要な危険因子や疾患によりリスクの層別化がなされ，その治療管理計画が示されている［表3・4］。治療は降圧薬治療に加え，継続的な生活習慣の是正が重要である。

[表2] 成人における高血圧の分類（mmHg）

分類		収縮期血圧		拡張期血圧
正常域血圧	至適血圧	<120	かつ	<80
	正常血圧	120－129	かつ/または	80－84
	正常高血圧	130－139	かつ/または	85－89
高血圧	Ⅰ度高血圧	140－159	かつ/または	90－99
	Ⅱ度高血圧	160－179	かつ/または	100－109
	Ⅲ度高血圧	≧180	かつ/または	≧110
	（孤立性）収縮期高血圧	≧140	かつ	<90

(日本高血圧学会高血圧治療ガイドライン作成委員会編：高血圧治療ガイドライン2014．p19．ライフサイエンス出版，2014．より)

[表3] 高血圧とリスクの層別化

リスク層 \ 血圧分類	Ⅰ度高血圧	Ⅱ度高血圧	Ⅲ度高血圧
リスク第一層 （予後影響因子がない）	低リスク	中等リスク	高リスク
リスク第二層 （糖尿病以外の1，2個の危険因子，3項目を満たすMETsのいずれかがある）	中等リスク	高リスク	高リスク
リスク第三層 （糖尿病，CKD，臓器障害/心血管病，4項目を満たすMETs，3個以上の危険因子のいずれかがある）	高リスク	高リスク	高リスク

（日本高血圧学会高血圧治療ガイドライン作成委員会編：高血圧治療ガイドライン2014．p33．ライフサイエンス出版，2014．より）

[表4] 生活習慣の修正項目

1	減塩：6g/日未満
2a 2b	野菜・果物：野菜・果物の積極的摂取 脂質：コレステロールや飽和脂肪酸の摂取を控える，魚（魚油）の積極的摂取
3	減量：BMI（体重（kg）÷［身長（m）×身長（m）］）が25未満
4	運動：心血管病のない高血圧患者が対象で，中等度の強度の有酸素運動を中心に定期的に（毎日30分以上を目標に）行う
5	節酒：エタノールで男性は20～30mL/日以下，女性は10～20mL/以下
6	禁煙（受動喫煙の防止も含む）

（日本高血圧学会高血圧治療ガイドライン作成委員会編：高血圧治療ガイドライン2014．p40．ライフサイエンス出版，2014．より）

②脂質異常症

　虚血性心疾患や脳血管疾患の予防には，動脈硬化の抑制が重要である．動脈硬化は多くの要因により進行するが，重要なものとして脂質異常症（高脂血症）があげられる．

　血液中のコレステロールやトリグリセリド（中性脂肪）は水に溶けないため，複合体であるリポ蛋白として存在する．リポ蛋白はその比重により大まかに分けるとLDL（低比重リポ蛋白），HDL（高比重リポ蛋白）に分類される．LDLは血管壁に取り込まれて蓄積し動脈硬化を起こし，HDLは血管や組織に蓄積したコレステロールを引き抜いて運ぶリポ蛋白であるため，一般にLDLコレステロールは悪玉コレステロール，HDLコレステロールは善玉コレステロールと呼ばれている［表5］．

　血中のLDLコレステロールやトリグリセリドが増加する，もしくはHDLコレステロールが減少すると動脈硬化が起こりやすくなる．脂質異常症や脂質異常症が疑われる患者の数は約4200万人にものぼるといわれている．脂質異常症の治療は個々の患者背景（冠動脈疾患の既往，高リスク病態，性別，年齢，危険因子の数と程度）に伴うリスクの層別化によりすすめられるが，食

[表5] 脂質異常症の診断基準（空腹時採血）*

LDLコレステロール （LDL-C）	140mg/dL以上	高LDLコレステロール血症
	120～139mg/dL	境界域高LDLコレステロール血症**
HDLコレステロール血症 （HDL-C）	40mg/dL未満	低HDLコレステロール血症
トリグリセライド （TG）	150mg/dL以上	高トリグリセライド血症

・LDLコレステロールはFriedewaldの式（TC-HDL-C-TG/5）で計算する（TGが400mg/dL未満の場合）
・TGが400mg/dL以上や食後採血の場合にはnon HDL-C（TC-HDL-C）を使用し，その基準はLDL-C＋30mg/dLとする
* ：10～12時間以上の絶食を「空腹時」とする。ただし，水やお茶などカロリーのない水分の摂取は可とする
** ：スクリーニングで境界域高LDLコレステロール血症を示した場合は，高リスク病態がないか検討し，治療の必要性を考慮する

（日本動脈硬化学会：動脈硬化性疾患予防のための脂質異常症治療ガイド2013年版．p25，2013．より）

[表6] 脂質異常症の生活習慣の改善

- 禁煙し，受動喫煙を回避する
- 過食を抑え，標準体重を維持する
- 肉の脂身，乳製品，卵黄の摂取を抑え，魚類，大豆製品の摂取を増やす
- 野菜，果物，未精製穀類，海藻の摂取を増やす
- 食塩を多く含む食品の摂取を控える（6g/日未満）
- アルコールの過剰摂取を控える（25g/日以下）
- 有酸素運動を毎日30分以上行う

（日本動脈硬化学会：動脈硬化性疾患予防のための脂質異常症治療ガイド2013年版．p11，2013．より一部改変）

事指導や運動療法を中心とした生活習慣の是正と薬物療法が中心となる [表6]。

③糖尿病

糖尿病とは，インスリン★1作用不足による慢性の高血糖状態を主徴とする代謝性疾患群である。慢性的な高血糖は神経障害や網膜症，腎症などの細小血管合併症が出現し，大血管の動脈硬化が促進され，心筋梗塞や脳梗塞，壊疽，下肢閉塞性動脈硬化症につながる。成因による分類 [表7] と診断基準 [表8] を示す。

日本人の有病者は約950万人，糖尿病予備軍は約1100万人と推計される（平成24年度調査）。治療は1型糖尿病ではインスリン療法と生活指導が行われる。2型糖尿病では食事療法や運動療法が基本となり，必要に応じて経口投薬治療やインスリン療法が併用される。

④肥満，メタボリックシンドローム

「肥満」は脂肪の過剰な蓄積状態と定義され，「肥満症」は脂肪蓄積状態である肥満に起因ないし関連する健康障害を合併するか，臨床的にその合併が予測される場合で，医学的な減量を必要とする病態をいう。肥満による健康障害を [表9] に示す。

> **One Point**
>
> ★1 インスリン
> インスリンは膵ランゲルハンス島β細胞で生成・分泌され，門脈から肝臓に達し，肝静脈を経て全身の組織に送られる。食事などから得た糖を細胞内に取り込み，エネルギー利用や貯蔵，蛋白質の合成，細胞の増殖などを促進させる。糖代謝の結果として血糖値は低下，安定する。

[表7] 糖尿病と糖代謝異常の成因分類

Ⅰ 1型	膵β細胞の破壊，通常はインスリンの欠乏に至る。 A 自己免疫性 B 特発性
Ⅱ 2型	・インスリン分泌低下を主体とするもの ・インスリン抵抗性が主体で，それにインスリンの相対的不足を伴うものなど
Ⅲ その他の特定の機序，疾患によるもの	A 遺伝因子として遺伝子異常が固定されたもの ①膵β細胞機能にかかわる遺伝子異常 ②インスリン作用の伝達機構にかかわる遺伝子異常 B 他の疾患，条件に伴うもの ①膵外分泌疾患 ②内分泌疾患 ③肝疾患 ④薬剤や化学物質によるもの ⑤感染症 ⑥免疫機序によるまれな病態 ⑦その他の遺伝的症候群で糖尿病を伴うことの多いもの
Ⅳ 妊娠糖尿病	

（日本糖尿病学会編編著：糖尿病診療ガイドライン2016．p11，南江堂，2016．より一部改変）

[表8] 糖尿病の診断基準

①早朝空腹時血糖値126mg/dL以上
②75gの経口ブドウ糖負荷試験（75gOGTT）の2時間後の血糖値200mg/dL以上
③随時血糖値200mg/dL以上
④ヘモグロビンA1c 6.5％以上（NGSP値）
　いずれかを満たせば糖尿病型と判定され，後日行われる再検査の結果や糖尿病性の症状（口渇，多飲，多尿，体重減少，網膜症）が認められれば糖尿病と診断される。

＊血糖値はそのときの値で食事や運動の影響を受けやすいが，ヘモグロビンA1cは1～2カ月の長期的な血糖の状態を把握できる。

（日本糖尿病療養指導士認定機構編：糖尿病療養指導ガイドブック 2015―糖尿病療養指導士の学習目標と課題．p29，メディカルレビュー社，2015．をもとに筆者が作成）

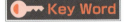

★2 BMI（Body Mass Index）
体重と身長の関係から肥満度を示す体格指数である。BMIと体脂肪率の間には多くの場合相関が認められる。
BMI＝体重kg÷（身長m)^2

　肥満の指標であるBMI[★2]を利用した肥満の診断基準を［表10］に示す。
　WHOではBMI≧30を肥満としているが，日本ではBMI≧25を肥満としている背景には，BMIが25～28の1度肥満で耐糖能異常，2型糖尿病，高血圧，高トリグリセリド血症，高コレステロール血症，低HDLコレステロール血症などの発症率がBMI正常に比して2倍に上昇するとの報告があることによる[2)]。
　肥満は皮下脂肪型肥満と内臓脂肪型肥満に大別される。内臓脂肪型肥満は高血圧，脂質異常症，糖尿病などの生活習慣病や動脈硬化性疾患の発症や進行の要因となる。この内臓脂肪型肥満に加え，高血糖，高血圧，脂質異常症のうち2つ以上を合併した状態をメタボリックシンドローム（metabolic syndrome）という［表11］。これらの治療は食事療法，運動療法を中心に，必要に応じて薬物療法を併用する。

[表9] 肥満に起因ないしは関連して発症する健康障害

①耐糖能異常・2型糖尿病	⑥冠動脈疾患
②脂質異常症	・心筋梗塞
・高コレステロール血症	・狭心症
・低HDLコレステロール血症	⑦脳梗塞
・高トリグリセリド血症	⑧骨・関節疾患
③高血圧	・変形性関節症
④高尿酸血症・痛風	・腰痛症
⑤脂肪肝	⑨睡眠時無呼吸症候群
	⑩月経異常

[表10] 日本肥満学会とWHOにおける肥満の分類

BMI	日本肥満学会指標	WHO指標
18.5＜BMI	低体重	underweight
18.5≦BMI＜25.0	普通体重	normal range
25.0≦BMI＜30.0	肥満（1度）	preobese
30.0≦BMI＜35.0	肥満（2度）	obese Ⅰ
35.0≦BMI＜40.0	肥満（3度）	obese Ⅱ
40.0≦BMI	肥満（4度）	obese Ⅲ

[表11] メタボリックシンドロームの診断基準

内臓脂肪の蓄積	腹囲	男性：85cm以上 女性：90cm以上
高血糖	空腹時血糖値	110mg/dL以上
脂質異常症	中性脂肪	150mg/dL以上
	HDLコレステロール	40mg/dL未満
高血圧	収縮期血圧	130mmHg以上
	拡張期血圧	85mmHg以上

⑤慢性腎臓病（CKD）

慢性腎臓病（chronic kidney disease：CKD）の概念は，狭義の腎臓疾患のみでなく，さらに広く病態や症候群を含む概念として臨床で取り入れられてきた。その背景として，透析[★3]や腎臓移植を必要とする末期腎不全患者の増加に加え，CKDが末期腎不全のリスクになるばかりでなく，心血管疾患の発症リスクになることなどがあげられる。

わが国における慢性透析患者数は年々増加しており2013年で31万人を超え，CKD患者数は1330万人（20歳以上）との報告がある[3)]。

CKDの定義は，①糸球体濾過量（glomerular filtration rate：GFR）[★4]で表される腎機能低下があるか，②腎機能障害を示唆する所見（蛋白尿などの尿異常，片腎や多発性嚢胞腎などの画像診断，血液異常，病理所見など）が慢性的に持続するものとされる。

CKDの重症度分類と治療内容を［表12］に示す。肥満やメタボリックシンドロームは蛋白尿や腎不全の危険因子となりうる。

One Point

★3 透析患者のうつ

透析患者はさまざまな身体症状に加えて，社会的にも活動・参加に障害をきたしやすいことから，不安神経症状や抑うつ状態をきたしやすい[1)]。OTはうつ状態の患者を早期に発見し，他の専門職と連携して対処しなければならない。

Key Word

★4 GFR（glomerular filtration rate；糸球体濾過量）

1分間に糸球体がどれだけ血液を濾過し，尿を生成できるかを表す腎機能の指標である。糸球体から直接原尿を採取することは困難なので，血清クレアチニン値，年齢，性別からGFRを求める推算糸球体濾過量（estimated glomerular filtration rate：eGFR）が汎用される。
eGFR＝194×クレアチニン$(mg/dL)^{-1.094}$×年齢(歳)$^{-0.287}$
〔女性は×0.739〕（この推算式は，18歳以上が対象）

[表12] CKDの重症度分類と集学的治療

●CKDの重症度分類：CGA分類	
C（Cause；原因疾患）	糖尿病腎症，腎硬化症，慢性糸球体腎炎，多発性嚢胞腎，腎移植，その他
G（GFR；腎機能）	糸球体濾過量で血清クレアチニン値と年齢，性別から算出する
A（アルブミン尿；蛋白尿）	尿中に蛋白が検出された状態で150mg/日以上持続的に排出されている場合を蛋白尿と呼ぶ
●ESKD*とCVD**予防のためのCKDに対する治療介入	
生活習慣の改善	肥満の解消，禁煙，高血圧治療，食事療法
食事指導	減塩，蛋白質摂取量・カリウム摂取量・エネルギー量・アルコール摂取量の適正化
高血圧治療	CKDの原因となる高血圧の是正，厳格な降圧療法
尿蛋白，尿中アルブミンの減少	降圧薬の使用により尿蛋白や尿中アルブミンが減少する
糖尿病の治療	糖尿病の厳格治療はESKDやCVDの発症を抑制する
脂質異常症の治療	脂質異常症はCKDの発症，進行させる可能性がある
貧血の治療	貧血はCKDの進行の危険因子である
骨・ミネラル代謝異常の治療	骨ミネラル代謝異常はCKDの進行や生命予後に関連する可能性がある
その他	高尿酸血症，尿毒症，CKD原因疾患の治療

＊：ESKD：End Stage Renal Disease（末期腎不全）
＊＊：CVD：Cardiovascular Disease（心血管疾患）

（日本腎臓学会編：CKD診療ガイド．pp 1 – 4，50 – 56，東京医学社，2012．を参考に筆者がまとめた）

(2) 生活習慣病の臨床評価：ボトムアップ/トップダウン・アプローチ

(a) ボトムアップ・アプローチによる評価

①身体機能面

●血圧測定

　血圧測定は聴診法で行う水銀血圧計やアネロイド血圧計での測定が有用だが，聴診法と同精度な自動血圧計も使用可能である．正確な血圧を測定するためには心臓の高さにカフを合わせた上腕計測が利用される．

　手指や手関節での計測は不正確であり注意が必要である．上腕への腕帯巻き付け型血圧計においてもカフを心臓の高さに合わせる，カフがひじ関節にかからない，厚手のシャツや上衣を着たまま測らないなどに気をつける．心室性期外収縮や心房細動などの不整脈が認められる場合は血圧値が不正確となるため，3回以上の繰り返し計測が有用である．

　患者が自宅で計測する家庭内血圧は白衣高血圧や仮面高血圧の診断や降圧薬の作用評価ばかりでなく，患者自身の治療への能動性や継続性を改善するため，診察室での血圧測定と同等かそれ以上に有用とされている．

●低血糖

　糖尿病の血糖コントロールにおいては，低血糖やシックデイへの対応が問題となる。脳，中枢神経系のエネルギー源であるグルコースの不足は，中枢神経機能の低下につながる。

　症状としては発汗，振戦，動悸，悪寒，熱感などの交感神経症状，眠気，脱力，めまい，集中力低下，見当識低下，不安，抑うつ，不機嫌，易怒などの中枢神経症状などが出現し，重篤になると痙攣，意識障害，昏迷，運動麻痺が出現する。低血糖症状を認めたら自己血糖測定器などで血糖を測定し（70mg/dL以下），ブドウ糖を中心とした糖質を摂取させる。血糖コントロールが不良な患者や自律神経障害患者では，症状が自覚できない無自覚低血糖を引き起こす場合があり，注意を要する。

　糖尿病患者が感染症などによる発熱，下痢，嘔吐，食欲不振などの症状を呈する場合をシックデイという。シックデイでは高血糖（低血糖も）やケトアシドーシスを回避するために特別な対応を必要とする。

　これらの症状の出現に注意し，的確に治療につなげることが肝要である。

●糖尿病神経障害

　糖尿病神経障害は重要な糖尿病の合併症である。症状の発症や進展には血糖コントロール不良が強く関与し，糖尿病の罹患期間の延長とともに増加する。遠位性対称性の多発神経障害と局所性の単神経障害に分けられる。

　[表13]に症状を示すが，その検査はアキレス腱反射，音叉による振動覚検査，ピンや針による痛覚検査，モノフィラメントを利用した圧触覚検査，末梢の筋力や筋萎縮評価，末梢神経障害，脳神経障害，血圧変動，発汗などについて評価する。検査の実施にあたっては糖尿病以外の末梢神経障害の有無を確認する必要がある。

●糖尿足病変・手病変

　糖尿病性の足病変とは，神経障害や末梢血流障害を有する糖尿病患者の下肢に生じる感染，潰瘍，深部組織の破壊性病変である。

　末梢血流障害に伴う虚血性潰瘍に加え，神経障害性潰瘍としては運動神経障害による下肢筋の緊張度変化，解剖学的変形，歩行異常から荷重や摩擦によるたこや潰瘍の形成がされる。感覚神経障害では熱傷や外傷に対する不感から症状が重症化し潰瘍に発展する。これらが潰瘍・壊疽の直接原因とな

[表13] 糖尿病神経障害の分類と主な症状

分類		症状
多発神経障害	感覚運動神経障害	しびれ感，錯感覚，冷感，自発痛，アロディニア，感覚鈍麻
	自律神経障害	瞳孔機能異常，発汗異常，起立性低血圧，胃不全麻痺，便通異常（便秘，下痢），胆嚢無力症，膀胱障害，勃起障害，無自覚低血糖など
	急性有痛性神経障害	（治療後神経障害など）
単神経障害	脳神経障害	外眼筋麻痺（動眼・滑車・外転神経麻痺），顔面神経麻痺など
	体幹・四肢の神経障害	手根管症候群，尺骨神経麻痺，腓骨神経麻痺，体幹部の単神経障害など
	糖尿病筋萎縮（腰仙部根神経叢神経障害）	典型例では片側～両側性殿部・大腿部筋萎縮・筋力低下を呈し疼痛を伴う

（日本糖尿病学会編著：糖尿病診療ガイドライン2016．p223，南江堂，2016．より）

> **One Point**
>
> ★5 糖尿病足壊疽
> 糖尿病の動脈硬化症に伴う下肢（特に足部）の血行障害と感染から壊疽が急速に進み，重症化すれば対象肢を切断する必要がある。重症化予防のために日常的な足部のアセスメントとフットケアが重要である。

る★5。自律神経障害では，発汗減少による皮膚の乾燥，皮膚裂傷から易感染性となりやすい。

神経障害の評価に加え，血流障害，変形，皮膚の状態，爪の状態，関節可動域や筋力も評価する必要がある。

糖尿病患者における上肢の病変として狭窄性屈筋腱・腱鞘炎，手根管症候群，Dupuytren拘縮，関節可動域制限の合併について評価する必要がある。

● 肥満

肥満と伴う身体脂肪量を計測する方法としては水中体密度計測法，CT，骨塩法，電気インピーダンス法などがあるが，臨床的には体重と身長から計算されるbody mass index（BMI（kg/m²）＝体重（kg）／身長（m）²）が簡便であり，体脂肪量との相関から利用される。

内臓脂肪の増大はウエスト周囲径（腹囲）に反映され，男性では85cm以上，女性では90cm以上であれば内臓脂肪型肥満が疑われる。腹囲の計測は①立位で，②腹部に力が入らないように，③軽く息を吐いた状態で，④臍の高さで，⑤締め付けずに計測する。欧米の計測法は腹部で最もくびれているラインで計測するため，臍のラインで計測する日本とは国際比較をする場合には注意が必要である。

● 血液生化学検査

生活習慣病や腎機能障害に関する血液生化学検査の一例を［表14］に示す。

● 運動機能

a）問診による生活上の運動評価
- どんな運動や活動を行っているか
- どの程度行うか（時間，期間，頻度）
- 各診断における禁忌事項との関係

b）運動強度（必要に応じて）

[表14] 生活習慣病に関連した血液生化学検査

脂質検査	総コレステロール（T-Cho）	130～220mg/dL	細胞膜成分として有用だが，過剰だと動脈硬化につながる
	HDLコレステロール（HDL-Cho）	男：41～85mg/dL 女：41～100mg/dL	組織からコレステロールを取り除く作用があり善玉コレステロールと呼ばれる
	LDLコレステロール（LDL-Cho）	70～139mg/dL	コレステロールを各臓器に運搬する。過剰になると血管内壁に付着し動脈硬化の原因となる
	中性脂肪（TG）	40～150mg/dL	摂取する脂肪の大部分であり，消費されなかった脂肪は体内に蓄積される
糖代謝検査	空腹時血糖（FBG）	70～110mg/dL	血糖はインスリンやグルカゴンにより調整される。これらの機能低下により血糖値は不安定になる
	随時（食後）血糖（PPG）	70～139mg/dL	
	ヘモグロビンA1c（HbA1c）	4.6～6.2%（NGSP）	約1～3カ月前の血糖コントロールの状態を反映する
腎臓機能検査	尿素窒素（BUN）	8～22mg/dL	腎機能の低下により尿への排泄が不十分となり血液中に停滞する
	クレアチニン（CRE）	男：0.60～1.10mg/dL 女：0.45～0.80mg/dL	

・MET（s）：安静時の酸素消費量で運動時の酸素消費量を割ったもの（行っている運動・活動ごとの耐久力）（518頁［表17］参照）
・ボルグ指数（自覚的運動強度）（494頁［図41］参照）
c）筋力評価（必要に応じて）
d）関節可動域（必要に応じて）
e）姿勢と姿位の観察評価

②認知・心理面

基本的に，トップダウン・アプローチ評価によるクライエントの心理特性や生活習慣のチェックを優先的に行い，その後，作業療法カウンセリング場面でも患者の心理面を継続的にみる。しかし，それ以前に具体的なうつ症状など，いくつかの問題が生じていた場合，その改善の度合いを継時的にみる目的で以下の検査法の使用も検討してよい。

●うつ尺度

- **SDS (self-rating depression scale：うつ病自己評価尺度)**：Zung（1965年）により考案された。4段階評価（いつも・しばしば・ときどき・めったにない），全20項目の質問で構成されている。評価基準を［表15］に示す。アメリカ人のSDS平均値は健常者26点，神経症患者46.2点，うつ病患者で59点を示し，うつ病ないしうつ状態で高得点を示すことが明らかになっている。

- **SRQ-D (self-rating questionnair for depression)**：自己診断チェックシートSRQ-Dは，軽症うつ病発見の手がかりの1つとして行う簡易テストで，18項目の該当欄に対象者が自分で○印を記入する。得点計算は「いいえ」が0点，「ときどき」が1点，「しばしば」が2点，「つねに」が3点とする。質問2，4，6，8，10，12に関しては加点しない。10〜15点が境界で，16点以上が軽症のうつ状態と判定される。

- **GDS（老年期うつ病評価尺度）**：検者が口頭で質問し，対象者が「はい，いいえ」で答える。全15項目あり，「はい」がうつ症状をあらわす1点として計算される。評価基準は，0〜4：うつ症状なし，5〜10：軽度のうつ症状，11以上：重度のうつ症状である。

●性格・人格評価

- **ミネソタ多面人格目録（MMPI）**：ミネソタ大学のHathaway SR and Mckinley JCが1930年代末から開発を進めてきた質問紙法パーソナリティ検査（人格目録）。550の項目があり，基本的な尺度として4つの妥当性尺度（?，L，F，K）と10の臨床尺度（Hs，D，Hy，Pd，Mf，Pa，Pt，Sc，Ma，Si）が設定されている。MMPIの当初の目的は精神医学的診断において客観的な手段を提供することであった。その後，パーソナリティの検出にも応用されて，現在は世界的に最も多く用いられるパーソナリティ検査の1つとなっている。

- **ロールシャッハ・テスト**：スイス精神科医ヘルマン・ロールシャッハによって1921年に考案され，ロールシャッハ

[表15] SDSの評価基準

粗点	評価
〜49点	正常
50点〜59点	軽度のうつ状態
60点〜69点	中等度〜高度のうつ状態
70点〜	極度のうつ状態

法，ロールシャッハ検査，ロールシャッハ検査法などとも呼ばれる。開発されて以来，長年にわたって広く用いられている。投影法に分類される性格検査で代表的な検査方法の１つである。テストでは紙の上にインクを落として，それを２つ折りにして広げることにより作成された，ほぼ左右対称の図版をもつロールシャッハ・カードが用いられる。このような図版は原理的には簡単に作成できるものであるが，現在でもロールシャッハによって作成されたものが用いられている。投影法であるロールシャッハ・テストでは，被験者がどのような反応をすると，どのように分析されるのかがわかりにくいため，被験者が回答を意識的に操作する反応歪曲が起きにくく，無意識な心理の分析が可能であるとされる。

- **エゴグラム（東大式エゴグラム）**：交流分析では人間の自我状態を，批判的な親の自我状態（critical parent），養護的な親の自我状態（nurturing parent），大人の自我状態（adult），自由な子供の自我状態（free child），従順な子供の自我状態（adapted child）の５つに分類する。エゴグラムはこの５つの自我状態の比重（エゴグラムパターン）を把握するもので，最も高い自我状態の行動を最初にとりやすいといわれている。これらのバランスにより，思考や行動パターンを含む性格特性の把握が可能となる。

(b)トップダウン・アプローチによる評価

トップダウン・アプローチによる評価はOTによる一方的な評価スタイルではなく，クライエントとの情報共有化を図るための手段として位置づけられる。そこから病状や身体的，習慣的あるいは心理的な問題点の共有化，ならびに患者が意識的に行える対処行動と行動変容に結びつけられていく。

①生活習慣・環境の評価

この場面は，OTによる一般的な面接，ならびに家族を交えての評価面接として行われる。患者のこれまでの病歴，生活歴，職業歴などを振り返り，さまざまな問題点と課題を整理する。ジェノグラム，エコマップ（225頁参照）を活用した問題解決までの前段階として位置づけられる。この延長上に作業療法カウンセリングをはじめとしたさまざまな心理的介入場面が配置されるため，OTは最初の話し合う場面でクライエントとの信頼関係を築いておく必要がある。決して，詰問調で患者を追い詰めたり，反省を促すような態度をとってはならない。

②行動パターン・自動思考の評価

認知療法のコラム法に準じて，クライエントが思考するあらゆる生活内容について話し合っていく。そのなかで，クライエントが自分自身の問題，課題として感じていること，あるいは「何とかなる」と考えているような日常生活の事象を詳細にとらえて原因と対処方法を話し合い，かつこれらの面接結果を共有しておく必要がある。面接で得られた記録は，ノートなどの"見

える化"により常に振り返りの対象にする。初回の面接時には，今後のカウンセリングの日程を決めたり，記録をどうやって共有するかなどを話し合っておく。

数回の面接で信頼のおける関係性がとれたら，徐々にコラム法などで詳細に患者の「自動思考」を分析していく。

(3) 生活習慣病：ボトムアップ・アプローチ

生活習慣病のクライエントに対するアプローチは，OTのみならず，PTや他の専門職との協力関係によって構築されるチーム・アプローチが基本となる。よって，チーム・アプローチ全体のなかでOTが独自の専門性をどう活かすべきか，あらかじめチーム内において意志統一されている必要がある。しかし，チーム内の各専門職におけるアプローチ方法の内容とその効果については，OTが知識として事前に仕入れておく必要がある。

①運動療法

生活習慣病においては運動療法が病気の発症や進行を予防するため，その重要性がいわれている。

肥満の多くの原因は食習慣と運動不足が要因であり，運動療法は代謝の改善と脂肪燃焼に効果がある。

高血圧症においては循環血漿量の減少，心拍出量の減少，血管拡張作用，交感神経活動の抑制などさまざまな作用により降圧が図れる。

脂質異常症においては中性脂肪の減少とHDLコレステロールの増加に効果がある。

糖尿病中でも2型糖尿病においては，インスリン抵抗性★6の改善（インスリン感受性の向上）や筋肉量増加に伴う基礎代謝の向上による血糖コントロールの適正化に加え，インスリンの分泌能改善も報告されている。1型糖尿病においても運動によるエネルギー消費に基づき血糖値は低下するが，長期的な効果については不明である。

慢性腎機能障害患者においては腎機能障害を悪化させるという観点から，かつて運動療法は推奨されなかったが，適度な運動は腎機能障害を悪化させることなく長期的には改善させるとの報告もある。

加えて，運動療法の一般的効果として，心肺機能の改善や動脈硬化の抑制や改善，加齢に伴う筋肉量の減少や骨粗鬆症の予防，身体機能の改善に伴うADL向上，気分転換やストレス発散など精神機能的効果からQOLの向上などがあげられる。

●運動療法の適応と注意点

肥満や生活習慣病においては既往や合併症の有無，特に心血管疾患特有の症状（不整脈や心不全症状，虚血性心疾患症状など）の有無に注意を要する。これらのスクリーニングにより臓器症状が認められた場合は，まず臓器症状

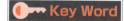

★6 インスリン抵抗性
血中のインスリン濃度に見合っただけのインスリン作用が得られない状態で，その指標としてHOMA-Rがある。
HOMA-R＝FPG (mg/dL) ×IRI (μU/mL) /405
FPG：空腹時血糖値
IRI：血中インスリン値
日本人では2.5以上がインスリン抵抗性があるとされる。

の治療を優先させる。

高血圧症における運動療法は血圧値がⅡ度以下の心血管病変のない患者が対象となる。リスクの高い患者においてはメディカルチェックと降圧治療を行った後に慎重に行う。

糖尿病においては，血糖のコントロール状態，合併症（腎症，網膜症，神経障害）の有無を確認する必要がある。運動と血糖値については低血糖に注意が必要である。運動中に加え，運動後（直後から翌朝まで）の血糖変化について把握し，運動内容や投薬内容を検討する必要がある。

増殖網膜症においては高強度の運動や頭位を下げる運動，衝撃の加わる運動は眼圧の上昇や眼底出血のリスクから避けるべきである。

自律神経障害を有する患者では血圧上昇，突然死，無症候性心筋虚血などの合併症を起こす可能性があり，慎重にすすめる。

腎臓病患者においては急性増悪やネフローゼ症候群，高度蛋白尿を合併する患者においても運動の是非に関する報告はなく，心肺機能に合わせた運動実施が推奨されている。

また，運動実施に関しては関節可動性，疼痛，骨格筋機能など運動器機能を評価した上で実施するのは当然である。

●運動の種類と方法

運動は散歩やウォーキング，ジョギング，自転車エルゴメータ，水泳などの全身性の有酸素運動を10〜30分/回，可能であれば2〜3回/日，3〜5回/週行うように指導する。運動強度は最大酸素摂取量の40〜60％，安静時心拍数から最大心拍数に至るまでの50〜70％，自覚的に「ややきつい」と感じられる程度がよい。導入当初は低負荷から開始し，呼吸循環反応を見ながら段階的に負荷を上げていくようにする。

実施に際しては心血管イベントを含めた好ましくない症状は運動開始時や終了時に出現しやすいため，5分程度の準備運動や整理運動を行うことも重要である。

有酸素運動に加え，重錘やチューブ，トレーニングマシン，自重を利用したレジスタンストレーニングの併用も推奨される。特に高齢者や低体力者においてレジスタンストレーニングにおける筋量，筋力の向上は生活習慣病の是正に加えADL遂行機能の向上につながり重要である。低強度から開始し，連続20回程度実施可能な中等度負荷量まで2週間程度かけて段階的に負荷を上げていく。頻度は8〜15回を1セットとして1〜3セットを繰り返し，2〜3回/週実施することが推奨される[7]。

レジスタンストレーニングで特徴的な注意点としてバルサルバ（valsalva）効果がある。動作時に息こらえで血圧や心拍数が上昇し，心血管負荷を高める危険性があるため，息こらえをなくし，息を吐きながら動作を行うことを指導する。

●生活習慣病予防のための身体活動量

厚生労働省がまとめた指針では，身体活動量は18〜64歳で強度が3 METs以上の身体活動を23METs・時/週，65歳以上では強度を問わず10METs・時/週行うこと，運動量については全世代において運動習慣をもつこと，特に18

〜64歳においては強度が3 METs以上の運動を4 METs・時/週行うことを推奨している［表16・17］。生活習慣病患者においては3〜6 METsの運動を10METs・時/週の実施を勧告している[8]。

これらの指標は日常的に意識して運動を行うことの重要性に加え，日常生活における各種活動（家事や就労，趣味活動など）も運動と同等に扱い，日々の身体活動量の確保や増加を図るための指導を行うことを重要視していることを理解する必要がある。

②食事療法

日本の成人の1日の摂取エネルギー量は約2000kcalで，昭和30年代からほぼ変化していない。その内訳を3大栄養素である「脂質・糖質・蛋白質」でみると，糖質である炭水化物（米，パン，麺類，イモ類など）は年々減少傾向である一方，蛋白質（肉，魚，卵，乳製品，大豆など）は漸増，脂質（食用油，脂肪肉，バター，ナッツ等）は約3倍と増加している。これらの食習慣の変化に伴い増加してきた生活習慣病の予防や改善には，食事療法による栄養管理が重要かつ基本的な治療法である。

● 食事摂取基準

国民の健康増進や生活習慣病の予防・重症化予防を目的に策定された基準（「日本人の食事摂取基準」）の2015年改訂[9]では，それまでの年齢や性別，身体活動レベルから算出したエネルギー必要量（例：40歳代男性は1日2300kcal，女性は1750kcal）を基準としたものから望ましいBMIの範囲を維持できる食事量を基準とした。この変更は糖尿病や生活習慣病の疾病管理や加齢に伴う食事や活動量変化などに対応したものである。目標とするBMIは

[表16] 推奨される身体活動量（運動強度×時間）

	身体活動（生活活動＋運動）	運動
世代共通	身体活動を少しでも増やす 例：毎日10分長く歩く	運動習慣をもつ 例：30分以上の運動を2回/週以上
65歳以上	強度を問わず，身体活動を10METs・時/週 例：座位や臥位以外の身体活動を毎日40分	
18歳〜64歳	3 METs以上の身体活動を23 METs・時/週 例：歩行またはそれと同等以上の強度の身体活動を毎日60分	3 METs以上の運動を4 METs・時/週 例：息が弾み，汗をかく程度の運動を毎週60分
生活習慣病	3〜6 METsの運動を10METs・時/週の実施が望ましい。 例：歩行またはそれと同等できついと感じない程度の運動を30〜60分，3回/週	

（厚生労働省：健康づくりのための身体活動量2013. http://www.mhlw.go.jp/stf/houdou/2r9852000002xple-att/2r9852000002xpqt.pdfを参考に筆者が作成）

[表17] 日常生活活動と運動のMETs表

METs	生活活動	運動
2.0	料理や食材の準備，洗濯，洗車・ワックスがけ	ゆっくりした歩行
2.3	ガーデニング（軽度），動物の世話，ピアノの演奏	
2.5	植物の水やり，子どもの世話，仕立て作業	
3.0	電動アシスト付き自転車に乗る，家財道具の片付け，子どもの世話（立位），台所の手伝い，大工仕事，梱包，ギター演奏（立位）	普通歩行（平地，犬を連れて），ボウリング，バレーボール，社交ダンス（ワルツ，サンバ，タンゴ），ピラティス，太極拳
3.3	カーペット掃き，フロア掃き，掃除機，電気関係の仕事：配線工事，身体の動きを伴うスポーツ観戦	
3.5	楽に自転車に乗る，階段を下りる，軽い荷物運び，車の荷物の積み下ろし，荷づくり，モップがけ，床磨き，風呂掃除，庭の草むしり，子どもと遊ぶ（歩く/走る，中強度），車いすを押す，釣り（全般），スクーター（原付）・オートバイの運転	歩行（平地，散歩程度），自転車エルゴメーター（30～50ワット），自体重を使った軽い筋力トレーニング（軽・中等度），体操（家で，軽・中等度），ゴルフ（手引きカートを使って），カヌー
4.0	自転車に乗る（通勤），階段を上る（ゆっくり），動物と遊ぶ（歩く/走る，中強度），高齢者や障がい者の介護（身支度，風呂，ベッドの乗り降り），屋根の雪下ろし	卓球，パワーヨガ，ラジオ体操第1
4.3	苗木の植栽，農作業（家畜に餌を与える）	やや速歩（平地，やや速めに＝93m/分），ゴルフ（クラブを担いで運ぶ）
4.5	耕作，家の修繕	テニス（ダブルス），水中歩行（中等度），ラジオ体操第2
5.0	動物と遊ぶ（歩く/走る，活発に）	かなり速歩（平地，速く＝107m/分），野球，ソフトボール，サーフィン，バレエ（モダン，ジャズ）
5.5	シャベルで土や泥をすくう	スキー，アクアビクス，バドミントン
5.8	子どもと遊ぶ（歩く/走る，活発に），家具・家財道具の移動・運搬	
6.0	スコップで雪かきをする	ゆっくりとしたジョギング，ウエイトトレーニング（高強度，パワーリフティング，ボディビル），バスケットボール，水泳（のんびり泳ぐ）
7.0		ジョギング，サッカー，スキー，スケート，ハンドボール
7.8	農作業（干し草をまとめる，納屋の掃除）	
8.0	運搬（重い荷物）	サイクリング（約20km/時）
8.3	荷物を上の階へ運ぶ	ランニング（134m/分），水泳（クロール，ふつうの速さ，46m/分未満），ラグビー
8.8	階段を上る（速く）	

18～49歳で「18.5～24.9」，50～69歳で「20.0～24.9」，70歳以上で「21.5～24.9」と設定し，測定されたBMIが目標範囲を下回っていれば「不足」，上回っていれば「過剰」として，目標範囲にとどめるように体重を改善することを目標とする。

BMIは国内外の報告で総死亡率が最も低かったBMIをもとに，疾患の発病率や死因を日本人の実態に合わせて設定したものである。年齢が高くなるほ

[表18] 日本人の推定エネルギー必要量（18歳以上，kcal/日）

性別	男性			女性		
身体活動レベル	低い	ふつう	高い	低い	ふつう	高い
18～29	2,300	2,650	3,050	1,650	1,950	2,200
30～49	2,300	2,650	3,050	1,750	2,000	2,300
50～69	2,100	2,450	2,800	1,650	1,900	2,200
70～	1,850	2,200	2,500	1,500	1,750	2,000

ど栄養状態の低下や筋肉量の減少の危険性が高まるため，50歳以上では転倒予防や介護予防の観点から，BMIの下限を上げているのが特徴である。

● **適切なエネルギー摂取量**

1日の所要エネルギー量は年齢や身体活動レベルにより異なる [表18]。必要なエネルギー量に相応したエネルギー量の食事を摂取することが重要となるが，肥満や糖尿病など疾患によっても摂取量は増減する。

● **バランスの良い食事**

疾患別における食事指導内容については成書を参考にされたい。ここでは，3大栄養素とその摂取割合についての一般的事項について述べる。

炭水化物（糖質）は主要エネルギーであるが，直接利用されるのは約半分で残りは体脂肪へと変換されるため，過剰摂取は肥満や耐糖能低下の原因となる。摂取量の目安は全体の50～65％程度にする。蛋白質も過剰摂取分は脂肪に変換される。腎不全では摂取制限が必要となる。蛋白質の摂取量の目安は13～20％である。脂質は単位あたりのエネルギー量が多く，味覚上も過食を促す要素があるため，過剰摂取に注意を要する。摂取目安は20～30％である。1日30品目を目標に各栄養素をバランスよく摂取することが肝要である。

● **塩分制限**

多くの臨床研究や報告から，塩分摂取量と血圧上昇の関連性が高いことは知られており，生活習慣病予防に関するガイドラインでは6g/日の食塩摂取が推奨されている。しかし日本人の食生活における平均塩分摂取量は10～12g/日と依然多い。塩分摂取量6g/日の目標は多くの患者にとって大変な努力を要し，困難である。

しかし，減塩はその程度により血圧を低下させることが期待できるので，少しずつでも塩分摂取量を減らすよう長期的に取り組む必要がある。

なお，食品によっては塩分表記がナトリウム（Na）量で表示されていることがあるが，塩分量に換算するためには2.5倍することも指導する必要がある。

③禁煙

タバコ煙はその経路である呼吸器系（肺がん，COPDなど）に影響を与えるばかりでなく，呼吸器系で産生されるIL-6，TNF-α，IL-1βなどのサイトカインが血流を通して循環器系（心筋梗塞，脳卒中など）や内分泌代謝系（骨粗鬆症，糖尿病など）に影響を与え，生活習慣病やメタボリックシンドロームのリスクを高める [図2]。

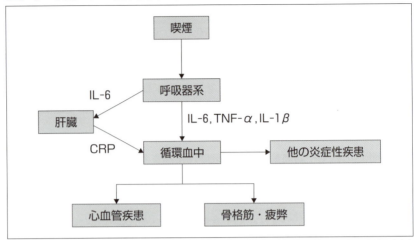

[図2] 喫煙による健康被害のメカニズム

（岩永知秋・他：生活習慣病──喫煙：予防と対策．臨牀と研究86（9）：1170-1174, 2009. より）

　禁煙により冠動脈疾患のリスクは急激に低下し，脳卒中や血管疾患のリスクも2年以内に急激に減少する．節煙はリスクの軽減につながらず絶対的な禁煙が必須であり，繰り返し禁煙指導を行い必要があれば禁煙治療の導入も考慮すべきである．

④作業療法によるアプローチ

　内部障害・生活習慣病の患者で，服薬・透析などの医療処置によってある程度の活動が可能な場合，ボトムアップ・アプローチによるOTの介入目的は以下のとおりである．

a）応用動作能力の改善：医療的な処置が順調であれば，仕事，レクリエーション・旅行，そして場合によっては結婚・出産も可能である．

b）（当初は活動の許容範囲を定めておいてから）日常生活の安定化：自己効力感が低いと必要以上に他者へ依存したり，省エネ的な行動に流されやすい．その対策として当初に，クライエント自身，何ができて何が大変か，試行錯誤しながら活動範囲と内容を決めておき，疾病の状態と調整しながら体力や持久力を身につけさせて，徐々に活動範囲を拡大していく．

　OTのボトムアップ・アプローチには，以下の内容が含まれる．これらの項目についてはトップダウン・アプローチと交互に行き来したり，内容的にボトムアップとトップダウンの両者間において共通化される場合もある．

●ADL指導

a）感染予防：教育的配慮が必要

b）食事：調理が含まれる．糖尿病や高血圧症などでは，栄養士による指導と連携する必要性がある

c）排泄

d）歩行と移動方法：杖や車いすなど，補助器具が必要な場合は指導を行う

e）入浴：手すりの設置，椅子の配置，介助の指導も必要に応じて行う

f）睡眠

g）屋内環境の調整：家屋改造，補助器具の使用の他，温度・湿度調整など

にも配慮する

● 作業耐用性の維持・増大
a）生活のなかで活動性を向上させる
b）筋力低下の予防・改善
c）運動強度に対する自覚と耐久性の向上
d）自分自身の運動管理能力の向上

● 活動によるリラクセーションと趣味的能力の維持・向上
a）自分自身のストレスに対するマネジメント力の向上
b）活動を目的別に使い分ける能力の開発
c）役割の獲得

● 職業前評価と訓練（必要に応じて）
a）就労内容の評価：業務内容の分析と負担の予測
b）就労環境の評価：現在の作業能力から段階的に応用力をレベルアップさせるための生活スケジュールの検討
c）適性の評価と適応のための訓練

（4）生活習慣病：トップダウン・アプローチ

　生活習慣病の治療においては，食事療法や運動療法，禁煙など生活習慣の是正が重要である。しかし，クライエントは治療者や支援者が期待するほどには生活指導の内容を守ってはくれない。指導内容が難しい，クライエントの理解能力が低い，クライエントが自分勝手などという理由があげられることがあるが，これらは必ずしも適当ではない。現在の情報化社会のなかでよりよい生活習慣に関する情報は溢れているし，クライエント自身が過去に生活習慣に関する指導は受けていることも多い。

　それでも指導内容を順守できず，疾病管理が不十分になり疾病や病態増悪につながってしまう場合，生活習慣病のクライエントはこれらの生活習慣の管理が苦手なのだと考えるほうがよい。

　このようなクライエントの生活習慣の是正とその維持には長期的かつ適切な思考と行動変容★7が必要となるが，クライエントの主体性を確保し，高い治療動機水準を維持するために認知行動療法的なアプローチが有用である。

①生活習慣是正のための行動変容

　生活習慣病の治療において生活習慣を変えることが重要なことはわかっていても，一方的に疾病のリスクやクライエント自身の問題点，改善策としての運動療法や食事療法の方法を伝えるだけで，クライエント自身に興味ややる気がなければ期待した効果は得られない。重要なことは，クライエントの「何に興味があるか」「どの程度の興味があるか」「何かを変えたいと思っているか」「長期的に継続できるか」などについて評価し，適切に介入することである★8 ［表19］［図3］。

Key Word

★7 行動変容
行動変容とは，習慣化された行動パターンを変えることを指す。疾病予防や再発予防のための自覚を高め，目標達成や能力開発に向けて行動を変えていくことが有用である。

One Point

★8 生活歴の自己評価
クライエントのこれまでの生活歴をナラティブで聞き出し，どこに改善点があるのか，無理なく実施できる運動はどこで行うのか，などについてOTによる一方的な指導ではなく協調的に行う。特に生活歴の自己評価がポイントで，ここでの気づきが実際の行動変容につながる場合がある。

[表19] 行動変容のステージと援助

ステージ	状態	援助
無関心期	6カ月以内に行動を起こす意思がない	関心を持たせる援助
関心期	6カ月以内に行動を起こす意思がある	実行したいと思わせる援助
準備期	1カ月以内に行動を起こす意思がある	実行してもらう援助
実行期	明確な行動変容があるが，6カ月未満である	継続のための援助
維持期	明確な行動変容があり，6カ月以上続いている	援助の終了

（厚生労働省：標準的な健診・保健指導プログラム．2009．より改変）

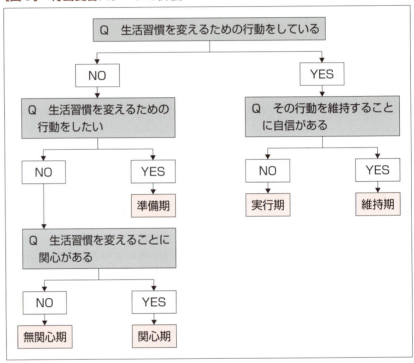

[図3] 行動変容ステージの評価

②行動変容のための作業療法カウンセリングとグループ・セラピー

「運動はできない」「自分はやせにくい体質だ」「塩分の少ない食事は食べられない」「タバコはやめられない，あるいは，やめるくらいなら死んだほうがよい」など根拠のない認知・思考パターンに気づき，現在の行動パターンを理解し，新たな行動パターンへつなげるためには作業療法カウンセリングを行う。この場合の作業療法カウンセリングは，通常の作業療法における活動促進のための能力開発的カウンセリングとは異なる。心理療法的であり，認知行動療法におけるカウンセリングに近い。しかし，最終的には活動への意欲と動機づけが主体となる。

行動変容のための作業療法カウンセリングは，クライエントに対して一方的に指導するものでも，受動的に傾聴し続けるものでもなく，クライエントの考えや行動を望ましい方向へ導くものである。クライエントの話に矛盾があれば必要に応じて指摘し，気づきを促すための質問を投げかけ，クライエ

ントの考えを望ましい方向へ導くことが重要である。

さらに、生活習慣の変容のためには、グループによるアプローチ方法と個別リハビリテーションとの併用も効果的である。グループ・セラピーには認知行動療法によるグループ訓練や、精神科領域で頻繁に用いられるピア・グループなどがある。こうしたグループ・セラピーは、ある程度の期間、参加することで、当事者の意識的な変化に結びつく場合がある。

③セルフアセスメントとセルフモニタリング

クライエント自身が自らの体験や考えを記録し、自分自身を客観的に把握するために行う。そのためにはまず、自分の能力を客観的にとらえて、何ができて何が困難か、に気づける能力が基本的に必要となる。

そうした意識づけのための作業療法カウンセリングでは、日常的な行動パターンや1週間単位の生活パターン、そのときの考えや感情などをまとめるためにセルフアセスメントシートを用いるとよい。クライエント自身が記録する場合もあれば、OTが代筆することも可能であるが、大切なことは内容を整理し、クライエントとOTの間で情報を共有することである。

セルフモニタリングとしては日々の運動内容、食事内容、体重、喫煙などを記録することにより自らの生活習慣を把握し、振り返ることが可能となる〔図4〕。

④目標設定と行動

セルフアセスメントやセルフモニタリングをふまえて生活習慣是正のための目標を設定する。比較的容易に実現できそうなものやクライエント自身が取り組みたいものをクライエント自身が目標や行動課題として選択することが重要であり、わずかなことでも続けられる内容を選択できるようにOTは作業療法カウンセリングを通じて援助する。

⑤行動と継続

わずかな成果も継続すれば大きな成果につながる。加えて、わずかな成果

[図4] 生活習慣の行動変容面接における手順

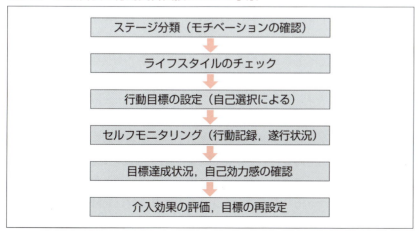

の成功体験が自己効力感につながり新たな目標や行動につながる。そのためにはわずかな変化や成果もノートや記録で具体的に確認し，褒め，賞賛することが肝要である。

(5) 生活習慣病の作業療法：クロッシング・アプローチ

①クロッシング・アプローチのための留意事項

生活習慣病（糖尿病・腎不全・高血圧・脂質異常症・肥満症）では，クライエントがいくつかの疾患を合併している場合が少なくない。また，疾患の程度や医療処置の段階により，個々のケースに対するアプローチの優先度と内容が変わってくる。しかし，OTは他の専門職と連携しながら，まず身体的所見とボトムアップ・アプローチによる評価情報を総合的に分析して，まず医学的に身体機能を安定させるためのアプローチを第一に考える。やがて症状が安定してきたら（当初から安定している場合は次のトップダウン・アプローチにすすむ），トップダウン・アプローチの面接を開始する。

②クロッシング・アプローチの例

以下は，高血圧・脂質異常症・肥満症をもつ生活習慣病のクライエントで，医療的に安定しているケースへのクロッシング・アプローチの流れ（例）である。

①さまざまな医学的診断（検査）情報の取得
②初回面接：認知・心理検査をどの程度実施するか，ここで判断する
③運動機能の評価（PTからの情報を共有する場合もある）
④面接2：うつ状態などのチェック，会話から自動思考や問題となる言動に注目する
⑤面接3：生活習慣，生活環境，生活歴，病歴をクライエントから聴取し，家族からの情報，他の専門職からの情報を総合的に分析する
⑥面接4：面接3までの評価において，検討課題となる生活状態をクライエントに提示し，次回から作業療法カウンセリングを行うことを提案する
⑦作業療法カウンセリングのセッション開始（ケースの程度よりセッション数や1回ごとの時間配分，スケジュールなどを決めておく）：ここで，セルフアセスメントシートやセルフモニタリング法を用いて実施する。会話の内容は"見える化"をすすめるためノートなどをあらかじめ準備しておき，クライエントと共有できるように配慮する
⑧セッションと同時並行して，運動訓練やADL訓練も実施していく
⑨ボトムアップ・アプローチで新たに表出された問題点や課題について，作業療法カウンセリングのセッションで取り上げ，同時並行ですすめながら，できるだけカウンセリングにおいて課題や問題を解決していく

以下，⑧と⑨を繰り返しながら，ボトムアップ・アプローチとトップダウン・アプローチを交互に実施していく．

（生須義久・大嶋伸雄）

引用文献

1) 厚生労働省：健康日本21．
   http://www1.mhlw.go.jp/topics/kenko21_11/pdf/all.pdf
2) 中尾一和・他：肥満症．臨牀と研究86（9）：23-27，2009．
3) 日本腎臓学会編：エビデンスに基づくCKD診療ガイドライン．pp17-29，東京医学社，2009．
4) Neal & Baldwin：Age Ageing 23：461-464，1994．
5) Van-Marwijk, et al：Br J Gen Pract 45：195-199，1995．
6) 吉内一浩：東大式エゴグラム（TEG）第2版の臨床的有用性の検討――他の心理テストとの関連．心身医学35（7）：561-567，1995．
7) 佐藤祐造：運動と生活習慣病．臨牀と研究86（9）：1160-1164，2009．
8) 厚生労働省：健康づくりのための身体活動量2013．
   http://www.mhlw.go.jp/stf/houdou/2r9852000002xple-att/2r9852000002xpqt.pdf
9) 厚生労働省：日本人の食事摂取基準（2015年版）策定検討会報告書．
   http://www.mhlw.go.jp/file/05-Shingikai-10901000-Kenkoukyoku-Soumuka/0000083869.pdf

参考文献

1) 日本高血圧学会高血圧治療ガイドライン作成委員会編：高血圧治療ガイドライン2014．ライフ・サイエンス出版，2014．
2) 日本動脈硬化学会：動脈硬化性疾患予防のための脂質異常症治療ガイド 2013年版．日本動脈硬化学会，2013．
3) 江崎真我：透析患者に対する日本版精神健康調査票短縮版（日本版 GHQ-28）を用いたうつ病のスクリーニング．日本透析医学会雑誌43（6）：487-491，2010．
4) 日本糖尿病療養指導士認定機構編：糖尿病療養指導ガイドブック 2015――糖尿病療養指導士の学習目標と課題．メディカルレビュー社，2015．
5) 日本糖尿病学会編：糖尿病診療ガイドライン2016．南江堂，2016．
6) 日本糖尿病学会：糖尿病治療ガイド2012-2013．文光堂，2013．
7) 日本腎臓学会編：CKD診療ガイド．東京医学社，2012．
8) 上月正博編著：腎臓リハビリテーション．医歯薬出版，2012．
9) 山内敏正，山田信博・他：特集「メタボリックシンドローム」．日本臨牀62（6）：1016-1164，2004．
10) 日野原重明，松澤佑次・他：特集「ストップ・ザ生活習慣病」．臨牀と研究86（9）：1-85，2009．
11) 厚生労働省：健康づくりのための身体活動量2013．
    http://www.mhlw.go.jp/stf/houdou/2r9852000002xple-att/2r9852000002xpqt.pdf
12) Donaghy M. et al，菊池安希子監訳：認知行動療法――起源と展開．山本麻子訳，臨床が変わる！PT・OTのための認知行動療法入門，pp 3-17，医学書院，2013．
13) 大嶋伸雄編著：患者力を引き出す作業療法――認知行動療法の応用による身体領域作業療法．三輪書店，2013．

11. がん疾患・終末期の作業療法

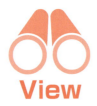

View

- 「がん」の病態・障害像は多様であり，評価・アプローチの方法もそれぞれの出現しうる症状・障害・困難な「作業」に対応して柔軟に変更することが必要である。
- トップダウン・アプローチの際に，対象者の意思を確認しづらい場合も多いため，症状・障害の出現する前より，生活史や大切な「作業」に関する情報を収集するためのコミュニケーションをとる努力をしておく。
- 「死」を意識せざるを得ない，精神心理的負担の大きい疾病であることを認識すること，心理支持的なアプローチのみでは解決し得ない精神症状も有している可能性があることを認識しておくことも重要である。
- 自立を目指すことを原則とするが，治療の有害反応や終末期の病態など自立を目指すことが困難な場合には，「自律」という視点や，意味のある作業実現のために，あえてADLは介助を受けエネルギーを保存するという視点も重要である。

Key Word

★1 有害事象（Adverse Event：AE）と有害反応（Adverse Reaction：AR）

JCTN（Japanese Cancer Trial Network）の定義によると，有害事象とは，治療や処置に際して観察される，あらゆる好ましくない意図しない徴候，症状，疾患であり，治療や処置との因果関係は問わない。すなわち，因果関係ありと判断されるものとされないものの両者を含む。有害反応は，有害事象のうち，医薬品，放射線治療，手術などすべての治療との因果関係が否定できないものをいう。

「がん」と一言で表現するが，「がん」が生じてその臓器・器官の正常な働きを阻害することによる障害というのは，大変多様である。つまり中枢神経から末梢神経，骨・関節や内臓，血液に到るまで全身さまざまな組織に障害を与えるからである。

それに加えて，正常な細胞にも影響が出現してしまう「有害事象★1」を合わせると，私たちが相対する対象者の抱えている障害・症状は複数であることが多い。

また，がん医療においては，一人の対象者に，診断系・治療系・症状緩和系など多くのスタッフがかかわっており，それぞれ専門性が高いため，他職種が行っている治療の意味を理解することでさえも難しく感じることが多い。それぞれの職種間のコミュニケーションをしっかりとり，チーム医療を実践していく必要がある。

加えて，**医療事故が決して少なくない分野であり，私たち医療・福祉従事者は多職種とコミュニケーションをとりつつ，リスク管理を行い，対象者と信頼関係を築きながら作業療法を実践していく必要がある。**

(1) がん疾患の基礎知識

①がん（悪性腫瘍）とは

　がん（悪性腫瘍）とは，遺伝子の構造あるいは機能発現の異常が引き起こす病気であり，正常な細胞の分裂・増殖・停止などの制御機能から外れ，無制限に増殖を繰り返す。がんが恐れられているのは，無秩序な増殖の結果，本来あるべき生体の機能を阻害し，さまざまな症状・障害を引き起こすところである。

　その増殖形態・進展様式（がんの成長過程）には，以下のとおりいくつかのパターンがある。

①局所での「増大・浸潤」：がん細胞が増殖し，細胞数を増やしつつ正常組織を侵食していくこと

②遠隔臓器への「転移」：原発病巣から微小血管・リンパ管の壁を抜けて管腔に侵入すると，血行性・リンパ行性に全身に広がり，遠隔臓器にがんを形成すること

③腔内播種：胸腔や腹腔では，がん細胞が各臓器を包む漿膜や皮膜を貫通すると，その外にある腔内へばらまかれるように伸展すること。腹膜播種・胸膜播種など

④同時あるいは異時性多発：同時期に別臓器にがんが派生したり，異なる時期に同じ臓器の別の場所にがんが派生したりすること

　以上のような形で進展し，正常な細胞の機能を妨げ，さまざまな障害を引き起こす[1]。

②がんの種類と疫学

　がんにはさまざまな分類があるが，一般に，発生する臓器別に，罹患率や死亡率，病因や臨床症状，治療方法などが示されている。作業療法介入前におおよそ概要を把握しておくことは有用である。なぜなら，がん種により罹患率，死亡率，5年生存率，10年生存率，治療内容等が大きく異なるため，対象者が感じている不安，切迫感が異なる可能性があるからである。

③がん治療と生命予後

　がんの進展過程がヒトの生命予後に影響を及ぼし，死因となることが多い。がんの進行を示す言葉に病期（ステージ）[★2]がある。一般に病期（ステージ）が上がるほど病状が進行しており，リンパ節転移や遠隔転移，再発がある場合を「進行がん」と表現する。がんの進展過程に伴う一般的な治療の考え方を［図1］に示す。

④リハビリテーションの対象となる障害と特徴

　がんのリハビリテーションの際に対象となる障害の原因を大きく分類すると，「がんそのものによりもたらされる障害」と，生命を守るため，がんを治

Key Word

★2 病期（ステージ）[2]
病変の解剖学的広がりからみた，がんの進行度の指標である。腫瘍の大きさ（T），リンパ節転移の有無（N），遠隔転移の有無（N）の組み合わせにより，0からⅣ期の5つに大きく分けられ，数が多いほど病気が進行した状態を示す。

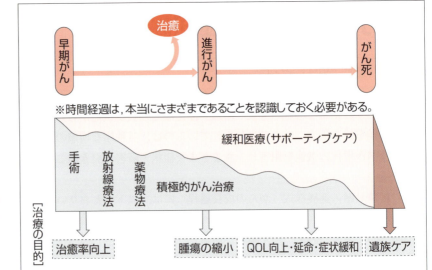

[図1] がんの進展過程とそれぞれの段階での介入

> **One Point**
>
> ★3 生命予後≠機能予後
> 生命予後と機能予後は必ずしも一致しない。いい換えると「たとえ終末期でも運動麻痺が改善することもある」のである。なぜなら，脳転移をきたしたステージⅣ期の肺がん患者でも，現在は脳腫瘍に対する積極的治療を行うと，脳転移が縮小し，運動麻痺が改善することも十分ありうる。病期が進んだ状態でも機能の改善が得られれば，自宅に帰り，身辺の整理を行うことも，意味のある活動を行う際にも役に立つ場合がある。先に治療者が機能の改善をあきらめてしまわないように心がけることも重要である。

> **Key Word**
>
> ★4 がんと診断されたあとの通常の心の反応
> 検査の結果，がんであることを告げられた後，2〜3日は，衝撃，否認，絶望，怒りなどの防衛機制を働かせながら，心を守ろうとするが，この時期は，医療者側の説明が理解されていないこともしばしばあるため，配慮が必要である。そして，一時的に日常生活に支障をきたす場合もあるが，その後1週間から10日でこの状態は軽減し，新たな適応への努力が始まるとされている。そのような際には，心のケアの基本で対応するが，その後適応障害やうつ病を発症する場合もあり，その際には精神科へつなぐなどの他の専門家と連携が必要となる。

療する際にやむなく生じる「がん治療に伴う障害」に分類される。それらの概要を[表1]に示す。つまり，中枢神経障害，末梢神経障害，肺や呼吸機能などの内部障害，骨関節疾患，知覚障害などあらゆる障害を対象としていることが「がんの作業療法」の特徴の1つである。

また，一人の人が，時間経過とともに複数の障害を呈する可能性があることも特徴の1つである。例えば，乳がんリンパ節郭清術後にリンパ浮腫に対する作業療法を実施していた患者が，骨転移を生じて腫瘍切除術および人工肘関節置換術を行った数年後に脳転移で運動麻痺を生じるなどである。

⑤生命予後と機能予後★3

亡くなる2週間前までほとんどADL障害が出現しない場合もあるが，ステージ早期から重度の機能障害が出現する場合もある。それは，がんが発生する場所により，障害を受ける機能が大きく変わるからである。ADL障害の出現の仕方についての特徴を[表2]に示す。

⑥精神心理的側面[3,4]

5年生存率が向上しつつあるとはいえ，がんに罹患するということは，まだ大変大きな衝撃ととらえられることが多い。がんと診断された後の通常の心の反応★4や専門家の支援を受けた方がよい症状などを知っておくことは重要である。

また，がん患者の精神的負担を理解する上でよく直面する，知っておくべき代表的事象が3つある。「適応障害」「うつ病」「せん妄」である。

がんに罹患することにより生じる機能障害が，学業や仕事，家庭内役割へ波及したり，生存への不安に結びついたりするなど種々のストレス因子となりうる。これらの「はっきりと確認できるストレス因子に反応して，情緒面または行動面の症状が出現」するものとして，適応障害の出現頻度は多いと

[表1] リハビリテーションの対象となる障害の原因

がんがもたらす障害	がんによる直接的影響	・原発性/転移性脳腫瘍による麻痺・高次脳機能障害 ・脊髄腫瘍/脊髄播種/脊髄圧迫などによる麻痺 ・原発性骨腫瘍（骨肉腫）/転移性骨腫瘍による病的骨折/切迫骨折 ・原発性/転移性肺腫瘍による呼吸障害 ・リンパ節転移，脈管圧排などによる四肢浮腫 ・がんの直接浸潤による神経麻痺（腕・腰部神経叢麻痺など） ・がんの臓器浸潤による倦怠感・廃用症候群など
	がんの間接的影響	・がんの進行による衰弱，倦怠感 ・がん性悪液質 ・腫瘍随伴症状 ・がん性末梢神経炎 ・うつ傾向やせん妄などによる日常生活リズムの乱れや臥床から生じた廃用症候群など
がん治療に伴い生じる障害	手術による影響	・脳腫瘍の腫瘍摘出術に伴う麻痺・高次脳機能障害 ・骨軟部腫瘍切除後術に伴う，四肢切断，組織欠損，機能障害 ・頭頸部腫瘍術後の嚥下障害や発声障害 ・頸部リンパ節切除後の副神経麻痺，リンパ浮腫 ・乳がん術後の肩関節拘縮やリンパ浮腫 ・婦人科がん腹腔内リンパ節郭清術後のリンパ浮腫 ・皮膚がん腫瘍切除に伴う，四肢切断，機能欠損，機能障害およびリンパ節郭清術後のリンパ浮腫 ・開胸・開腹術後の呼吸障害など
	化学療法による影響	・倦怠感　　　　　　　　・浮腫 ・廃用症候群　　　　　　・皮膚硬化に伴うROM制限 ・末梢神経障害（ビンクリスチン，シスプラチン）など
	放射線治療による影響	[急性症状] ・倦怠感から生じる廃用症候群，皮膚硬化に伴うROM制限 ・嚥下障害 ・リンパ浮腫など（照射する場所により出現する症状はさまざまである） [晩期症状] ・高次脳機能障害，神経麻痺，嚥下障害など

[表2] がん患者のADL障害の特徴と対策

ADL障害の原因と特徴	その対策
①明らかな運動麻痺が生じなくても，がん性悪液質症候群や廃用症候群などの影響で易疲労状態となる場合（肺がん，消化器がん，血液がんなど）	なるべく必要最低限のエネルギーで実施可能な動作を検討する
②病期の早期からでも，運動・知覚障害・骨関節の問題が生じる場合（例えば，脳腫瘍による片麻痺，脊髄腫瘍対麻痺・四肢麻痺，腫瘍の浸潤・圧迫に起因する末梢神経障害，切断など）	通常の運動麻痺・骨関節疾患へのADL指導に準じるが，治療の効果により麻痺が変動することがあるので，変動しても対応できるようにする。化学療法などの治療中は血小板が低下し，易出血となることもあるため，爪切りなどの練習は血小板が低いときは避けるなどの配慮をする[5]
③原発性肺がん，転移性肺がん，胸水貯留時などの呼吸苦がある場合	動作方法を変更したり，呼吸と動作の同調を図る[6]
④転移性骨腫瘍を合併している場合	病的骨折のリスクを確認し，病的骨折を起こさないような動作ADL指導を行うなど[7]
⑤疼痛がある場合	疼痛が生じにくい動作を検討する，医師・看護師と相談しつつ，薬剤のコントロールをともに行うなど

[表3] がん患者が経験するさまざまな喪失

喪失の種類	具体的内容
身体的機能	疼痛・全身倦怠感などの症状や体力低下などにより身体が思うようにならない
社会的役割	仕事や家庭における［罹患以前の］役割が担えない，周囲に対する負担感
自立・自律	自分で自分のことができない，周囲に頼らなければならない
尊厳	外見の変容，排泄介助を受けることなど自己イメージやプライドの傷つき
関係性	愛するものを残していかなければならない，つらさを理解されない孤立や孤独，拒否
未完の仕事	やり残したことがある，達成できないなど

（栗原幸江・田尻寿子：こころのケアとしてのリハビリテーション．辻哲也編，がんのリハビリテーションマニュアル―周術期から緩和ケアまで，pp330-339，医学書院，2011．より）

いわれている。

● 適応障害

はっきりと確認できるストレス因子に反応して，情緒面または行動面の症状が出現するものである。「機能低下」そのものがストレス因子になっていることがあるため，それらにアプローチすることで，二次的に生じる適応障害を緩和する可能性があることを認識してアプローチする心構えは重要である。

● うつ病

がん治療により機能を喪失し，その結果，社会における役割を喪失するなどの喪失体験を繰り返すことが「抑うつ」を引き起こすことも知られている。これらのさまざまな喪失［表3］に対して，何らかの代償的・補填的アプローチを行う可能性もある。例えば，身体機能の悪化により調理動作などの母親役割をこなせなくなった対象者に，代償手段を使用した調理指導を行うなどである。

しかし，「うつ病」の場合は，作業療法自体が負担となることがあり，原則としてうつ病の治療を優先するとされている。作業療法が必要な場合は，精神腫瘍科などの医師に相談し，「ペースや配分」を考慮する必要がある。

● せん妄

電解質異常や貧血，発熱，肝・腎障害，低酸素などに起因する意識障害から生じるものであり，原則として意識障害からの回復を待つ必要がある。もし，そのような状況下でもリハビリテーションを行う必要がある場合は，「意識障害」があることを考慮しながらアプローチを行う必要がある。

以上のように，心理支持的アプローチのみでは解決困難な「精神・心理的状況」が高率で起こりうるということを認識しておく必要がある。

⑦ADL・IADL

がんやがん治療の経過において生じるADL障害の特徴と対処方法の例を［表2］（529頁）に示した。また，昨今は，がん治療を継続しながらいかに

社会復帰（家庭内役割，復学，復職）するかという点も重要視されており，OTも支援する必要性がある重要な分野である。

例えば，リンパ節郭清術後に抗がん剤治療を定期的に行う場合は，嘔気や骨髄抑制などが生じている時や回復した時に行うことができる作業を上手に組み合わせて，極力QOLを低下させない工夫が必要である。リンパ浮腫を発症した患者にはリンパ還流を阻害しないような生活方法を指導するなどの支援ができる可能性がある[8]。

(2) がん疾患の臨床評価：ボトムアップ/トップダウン・アプローチ

①現在生じている障害

または，

②**今後生じると考えられる障害**（治療の前から障害を予測し，介入することががんのリハビリテーションの特徴の1つでもある）（作業を阻害している，あるいは，今後作業を阻害すると考えられる要因）

以上を予測し，評価項目を決定する。

なるべく対象者に**負担をかけずに，かつ必要な評価を行うこと**が重要である。

①情報収集

情報収集の際に必要なポイント

がん患者に，**意味ある作業活動**を行うときにとても重要になるのは，以下を確認することである。

a）「主訴（困っていること，苦しいこと）」

b）「希望（どのようになりたいか，どのようなことができないと困るか）」

脳腫瘍，頭頸部がんによるコミュニケーション障害（これにより，詳細に説明することを省略される患者もいる），呼吸困難感によるコミュニケーション困難など口頭にて確認することに苦痛を伴ったり，確認しづらかったりする患者も決して少なくない。

①コミュニケーションが可能な時期に，できるだけ「生活史」や「作業歴」について聴いておくこと，②なるべく端的に「思い」を確認できる方法を検討すること，が大切である。

病態・病期・治療内容，生命予後，機能予後などの情報収集を行う必要があるのは，作業療法を行う際に，「最大限の効果を引き出すために，しっかりとリスク管理を行うためのポイント」を押さえておくためである。

必要となる情報収集の項目例を［表4］に示す。

②作業療法評価

必要とされる評価項目は，以下のことに関しての項目に焦点を当て選出す

[表4] 介入時に必要な情報収集項目

情報収集Ⅰ 共通：基本情報の例	
原発巣と治療経過	●脳腫瘍，乳がんなどの原発巣および手術療法，放射線療法，化学療法などの治療歴，および作業活動を阻害すると予測される有害反応（副作用）の種類と有無
転移・再発の有無，場所	●特に転移性骨腫瘍は溶解性骨腫瘍の場合，病的骨折を引き起こす可能性があるため，有無の確認は重要である
病期（ステージ）・生命予後	●病期：Key Word 2参照 ●生命予後（短い月の単位，週の単位，日の単位，時間の単位など）
現在の治療内容と治療の目標	●根治目的か？ 延命目的か？ 症状緩和目的か？ 現在生じている有害反応など
機能予後	●機能は改善する可能性があるか？ 悪化する可能性があるか？など
安静度・リスク管理	●特に血液データ（白血球，好中球，血小板，ヘモグロビン，Dダイマー）による注意点や転移部などへの負荷量（転移性骨腫瘍の場合は荷重制限，重いものを持つことや体重を負荷してよいかなど） ●深部静脈血栓症（DVT）を有するときは，運動の適否，リンパ浮腫の場合は複合的治療（複合的理学療法を中心とした保存的治療）の適否など
告知の状況（レベル），受け止め方	●病名告知，病状告知（病期や転移・再発の有無など），余命告知（生命予後）などどこまで話されており，本人・家族はどのように受け止めているかなど
精神・心理的側面	●適応障害，うつ，不安，せん妄などの有無，認知障害（今後起こりうる障害を予測してのプログラムを理解していただく際に，困難さを伴う場合があるため，指導方法を検討する際に必要な情報である）などの有無 ●一般的な心理反応か，専門的な治療を有する状況かの視点も重要である
情報収集Ⅱ 共通：社会的背景・生活史など	
●家族構成，家庭内の役割，学業・職業（いつ頃の復学・復職を目指しているか？） ●趣味や大切な作業，再開したいと考えている作業など	
情報収集Ⅲ：がん種・治療・障害別	
●起こりうる症状により，血液データ，画像診断の確認など	

る。
a）現在生じている障害
b）今後（治療後あるいは病期の進行に伴い）生じる障害
c）作業療法で対応可能な障害

●ボトムアップを主とした視点の臨床評価

がん種や治療内容により障害像が異なるため，それぞれ代表的ながん種別に，必要な情報収集・評価項目を[表5]に示す。

QOLの評価法には，「ケアノート[9]」や，がん特有の共通項目にそれぞれのがん種の特徴を加味した「Functional Assessment of Cancer Therapy（FACT）[10]」などの評価法もある。共通して使用されることが多いのは，活動性の評価として知られているPS★5，KPS★6，PPS★7である。

ADL評価は，がん疾患特有のものがあるわけではなく，BI（バーセルインデックス）やFIM（機能的自立度評価表）などを用いて評価をされている場合が多い。これらは，医師・看護師が評価して，多職種で情報を共有してし

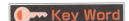

★5 Eastern Cooperative Oncology Group (ECOG), Performance status scale(PS)[11,12]
主に化学療法などの積極的治療期における，身体機能・活動量の評価のために，がん医療の現場で広く普及している5段階の評価法。

[表5] がん種別作業療法評価とアプローチ

がん種・治療	症状・障害	作業療法評価	作業療法アプローチ	リスク管理
脳腫瘍	中枢神経症状	運動麻痺，高次脳機能障害の評価，ADL（FIMなど）・IADL評価	出現している症状に準じて対応する。放射線治療直後に宿酔などの症状が現れることがあり，OT実施時間を調整する	頭蓋内圧亢進症状など脳圧が亢進しているときは，ヘッドアップ位をとることが多い
脊髄／脊椎腫瘍	脊髄損傷／切迫骨折	脊髄損傷に準じた評価，ADL・IADL	脊髄損傷に準じたアプローチ	病的骨折を引き起こすことが麻痺を悪化させる可能性があるため，切迫骨折のリスクを医師に確認する
乳がん乳房切除術／温存術＋腋窩リンパ節郭清術	術側肩関節可動域制限	肩ROM，ADL・IADL	肩のROM訓練，IADL指導など	後出血，創の離開予防
	リンパ浮腫	術前後に上肢の周径を計測したりするなどリンパ浮腫評価も実施する	リンパ浮腫予防管理指導	蜂窩織炎などの炎症予防
頭頸部がん頸部リンパ節郭清術	術側の副神経麻痺（完全麻痺／不全麻痺）	肩ROM（徐重力位，抗重力位），肩甲上腕リズムの評価，肩甲骨の動きの評価，ADL・IADL	僧帽筋麻痺へのアプローチ	高率で嚥下・発声障害を生じている場合が多いので，配慮する
骨軟部腫瘍	切断・広範切除後の機能障害	切除されている筋・神経・骨などに起因する機能障害の評価，主観的な評価としては上肢機能評価表（DASH）HAND20などを用いることが多い，ADL・IADL	起こりうる機能障害に対するアプローチ，代償的アプローチなど	人工骨頭置換術や腱縫合術後は，一般の手術よりも創部の安定性が低い場合が多いので，医師の指示を仰ぎ，慎重に対応する
血液がん	化学療法後の骨髄抑制，倦怠感	筋力，持久力，柔軟性，知覚障害，バランス，呼吸機能，ROM，ADL・IADL	身体機能の維持・改善・心理支持的アプローチ	重度の骨髄抑制に対して配慮したうえでの対応を行う
	造血幹細胞移植後	筋力，持久力，柔軟性，知覚障害，バランス，呼吸機能，ROM，ADL・IADL	身体機能の維持・改善・心理支持的アプローチ	重度の骨髄抑制のうえにGVHDなどの合併症を生じる可能性があるので配慮して行う
肺がん：肺転移	呼吸症状	安静時・動作時（起居動作時，ADL・IADL時等）の呼吸困難感（修正Borg scale），呼吸機能（SpO$_2$など）	呼吸苦を生じさせないような動作指導，呼吸と動作の同調の指導など	一般には，臥位よりも座位でのリハビリテーションのほうが呼吸苦は少なくなることが多い
腫瘍浸潤／圧迫に伴う末梢神経麻痺	部位に準拠した末梢神経症状	生じている末梢神経障害に準じた評価，ADL・IADL	生じている末梢神経障害に準じたアプローチ	神経因性疼痛を合併していることもあるため，疼痛に対するポジショニングなどの配慮も必要となることがある
消化器がん	廃用症候群，倦怠感，低蛋白血症などによる浮腫	廃用症候群の評価，倦怠感の評価，ADL・IADL状況など	廃用症候群の予防・維持・改善，エネルギー効率のよい動作指導，生活指導等	アルブミン，ヘモグロビン，血小板，CRPなどの血液データを確認しつつ負荷量を調整する

> **Key Word**
>
> ★6 Karnofsky Performance Status (KPS) 12, 13)
>
> 日常生活だけでなく，労働状況，治療場所，病状などを11段階で評価する．家庭で療養できなくなったら，入院が必要であるという判断基準や，「死が迫っている」などの病状判断の要素が含まれているため，OTが判断するというよりは，医師が記述した評価結果を読み取る形で利用することが多い．

> **Key Word**
>
> ★7 Palliative performance scale (PPS) 12, 14)
>
> KPSの評価基準の中の，現代では使用しにくい部分を改良したもの．「移動」「活動性」「セルフケア」「食物摂取」「意識状態」をそれぞれ11段階で評価したもの．

ばしば活用されている．

● **トップダウンを主とした視点の臨床評価**

クライエント中心の理論に基づいた視点での評価については，COPM，MOHOなどに関連する評価，興味関心チェックリストなどを用いて評価されていることが多い．

しかしながら，がんの場合，診療報酬との関係性で，保険診療対象となる障害がかなり明確に規定されていること，緩和ケア病棟においては，「包括医療」のために，施設によっては介入を限定される場合があることなどにより，「OTがかかわりたいと思っても，現実的にはじっくりかかわることができない」ジレンマを抱えることが多いのも現状である．

また，特に積極的な治療中は，病状（症状）が変化することが多く，対象者は苦痛を感じていることも多い．そのため，対象者に負担をかけず，短時間で主訴（困っていること）とneeds（希望）を把握することが求められるために，インテーク時に端的に質問することで意味のある作業を類推する必要があることもしばしばである．

③評価時の留意点・注意点

a) 対象者の精神的・身体的な負担とならないこと
b) 信頼関係をしっかりと築きながらの評価が必要であること
c) 「機能障害」に変動（改善・悪化・変化なしのいずれの可能性もある）があること（障害はプラトーではない）を十分認識して行うこと

(3) がん疾患：ボトムアップ・アプローチ

がん治療においては，その治療技術は日進月歩であり，さまざまながん種別・症状別の治療ガイドラインが策定されている．がんのリハビリテーションにおいても，その領域を発展させていくため，研究（research）を推進し，それに裏づけられたガイドライン（guideline）を策定し，そのガイドラインに基づいた臨床研修（training）を実施し，専門的スタッフを育成することで医療の質を担保し，その上で医療を実施する（practice）ことが必要であるといわれている[15]．そして，2013年にがんのリハビリテーションガイドラインがわが国で初めて発刊された[15]．その内容は，治療効果のエビデンスが証明されているものもあれば，希少がんのため効果を実証する研究が少ないなどの理由により，治療効果の適否の判断が難しいものもまだたくさんあるのが現状である．

作業療法においても，エビデンスレベルが実証されているものに関しては，それらの治療技術を取り入れながら，作業療法らしい治療を行っていくことを心がけることが重要である．がん種別・症状別に治療アプローチの留意点

[表6] 乳がん周術期のボトムアップ・アプローチ（乳房切除／部分切除術＋腋窩リンパ節郭清術時）

	術前	ステップ1 （ドレーン抜去前）	ステップ2 （ドレーン抜去後）	外来時
目的	・上肢機能・リンパ浮腫発症リスクの確認 ・不安の軽減	・浮腫：上肢(肩関節)拘縮の予防 ・離床支援 ・体幹の対称性の維持，肩こり予防 ・リスク管理(ドレーン挿入部の血腫・術創部の離開予防)	・肩ROMの改善 ・浮腫予防 ・ADL・IADL指導 ・ホームプログラム指導	・肩ROMの改善 ・浮腫評価・予防・早期発見，早期治療 ・生活障害の確認 ・ホームプログラム再指導
評価	・肩ROM，結髪動作 ・上肢周径 ・不安などの心理的側面 ・IADL・社会的背景など	・疼痛の有無，場所，種類 ・リンパ浮腫・腫脹の有無 ・姿勢 ・離床状況 ・心理的側面	・ステップ1に加えて，肩ROM	・疼痛の有無，場所，種類 ・肩ROM(徐重力位，抗重力位) ・上肢周径 ・IADL状況など
作業療法内容	・オリエンテーション	①離床支援 ②術側上肢ポジショニング指導 ③上肢のリンパ管流を促す運動の指導 ④肩ROMは屈曲90°，外転45°までの範囲で ⑤リンパ浮腫予防管理指導	①必要に応じて肩・肩甲帯の温熱(創部を避けて背後から) ②肩・肩甲帯の積極的ROM・持続伸長開始 ③必要に応じてADL指導（更衣，結髪動作，洗髪動作など）など	・ステップ2に加えて，洗濯物干し，布団の上げ下ろし，車の運転などが困難なときは方法指導

がかなり異なるため，本セッションでは，がん種別・症状別に作業療法アプローチを示す（533頁 [表5] 参照）。特にステージの初期に手術療法を行った場合のリハビリテーションは，クリニカルパスに準じて短期間に展開されることが多いため，留意しておく必要がある。

例えば，乳がんの周術期（乳房切除術／乳房温存術＋腋窩リンパ節郭清術前後の作業療法アプローチ）の場合のボトムアップ・アプローチの例を [表6] にあげる。

(4)がん疾患：トップダウン・アプローチ

がんを罹患している患者，経験者へのトップダウン・アプローチでは，**対象者の意思を確認できるか否か**，が非常に大きなポイントとなる。

OT介入開始時に，意思を確認できない，確認しづらいケースは以下のような状況である。
a) せん妄などの意識障害がある
b) 脳腫瘍・頭蓋内圧亢進症状などによる言語中枢への影響で失語症状が現

れている
c）頭頸部がんによる腫瘍切除術で舌や喉頭などの発語にかかわる器官を摘出されていたり，放射線治療により口腔内に疼痛を有したりしている
d）呼吸困難があり，会話をすることが苦痛である
e）疼痛や倦怠感を緩和するための薬剤を使用し傾眠状態のときはコミュニケーションが困難である
f）バッドニュースが入り，ショックを受けている
g）鬱状態であり，心的エネルギーが低下しているときなどは，積極的な希望を表出することが困難である

①意思の確認が可能なとき

大まかな手続きの流れを［図2］に示す。

その際に陥りやすい患者心理としては，「もとの生活になるべく近い形で戻りたい」と表現しつつも「（創部が）痛いから，どこまで動かしてよいかわからない」「手を使うと創が開いてしまう気がして，動かせない」「倦怠感が強いために，行いたくない」などの身体症状や精神的不安のために「不活動」となることである。

痛みや創の離開の可能性などに関しては，「正しい知識」を説明すること，生活のなかで身体を動かすことのメリット（例えば，乳がん術後の場合は，洗濯物を毎日干すこと自体がよいリハビリテーションになることなど），このまま不活動を続けることのほうがデメリットが多いことなどを説明することで，安心して日常生活のなかでの活動が可能となることもある。

一方，倦怠感などが強いとき，造血幹細胞移植後などの大変に体調が悪いとき・がん性悪液質などにより倦怠感が強いときには，一般的には低負荷・頻回に行うことができるように活動の組み立てを行うことも必要である。

［図2］ 意思（主訴と希望）の確認が可能なときの流れ

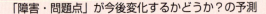

```
┌─────────────────────────────────────────┐
│「障害・問題点」の把握・「利点」の確認，作業の実施状況の確認 │
└─────────────────────────────────────────┘
                    ↓
┌─────────────────────────────────────────┐
│「障害・問題点」が今後変化するかどうか？の予測           │
│ 病状の進行による障害の変化の可能性，がん治療の効果の有無と効果の現れ│
│ る時期を確認する                              │
└─────────────────────────────────────────┘
                    ↓
┌─────────────────────────────────────────┐
│ 対象者の希望（ニーズ）の確認と解決すべき優先順位の確認     │
│ ・対象者がもつ「リハビリテーション」や「作業療法」のイメージにより， │
│  表出されるニーズが変化するので，作業療法の「例」をあげるなどの配慮│
│  が必要                                   │
│ ・COPM，MOHOなどに基づく評価，興味チェックリストなどに基づく評│
│  価など                                   │
└─────────────────────────────────────────┘
                    ↓
┌─────────────────────────────────────────┐
│                作業療法アプローチ                │
└─────────────────────────────────────────┘
```

②意思の確認が困難な時

　がん医療において，意思の確認が困難なときも多く経験することである。なるべく，**意思の疎通が可能なときに，意図的にコミュニケーションをとっておくことはとても重要である**。困難なときに介入する場合は，家族に生活歴や何を大切に思って生きていたのか，などの作業歴を確認することで，治療手段の選択に役立つことがある。

　したがって，こちらは主にナラティブ・ベイスド・メディスン（NBM）に重きを置いたアプローチとなるが，その結果必要となるアプローチの下位項目においては，しっかりとしたエビデンスに基づくアプローチを選択していくことも重要である。

③医療者・支援者が陥りやすいジレンマ

　終末期に凝固線溶系の異常をきたして易出血であったり，骨転移を有して切迫麻痺の状態であったりする場合でも，「トイレに移動して排泄をしたい」という希望は，とてもよく聞かれる希望である。そのような場合に，医療者・支援者は「なるべく安全にトイレ・排泄動作を行ってもらう」ことを優先したい気持ちが強くなることが多く，倫理的ジレンマに陥る。そうしたい気持ちの奥底に隠された希望を確認したり，医療者・支援者が全力を尽くし，できるかぎり安全に行う姿勢を示すと，自然に状況を受け入れることもある。

(5) がん疾患の作業療法：クロッシング・アプローチ

　がんの病期により，重点を置くべき視点を柔軟に変更していくことが必要である。つまり，表現を変えると，EBMかEBMかではなく，両者の視点を取り入れながら，どちらに焦点を当てるかを考える必要がある［図3］。実際の臨床現場では，これらを組み合わせながらアプローチしている場面が多いと思われる。

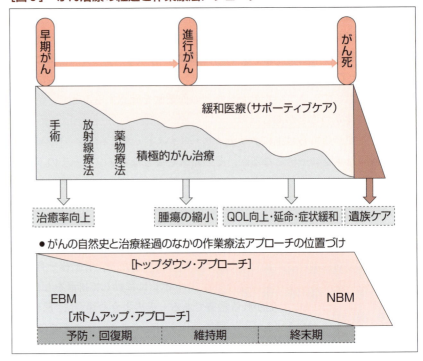

[図3] がん治療の経過と作業療法アプローチ

■——事例1　転換療法としての作業活動の利用

　単純もしくは繰り返しの多い作業には，意識を一時的に作業に集中させ，病気や痛み，悲しみに対する注意をそらし，気分転換になることが多い[16, 17]。

　20代で終末期を迎えた看護師のAさんは，自分の未来を悲観的に予測してしまい，静かな環境では「嫌なこと」ばかり考えてしまい，一人で静かな環境にいることは恐怖であった。リハ室での座位の耐久性向上を兼ねた，クラフトを実施しているとき「単純なことを繰り返すっていいですね，あれこれ考えなくて済む」「折り紙を繰り返していると，いやなことを忘れられるし，かわいいペンギンもできるしね」という発言があった。Teasdaleの抑うつ的処理活性仮説[17]では，認知行動療法の視点から，抑うつにつながる可能性のある否定的認知を繰り返してしまう人には，「気分転換」が負のスパイラルから抜け出す1つの方法であることを示している。悲しみや苦しみに直面しているときに，気分転換の意味を込めて作業療法を実施していると，しばしば表情が和らぐことから，「一時的に意識を転換できているのでは？」と実感することがしばしばある。つまり，身体活動に対するアプローチを行う際にも，対象者の精神・心理状態をよく理解し，プログラムを組み立てることが重要である。

■——事例2　「役割喪失の補てん」としての作業療法

◎目的動作が可能なとき

　40代の女性。診断名は白血病。病状は徐々に悪化し，全身の筋力や持久力が低下していた。一部，運動麻痺も出現したために，立位をとることや包丁を握る握力も低下していた。「育ち盛りの子どもたちに，ご飯を作ってあげ

られないのがつらい」と社会的役割を担うことができない苦しみを訴えていた。

そこで身体機能低下に伴い，一番苦痛に思っていること，および一番やってみたいことに焦点をあてた結果，「子どもたちにごはんを作ってあげること」という意味ある作業活動の実践を目標にした。座位でもできる調理動作の方法や包丁や自助具のまな板を導入したことにより，現状の身体機能でもできることが確認できた。外泊時に自助具を貸し出して，自宅で実践した結果，子どもたちの喜ぶ顔を見ることができてほっとすることができるようになった。その後さらなる病状の悪化の時には，娘さんにすこしずつ手伝ってもらいながらレシピを伝える方法に切り替えたことで，母の味を娘さんに「伝承」することになった。

◎目的動作が可能でないとき

肺がん脳転移の50代男性。緩和ケア病棟に入院中。脳転移の症状として，右上肢に運動麻痺があり，書字や箸動作が困難。脳転移には，放射線療法が実施されていた。

仕事を退職し，申し送るために書類などにサインが必要で，右上肢機能の改善希望があった。当初，上肢機能の改善の見込みがあり，右上肢機能へアプローチを行ったことで，一時的にサインができるようになった。

その後，病状悪化にともない，運動麻痺が進行し，機能改善が思うように見込めなくなったため，利き手交換として左上肢での書字を開始したことにより，引き続き左手でのサインができるようになった。

その後，「(遺されるであろう) 子どもたちとの約束を果たしていない……」と後悔の念を訴えた。そこで右上肢機能への補助手としてのアプローチも兼ねて，子どもたちとの約束の1つである陶芸作品でのプレゼントを作成することにした。

以上のように病状が数日〜数週間で変化する場合には，身体機能の悪化を極力食い止めるアプローチを追加しながら，柔軟かつスピーディーに状況を把握し，意味ある作業活動を実現していくことが重要となる。

■──事例3　終末期：明確な目標をもち，機能・能力改善を目指した例

乳がんの女性。腹腔内転移や抗がん剤による有害事象に起因する治癒困難な下肢浮腫があり，歩行困難感を訴えていた。緩和ケア病棟へ入棟前に，一度自宅に帰り家の整理をしてきたいとの希望があった。

一時退院を目標に，介護保険を申請，可能な限りの人的・環境サービスを導入すると同時に，退院前は，PTでは歩行および自動車の乗車方法の検討，OTでは集中的に下肢浮腫に対するアプローチを実施した。足部・膝周囲の柔軟性を高めるための用手的リンパドレナージに準じたマッサージおよび部分的な圧迫，スキンケア，関節可動域訓練を実施。歩行困難感が緩和された後に一時退院された。家の中の整理と，夫へ家事などを伝達した後に，緩和ケア病棟へ入院し，永眠となった。

■──事例4　終末期：ご飯を作るなどの母親役割が果たせずショックを受けたのちに，他に転換することで，活き活きと生き抜いた女性

40代女性。左鎖骨上リンパ節転移に由来する左腕神経叢麻痺とリンパ浮腫

に対して作業療法を実施していた。余命3カ月の告知後，ショックを受けて泣き続けていた。OTとしては，リンパ浮腫に対する症状緩和を行いつつ，その深い悲しみが，「子どもたちになにもしてあげられない」という母親役割の喪失に関する悲しみが多くを占めていることを，今までの生活史から類推した。

「左手のリハビリを兼ねて，お子さんにクリスマスプレゼントを作ることはいかがですか？」と提案すると，「そんなことがリハビリでできるんですか？ぜひ行いたい」と希望した。永眠されるまでの間，子どもたちに会う時，およびプレゼントを作成するときのために身体エネルギーを温存し，ADLはほとんど病棟看護師や母親にゆだねることを選択。「子どもたちに料理を作ってあげることはできないけど，メッセージを込めた，革細工のプレゼントと手紙は残してあげられる」と活き活きと過ごし，子どもたちのことを想い，頑張って作成している姿を映した写真をデコレートしたアルバムを，渾身の力をこめて作成した[18]。

(6) 病期によるアプローチ分類

がん医療の場合，「病期による作業療法アプローチ」を考えるときには，2つの視点が必要である。

1つは，がんの病期（ステージ）による「病状の進行」という視点，もう1つは，「機能障害」が進行中か改善する可能性があるときかどうかによる視点である。

また特徴的なのは，「障害が重複している」可能性があるということである。アプローチを行うときのポイントは，以下のとおりである。

a) 病期（がんのステージ）を知り，病態を理解すること
b) 現在行っているがん治療の内容とその目的を情報収集すること：がんに対して，①根治目的か，②病勢を遅らせるためのものか，③特定の症状を緩和する目的であるか，またその効果が期待されるか
c) 現在生じている障害（脳転移による中枢神経症状，頭蓋内圧亢進症状，肺転移による呼吸困難感，骨転移による切迫骨折の状態等）の機能予後（症状が改善するかどうか）を（わかる範囲で）知ること
・治療効果や機能予後が不明であることもまれではない
・その上で，機能回復的アプローチ，代償的アプローチ，維持的アプローチなどの方法を検討する
d) リハビリテーションを行うことによるリスクを把握し，リスク管理の方法を検討すること

①がんのリハビリテーションの病期別分類と作業療法アプローチの特徴

◉予防的リハビリテーション

がんと診断された後に早期に開始されるもので，手術・放射線治療，化学療法前もしくは化学療法後すぐに施行される。機能障害はまだないが，その予防を目的とする。

●作業療法導入時の困難な点および工夫点

急性期展開をすることが多く，アプローチ期間はかなり限られている場合が多い。必要なアプローチをもれなく行うために，エビデンスに基づいた，クリニカルパスに準じて介入すると効率的である。一方，対象者の今後の生活（家事や仕事，趣味などのIADL）を考慮することも忘れてはならない。

機能障害がまだ明確でない場合もあり，リハビリテーションの目的について理解が得られにくく，ホームプログラムが実際に実施してもらえない場合などがある。パンフレットなどを用いて，実施内容や実施回数などを明確にしておくなどの工夫が必要となる。

◉回復的リハビリテーション

がんを治療された後に，残存する機能障害や能力低下の存在する患者に対して，最大限の機能回復や能力低下の回復を図る。後治療が導入される場合には，後治療を継続しやすい身体機能を維持・改善する必要がある。

●作業療法導入時のポイント

まずは，生命を守るための後療法が継続できるように，心身機能を高めておくことも重要である。

（例1）化学療法を行う場合には，体力を維持しておくことが重要である。PS（Performance status scale）が2以上でないと，積極的ながん治療を継続できないことも多く，体力維持が生命維持につながることもあると心得ておく必要がある。また，有害反応が生じたら，それらによる二次的な障害を引き起こさないことが，治療の継続につながる場合もある。

（例2）乳がん乳房温存術後に放射線治療を行う場合には，肩の屈曲・外転肢位を保持するだけの肩のROM角度が必要であるため，その角度を早期に獲得するため，肩のROM訓練を行う。

◉維持的リハビリテーション

がんが増大しつつある，つまり進行がんの状態で，機能障害や能力低下が進行しつつある患者に対して，効果的な代償方法をお伝えする。

●作業療法導入時のポイント

この時期でも，昨今は機能改善が得られることもある。OTが回復の芽を摘み取らないように心得ることも重要である。

◉緩和的リハビリテーション

終末期のがん患者に対して，たとえ自立[★8]が困難な状況であっても，そのneedsを尊重しながら身体的・精神的・社会的にもQOLの高い生活が送れることを目的として行う。

●作業療法導入時のポイント

💡 **One Point**

★8 自立と自律

自立：他の人の介助や監視等の手助けを受けることなく，一人で行うこと[19]

自律：障害者の自己決定権を強調し，仮に日常生活上では介助を要していても，自己の決断と判断で生活を行っていく場合[19]

以上のように考えられていることが多いが，がんを有する対象者の場合，治療の有害反応が強く出現しているときや終末期などは自立困難なときも少なくない。そのような場合は，少しでも自律感をもてるように支援することが，喪失感を軽減し，生きていくモチベーションの維持につながることもある重要な視点であると考える。

この時期でも，昨今は機能改善が得られることもある．しかしながら，多くの場合，全身状態が悪化し，活動性も下がることが多い．ADLは自立を目指すのではなく，介助方法を検討し，その他のことにエネルギーを注ぐほうがよい場合もある．

例えば，子どもと過ごす時間をできるだけ多くもつため，体力が消耗するADLは介助してもらうなどである．

終末期には介護・ケアが必要な場合は，家族に対して介護・ケアへの参加を積極的に促すようにすることもある．なぜなら，家族が介護・ケアに十分参加すると，死別後の遺された家族の適応が良好になるからである[20,21]．ただし，家族の不安や疲労などの状況に十分配慮する必要がある．

(7) 終末期の作業療法

終末期には，さまざまな症状が出現する[表7・8]．それらの症状を少しでも緩和できる可能性があれば，緩和しつつ，問題が緩和できない場合は，本人の希望をいかに実現するかの検討を行う．終末期には生じている問題点があまりにも多く，また改善できる可能性が低い場合が多い．そのため，トップダウン・アプローチが優先されることが多い．

しかしながら，患者がtotal painと表現されるさまざまな苦痛に直面し，混乱したり悲しみにうちひしがれている時には真のneedsを引き出すことが難しい場合も多い．そのような状況下でも症状が少しでも緩和されると，患者自身の緊張がほぐれ，患者自身にも意識化しづらかった希望が表出されることもある．また，少しでも症状が緩和されれば，意欲が高まり自身で行おうと努力することもあるのである．

OTだからこそできる症状緩和があれば，そちらへアプローチしつつ，真のneedsを表出しやすいように，場をつくることも重要である．

[表7] 進行・末期がん患者の身体症状（206例）

全身倦怠感	201例	97.6%	死前喘鳴	52例	25.2%
食欲不振	195例	94.7%	腹水	50例	24.3%
痛み	158例	76.7%	胸水	49例	23.8%
便秘	155例	75.2%	不穏	36例	17.5%
不眠	130例	63.1%	腸閉塞	33例	16.0%
呼吸困難	107例	51.9%	黄疸	33例	16.0%
悪心・嘔吐	95例	46.1%	吐血・下血	14例	6.8%
混乱	65例	31.6%	嚥下困難	12例	5.8%

（恒藤暁：最新緩和医療学，p18，最新医学社，1999．より）

[表8] 末期がん患者における精神症状（66例）

いらだち	38%	抑うつ	12%
不穏	26%	怒り	12%
不安	24%	恐れ	9%
混乱	23%	拒絶	3%
さびしさ	20%	躁状態	2%
痴呆	17%	自殺念慮	2%
孤独感	14%	退行	2%
引きこもり	14%	その他	6%
幻覚・妄想	14%	特になし	20%

（恒藤暁：淀川キリスト病院の報告より．最新緩和医療学，p172，最新医学社，1999．より）

（田尻寿子）

引用文献

1) 鳶巣賢一：癌の疫学と病態．辻哲也・里宇明元・木村彰男編，癌のリハビリテーション，pp 3-9，金原出版，2000．
2) 吉岡孝志：病期決定．日本臨床腫瘍学会監，入門腫瘍内科学，pp58-59，篠原出版新社，2009．
3) 小川朝生・内富庸介編：これだけは知っておきたいがん医療における心のケア——精神腫瘍学ポケットガイド．創造出版，2012．
4) ライフプランニングセンター：がんのリハビリテーション研修会配布資料．2014．
5) 田尻寿子：がんに向き合い自分を活かす I・ADL——作業療法の戦略・戦術・技術，第3版．pp249-259，三輪書店，2012．
6) 岩城基・辻哲也：進行がん患者の呼吸困難に対するアプローチ．辻哲也編，がんのリハビリテーションマニュアル——周術期から緩和ケアまで，pp296-306，医学書院，2011．
7) 大森まいこ・辻哲也・髙木辰也編：骨転移の診療とリハビリテーション．医歯薬出版，2014．
8) 田尻寿子：がんに向き合う作業療法の今——「がん対策基本計画」に基づき作業療法士の役割を再考する．臨床作業療法11（5）：343-349，2014．
9) 安藤真弘・小林国彦・工藤翔二・武田文和：緩和ケア用QOL調査書「ケア・ノート」の開発．日本医科大学雑誌64（6）：538-545，1997．
10) Cella DF, Tulsky DS, Gray G, et al.：The Functional Assessment of Cancer Therapy scale:development and validation of the general measure.J Clin Oncol：11：570-579, 1993.
11) Oken MM, Creech RH, Tormey DC, et al.：Toxicity and response criteria of the Eastern Cooperative Oncology Group. Am J Clin Oncol 5：649-655, 1982.
12) 日本がんリハビリテーション研究会編：がんのリハビリテーションプラクティス．金原出版，2015．
13) Karnofsky DA, Abelmann WH, Craver LF, Burchenal JH: The use of the nitrogen mustards in the palliative treatment of carcinoma 1：634-656, 1948.
14) Anderson F, Downing GM, Hill J, et al.：Palliative Performance scale (PPS)：a new tool. Palliative Care 12：5-11, 1996.
15) 日本リハビリテーション医学会・がんのリハビリテーションガイドライン策定委員会編：がんのリハビリテーションガイドライン．金原出版，2013．
16) 栗原幸江・田尻寿子：こころのケアとしてのリハビリテーション．辻哲也編，がんのリハビリテーションマニュアル—周術期から緩和ケアまで，pp330-339，医学書院，2011．
17) 丹野義彦：エビデンス臨床心理学——認知行動療法の最前線．pp36-38，日本評論社，2001．
18) 田尻寿子・乾貞佑：死に直面された方に接するとき（その2）——永眠されるまでの2カ月の作業療法支援をめぐって．臨床作業療法12（3）：255-259，2015．
19) 上田敏・大川弥生編：リハビリテーション医学大辞典．p285，医歯薬出版，1996．
20) 福井小紀子・辻村真由子：家族の介護方法・ケア方法の習得を促すアプローチ．緩和医療学10：378-384，2008．
21) 柴田純子・佐藤禮子：在宅終末期がん患者を介護している家族員の体験．千葉患会誌13（1）：2007．

参考文献

1) 内富庸介・小川朝生編：精神腫瘍学．医学書院，2011．

さくいん

A

ACIS	116
ADL	237, 414
ADL・IADL訓練	470, 496
ADL介護拡大期	443
ADL獲得	305
ADL自己評価	200, 202, 252
ADL障害	423, 529
ADL自立度	305
ADL自立難易度表	306
ADL全介助時期	444
ADL評価	275, 464
ADOC	116, 241
ADT	96
AKA	156
ALS	413, 443
―で障害される随意筋群	445
AMPS	143, 241
Anger burst	280
APCD	117, 241
ASIA機能障害尺度	290
AT	497

B

BADS	105
BBS	237
BI	237
BIT行動性無視検査日本版	97
BMI	76, 428, 508
Bobathの神経発達学的アプローチ	149
Borg scale	457, 494, 498
Boyes法	352
Broca失語	103
Brunnstrom stage	71, 149
Brunnstrom test	234
Brunnstromの運動療法	149
Bunnell法	351, 352
Burkhalter法	352
BVRTベントン視覚記銘検査	273

C

CABG	485
CADL	104
Camitz法	352
CAS	104
CAT	96, 271
CBT	39, 108, 365
―の基本モデル	108
CBTセッション	204
CCS分類	495
CDAI	390
CIQ	268
CI療法	168
CK	80
CKD	509
CMOP-E	241, 296
COPD	77, 456
COPM	4, 142, 145, 200, 297
CO_2ナルコーシス	76
CPP	156
CPT	96
CPX	459
CTR	488

D

DAS	390
Dellonの物体識別検査	331
diagnostic reasoning	12
DLco	458, 465
DRS	275

E

ECOG	532
ECS	310
EEP	78
EF	81
EIP	78
EMC	267, 279
Enna法	352
ERV	78
ET	85

F

FAB	94, 273
Face scale	374
FAI	238
FAM	275
FEV_1	78, 458
FEV_1/FVC	79, 458
FIM	237, 245, 275
Forrester分類	82
Frankelによる分類	290
FRC	78, 458
FRT	74
Fugl-Meyer assessment	235
FVC	78, 458

G

Galveston見当識・記憶テスト	271
GCS	234, 269
GDS	513
GDS短縮版	117
Gennarelliの分類	259
GFR	509
GOAT	271, 272

H

HADS	496
HbA_{1c}	89
HDL	506
HDLコレステロール	506
HDS-R	94
HRR	498

I

IADL	238, 335
IC	78
ICF	8, 22, 58, 134
ICF整理ノート	136
ICG	87
ICG負荷試験	86
ICIDH	22, 58, 134, 135
IGT	104
IPC	218
IPE	218
IRV	78

J

JCS	234, 269

K

Karvonen法	498
Kohs立方体組み合わせテスト	99
KPS	534

L

LDL	506
LDLコレステロール	506
Lown分類	80
LPP	156, 157

M

- MARS ……263
- MarshallらのCTによる診断分類　260
- MAS ……236
- MCI ……273
- MCV ……333
- medical research council息切れスケール ……79
- MEP ……78
- METs ……465,495
- MFT ……73,235
- MIP ……78
- MMPI ……513
- MMSE ……94
- MMT ……70,293
- Mobergのピックアップ検査 ……331
- MOHO ……119,297
- Moss Attention Rating Scale日本語版 ……263
- MP関節尺側偏位防止スプリント…398
- MRC息切れスケール ……79
- MSB ……161
- MSW ……177,253
- MTDLP ……34,139
- MVC ……329

N

- narrative reasoning ……17
- NBM ……537
- NCV ……333
- NEURO ……167
- Neviaser法 ……352
- NFI ……104
- Nohria-Stevenson分類 ……494
- NYHAの心機能分類 ……83
- NYHA分類 ……495

O

- OA ……367
- OBP ……141
- occupation ……2
- OPHI-Ⅱ ……115
- OQ ……116
- OSAⅡ ……115,125,142
- OTIPM ……141
- over use ……60

P

- PASAT ……96
- PCI ……484
- Photo-Voice ……200
- PNF ……149,422
- PNF促通パターン ……154
- POMS2　日本語版 ……273
- PPS ……534
- pragmatic reasoning ……19
- procedural reasoning ……17
- PS ……532
- PSB ……307
- PSD ……184

R

- RA ……385
- RBMT ……100,267
- Rey-osterrieth Complex Figure Test ……101
- Riordan法 ……353
- ROM ……292
- ROMT ……70
- RV ……78,458

S

- SARA ……414
- SAS ……83,495
- SCV ……333
- SDAI ……390
- SDMT ……96
- SDS ……496,513
- SDSうつ性自己評価尺度 ……274
- Seddonの分類 ……323
- self efficacy ……46
- self help patient ……7
- SF-36 ……118,496
- SLTA ……104
- SPTA ……103
- SRQ-D ……513
- STAI ……496
- STAXI ……496
- STEF ……73,235,392
- Steinbrockerの分類 ……390
- Sunderlandの分類 ……323
- SWM ……331
- SWT ……459

T

- TAO ……487
- TIA ……228
- TLC ……78,458
- TLS ……450
- TMS ……166
- TMT-A ……96
- Top-down approach ……24
- TV ……78

U

- useful hand ……320,338,354
- USN ……97,176

V

- Valsalva効果 ……498
- VAS ……374,391
- VC ……78,458
- VE ……85
- VF ……85
- VQ ……116
- V_T ……78

W

- WAB ……104
- WAB失語症検査 ……104
- 　―（日本語版） ……103
- WAIS-Ⅲ ……99
- WAIS-Ⅲ成人知能検査 ……273
- WCST ……97,105
- Wernicke失語 ……103
- WHOQOL26 ……118
- Willis動脈輪閉塞症 ……230
- WMS-R ……100
- WMS-Rウエクスラー記憶検査 …271

Z

- Zancolli分類 ……293

あ

- アーチ ……325
- 悪性腫瘍 ……186,527
- アクティビティ ……349
- アサーション ……198
- アジェンダ ……205

あ

足の振り出し …………………13
圧痛点 …………………………365
圧迫性神経障害 ………………323
アテローム血栓性脳梗塞 ……229
アパシー ………………105,265
安静吸気位 ……………………78
安静呼気位 ……………………78
安静時痛 ………………………365

い

息切れ …………………………492
椅座位からの立ち上がり……15,423
いざり …………………………15,425
意志 ……………………………123
意識障害 ………………………230
　―の評価 ……………………269
意識レベル ……………………234
意志質問紙 ……………………116
意思疎通 ………………………419
意思伝達装置 …………420,428
移乗 ……………………415,423
異常感覚 ………………66,330
痛み ……………………………362
痛み行動 ………………………361
位置感覚 ………………………67
1秒率 …………………79,458
1秒量 …………………78,458
1回換気量 ……………………78
一過性脳虚血性発作 …………228
一酸化炭素肺拡散能力 …458,465
一般性 …………………7,219
移動 ……………………416,423
意味ある作業活動 ……………531
意味のある作業 ………………296
イメージ・リハーサル ………198
意欲と注意および気分に関する行動評価表 ………………264
医療相談員 ……………………283
医療ソーシャルワーカー …177,253
胃瘻 ……………………………442
インスリン ……………………507
インスリン抵抗性 ……89,515
インスリン分泌 ………………89
インテーク ……………………240
インドシアニン・グリーン ……87
インピンジメント ……………161

う

ウェクスラー成人知能検査改訂版 …99
ウエスト周囲径 ………………512
ウェストファル現象 …………69
ウェルニッケ・マン肢位 ……231
烏口上腕靱帯 …………………382
右心不全 ………………………82
うっ血症状 ……………………486
うつ尺度 ………………………513
うつ症状 ………………………182
うつ状態 ………………………183
うつ病 …………………528,530
うつ病自己評価尺度 …………513
うつ病スパイラル ……………183
運動学 …………………………157
運動学的視点からの診断的推論 …13
運動器症候群 …………………161
運動技能 ………………143,295
運動機能再建法 ………………352
運動機能障害 …………………413
運動機能障害症候群 …………160
運動強度 ………………………497
運動系バランス概念 …………161
運動時痛 ………………………365
運動失調検査 …………………72
運動指導 ………………………396
運動障害 ………………231,285
運動神経伝達速度 ……………333
運動・身体(認知) ……………28
運動・身体(認知)スキーマ ……42
　―の評価 ……………………113
運動スキーマ …………37,43,113
運動促通 ………………………396
運動耐容能 ……………………459
運動の中止基準 ………………468
運動負荷試験 …………………497
運動麻痺 ………………………231
運動力学 ………………………157
運動療法 ………………496,515
　―のための評価項目 ………76
運命論 …………………………24

え

栄養評価 ………………………459
エゴグラム ……………………514
エコマップ ……………………225
エネルギー消費量 ……………465
エネルギー摂取量 ……………519
エネルギーの配分 ……………399

鉛管様固縮 ……………………69
嚥下機能評価 …………………84
嚥下造影検査 …………………85
嚥下内視鏡検査 ………………85
エントリー ……………………485
塩分制限 ………………………519

お

横隔膜呼吸 ……………………469
起き上がり ……………………423
思い込み ………………………40
折り畳みナイフ現象 …………69
温度覚 …………………………66
温度覚鈍麻 ……………………66

か

臥位 ……………………………15
開脚立位 ………………………74
介護保険制度 …………………178
介護用品による移乗 …………446
外在化 …………………………198
回旋補助具 ……………………297
改訂長谷川式簡易知能評価スケール 94
改訂版・興味チェックリスト …115
介入過程 ………………………139
概念枠組み ……………………121
回復期作業療法 ………………208
回復モデル ……………………298
買い物 …………………………476
解離 ……………………………485
カウンセリング ………192,216
踵膝試験 ………………………72
拡散障害 ………………………455
拡散能 …………………………455
下後鋸筋のストレッチング ……378
加算モデル ……………………220
家事動作 ………………………401
下肢の変形性疾患 ……………380
下垂指変形 ……………………336
下垂手変形 ……………………336
家族支援 ………………………175
課題志向的アプローチ ………170
肩関節 …………………………361
　―の制限因子 ………………367
肩関節外旋運動 ………………367
肩関節周囲炎 …………365,382
　―の治療 ……………………383
片手動作 ………………………338
片麻痺機能検査 ………………71
片麻痺上肢能力テスト ………73

語り‥‥‥‥‥‥‥‥‥‥‥‥‥188	関節包内運動‥‥‥‥‥‥‥‥156	共同偏視‥‥‥‥‥‥‥‥‥‥230
価値‥‥‥‥‥‥‥‥‥‥‥‥‥123	関節保護‥‥‥‥‥‥‥‥393,400	胸部X線‥‥‥‥‥‥‥‥‥‥488
活動‥‥‥‥‥‥‥‥‥‥‥3,135	関節モビライゼーション‥‥‥156	興味‥‥‥‥‥‥‥‥‥‥‥‥123
活動—活動制限‥‥‥‥‥‥‥137	関節リウマチ‥‥‥‥‥‥‥‥385	興味・関心チェックシート‥‥266
活動スケジュール表‥‥‥‥‥198	完全閉じ込め状態‥‥‥‥‥‥449	興味チェックリスト‥‥‥‥‥125
活動制限‥‥‥‥‥‥‥‥‥‥135	完全麻痺‥‥‥‥‥‥‥‥‥‥285	胸腰仙髄損傷者‥‥‥‥‥‥‥300
合併症‥‥‥‥‥‥‥‥‥‥‥286	冠動脈バイパス術‥‥‥‥‥‥484	局在性損傷‥‥‥‥‥‥‥259,260
家庭菜園作業‥‥‥‥‥‥‥‥501	観念運動失行‥‥‥‥‥‥‥‥103	局所的筋骨格系障害‥‥‥‥‥160
寡動‥‥‥‥‥‥‥‥‥‥‥‥422	カンファレンス‥‥‥‥‥‥‥‥20	去痰薬‥‥‥‥‥‥‥‥‥‥‥482
カナダ作業遂行測定‥‥‥142,145	陥没骨折‥‥‥‥‥‥‥‥‥‥257	起立性低血圧‥‥‥‥‥‥287,301
カナダ作業遂行モデル‥‥‥‥‥3	緩和的リハビリテーション‥‥541	筋萎縮性側索硬化症‥‥‥413,443
カナダ作業療法士協会‥‥‥‥‥4		禁煙‥‥‥‥‥‥‥‥‥‥‥‥519
カナダモデル‥‥‥‥‥‥241,296	## き	筋機能向上訓練‥‥‥‥‥‥‥346
壁を使った運動‥‥‥‥‥‥‥377	キーパーソン‥‥‥‥‥‥‥‥223	筋強剛‥‥‥‥‥‥‥‥‥‥‥414
川モデル‥‥‥‥‥‥‥‥‥‥127	記憶機能の評価‥‥‥‥‥‥‥271	筋緊張‥‥‥‥‥‥‥69,231,236,293
簡易検査スクリーニング‥‥‥‥50	記憶障害‥‥‥‥‥‥100,173,176,230	筋緊張異常‥‥‥‥‥‥‥‥‥422
簡易上肢機能検査‥‥‥73,235,392	機械論的アプローチ‥‥‥‥‥‥28	筋緊張異常障害‥‥‥‥‥414,416
寛解‥‥‥‥‥‥‥‥‥‥‥‥386	気管支拡張薬‥‥‥‥‥‥‥‥482	筋緊張亢進‥‥‥‥‥‥‥‥‥231
感覚運動神経障害‥‥‥‥‥‥511	気管切開‥‥‥‥‥‥‥‥‥‥442	筋緊張低下‥‥‥‥‥‥‥‥‥231
感覚障害‥‥‥‥‥‥‥‥‥‥232	起坐呼吸‥‥‥‥‥‥‥‥‥‥486	筋痙縮期‥‥‥‥‥‥‥‥‥‥366
感覚神経伝導速度‥‥‥‥‥‥333	机上での動作‥‥‥‥‥‥‥‥478	筋拘縮期‥‥‥‥‥‥‥‥‥‥366
感覚・知覚検査‥‥‥‥‥‥‥‥64	喫煙‥‥‥‥‥‥‥‥‥‥‥‥504	筋固縮‥‥‥‥‥‥‥‥‥‥‥414
冠危険因子‥‥‥‥‥‥‥‥‥487	気づき‥‥‥‥‥‥‥28,42,45,281	筋骨格疾患‥‥‥‥‥‥‥‥‥493
換気障害‥‥‥‥‥‥‥‥‥‥455	—の促進‥‥‥‥‥‥‥‥‥278	筋持久力‥‥‥‥‥‥‥‥‥‥329
肝機能検査‥‥‥‥‥‥‥‥‥‥86	基底還元論‥‥‥‥‥‥‥‥‥‥24	筋性拘縮‥‥‥‥‥‥‥‥‥‥327
換気能力の判定‥‥‥‥‥‥‥‥79	企図振戦‥‥‥‥‥‥‥‥‥‥231	筋電図混入‥‥‥‥‥‥‥‥‥‥80
眼球運動の補助‥‥‥‥‥‥‥429	機能・構造障害‥‥‥‥‥‥‥135	筋力強化‥‥‥‥‥‥‥‥376,497
環境‥‥‥‥‥‥‥‥238,291,420	機能的アプローチ‥‥‥‥‥‥155	筋力強化訓練‥‥‥‥‥‥‥‥302
環境制御装置‥‥‥‥‥‥‥‥310	機能的残気量‥‥‥‥‥‥‥78,458	筋力測定‥‥‥‥‥‥‥‥‥‥‥70
環境—阻害因子‥‥‥‥‥‥‥137	帰納法‥‥‥‥‥‥‥‥‥‥‥127	筋力低下‥‥‥‥‥‥‥‥‥‥388
間欠導尿法‥‥‥‥‥‥‥‥‥‥85	機能予後‥‥‥‥‥‥‥‥‥‥528	筋力低下障害‥‥‥‥‥413,416,421
眼瞼下垂‥‥‥‥‥‥‥‥‥‥230	記銘力低下‥‥‥‥‥‥‥‥‥478	
がん疾患‥‥‥‥‥‥‥‥186,526	逆流性食道炎‥‥‥‥‥‥‥‥493	## く
間質性肺炎‥‥‥‥‥‥‥‥‥455	ギャンブリング課題‥‥‥‥‥104	腔内播種‥‥‥‥‥‥‥‥‥‥527
患者・家族マネジメント‥‥‥222	急性心筋梗塞‥‥‥‥‥‥485,493	空腹時血糖値‥‥‥‥‥‥‥‥‥89
患者教育‥‥‥‥‥‥‥‥‥‥213	急性心不全‥‥‥‥‥‥‥‥‥‥81	口すぼめ呼吸‥‥‥‥‥‥‥‥469
—はいつはじめるか‥‥‥‥403	急性痛‥‥‥‥‥‥‥‥‥‥‥362	口文字盤‥‥‥‥‥‥‥‥‥‥426
患者教育的支援‥‥‥‥‥‥‥435	教育‥‥‥‥‥‥‥‥‥‥‥‥214	クモ膜下出血‥‥‥‥‥‥‥‥229
患者心理‥‥‥‥‥‥‥‥‥‥‥36	教育モデル‥‥‥‥‥‥‥‥‥298	クライエント教育‥‥‥‥‥‥214
患者説明用パス‥‥‥‥‥‥‥255	胸郭の形と大きさ‥‥‥‥‥‥460	クライエント中心の遂行文脈‥141
患者役割‥‥‥‥‥‥‥‥‥37,190	協業‥‥‥‥‥‥‥‥‥‥‥‥296	クライエントの思考‥‥‥‥‥‥62
関節運動学‥‥‥‥‥‥155,156,157	胸骨正中切開術‥‥‥‥‥‥‥498	クリニカルパス‥‥‥‥‥‥‥501
関節運動学的アプローチ‥‥156,160	狭心症‥‥‥‥‥‥‥‥‥‥‥485	クリニカル・リーズニング‥‥‥12
関節外症状‥‥‥‥‥‥‥‥‥386	狭心痛‥‥‥‥‥‥‥‥‥‥‥492	グルーピング‥‥‥‥‥‥‥‥‥27
関節覚‥‥‥‥‥‥‥‥‥‥‥‥67	強制手探り反射‥‥‥‥‥‥‥‥69	グループ・セラピー‥‥‥‥‥522
関節可動域‥‥‥‥‥‥‥‥‥236	強制泣‥‥‥‥‥‥‥‥‥‥‥430	車いす‥‥‥‥‥‥‥‥‥‥‥424
関節可動域訓練‥‥‥‥‥‥‥301	強制握り‥‥‥‥‥‥‥‥‥‥‥69	—の選択‥‥‥‥‥‥‥‥‥303
関節可動域制限‥‥‥‥‥‥‥387	強制笑‥‥‥‥‥‥‥‥‥‥‥430	車いす座位‥‥‥‥‥‥‥‥‥304
関節可動域テスト‥‥‥‥‥70,325	協調性運動検査‥‥‥‥‥‥‥‥72	クロッシング・アプローチ
関節機能異常‥‥‥‥‥‥‥‥158	胸痛‥‥‥‥‥‥‥‥‥‥‥‥492	‥‥‥‥‥‥‥‥25,30,207,281
関節性拘縮‥‥‥‥‥‥‥‥‥328	共同運動‥‥‥‥‥‥‥‥‥‥231	—による評価プロセス‥‥‥344
関節病変‥‥‥‥‥‥‥‥‥‥390		

け

経験知	27
痙縮	69, 231, 286
軽症意識障害の12項目評価法	270
頸静脈怒張	493
頸髄損傷者	300
—の上肢機能分類	293
痙性	286
痙性麻痺	234
携帯会話補助装置	420, 428
傾聴	187
経頭蓋磁気刺激	166
系統別治療手技	155
軽度認知機能障害	273
経皮的冠動脈インターベンション	484
傾眠	230
ケース・フォーミュレーション	109
血圧測定	490, 510
血圧値の分類	83
血液ガス検査	457
血液がん	533
血液生化学検査	489, 512
血液生化学データ	80
結果予期	46
血管雑音	490
血行動態検査	488
結束バンド	308
血中Cーペプチド	89
血中インスリン	89
ケトアシドーシス	511
嫌気的代謝閾値	497
健康教育	10
肩甲骨の浮き上がり	165
肩甲骨の外転	164
肩甲骨の下制	163
肩甲骨の下方回旋	162
肩甲骨の挙上	163
肩甲骨の傾斜	165
肩甲骨の内転	163
肩甲帯・上肢の動脈系	164
健康日本21	505
言語障害	230
言語的説得	47
検査尺度	53, 55
現実的推論	19
現象学的アプローチ	28
腱性拘縮	327
腱反射	68

こ

抗アレルギー薬	482
更衣	419
高位型麻痺	320
更衣動作	400
—のプログラム	404
高エネルギー外傷	258
抗炎症薬	482
構音障害	230
交感神経節遮断	487
高強度運動	468
高血圧	83, 504, 505
高血糖	511
交差介入	30
高脂血症	506
高次脳機能障害	90, 172, 230
—の症状群	112
—の評価	93
高次脳機能障害者	183
高次脳機能障害診断基準	181
高次脳機能評価	90
拘縮	288, 326
—の組織別分類	327
構成運動	157
構成障害	99, 173, 177
構成能力の評価	273
構造的アプローチ	155
拘束性換気障害	78
拘束性障害	455
硬直	231
行動活性化	197
行動的アプローチ	280
行動的技法	196
行動パターン	514
行動変容	186, 191, 521
—を促すアプローチ	190
高度慢性呼吸不全例	482
高比重リポ蛋白	506
絞扼性神経障害	323
効力予期	46
高齢者の脊髄損傷	289
股関節	361
呼気スイッチ	310
呼吸音	461
呼吸器疾患	453
—の一般的評価	75
呼吸機能障害	455
呼吸困難感	466
呼吸困難感チャート	466
呼吸循環の運動生理	454
呼吸数	463
呼吸不全	75, 455
—の種類	77
呼吸リズム	463
呼吸リハビリテーション	453, 468
国際生活機能分類	134
心が動けば身体が動く	109
心と身体の専門職	182
五十肩	365
固縮	69, 231, 422
個人的原因帰属	123
骨運動	156, 158
骨運動学	157
骨棘	371
骨嚢胞	370
コバート認知	98
コミュニケーション	292, 401
—と交流技能評価	116
—の評価	419
コミュニケーション機器	420
コミュニケーション手段	293
コミュニケーション障害	425
コミュニケーション・スキル	10
ゴムバンド	376
固有感覚	331
固有受容性神経筋促通法	149, 422
コラム法	200
転がり	157
コロトコフ音	490
混合性換気障害	78
混合性障害	455
昏睡	230
昏迷	230

さ

最大吸気位	78
最大吸気量	78
最大呼気位	78
在宅酸素療法	482
座位バランス	74
作業	2, 289
—に関する自己評価	115
—に関する自己評価改訂第2版	125
—の意味	133
—の機能	133
—の形態	132
—の選択	299
—の文脈	133
—を基盤とした実践	141
作業科学	132
作業技能	123, 124

作業強度 …………………500	自覚運動強度 ……………498	実用コミュニケーション能力検査 104
作業参加……………123,124	視覚失認 …………………176	指定難病 …………………411
作業質問紙 ……………116,238	自覚症状 …………………492	している活動 ……………136
作業遂行 ………5,123,124,248	視覚性失認 …………………98	指導 ………………………215
作業遂行概念図 ……………4	視覚的アナログスケール …391	自動思考 ………………39,514
作業遂行モデル ……………4	弛緩性麻痺 ………………234	指導用写真付きパンフレット ……357
作業遂行歴面接第2版 …115	磁気刺激 …………………166	自分の回復に気づかないクライエント
作業選択意思決定支援ソフト …241	識別感覚の検査 ……………67	……………………………37
作業適応 …………………124	識別知覚 …………………331	社会参加 …………………318
—の過程 …………………122	識別能 ……………………331	—の時期 …………………300
作業同一性 ………………124	糸球体濾過量 ……………509	社会参加アプローチ ……280
作業ニーズ ………………291	軸回旋 ……………………157	社会的行動障害 ……104,173,177
作業発達 ……………………5	軸索断裂 …………………323	尺骨神経 …………………321
作業バランス ………………3	思考(認知)スキーマ …42,112	尺骨神経損傷 …………336,350
作業バランス自己評価 …238	思考の評価 ………………273	尺骨神経麻痺 ……………322
作業有能性 ………………124	自己効力感 …………46,203,524	シャトルウォーキングテスト ……459
作業療法 ……………………2	自己組織化 ………………122	ジャンボ爪きり …………400
—における患者教育 ……215	自己導尿 ……………………85	習慣 ……………………123,238
—の分類 ……………………11	自己評価 …………………110	習慣化 ……………………123
—の目的 ……………………6	自己評価改訂第2版 ……142	重心移動 …………………424
作業療法アプローチの基本戦略 …210	自殺企図 …………………290	重心線 ………………………14
作業療法アプローチ・モデル ……192	脂質異常症 ……………504,506	集中的作業療法 …………167
作業療法介入プロセスモデル …141	脂質検査 …………………512	習得モデル ………………298
作業療法カウンセリング	支持面 ………………………14	12段階グレードテスト ……71
……………………56,192,522	—の変換移動 ………………15	12段階の片麻痺機能テスト ………234
作業療法経過 ……………406	—の変形移動 ………………15	12誘導心電図 ………………81
作業療法セッション ……205	自主関節可動訓練 ………348	終末期 ……………………526
作業療法評価 …………64,406	自主訓練 …………………355	重力の影響 …………………13
作業療法プロセス ………334	自傷行為への対応 ………295	就労支援の流れ …………179
作業療法理論 ……………119	自助患者 ……………………7	手関節90°屈曲テスト ……332
錯感覚 ……………………330	自助具 ………………307,400	手関節固定用スプリント …398
坐骨神経痛 ………………363	—の活用 …………………399	手関節サポーター ………398
左室駆出率 …………………81	視診 ……………………324,460	手根管症候群 ……………323,347
左心不全 ……………………82	姿勢 …………………160,383,394	手掌オトガイ反射 …………69
サブ・スクリーニング ……50	—の変化 …………………472	手段的活動 …………………35
座薬開封器 ………………401	死生観 ……………………188	手段的日常生活活動 ………238,335
座薬挿入器 ………………400	肢節運動失行 ……………102	主張訓練 …………………198
猿手変形 …………………336	視線透明文字盤 …………420,426	手動運転装置 ……………297
参加 ………………………135	視線入力スイッチ ………433	受動運動感覚 ………………67
参加—参加制約 …………137	視線入力装置 ……………428	手動レバー ………………297
参加制約 …………………135	自然のメタファー ………127	手内筋ストレッチング ……396
残気量 …………………78,458	自然立位 ……………………74	循環器疾患 ………………484
酸素運搬量 ………………455	したい,できる活動 ……281	—の一般的評価 ……………79
酸素供給業者 ……………467	疾患活動性の評価 ………390	除圧動作 …………………289
酸素摂取量 ………………464	膝関節 ……………………361	上位運動ニューロン障害 …234
3点支持スプリント ……398	膝関節周囲の運動 ………377	障害者差別解消法 ………451
	シックデイ ………………511	障害者数 …………………453
し	失語 ………………103,173,176,230	障害者総合支援法 ………451
シーティング ……………303	失行 ………………101,173,176,230	障害者手帳 ………………179
ジェノグラム ……………224	失調 ………………………422	障害受容 ……………34,174,190
ジェリービーンスイッチ …310	失調,不随意運動障害 ……414	消化管運動 …………………85
	失認 …………………97,173,277	消化器 ………………………83

消化器がん ………………………… 533	神経性拘縮 ……………………… 327	遂行機能障害 …… 104,173,177,230
小胸筋 ……………………………… 164	神経切断 ………………………… 323	遂行能力 ………………………… 123
使用訓練 ………………………… 356	神経損傷の分類 ………………… 323	炊事 ……………………………… 475
昇降便座 ………………………… 437	神経断裂 ………………………… 323	髄節 ……………………………… 286
乗算モデル ……………………… 220	神経難病 …………………… 185,413	スイッチレバー ………………… 401
硝酸薬 …………………………… 484	神経の修復法 …………………… 324	随伴症状 ………………………… 286
上肢運動協調性テスト ……………73	神経発達学的アプローチ ……… 148	スキーマ …………………… 40,113
上肢関節の特徴と運動のポイント 395	神経誘発テスト ………………… 332	—の修正 …………………… 191
上肢機能 ………………………… 293	心血管造影検査 ………………… 488	すくみ足 ……………………………13
上肢機能訓練 …………………… 302	心原性脳塞栓症 ………………… 229	スクリーニング ……………… 51,233
情動運動系障害 ………………… 430	進行がん ………………………… 527	スクリーニングテスト ………… 332
情動制止困難 …………………… 430	人工肛門 ……………………………85	ステージ ………………………… 527
情動の評価 ……………………… 273	人工呼吸器装着患者への対応 … 480	ステージ化 ……………………… 433
小脳振戦 ………………………… 231	人工膀胱 ……………………………85	ストーマケア ………………………85
掌背屈運動 ……………………… 328	心仕事量 ………………………… 490	ストレッチング ………………… 378
消費者教育 ……………………… 214	浸潤 ……………………………… 527	スパイロメトリー …………………77
情報処理過程としての高次脳機能 276	心身機能 ………………………… 135	スピーキングバルブ …………… 426
症例の概念化 …………… 108,109	心身機能—機能・構造障害 …… 137	スピナーテスト ………………… 332
初期評価から作業療法アプローチの流れ	人生観 …………………………… 188	スプリンティング …………354,397
………………………………… 208	心臓エコー ……………………… 489	スプリント ……………………… 392
職業 …………………… 2,419,425	心臓カテーテル検査 …………… 488	—の適応 …………………… 397
職業前評価 ……………………… 521	腎臓機能検査 …………………… 512	—の例 ……………………… 398
食事 ………………………… 418,424	心臓超音波エコー指標 ………… 489	スプリント療法 ………………… 349
食事摂取基準 …………………… 517	心臓リハビリテーション ……… 487	すべり …………………………… 157
食事台 …………………………… 437	人体運動学 ……………………… 157	スポーツ ………………………… 298
食事動作 ………………………… 400	身体が動けば気分(心)が変わる … 109	スマートフォン ………………… 429
食事療法 ………………………… 517	身体化障害 ……………………… 363	すり足歩行 …………………………13
触診 ………………………… 324,463	身体活動量 ……………………… 517	スワンネック変形 ……………… 398
褥瘡 ……………………………… 288	身体機能評価 ………………………64	
褥瘡予防 ………………………… 305	心大血管疾患 …………………… 484	**せ**
触知 ……………………………… 490	心大血管リハビリテーション … 484	
書字・読書用福祉用具 ………… 310	身体障害者手帳 ………………… 179	生活行為 ……………………… 139,241
触覚 …………………………………66	身体(認知)スキーマ …………… 113	生活行為向上マネジメント
除脳硬直 ………………………… 231	身体認知評価 …………………… 114	……………………… 34,139,241,265
除皮質硬直 ……………………… 231	身体領域の定義 ……………………10	生活習慣の修正項目 …………… 506
ジョブコーチ …………………… 178	身体領域の評価体系 ………………54	生活習慣病 ……………………… 504
自立 ……………………………… 541	診断的推論 …………………………12	生活する手 ……………………… 355
自律 ……………………………… 541	伸張痛 …………………………… 362	整形外科疾患 ……………… 185,361
自立支援給付 …………………… 451	心電図 ……………………… 80,491	生産的活動 ……………………… 246
自律神経過反射 ………………… 287	心電図波形 …………………………80	正常性バイアス ………………… 182
自律神経障害 ………… 287,511,512	振動覚 ………………………………67	正常波形 ………………………… 491
自律神経症状 …………………… 185	心肺運動負荷試験 …………459,500	精神障害者保健福祉手帳 ……… 179
心因性疼痛 ……………………… 363	心拍数 …………………………… 491	精神的胸痛 ……………………… 493
心エコー ……………………………81	深部感覚の評価 ……………………67	正中神経 ………………………… 321
侵害受容性疼痛 ………………… 363	心不全 ……………………… 81,486,493	正中神経損傷 ……………… 335,349
腎機能検査 …………………………86	深部内部臓器痛 ………………… 492	正中神経麻痺 …………………… 322
心胸郭比 ………………………… 488	心理的介入シェーマ …………… 187	静的作業 ………………………… 500
心筋酸素消費量 ………………… 490		生命予後 ………………………… 528
神経因性膀胱 …………………… 287	**す**	整容 ………………………… 419,474
神経炎 …………………………… 323		整容動作 ………………………… 400
神経・筋疾患 …………………… 411	遂行機能 ………………………… 277	生理的情緒的高揚 …………………47
神経障害性疼痛 ………………… 363	遂行機能検査 …………………… 105	脊髄小脳変性症 ………………… 445

—の重症度分類 447	大腿骨頭すべり症 370	聴診部位 462
脊髄ショック 287	大腿四頭筋のトレーニング 378	腸腰筋のストレッチング 378
脊髄／脊椎腫瘍 533	大殿筋のトレーニング 377	治療用粘土 348
脊髄損傷 185,285	態度 10	
赤血球の通過 456	大動脈解離 485,493	**つ**
セッション 195,204	大動脈内バルーンパンピング 486	
セルフアセスメント 523	大動脈瘤 486	痛覚 66
セルフアセスメント・シート 200	対標準肺活量 77,458	痛覚消失 66
セルフヘルプペイシェント 311	代理経験 47	痛覚鈍麻 66
セルフモニタリング 110,523	タオル絞り 401	杖歩行 424
セルフモニタリング法 198	タオルの手繰り寄せ 396	使える手 320,354
洗顔ブラシ 400	他職種の視点でとらえ直す 20	継ぎ脚立位 74
全身性神経疾患 411	多職種連携 245	積み木模様課題 99
全体像 48	多職種連携教育 218	
洗体動作 472	多職種連携協働 218	**て**
洗濯 476	多職種連携チーム 10	
洗濯物干し動作 477	打診音 462	低位型麻痺 320
全肺気量 78,458	打診方法 462	低灌流症状 486
洗髪時の環境調整 473	達成体験 47	低灌流所見 494
洗髪動作 472	多発神経障害 511	低強度運動 468
せん妄 528,530	樽状胸 460	低血糖 511
専門性 7,220	短期目標 63	低酸素血症 455
	単脚立位 74	低比重リポ蛋白 506
そ	単神経障害 511	ティルト・リクライニング型車いす 301
		適応障害 528,530
装具 392	**ち**	適応的思考 201
相互依存性 24		できる 38,208
相互作用のモデル 135	チアノーゼ型先天性心疾患 482	できる活動 34,136,190
相互連続性 25	地域生活支援事業 451	手外科 320
掃除 474	チーム・マネジメント 218	手すり歩行 423
掃除機がけ動作 475	チームワーク 10	手続き的推論 17
増殖網膜症 516	知覚 293	手のアーチ 325
相対的独立性 24	知覚機能 330	手の使用状況 242
相貌失認 98	知覚検査 64,329	テノデーシス・アクション 302
促通 45	知覚再教育訓練 348	手の皮膚 324
測定障害 72	知覚障害 286	手の変形 322
ソクラテス式質問法 193,252	知覚神経麻痺 320	手の用途分類 326
側弯症 460	知的機能 112	手指 394
咀嚼能力検査法 84	チャドック反射 69	手指拘縮 288
粗大筋力検査 329	注意機能検査 96	手指動作訓練 346,348,349
ソックスエイド 400	注意機能の評価 271	デルマトーム 65
	注意障害 94,173,176	転移 527
た	注意評価スケール 262	点眼用自助具 400
	中核信念 40	電気生理検査 333
体温調節機能の障害 287	中心性脊髄損傷 291	電動昇降ワーキングチェア 437
大血管疾患 485	中枢神経・筋疾患 411	
代謝当量 464	中枢神経障害 65	**と**
代償尿意 287	中性脂肪 506	
代償便意 287	中殿筋のトレーニング 376	トイレ 418,424
帯状疱疹 493	肘部管症候群 323	トイレエイド 400
代償モデル 298	長期目標 63	頭蓋骨骨折 257
大腿骨頭壊死 370	聴診 461	頭蓋内損傷 258

橈骨神経 …………………321,322
橈骨神経損傷 ………………336,350
橈骨神経麻痺 ………………322
動作 ……………………………3
　—のしづらさ ………………380
動作修正 ………………………464
動作プログラム ………………44
動作分析 ………………………338
橈尺屈運動 ……………………328
透析 ……………………………509
東大式エゴグラム ……………514
糖代謝異常 ……………………508
糖代謝検査 ……………………512
疼痛 …………………358,362,387
　—の悪循環 …………………363
　—への対応 …………………404
疼痛経験からの防衛機制 ……185
疼痛性障害 ……………………363
動的過膨張 ……………………465
動的作業 ………………………500
糖尿足病変 ……………………511
糖尿病 ………………88,504,507
　—の合併症 …………………88
糖尿病型 ………………………88
糖尿病筋萎縮 …………………511
糖尿病神経障害 ………………511
糖尿病足壊疽 …………………512
頭部外傷 ………………………257
動脈血ガスの基準値 …………77
動脈硬化 ………………………485
動脈硬化性疾患 ………………504
特定疾患 ………………………411
徒手筋力検査 …………………328
徒手筋力テスト ………………70
徒手的介入 ……………………148
徒手療法 ………………155,348
トップダウン・アプローチ　24,48,312
　—による評価手順 …………51
　—による評価プロセス ……337
トップダウン評価 ……………58
トラックボールマウス ………310,440
トリグリセリド ………………506
努力呼吸 ………………………463
努力性肺活量 ………………78,458
トルクダイナモメータ ………70
トレムナー反射 ………………69
トング …………………………401
鈍麻 ……………………………66

な

ナースコール …………………420
　—のスイッチ ………………421
内臓脂肪 ………………………512
内臓脂肪型肥満 ………………508
内転筋のストレッチング ……378
内転筋のトレーニング ………378
内部障害 ……………………186,454
治す ……………………………208
治る思考 ………………………38
長柄ブラシ ……………………401
中指伸展テスト ………………332
75gOGTT ……………………89
75g経口ブドウ糖負荷試験 …89
ナラティブ ……………………140,188
　—の書き換えの支援 ………436
ナラティブ・アプローチ ……200,403
ナラティブ・セラピー ………188
ナラティブゾーン ……………45
ナラティブ・ベイスド・メディスン　537
なんでもノート ………………203
難病 ……………………………413

に

二重積 …………………………490
日常記憶チェックリスト ……267,279
日常記録表 ……………………199
日常生活活動 …………………237
日常生活活動と運動のMETs表 …518
日常生活指導 …………………368
日常生活動作のステージ化評価 …414
日記 ……………………………200,203
2点識別覚 ……………………67
ニトログリセリン ……………484
日本版BADS遂行機能障害症候群
　………………………………268,273
日本版ウェクスラー記憶検査 …100
日本版リバーミード行動記憶検査
　………………………………271,272
日本版レーヴン色彩マトリックス検査
　………………………………100,273
乳がん周術期 …………………535
入浴動作 ………………………401,471
入力装置 ………………………440
ニューロン・ポンプ説 ………330
尿失禁 …………………………287
尿中C-ペプチド ………………89
尿沈検査 ………………………87
尿閉 ……………………………287

尿路ストーマ …………………85
人間作業モデル ………………119,297
認知 ……………………39,41,277
　—の歪み ……………………380
　—の用語 ……………………112
認知運動療法 …………………151
認知行動的アプローチ ………278,279
認知行動療法 …………39,108,365,405
　—の応用 ……………………299
認知再構成法 …………………200
認知症高齢者の絵カード評価法 …241
認知症高齢者のための絵カード評価法
　………………………………117
認知的アプローチ ……………280
認知的技法 ……………………196,198

ね

寝返り …………………………15

の

脳血管疾患 ……………………228
脳血管障害者におけるうつ症状 …184
脳梗塞 …………………………91,228
脳出血 …………………………91,229
脳腫瘍 …………………………533
脳神経系疾患の分類 …………412
脳神経障害 ……………………511
脳神経症状 ……………………230
脳槽 ……………………………260
脳卒中うつスケール …………237
脳卒中後TMSの適応基準 ……167
脳卒中後うつ状態 ……………184
脳卒中上肢機能検査 …………73,235
脳卒中情動障害スケール ……237
脳卒中地域連携診療計画書 …254
脳内出血 ………………………229
脳ヘルニア ……………………258

は

パーキンソン徴候 ……………414
パーキンソン病 ………………447
　—の重症度分類 ……………448
把握反射 ………………………69
%HRmax ………………………498
%VC ……………………………77,458
パーフェクトO ………………333
肺うっ血 ………………………486
媒介信念 ………………………40
肺活量 …………………………78,458

553

肺がん……………………………533	皮膚書字試験………………………68	プラーク……………………………229
肺気腫のX線写真…………………77	皮膚性拘縮………………………327	ブラウン・セカール症候群………291
肺機能検査……………………77,457	非弁膜性心房細動………………229	プルトップオープナー……………401
肺気量分画…………………………78	肥満………………504,507,509,512	プレート型スイッチ………………420
―における主な用語……………78	肥満症……………………………507	フローボリューム曲線……………78
肺高血圧…………………………493	びまん性軸索損傷………………261	プロセス技能…………………143,292
肺高血圧症………………………482	びまん性軸索損傷スペクトラム…259	風呂でできる運動………………377
肺性心……………………………469	びまん性損傷…………………259,260	フロマン徴候……………………332
排泄機能障害……………………287	評価…………………………57,294	文脈………………………………127
排泄動作…………………………400	―の流れ…………………………48	
排泄による疲労…………………309	評価体系…………………………53	**へ**
肺塞栓症…………………………493	病期………………………………527	
肺動脈楔入圧………………………82	―によるアプローチ分類………316	閉眼被検…………………………331
排尿障害…………………………287	表在感覚の検査……………………66	閉脚立位……………………………74
排便障害…………………………287	表在痛……………………………492	閉塞性換気障害……………………78
肺胞―血流接触時間……………456	表在反射……………………………68	閉塞性血栓血管炎………………487
歯車様固縮…………………………69	病識………………………………250	閉塞性障害…………………455,456
把持・操作訓練…………………346	―の評価…………………………104	閉塞性肺疾患………………………77
白血球数……………………………80	標準意欲評価法…………………104	ペーシング障害…………………172
バッドニュース…………………536	標準高次動作性検査……………103	ベックのうつ病評価尺度………237
鼻指鼻試験…………………………72	標準失語症検査…………………104	ペットボトルオープナー…………401
ハノイの塔………………………105	標準注意検査法………………96,271	ヘバーデン結節…………………368
バビンスキー反射…………………69	病的反射…………………68,69,232	ヘモグロビンの酸素解離曲線……76
歯磨き動作………………………475	疲労………………………………396	ヘルス・チーム…………………218
ハミルトンうつ病評価尺度………237	疲労感……………………………492	ペルテス病………………………370
ハムストリングのストレッチング 378	瓶の蓋開け器……………………401	変換運動試験………………………72
バランス………………………160,237		変換運動障害………………………72
―の評価…………………………74	**ふ**	変形性関節症……………………367
―の良い食事……………………519		―の治療………………………368
バランス反応………………………15	ファーレンテスト…………………332	―のリハビリテーション………371
パルスオキシメーター………77,458	ファシリテーション………………45	変形性股関節症…………………370
半球間抑制………………………166	ファシリテーションテクニック…148	変形性膝関節症…………………370
反射異常…………………………232	不安・神経症と思い込み系………112	ベントン視覚記銘検査…………101
反射検査……………………………68	ファンクショナル・リーチ・テスト…74	
半側空間無視……………97,173,176	不安神経症………………………185	**ほ**
ハンドヘルドダイナモメータ………70	不安定狭心症……………………493	
ハンド・リハ…………………320,347	フィジカルアセスメント…………460	防衛機制……………………………40
ハンドル付きシャワーヘッド……309	フィンガーボード…………………427	防衛知覚…………………………331
万能カフ…………………………308	フェイススケール………………391	包括医療…………………………534
万能カフ付き洗髪ブラシ………309	不活動症候群……………………364	包括システムモデル……………404
反復唾液嚥下テスト………………84	腹囲………………………………512	包括的アプローチ………………156
パンフレット……………………356	副運動……………………………157	包括的呼吸リハビリテーション…467
半盲…………………………………97	複合感覚の検査……………………67	膀胱訓練……………………………85
	副雑音……………………………461	放散痛……………………………365
ひ	浮腫…………………………326,493	紡錘状回……………………………98
	不随意運動…………………231,422	ポータブルスプリングバランサー 307
皮下血腫…………………………257	不随意運動障害…………………416	ホームプログラム………………346
肘屈曲テスト……………………332	不整脈……………………………492	ホームワーク……………………205
ひとこと日記……………………249	不全麻痺………………………285,291	歩行器歩行………………………424
人スイッチ………………………441	ブックスタンド…………………310	歩行車を使用した移動…………477
泌尿器………………………………83	物品の運搬………………………476	歩行における重心バランス……417
泌尿器機能…………………………85	負の連鎖モデル…………………183	補高便座…………………………400

母指運動機能再建術 …………351	ミネソタ多面人格目録 …………513	有連続性神経損傷 ……………323
母指運動機能再建術前訓練 ……353	身の置き所のなさ ……………449	ユニバーサルニューカフ ………310
母指探し試験 …………………331	脈拍 ……………………………490	指差し文字盤 …………………427
ポジショニング ………………288	脈拍数 …………………………491	指鼻試験 ………………………72
母指内転筋ストレッチング ……396	三宅式記銘力検査 …………101,273	指鼻指試験 ……………………231
補助用具選定 …………………307	**む**	**よ**
ボタンエイド …………………400	無感情 …………………………265	用件文字盤 ……………………427
ボタンかけ動作 ………………339	無痛性心筋虚血 ………………485	余暇 ……………………………425
ボタンホール変形 ……………398	無連続性神経損傷 ……………323	余暇活動 ………………………477
発作性心房細動 ………………493	**め**	抑うつ …………………………388
ボツリヌス毒素 ………………168	メール機能 ……………………432	翼状肩甲 ………………………165
ボツリヌス療法 ………………168	メタファー ……………………127	抑制手技 ………………………153
ボトムアップ・アプローチ 22,48,312	メタボリックシンドローム…507,509	予後予測 ……………………23,254
─による評価 ………………50	メッツ …………………………464	予後予測モデル ………………52
─による評価プロセス ……335	メモ ……………………………200	予測最大心拍数 ………………498
ボトルオープナー ……………443	面接 ………216,241,291,390,524	四つ這い移動 …………………15,16
ボバースアプローチ …………153	面接技法 ………………………375	予備吸気量 ……………………78
ボバース概念 …………………149	**も**	予備呼気量 ……………………78
ホフマン反射 …………………69	模擬的作業 ……………………499	予備心拍数 ……………………498
ボルグスケール ………………457	目標設定 ………………………243	予防的作業療法 ………………9
ホルネル徴候 …………………230	目標の提示・共有化 …………50	予防的リハビリテーション ……541
ま	文字盤 …………………………427	**ら**
マイボイス ……………………434	物語的推論 ……………………17	ライフヒストリー ……………199
マウス …………………………440	物語療法 ………………………188	ラクナ脳梗塞 …………………229
マウス・スイッチ ……………310	もやもや病 ……………………230	ラトリング ……………………463
マウススティック ……………310	問診 ……………………………324	**り**
街並失認 ………………………98	─の具体例 ………………373	リーダーシップ ………………10
末期がん患者における精神症状 …542	問題解決技法 …………………198	リーダーシップ教育 …………221
末期がん患者の身体症状 ………542	問題点 …………………………57	リーチ機能 ……………………392
末梢循環障害 …………………493	─の抽出・共有化 ………49	リーチャー ……………………400
末梢神経損傷 ………………65,320,339	**や**	リウマチ体操 …………………394
末梢動脈疾患 …………………486	夜間痛 …………………………365	リウマチ白書 …………………405
末梢動脈閉塞性疾患 …………487	薬剤による副作用 ……………387	離床 ……………………………300
マッチング …………………27,52	役割 ……………………………123	立位バランス …………………74
マネジメント …………………218	役割チェックリスト …………116,238	立体認知 ………………………67
麻痺回復のためのプログラム ……243	やる気スコア …………………265	利点 ……………………………57,58
麻痺の評価 ……………………234	やればできる感 ………………203	リバーミード行動記憶検査 ……100
マリーフォア反射 ……………69	**ゆ**	リハビリテーション …………203
慢性硬膜下血腫 ………………261	有害事象 ………………………526	リハビリテーション・マネジメント 57
慢性腎臓病 ……………………509	有酸素運動 ……………………516	リフト …………………………415
慢性心不全 …………………81,482,486	誘導的発見法 …………………193	リフレーミング ………………131
慢性痛 …………………………362	誘発テスト ……………………332	リポ蛋白 ………………………506
慢性疼痛患者 …………………185		両手動作 ………………………338
慢性閉塞性肺疾患 ……………456		理論の適応範囲 ………………121
み		
見える化 ……………203,249,514		
見える化による意識づけ ………203		
水飲みテスト …………………84		

555

る

ループ付きタオル …………309,401

れ

レイの複雑図形テスト …………99
レジスタンストレーニング…497,516
レジャーに関するプログラム例 …247
レバー式水道栓 …………………400
連合反応 …………………………231

ろ

老研式活動能力指標 ……………117
労作性狭心症 ……………………493
老年期うつ病評価尺度 …………513
ロールシャッハ・テスト ………513
ロールプレイ ……………………198
6MWD …………………………459
6MWT …………………………459
ロコモティブ・シンドローム …161
ロジャーズ ………………………187
ロッソリーモ反射 ………………69
6分間歩行試験 …………………459
ロンベルグ試験 …………………73

わ

ワークシミュレーション ………499
鷲爪手変形 ………………………336
ワルテンベルク指屈曲反射 ……69
ワルテンベルク徴候 ……………69

クリニカル作業療法シリーズ

身体領域の作業療法 第2版
──プログラム立案のポイント

2010年4月15日　初　版　発　行
2016年9月30日　第 2 版 発 行
2019年12月20日　第2版第2刷発行

編　集………………大嶋伸雄
　　　　　　　　　　おおしまのぶお
発行者………………荘村明彦
発行所………………中央法規出版株式会社
　　　　〒110-0016　東京都台東区台東3-29-1　中央法規ビル
　　　　営　　業：TEL03-3834-5817　FAX03-3837-8037
　　　　書店窓口：TEL03-3834-5815　FAX03-3837-8035
　　　　編　　集：TEL03-3834-5812　FAX03-3837-8032
　　　　　　　　　https://www.chuohoki.co.jp/

装幀・本文デザイン…齋藤視倭子
表紙絵………………ネモト円筆
本文イラスト………メディカ，藤田侑巳
印刷・製本…………サンメッセ株式会社

ISBN978-4-8058-5322-1
定価はカバーに表示してあります。

本書のコピー，スキャン，デジタル化等の無断複製は，著作権法上での例外を除き禁じられています。また，本書を代行業者等の第三者に依頼してコピー，スキャン，デジタル化することは，たとえ個人や家庭内での利用であっても著作権法違反です。

落丁本・乱丁本はお取り替えします。

> # クリニカル作業療法シリーズ
> 評価からプログラム立案・アプローチまでを解説！

身体領域の作業療法　第2版
■編集：大嶋伸雄
●B5判・568頁●定価 本体5,000円（税別）

脳血管疾患，頭部外傷，脊髄損傷，神経筋疾患，呼吸・循環器疾患，がんの終末期などの疾患ごとに，ボトムアップ/トップダウン・アプローチに基づいて解説する。また作業療法カウンセリングと結びつけ，より効果的な治療効果を上げられる方法を示した。

高齢期領域の作業療法　第2版
■監修：山田孝　■編集：小林法一，竹原敦，鎌田樹寛
●B5判・404頁●定価 本体3,800円（税別）

疾患・障害・場面別に病院と地域をつなげるために必要な視点と展開方法を示す。認知症，慢性疾患，閉じこもり，健常，生活行為向上マネ，通所・訪問リハ，在宅終末期など16の事例を用いて解説する。活動・参加のリハの知識を加えて改訂した。

精神領域の作業療法　第2版
■編集：石井良和，京極真，長雄眞一郎
●B5判・412頁●定価 本体4,400円（税別）

プログラム立案で陥りやすい落とし穴から抜け出すための「7つの原則」を紹介するとともに，最新の理論モデルや制度等について解説し，現場でさらに活かせる視点を満載した第2版。疾患別に13の事例を収載し，具体的な展開方法がわかる。

発達障害領域の作業療法
■編集：長谷龍太郎
●B5判・322頁●定価 本体4,000円（税別）

対象においても活動の場面においても拡大の傾向にある発達障害領域。その基礎・発達障害の評価から，症状別・場面別での作業療法士の考え方と展開の方法までを，豊富な経験を有する作業療法士が事例を挙げながら解説する。

高次脳機能障害領域の作業療法
■編集：鈴木孝治
●B5判・272頁●定価 本体3,600円（税別）

対象者の生活障害と脳機能の状態に合わせた介入方法を選択して，いかに根拠をもって対処するかを示す。失認，失読・失書，失語，先行，遂行機能障害，半側空間無視など13の障害像に対して評価，利点・問題点，介入方略・目標・方針，プログラム，実施（問題解決）など解説する。

福祉用具・住環境整備の作業療法
■編集：玉垣努，渡邉愼一
●B5判・310頁●定価 本体3,800円（税別）

障害者の自立・自律を支援する福祉用具。ベッド・床上動作，移動・移乗，コミュニケーションなどADLごとに，高齢者，脳血管疾患，脊髄損傷，神経筋疾患，関節リウマチ，切断など疾患・障害別に，多数の図表を用いて課題にそって福祉用具を選択する流れを解説した。

日常生活活動の作業療法
■編集：藤井浩美，小山内隆生，黒渕永寿
●B5判・332頁●定価 本体4,000円（税別）

日常生活活動（ADL）を改善するトレーニングをどう実施するかを障害・疾病別に解説。基本動作，身の回り動作（身辺動作），日常生活関連動作，社会参加の他，身体・精神・知的・発達障害まで疾病ごとに評価の方法・問題点の挙げ方・実施の計画立案の視点を具体的に示した。